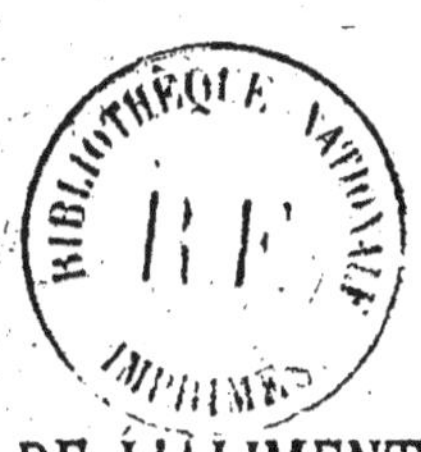

TRAITÉ

DE L'ALIMENTATION ET DE LA NUTRITION

A L'ÉTAT NORMAL ET PATHOLOGIQUE

TRAITÉ

De l'Alimentation et de la Nutrition

À L'ÉTAT NORMAL ET PATHOLOGIQUE

PAR

Le Dr E. MAUREL

Médecin principal de Réserve de la Marine,
Professeur à la Faculté de Médecine de Toulouse.

DEUXIÈME VOLUME

LES RATIONS A L'ÉTAT NORMAL

Ration moyenne d'entretien de l'adulte.
Ration de croissance et après l'âge adulte.

PARIS

O. DOIN, ÉDITEUR

8, PLACE DE L'ODÉON, 8

1908

PRÉFACE

Le deuxième volume, que je publie aujourd'hui, n'arrive que bien après le moment auquel je m'étais promis de le donner ; et je crois devoir en présenter les raisons au public médical, qui, pourtant, s'était montré si bienveillant et si encourageant après le premier. Ce volume aurait dû paraître au commencement de 1907 ; il est donc en retard d'un an.

C'est que, d'abord, pour pouvoir profiter des travaux que, forcément, devait susciter le *Congrès international d'hygiène alimentaire* annoncé pour octobre 1906, j'ai voulu attendre cette époque pour revoir le manuscrit ; et qu'ensuite, pendant les derniers mois de cette année et les premiers de 1907, des indispositions fréquentes sont venues m'éloigner de tout travail suivi, jusqu'au commencement du semestre d'été, exclusivement consacré à mon Enseignement. C'est ainsi que je n'ai pu commencer l'impression de ce volume que vers le mois de septembre 1907 ; et sa longueur, ainsi que les soins minutieux qu'ont exigés les nombreux chiffres et les tableaux qu'il contient, justifieront, je l'espère, le long temps qu'a demandé sa publication.

Je dois, en outre, des explications sur un autre point. Dans le premier plan que je m'étais tracé, le deuxième volume devait comprendre tout ce qui a trait à l'*alimentation et à la nutrition à l'état normal*. Or, dans ces dernières années, les travaux sur ce sujet ont été si nombreux et d'une telle importance, que j'ai dû, pour ne pas rester trop incomplet, agrandir mon cadre et consentir à consacrer deux volumes à cette partie de mon traité.

Celui que je donne aujourd'hui comprend la *ration moyenne d'entretien de l'adulte, la ration de croissance* jusqu'à cet âge, et enfin la *ration de l'âge qui suit l'âge adulte*.

La base de l'alimentation et de la nutrition, aussi bien à l'état normal qu'à l'état pathologique, étant, d'après les vues qui ont présidé à la conception et à la rédaction de ce traité, la connaissance approfondie des besoins qui correspondent à ce que j'ai désigné sous le nom de *ration moyenne d'entretien de l'adulte*, je me suis attaché à étudier ces besoins d'une manière complète. Je l'ai fait non seulement pour les *substances organiques*, mais aussi, en utilisant souvent des travaux personnels préparés de longue main dans ce but, pour les *substances minérales*.

De ce nombre sont l'étude des besoins en oxygène évalués d'après la section thoracique, et celle de nos besoins en eau, en rapport avec les matières salines.

C'est qu'en effet, ce traité portant sur la nutrition en même temps que sur l'alimentation, il était indispensable, pour justifier auprès du lecteur les évaluations des matières organiques auxquelles j'arrivais, d'abord, de fixer les quantités d'oxygène nécessaires à ces évaluations ; et ensuite de donner les moyens pratiques qui peuvent nous indiquer si l'organisme présente les conditions voulues pour absorber ces quantités. On trouvera, à cet égard, dans ce traité, des indications, je pourrais presque dire une loi, qui me semblent présenter un réel intérêt.

D'autre part, l'importance qu'a prise le *milieu intérieur* dans l'étude des phénomènes biologiques, la démonstration de la tendance qu'a notre organisme à maintenir la constance de ce milieu, enfin les conséquences graves qui résultent de ses variations exagérées ou prolongées, m'ont fait donner à l'étude de l'*eau* et à celle des *matières salines*, notamment du *chlorure de sodium*, une très grande étendue. De ces vues nouvelles sur le milieu intérieur, sont nées une série de questions qu'il m'a paru nécessaire d'exposer, sinon de toujours résoudre. J'y ai mis tous mes soins, ne craignant pas d'être long, si je pouvais être clair.

Aussi, ces diverses études, cependant encore théoriques quoique me rapprochant de la pratique, m'ont-elles demandé une partie importante de ce volume.

Mais, de plus, poursuivant toujours mon but, j'ai voulu faciliter le plus possible le passage de ces idées théoriques dans la pratique; et cela non point d'une manière exceptionnelle, mais bien dans la pratique de tout le monde et de tous les jours. Dans une série de chapitres, je me suis donc attaché à montrer avec quelle facilité toutes les indications, résultant des études précédentes, peuvent être satisfaites, d'abord avec le régime *lacté*, puis avec le régime *lacté mitigé*, les régimes *lacto, ovo-lacto-végétarien* et même avec le *régime ordinaire*. J'ai indiqué ensuite, en revenant sur tous les besoins en substances organiques et minérales, combien sûrement tous étaient satisfaits par ces différents régimes; et cela pour tous les adultes, quel que fut leur poids.

Enfin, complétant ces données au point de vue de la nutrition, je me suis attaché à montrer sous quelles formes et par quelles voies s'éliminent ces diverses substances après leur utilisation; et j'ai pu ainsi, dans un rapide exposé, résumer le bilan complet de l'organisme de l'adulte vivant dans les conditions que j'avais assignées à sa *ration moyenne d'entretien*.

J'ai longuement insisté sur cette ration moyenne d'entretien de l'adulte, d'abord, je l'ai dit, parce qu'elle devait me servir de base, de point de départ, pour arriver à toutes les autres à l'état normal ou pathologique; et, de plus, parce que c'est celle de la plus grande partie de la population.

Telle que je l'ai comprise, en effet, cette ration est celle du plus grand nombre des adultes des deux sexes. C'est celle de toutes les professions libérales, celle des fonctionnaires, des employés, celle de tous les ouvriers n'ayant qu'un travail manuel peu fatigant et même celle des troupes en dehors des périodes de manœuvres ou de campagne. Ainsi se trouve donc justifiée, me semble-t-il, l'importance que je lui ai donnée et les longs développements que je lui ai consacrés.

Cette ration moyenne d'entretien de l'adulte ainsi bien établie, j'ai pu aborder avec fruit l'étude des différentes causes qui la font varier; et la première, qui s'est présentée, comme importance, est l'influence de l'AGE.

De cette influence, en effet, dépendent *la croissance* et *la vieillesse*.

De ces deux causes, c'est la première qui de beaucoup m'a occupé le plus longtemps.

L'alimentation du *nourrisson* a été, surtout depuis quelques années, l'objet de travaux nombreux et importants. Mais il faut reconnaître, que, quoique ayant la même tendance à la rendre scientifique, les conclusions, surtout en ce qui concerne les quantités de lait à donner, ont varié. Il a donc fallu, tout d'abord, chercher sur quelle base il faut l'établir; et celle qui, tout en restant pratique, tient le mieux compte des données biologiques. Or, après examen, j'ai dû rester fidèle à celle que j'avais précédemment adoptée, celle basée en même temps sur *l'âge et sur le poids normal*.

La fixation de la ration du nourrisson a été une première application des données acquises dans l'étude de la ration moyenne d'entretien de l'adulte. Pour le nourrisson, comme, du reste, pour toute la période de croissance, j'ai admis que la ration devait répondre à deux séries de besoins : ceux d'*entretien* et ceux de *croissance*.

Pour les besoins d'*entretien*, j'ai pris pour base ceux que je venais d'établir pour l'adulte. Mais, toutefois, en m'inspirant de leurs différentes parties constituantes et en les interprétant.

Les dépenses des organismes à température constante étant surtout en rapport avec leur surface cutanée ; et celle-ci, ramenée au kilogramme de ces organismes, étant d'autant plus grande que ces derniers sont plus petits, j'ai dû tenir compte de cette différence pour toute la période croissance, et, notamment, pour le nourrisson. Mais ces évaluations m'ont été facilitées par celles que j'avais faites pour l'adulte, en ramenant les dépenses

totales de sa surface cutanée à celle d'un décimètre carré
de cette surface.

La ration d'entretien de la période de la croissance a
donc compris deux séries de besoins à évaluations différentes : les uns restant les mêmes que pour l'adulte, à la
condition de les ramener au kilogramme de poids; et les
autres, au contraire, devant être calculés d'après la quantité de surface correspondant également à chacun de ces
kilogrammes. — Pour toute la période de croissance, la
réunion de ces besoins m'a donné la *ration d'entretien*.

Pour les besoins de la *croissance*, celle-ci, ramenée au
kilogramme variant avec l'âge, dans des proportions
telles que, de plus de 5 grammes par jour, elle tombe au-
dessous de 0^{gr}50 dès la fin de la troisième année, j'ai dû
forcément en tenir compte.

Le *poids normal* et l'*âge* sont ainsi devenus les deux
conditions qui ont servi de base à cette ration, depuis la
naissance jusqu'à l'âge adulte.

Mais, pour simplifier, j'ai calculé, en m'aidant des travaux antérieurs faits sur ce point et des miens, quelle est,
au moins approximativement, la composition de chaque
gramme immobilisé par la croissance. Or, d'une part,
cette composition m'étant connue pour les matières organiques et minérales; et, d'autre part, sachant par l'évaluation de la croissance, que j'ai longuement étudiée, le
nombre de grammes dont s'augmente chaque kilogramme
de nourrisson aux divers âges, il m'a été facile de calculer quels sont, pour chacun de ces kilogrammes. les
besoins totaux de la croissance.

Les besoins d'un kilogramme de nourrisson dus à la
croissance étant ainsi évalués, pour avoir la totalité de
ceux d'un nourrisson quelconque, il a donc suffi de mul-

tiplier ces besoins par le poids normal de ce nourrisson.

Enfin, ses besoins d'entretien étant également basés exclusivement sur ce même poids normal, le calcul théorique de la ration du nourrisson, des divers âges et des divers poids, a été des plus faciles.

Ces données acquises, il ne me restait qu'à chercher quelle était la quantité des divers laits, vu leurs différentes compositions, qui pouvait assurer à un kilogramme de nourrisson aux divers âges, les substances organiques et minérales suffisantes pour couvrir ses besoins en même temps d'entretien et de croissance.

Or, en procédant ainsi, j'ai recommencé tous les calculs que j'avais faits précédemment ; et, même en me rapprochant de plus près de la pratique, j'ai retrouvé, bien entendu, avec le caractère large que je lui avais donné dès mes premières publications sur ce sujet, CE RAPPORT MOYEN ET APPROXIMATIF : *qu'il faut au nourrisson environ 100 grammes de lait de femme ou de vache, par kilogramme de son poids normal.*

La ration totale, celle d'un kilogramme étant ainsi fixée, est facilement obtenue pour le poids normal total.

C'était déjà là, même au point de vue pratique, une donnée importante. Mais, de plus, de même que je venais de le faire pour l'âge adulte, j'ai voulu me rapprocher davantage de la pratique ; et je suis descendu, à cet égard, à de minutieux détails.

Je l'ai fait d'abord pour *l'allaitement au sein*. Je me suis occupé successivement du nombre, des heures et même de la durée des tétées. Mais, en outre, tout en restant un partisan résolu et irréductible de cet allaitement et surtout de l'allaitement maternel, j'ai cherché à innocenter, dans une certaine mesure, l'*allaitement artificiel*, en montrant que ses dangers peuvent être beaucoup diminués, en l'utilisant d'une manière plus scientifique et surtout en mettant mieux les quantités de lait en rapport avec les besoins de l'enfant.

Le *sevrage* m'a ensuite arrêté assez longtemps ; et j'espère que les indications pratiques que j'ai données, et que j'ai déjà eu la satisfaction de voir acceptées par Budin, pourront en diminuer les dangers.

Toutes ces données ont visé, jusqu'à présent, surtout l'alimentation. Mais, de plus, j'ai voulu, quoique les renseignements soient encore incomplets sur de nombreux points, aborder également la nutrition à cet âge.

Dans la plupart des études antérieures, on s'en était tenu aux substances organiques. Or, j'ai pu, par application de mes études sur l'adulte, donner des indications, il est vrai seulement approximatives, mais, je l'espère, encore utiles, sur les *substances minérales*.

J'ai retrouvé pour le nourrisson aux divers âges, en ce qui concerne l'*oxygène*, la vérification du rapport constant entre la surface cutanée et la section thoracique, que j'avais établi pour l'adulte ; montrant ainsi que si la nature a condamné le nourrisson de 3 kilogrammes à une dépense en calories, qui, par kilogramme, est le double de celle de l'adulte, dans sa sage prévoyance, elle lui avait donné une surface pulmonaire, qui, également ramenée au kilogramme, est le double de celle de ce dernier.

J'ai fait voir aussi qu'il en était également de même pour l'*eau*. Les besoins en cette dernière substance, ramenés au kilogramme, sont forcément en rapport, au moins en partie, avec la surface cutanée et la surface pulmonaire, qui constituent deux de ses principales voies d'élimination. Or, l'alimentation naturelle de l'enfant, le lait, lui assure une quantité d'eau double de celle qui est suffisante à l'adulte. Tandis, en effet, que le kilogramme de ce dernier se suffit avec 35 à 40 grammes d'eau, le kilogramme de nourrisson en reçoit plus de 80 grammes, avec les 100 grammes de lait qui constituent sa ration moyenne.

En ce qui concerne les *matières salines*, j'ai fait, pour le nourrisson, ce que j'avais fait pour l'adulte. J'ai évalué ses besoins en ces matières, et montré qu'ils sont satisfaits par les quantités de lait qui suffisent au point de vue des matières organiques.

Enfin, en terminant ce qui a trait à cet âge, j'ai donné certaines indications pouvant nous renseigner sur la manière dont se fait sa nutrition. Telles sont surtout celles basées sur la marche de son poids.

L'alimentation de l'enfant, à *partir de deux ans jusqu'à l'âge adulte*, quoique ayant attiré l'attention de certains auteurs, a été beaucoup moins étudiée que celle du nourrisson.

Or, convaincu depuis longtemps de l'importance de l'alimentation pendant cette longue période, qui prépare l'enfant et l'adolescent aux obligations et aux fatigues de la vie d'adulte, je me suis attaché, en utilisant les travaux antérieurs et les miens, à en évaluer les besoins, au moins d'une manière approximative.

J'ai naturellement suivi la même marche que pour le nourrisson ; c'est-à-dire que, ramenant les besoins au kilogramme, j'ai évalué successivement ceux de l'*entretien* et ceux de la *croissance*.

Les premiers m'ont été donnés, pour les albuminoïdes, par la ration de l'adulte ; et les ternaires ont été calculés, comme pour le nourrisson, en tenant compte de la quantité de surface cutanée qui correspond au kilogramme de ces enfants de divers poids.

Quant aux besoins dus à la croissance, mes recherches ont été grandement simplifiées par l'admirable régularité avec laquelle elle se fait, quand on la ramène au kilogramme de poids. En utilisant les tables de Quetelet, en effet, et en calculant l'augmentation du poids par kilogramme et par jour, on arrive à cette constatation, que, depuis la troisième année jusqu'à la dix-huitième, le kilogramme d'enfant ou d'adolescent augmente en moyenne de 0^{gr}50 à 0^{gr}30 par jour. Avec cette donnée, il devenait facile de calculer la ration de croissance, et ensuite de la fixer pour le poids normal.

J'ai fait ces évaluations en même temps pour les matières organiques et pour les matières salines ; et ces quantités, réunies à celles d'entretien, m'ont ainsi donné la ration totale.

J'ai enfin calculé cette dernière pour les matières organiques et les matières minérales ; et, de même que je l'avais fait pour le nourrisson, je les ai suivies dans l'organisme en montrant quelle était leur évolution.

Mais, de plus, après avoir ainsi étudié la ration de l'enfant et de l'adolescent, au point de vue théorique, j'ai cherché à faciliter le passage de ces données dans la pratique en utilisant des régimes-types que j'avais établis pour ma pratique personnelle ; et j'ai pu, grâce à eux, donner des guides, qui, je l'espère, pourront être utiles pour les jeunes praticiens qui voudront entrer dans cette voie.

Enfin, j'ai terminé cette étude par un certain nombre de considérations portant sur les points, qui, dans ma pratique. ont le plus attiré mon attention.

Les besoins de l'organisme pendant l'âge adulte et toute la période de croissance, ayant été ainsi fixés ; et après avoir donné les indications nécessaires pour les faire passer facilement dans la pratique, je me suis occupé de la *période qui suit l'âge adulte.*

Pour cette période, assez souvent la plus longue de l'existence, ce sont encore les évaluations de l'adulte qui m'ont servi de point de départ ; et, en m'aidant de mes observations personnelles, j'en ai d'abord fixé les besoins, puis donné les indications permettant de les utiliser pratiquement.

J'ai cru devoir diviser le long intervalle compris entre la fin de la vie d'adulte et l'extrême vieillesse, en deux *périodes.* L'une qui est la continuation, presque sans grande modification, de l'âge adulte ; et l'autre, au contraire, qui, marquée par une véritable déchéance de la plupart de nos organes, exige des modifications profondes de l'alimentation. Pour ces deux périodes, mais surtout pour la première, ce sont encore les évaluations fixées pour l'adulte qui m'ont servi de point de départ ; et en utilisant mes observations personnelles, j'ai pu non seulement évaluer les besoins de chacune d'elles, mais aussi donner les indications pratiques propres à régler l'alimentation sur eux.

Enfin, pour chacune de ces deux périodes, outre les indications sur les substances organiques, j'en ai donné en ce qui concerne les minérales, soit l'oxygène. l'eau et les matières salines.

Telles sont les parties de l'alimentation et de la nutrition traitées dans ce volume; et tel est le cadre que j'ai suivi pour les exposer.

Les idées dominantes. celles qui pourraient servir de caractéristiques à toutes ces études, sont d'abord, qu'en ce qui concerne les évaluations des matières organiques, j'ai fait un large emploi de leur valeur en calories; qu'ensuite, en ce qui concerne les matières minérales, je leur ai fait une plus grande place que dans beaucoup de travaux antérieurs, tendant ainsi à relever leur importance ; et enfin qu'à côté des notions relatives à l'alimentation, je me suis efforcé de mettre celles relatives à la nutrition.

La valeur en calories a une telle importance dans la fixation d'une ration, elle facilite si grandement les évaluations de ces divers besoins, même pour ceux de la croissance proprement dite. qu'après l'avoir utilisée, comme je l'ai fait, il me serait maintenant impossible de traiter les mêmes questions sans y avoir recours. C'est là, je crois, une notion qui doit devenir familière à tous ceux qui voudront s'occuper avec fruit de l'alimentation ; et je crois aussi que l'étude de cette dernière est une nécessité qui s'imposera de plus en plus au corps médical.

L'étude des besoins en eau et en matières salines s'impose également désormais. Ces substances réunies constituent en grande partie le *milieu intérieur*, dans lequel vivent nos divers éléments anatomiques; or, il est devenu évident que les fonctions de ces derniers dépendent principalement de ce milieu. Nous devons donc admettre que leurs échanges se feront bien, que leurs propriétés nutritives et spécifiques se manifesteront avec toute leur énergie, s'ils baignent dans leur milieu normal; et qu'au

contraire, leur absorption, leur élimination se feront mal ;
et que leurs propriétés spécifiques seront diminuées ou
perverties, si ce milieu est lui-même altéré. Même en ne
s'occupant que de l'alimentation, il est donc indispensable de fixer les quantités qui doivent assurer sa composition.

Enfin, il m'a semblé que les études sur l'alimentation
voient leur intérêt augmenter quand elles sont complétées
par celles de la nutrition. Certes, je n'ai pas eu la prétention d'exposer, d'une manière complète, la nutrition
dans ce qu'elle a de plus intime. Il aurait fallu suivre les
modifications que subissent les substances organiques,
avec toute leur complexité et en se combinant avec les
minérales pour constituer les divers protoplasmas ; et
ensuite suivre les transformations qui se passent dans ces
derniers pour donner lieu à leurs produits d'excrétion ou
de sécrétion, dont à peine quelques-uns nous sont connus.
C'est là l'œuvre de l'avenir, et d'un avenir peut-être encore
lointain. Mais, cependant, les quelques notions que j'ai
données, rapprochées de celles de nos besoins, m'ont
semblé fournir déjà quelques indications utiles dans la
pratique, et qui sûrement relèvent l'intérêt des études
consacrées à l'évaluation de nos besoins, en les expli-
quant. Je puis citer dans cet ordre d'idées, ce qui a trait
à l'utilisation des matières azotées et des ternaires ; l'excrétion des matières salines et l'utilisation de l'oxygène.

Le volume suivant, devant compléter l'*alimentation* et
la *nutrition à l'état normal*, comprendra d'abord la *ration
de la grossesse*, celle de l'*allaitement* et celle du *travail*.
Ce sera de nouveau la ration moyenne d'entretien qui me
servira de base pour les calculer; et aux besoins propres
de cette dernière viendront s'ajouter ceux qui dépendent
de chacune de ces nouvelles conditions.

Ensuite, j'examinerai les *conditions atmosphériques*
capables de modifier, sans exception, toutes les rations
précédentes; et dans cette partie trouveront place les
études sur l'influence de la *température ambiante*, quelle
qu'en soit sa cause, climat, saison et altitude; et aussi
celle de l'*influence des vents*.

Enfin ce volume sera complété : par des indications pratiques sur les modifications subies par les aliments pendant leur *conservation* et leur *préparation ;* par l'évaluation de la *valeur nutritive* de nos divers aliments tels
qu'ils arrivent sur nos tables; et enfin par des considérations sur l'*alimentation des collectivités*, famille, restaurant, lycée, armée, marine, et, en élargissant le cadre,
en ce qui concerne une *nation*.

Toutes ces parties seront traitées en m'inspirant des
mêmes idées que pour le volume que je donne aujour-
d'hui; et j'espère que, grâce à ces idées, ce traité une
fois achevé, pourra trouver utilement sa place à côté de
ceux que possède déjà le corps médical. Je vise surtout
le magistral traité de l'*alimentation et des régimes* de
A. Gautier qui vient d'avoir sa troisième édition. On
verra que je l'ai souvent utilisé. Beaucoup de points nous
sont communs. Mais, outre que j'ai cru devoir développer certains de ces points un peu plus que ne l'a fait ce
savant Maître, j'ai réuni dans le mien un assez grand

nombre de recherches personnelles. De plus, ainsi que je l'ai dit, j'ai insisté d'avantage sur ce qui touche la nutrition ; et enfin, et c'est je crois un point qui sera apprécié par le corps médical, j'ai fait mon possible pour m'approcher davantage de la pratique et vulgariser les données scientifiques magistralement exposées dans son traité. J'estime donc que la lecture du traité de Gautier ne continuera pas moins à être des plus utiles ; mais j'espère, qu'après s'être pénétré de son traité, le lecteur trouvera encore quelques profits à prendre connaissance du mien.

Le volume suivant, complétant l'état normal, est prêt à être livré à l'impression. J'espère donc qu'il suivra d'assez près celui que je donne aujourd'hui ; que le corps médical m'excuse de le lui avoir fait attendre. Ce long retard sera une raison pour presser encore davantage la mise en librairie du suivant. Le corps médical peut être sûr que je mettrai, pour hâter ce moment, la meilleure volonté.

Toulouse, le 7 mars 1908.

RATIONS EN GÉNÉRAL

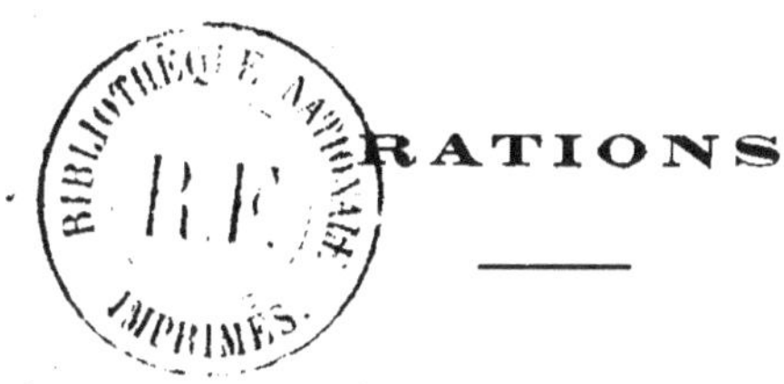

RATIONS

DÉFINITIONS. — NÉCESSITÉ ET POSSIBILITÉ DE LES FIXER
SCIENTIFIQUEMENT

Définition. — Avec la plupart des auteurs, je réunirai sous
le nom de RATIONS, l'ensemble des substances organiques ou
minérales qui, dans des conditions données, correspondent
à la totalité de nos *besoins*.

Ces *besoins*, dans les mêmes conditions, peuvent être
fixés par nos *dépenses;* mais toutefois, il n'en est pas toujours ainsi. Les dépenses, en effet, dépassent souvent nos
besoins réels. C'est ce qui a lieu, quand les quantités
d'aliments absorbés dépassent nos besoins, ou, en d'autres
termes, quand l'absorption dépasse les quantités d'aliments
nécessaires au jeu régulier de nos organes. Dans ces conditions, l'organisme, pour maintenir son équilibre normal, use
de la faculté, que lui a donné la nature, d'augmenter ses
dépenses dans une certaine mesure. Mais évidemment ses
dépenses dans ces conditions ne correspondent plus seulement à ses besoins réels; elles dépassent ces derniers. On ne
saurait donc établir, sans réserve, une ration d'après les
dépenses; pour le faire, il faut s'être assuré que celles-ci ne
correspondent qu'aux besoins.

La confusion de ces deux quantités d'aliments, celles correspondant aux dépenses et celles correspondant aux besoins, a été la cause de nombreuses erreurs. De ce qu'un organisme dépense une certaine quantité d'aliments, on ne peut pas en conclure que cette quantité lui soit indispensable. Dans certains cas, et en pratique je crois qu'ils sont fréquents, ces quantités peuvent être diminuées et au grand bénéfice de l'organisme.

Les dépenses d'un organisme, devraient donc être en rapport seulement avec ses besoins; et trop souvent, je l'ai dit, elles dépendent des quantités d'aliments absorbés. Or, dans ces conditions, le problème posé à l'organisme est renversé. Il n'a plus à régler son absorption sur ses besoins; mais c'est l'absorption qui règle ses dépenses.

On ne peut donc considérer, comme on le fait encore trop souvent, les expressions de *besoins* et de *dépenses* comme représentant toujours des quantités égales d'aliments, et par conséquent comme étant synonymes. Enfin, on ne saurait, je le répète, se baser sur les dépenses, sans autre examen, pour établir une ration. Les quantités dépensées par un organisme peuvent être et encore pendant un temps assez long, soit supérieures soit inférieures à ses besoins, sans que sa santé en paraisse atteinte. Pour que les dépenses puissent servir de base à la ration, il faut donc s'assurer d'avance qu'elles correspondent exactement à ses besoins, c'est-à-dire aux quantités capables, mais seulement suffisantes, de maintenir son équilibre nutritif à l'état normal.

Je pense donc que pour la précision du langage, il faut accorder à chacune de ces deux expressions, *besoins* et *dépenses*, des significations propres, puisqu'elles peuvent correspondre à des quantités différentes d'aliments, et que *seuls les besoins doivent servir de base aux diverses rations.*

Nécessité de fixer les diverses rations scientifiquement. — Je m'excuse d'insister un peu longuement sur la nécessité de baser l'alimentation sur des données exclusivement scientifiques, c'est que je voudrais faire pénétrer cette conviction non seulement dans l'esprit du corps médical, mais aussi dans celui du grand public, que ni *l'appétit*, ni le *pouvoir digestif*, ni ce que l'on se plaît à appeler *l'intelligence de ses propres besoins*, ne peuvent nous guider dans notre alimentation. Ce sont là, en effet, des guides non seulement infidèles, mais trompeurs, même en ce qui concernent seulement la quantité totale des aliments ingérés, sans tenir compte de leur nature ; et combien les trouverions-nous encore plus insuffisants et plus dangereux, si l'on voulait les suivre pour fixer la proportion de chacun de ces aliments et cela en tenant compte de toutes les conditions qui les font varier !

L'appétit nous fait souvent défaut, quand cependant l'organisme se voit condamné à vivre sur ses propres réserves ; et, par contre, nous le voyons se maintenir et même devenir assez pressant pour se faire obéir, chez les pléthoriques, les obèses et les goutteux chez lesquels le satisfaire vient augmenter leur mal.

La faim non seulement ne peut donc pas nous fixer sur nos besoins, mais même sur ce qui semble mieux en rapport avec elle, sur notre pouvoir digestif. Ne la voyons-nous pas, en effet, bien souvent devenir impérieuse chez des malades atteints d'affection des organes digestifs rendant leur fonction insuffisante ; et souvent aussi, ne voyons-nous pas des personnes bien portantes, obéissant à cette même sensation, absorber une quantité d'aliments, qui dépasse le pouvoir fonctionnel de ces mêmes organes ?

Au point de vue de l'hygiène, comme au point de vue moral, la faim est donc une *mauvaise conseillère*. Elle est au moins incertaine dans ses indications. Or, nous pouvons en dire autant *du pouvoir fonctionnel de nos organes digestifs.* Il n'y a pas de relation constante et sûre entre ce pouvoir et les besoins de l'organisme. Dans de nombreux cas d'affections intestinales, le pouvoir digestif reste au-dessous des besoins ; et, par contre, trop souvent ce pouvoir digestif, qui augmente avec l'usage, arrive à les dépasser.

Nous en avons pour preuve déjà la fréquence de plus en plus grande des maladies de surnutrition. Tout ce groupe d'affections dont on connaît l'importance, sûrement n'existerait pas sans cette condition : *un pouvoir digestif dépassant les besoins.* Le danger s'accroît même de ce que sous l'influence d'un exercice régulier et constant, les organes digestifs et leurs annexes, voient leurs pouvoirs fonctionnels augmenter. Ce pouvoir digestif, ainsi perfectionné, devient donc une cause de plus en plus puissante de ces affections ; et, dès lors, comment pourrait-on se fier à lui pour les éviter ?

Certes, il est bien vrai que dans de nombreux cas, la faim correspond aux besoins de l'organisme ; et que par son retour périodique, elle nous est utile, en nous incitant à réparer nos pertes. Mais, tout aussi souvent, ses incitations persistent, quand la quantité des aliments ingérés est déjà suffisante ; si bien qu'on peut affirmer que quiconque mange à sa faim, mange trop ; et que le meilleur conseil pratique que l'on puisse donner à ce sujet, est encore l'ancien adage : QU'IL FAUT SE LEVER DE TABLE AVEC LA FAIM.

Il est également vrai que la nature a établi un certain rapport entre le pouvoir digestif et les besoins de l'organisme. Nous la voyions même, d'une manière constante, adapter les organes à ses besoins. J'ai montré que la quantité de foie, rapportée au kilogramme vivant, est plus considérable chez les jeunes que chez les adultes, parce que le kilogramme des premiers dépense plus de calories que le kilogramme des seconds ; et que le foie élabore le sucre qui fournit ces calories (1). Il est probable, qu'il en est de même des autres parties de l'appareil digestif. De la naissance à l'âge adulte, et peut-être même au delà, ces organes, et je le répète, c'est établi pour le foie, ces organes s'adaptent aux besoins ; et, par conséquent, ils doivent aller en diminuant, puisque les besoins eux-mêmes diminuent. Mais pour que cette involution s'accomplisse au gré de la nature, il faut que ce soit les besoins réels qui règlent l'alimentation et le travail digestif, et non les plaisirs de la table ou l'entraînement de la conversation. Or, comment connaître ces besoins sans des rations scientifiquement établies, puisque ni le pouvoir digestif ni la faim ne peuvent nous les indiquer ?

Enfin, pouvons-nous compter sur *notre intelligence* pour interpréter les indications fournies par la faim ou par le pouvoir digestif ? Pouvons-nous, en consultant nos diverses sensa-

(1) Rapport du poids du foie au poids total et à la surface totale de l'animal. — Congrès français de médecine, Toulouse, avril 1902. — Société de biologie, novembre 1902, et Académie des sciences de Paris, 10 janvier 1903. — Société de biologie, 10 janvier 1903, et Académie des sciences de Paris, 2 février 1903.

tions, en utilisant la seule expérience que nous avons de nous-mêmes, arriver à apprécier nos besoins ?

L'épreuve en est faite depuis longtemps. Le nombre toujours grandissant des troubles digestifs et l'extension de plus en plus menaçante des maladies de surnutrition sont là pour répondre à cette question. L'expérience de tous les jours, nous prouve, au contraire, que malgré la diffusion de l'instruction et l'élévation du niveau intellectuel, l'homme, en général, mange trop, ou, en d'autres termes, que son alimentation dépasse ses besoins.

Ses besoins, du reste, il est facile de le constater, le préoccupent peu ; et si, dans son alimentation, il s'occupe de sa faim et de son pouvoir digestif, ce n'est que pour exciter l'un et l'autre, même quand l'obésité, à ses divers degrés, lui prouve déjà que l'une et l'autre sont plus que suffisants.

Ainsi, même quand il ne s'agit que de la masse totale de nos aliments, de leur volume, nous ne pouvons compter sur ces guides : et cette conséquence s'impose donc que seules les notions scientifiques peuvent nous fournir des indications sûres sur ce premier point.

Or, s'il en est déjà ainsi pour le volume seul des aliments, comment en serait-il autrement, quand il s'agit de fixer la proportion de chacune de leurs catégories, de leur valeur en calories et aussi des diverses matières minérales ? Comment ici, la faim, le pouvoir digestif, ou l'observation individuelle, pourraient-ils nous fixer sur ces divers points ? Je ne crois pas que même les partisans les plus attachés aux traditions et à la pratique générale des peuples, puissent les considérer comme capables de nous fixer sur ces divers besoins.

Il faut donc conclure que les rations, telles que nous les avons comprises, doivent être fixées scientifiquement; et que, dans leur fixation, c'est l'expérimentation et la clinique qui seules peuvent nous guider dans tout ce qui touche leur composition. C'est à la science, à qui nous devons demander la proportion de chaque catégorie d'aliments organiques, ainsi que celle de chacune des substances minérales; et cela en tenant compte de toutes les conditions qui font varier les unes et les autres. C'est encore elle, qui devra nous guider dans leur choix, dans leur procédé de conservation et dans leur préparation. Enfin, il est permis d'espérer que dans un avenir qui peut-être n'est pas très éloigné, l'utilité des notions scientifiques sur l'alimentation étant de mieux en mieux comprises, c'est l'hygiène alimentaire, devenue exclusivement scientifique, qui dirigera la production agricole en indiquant à l'agriculture les aliments les plus utiles, ainsi que les plus économiques; et qui arrivera à régler, d'après ces principes, au grand profit de la santé publique, les productions alimentaires et leur utilisation de tout groupe social bien organisé.

POSSIBILITÉ DE FIXER LES RATIONS. — La science, je viens, je crois, de l'établir, est donc seule capable de fixer les rations; seule, elle peut nous indiquer quelles sont les quantités de chacune des substances composant notre organisme, que nous perdons chaque jour; et qui, par conséquent, doivent être contenues dans nos aliments pour réparer ces pertes. Il est démontré que la faim, le pouvoir digestif sont insuffisants pour cela; et qu'ils ne constituent que des guides incertains et même dangereux. Mais, dès lors, ces deux questions se posent :

1° *Dans l'état actuel de nos connaissances, la détermination de nos besoins, avec leurs grandes et nombreuses variations, est-elle possible ?*

2° *En admettant que ces besoins soient déterminés scientifiquement, pourrions-nous arriver à les fournir à l'organisme dans les proportions voulues, en utilisant les aliments dans l'état où nous les offre la nature ?*

Pourrions-nous facilement avec les viandes, les légumes et les fruits, composer une ration qui comprenne les albuminoïdes, les hydrates de carbone, et les substances minérales dans les proportions exigées par nos pertes ?

C'est sans hésitation que je réponds à ces deux questions, par l'affirmative.

En ce qui concerne la *première*, il est incontestable que sa solution, dans certains cas, présente encore de sérieuses difficultés et aussi quelques incertitudes. Nos dépenses, en effet, d'une part varient selon de nombreuses circonstances, telles que l'âge, le sexe, la température ambiante qui elle-même dépend du climat, de la saison et de l'altitude ; et, d'autre part, l'influence de quelques-unes de ces conditions est encore mal déterminée.

Néanmoins, je pense que, d'une manière générale, l'appréciation de nos principaux besoins peut déjà être faite d'une manière suffisamment approximative pour que la pratique puisse en profiter.

C'était déjà là ma conviction, il y a quelques années (1895), quand j'écrivais ma ration d'entretien (1); et, depuis, cette conviction n'a fait que s'affermir. Plus j'étudie la matière animale vivante, en effet, plus je multiplie sur elle les observations et les expériences, plus enfin deviennent nombreux les points de vue auxquels je l'envisage ; et plus je suis frappé de la régularité avec laquelle elle fonctionne. J'en suis arrivé à trouver, dans les phénomènes qui relèvent de sa vie, une précision telle qu'elle est comparable aux réactions d'ordre chimique les plus sensibles et les mieux établies.

Au point de vue de la sensibilité aux divers toxiques, j'ai vu la matière animale manifester des différences d'action avec des différences de doses qui sont faites pour étonner. La strychnine (2), par exemple, jusqu'à la dose de $0^{gr}0005$ par kilogramme, n'est pas convulsivante pour la grenouille ; et elle l'est, souvent à $0^{gr}00075$, et sûrement à $0^{gr}001$. Or, si l'on calcule la quantité que reçoit une grenouille de 20 grammes à ces différentes doses, nous trouvons : $0^{gr}00001$, soit un centmilligramme dans le premier cas, seulement $0^{gr}000015$ dans le second et enfin $0^{gr}00002$ dans le troisième, soit à peine une différence de 5 millionièmes ou d'un centmilligramme.

Je pourrais citer des résultats semblables pour des différences de doses aussi peu élevées, tirés de mes propres expériences sur la strophantine (3), et, quoique avec des

(1) Conditions d'une bonne nutrition et moyens cliniques de la reconnaître. — Congrès pour l'avancement des sciences de Bordeaux, août, 1895.

Traitement du diabète arthritique par le dosage de l'alimentation, Société de thérapeutique de Paris, 1897. — *Bulletin général de thérapeutique*, 15 et 30 juillet ; 15 et 30 août et 15 septembre 1897.

Etude sur la ration d'entretien, Académie des sciences de Toulouse, décembre 1899. — *Archives générales de médecine*, 12 et 26 mars 1903

(2) Société d'histoire naturelle de Toulouse, 12 juin 1902. — Société de biologie, 21 juin, 28 juin, 5 juillet 1902.

(3) Société d'histoire naturelle de Toulouse, juillet 1900.

quantités un peu moins minimes, sur la digitaline, la convalla-marine (1), etc.

Or, ces résultats étant constants, on peut juger de quelle sensibilité, à ces agents, jouissent les divers tissus de cet animal ; et aussi avec quelle uniformité de composition la nature les a constitués, puisque ces doses restent les mêmes pour tous les animaux de la même espèce. Et si j'ajoute que la grenouille est une des espèces animales les moins sensibles à ces diverses substances, on admettra facilement, que les tissus vivants, comme je viens de le dire, constituent des réactifs d'une sensibilité telle qu'ils peuvent rivaliser avec les plus sensibles de la matière minérale.

Au point de vue de la fonction des organes, j'ai vu ces derniers se modifier selon les besoins avec une admirable exactitude. J'ai déjà indiqué les modifications que subit le foie, de la naissance jusqu'à l'âge adulte, pour s'adapter aux besoins de la calorification qui vont se modifiant. La quantité de foie par kilogramme diminue au fur et à mesure que l'animal augmente de volume, parce que sous l'influence de cette augmentation, la surface cutanée, par laquelle se perd la plus grande partie du calorique produit, diminue aussi, si on la ramène au kilogramme de poids.

Plus récemment, en poursuivant la même idée, j'ai établi la même adaptation de la surface pulmonaire, appréciée par la section thoracique, à cette même surface cutanée (2). Dans ce cas, j'ai pu même établir ce rapport constant : que depuis la naissance jusqu'à l'âge adulte, il y a toujours 4 à 5 centimètres carrés de section thoracique pour 1 décimètre carré de surface cutanée ; et cependant, la section thoracique et la surface cutanée rapportées au kilogramme de notre poids subissent pendant la croissance des variations considérables. Tandis, en effet, que le nourrisson a 5 décimètres carrés de surface cutanée par kilogramme, l'adulte n'en a plus que 2 ; et, en ce qui concerne la section thoracique, tandis que le nourrisson a 28 centimètres carrés par kilogramme, l'adulte n'en a que 8. Mais ces modifications se font d'une manière

(1) Société de biologie, 8 juin 1907.

(2) Adaptation de la section thoracique à la surface cutanée par rapport au poids, depuis la naissance jusqu'à l'âge adulte. — Société de médecine de Toulouse, 25 mai 1904 et Société de biologie. 1er juin et 2 juillet 1904.

graduellement proportionnelle, de telle sorte que le rapport de la section thoracique et de la surface cutanée reste constant, se maintenant toujours, je l'ai dit, entre 4 et 5.

La raison de la constance de ce rapport me paraît être la même que pour celui qui existe entre le foie et la surface cutanée; c'est du moins l'explication que j'ai proposée. La section thoracique, représentant la surface pulmonaire, rapportée au kilogramme, irait en diminuant, parce que c'est elle qui absorbe l'oxygène nécessaire à la production du calorique; et que les dépenses de celui-ci, rapportées au kilogramme, diminuent en même temps que la surface cutanée.

Pour démontrer la précision avec laquelle fonctionne la matière vivante, je pourrais citer bien d'autres adaptations; telle est celle que présente le sang sous l'influence des climats, des altitudes et même des saisons, ou d'une manière plus générale sous l'influence de la température ambiante. Ce sont là des faits signalés depuis assez longtemps pour les altitudes, et sur lesquels Malassez (1) et moi avons insisté plus récemment en ce qui concerne les saisons et les climats (2).

Toutes ces adaptations se passent chez nous à l'état normal; mais, en outre, sans que j'ai à y insister ici, il me paraît intéressant de faire remarquer qu'on les trouve avec la même régularité à l'état pathologique. Nous connaissons ces adaptations depuis longtemps pour le cœur, s'hypertrophiant devant un obstacle mécanique. Mais, de plus, j'ai signalé qu'il est probable que certaines augmentations du foie et de la rate que nous cherchons à combattre, n'ont peut-être pas d'autre origine; et, pour ce qui concerne la section thoracique, j'en ai donné la preuve, dans les pleurésies anciennes et dans les déviations du rachis (3).

Ainsi donc, la matière vivante fonctionne avec une admi-

(1) MALASSEZ. — *Société de Biologie*, 31 octobre 1874 et 15 février 1902.

(2) MAUREL. *Hématimétrie normale et pathologique des pays chauds. Archives de médecine navale*, 1883 et Doin, Paris, 1884 — Rapport probable entre le nombre des Hématies et les variations des dépenses de l'organisme, dues aux différences de la température ambiante. (*Société de Biologie*, 15 février 1902).

(3) Adaptations de la section thoracique à la surface cutanée après les pleurésies avec rétraction costale (*Société de Biologie*, 2 juillet 1904, p. 45).

rable régularité; elle est soumise à des lois constantes qui règlent son évolution; et, sous leur influence, elle est en voie incessante d'adaptation pour mettre constamment ses organes et leurs fonctions en rapport avec ses besoins. Enfin au point de vue qui nous intéresse spécialement, celui de l'influence de l'alimentation, j'ai vu les besoins d'animaux, cobayes et hérissons, mis d'avance en état exact d'équilibre, varier sous l'influence d'écarts de la température ambiante ne dépassant pas deux degrés. Je reproduis ici une de mes expériences qui ne laissera, je l'espère, aucun doute à cet égard (1).

Expériences faites sur deux cobayes

(du 20 janvier au 30 novembre 1898)

GROUPEMENT PAR DÉCADES ET PAR 2 DEGRÉS (DE $+6$ A $+26,6$)

TEMPÉRATURES PAR 2 DEGRÉS	DÉCADES ET MOIS	TEMPÉRATURES OBSERVÉES		DÉPENSES EN CALORIES	
		Décades	Moyennes	Décades	Moyennes
De $+6$ à $+8$......	3e janvier...	7º4	7º4	282	282
De $+8$ à $+10$.....	3e février..........	8.9	9.	207	220
	1re février..........	9.1		233	
De $+10$ à $+12$....	2e février..........	10.9	11.25	192	188
	2e mars...........	11.0		189	
	1re mars..........	11.2		189	
	3e novembre.......	11.17		175	
	3e mars...........	12.0		197	
De $+12$ à $+14$....	1re avril..........	12.2	13	175	153
	2e novembre.......	13.9		131	
De $+14$ à $+16$.. .	2e mai....	15.7	14.8	150	140
	3e octobre........	14.4		130	
	1re novembre......	14.2		139	
De $+16$ à $+18$....	3e avril..........	17.7	17.25	146	139
	1re mai..........	17.4		138	
	3e mai...........	17.45		139	
	2e octobre	16.35		135	
De $+18$ à $+20$....	1re octobre	19.1	19 1	132	132
De $+20$ à $+22$....	3e septembre.......	20.30	20.8	111	109
	2e juin..	20.50		112	
	1re juillet..........	21.65		103	
De $+22$ à $+24$....	2e juillet..........	23.5	23.8	105	103
	2e septembre.......	22.8		101	
De $+24$ à $+26$....	3e juillet..........	24.15	24.8	97	97
	1re août.	25.6		90	
	3e août...........	25.6		101	
De $+26$ à $+28$....	2e août...........	26.6	26.6	88	88

(1) Influence des climats et des saisons sur les dépenses de l'organisme

Comme on le voit, dans cette expérience qui s'est prolongée pendant 11 mois, et pendant laquelle les animaux et leurs aliments ont été pesés tous les jours, la quantité de ces derniers, dépensée par kilogramme d'animal, a non seulement varié avec la température ambiante, mais ses variations ont été telles qu'elle a été sensible à une différence de deux degrés.

En partant de la température de 7°4 jusqu'à celle de 26°6, les dépenses en calories du kilogramme de ces deux animaux sont descendues de 282 calories, à 220, 188, 153, 140, 139, 132, 109, 103, 97 et 88.

Dans le travail auquel j'emprunte ce tableau, j'ai résumé une autre expérience prolongée de décembre 1898 à août 1899, dont les écarts de températures groupées par décades ont varié de 7°4 à 25°6 ; et avec des résultats tout aussi nets.

Ainsi donc une différence de deux degrés de la température ambiante, se prolongeant pendant dix jours, suffit pour faire varier les besoins d'un kilogramme d'animal ; et cela d'une manière régulière et constante. Mais, de plus, j'ai fait la contre épreuve.

En laissant ces animaux à la même température, j'ai pu faire varier leurs poids à volonté en augmentant ou en diminuant leur alimentation de quelques grammes de son ou de carotte. Les résultats dans cette voie de recherches ont même dépassé mon attente. J'ai trouvé ces animaux sensibles jusqu'à des variations ne dépassant pas le vingtième de la valeur totale de leur alimentation en calories.

Je ne crois pas que l'on puisse donner de preuves plus démonstratives, d'abord de la sensibilité de la matière vivante aux influences extérieures, et ensuite de la précision avec laquelle elle les subit.

En appliquant ces dernières données à l'homme, et en supposant que sa ration corresponde à 2.400 calories, il faudrait en conclure, qu'à la condition de bien doser son alimentation, on pourrait faire varier son poids avec une différence de 120 calories, soit en l'augmentant ou en la diminuant de 50 grammes de pain ou de moins de 200 grammes de lait.

chez l'homme (*Archives de méd. navale*, novembre 1900 et janvier et février 1901. — A. Doin, Paris, 1901, p. 37).

On verra, du reste, plus tard que j'ai trouvé la confirmation de cette induction dans une expérience faite sur moi-même. Après m'être soumis pendant un certain temps à une alimentation légèrement insuffisante, je perdis environ 1.500 grammes de mon poids; et je les regagnais ensuite dans les quinze jours suivants, en ne dépassant guère ma ration ordinaire que d'une centaine de calories.

Du reste, j'ai pu en même temps dans ces dernières expériences, constater la même régularité et la même précision de mon organisme, dans le dosage des divers excréta. C'est ce que l'on verra bientôt pour l'urée, l'acide urique, la chaux, la magnésie, le chlorure de sodium, l'acide phosphorique et l'acide sulfurique. Toutes ces substances ont varié d'une manière exactement régulière avec les quantités ingérées. J'ai pu ainsi modifier leur élimination à volonté soit dans de faibles, soit dans de plus grandes proportions; et si exactement, que, d'après les quantités ingérées, j'ai pu prévoir à quelques centigrammes près, celles éliminées.

Tous ces faits ne peuvent donc ne nous laisser aucun doute sur ce point, que l'organisme animal, et, par conséquent, le nôtre, est soumis à des lois fixes et invariables; que rien dans ses fonctions n'est livré au hasard; et, de là, découle forcément cette autre conclusion, qu'il suffira de découvrir ces lois pour pouvoir suivre cet organisme dans le jeu intime de tous ses organes, et par conséquent aussi apprécier leurs besoins.

Du reste, sans que toutes les questions que soulève la détermination de nos besoins soient déjà résolues, on peut, dès maintenant, affirmer que les plus importantes le sont. En ce qui me concerne, j'en ai acquis les preuves depuis longtemps; et des faits nouveaux viennent les confirmer tous les jours. Depuis plus de quinze ans, après avoir apprécié la quantité d'azotes nécessaires à notre organisme, et le nombre de calories que doit donner la totalité de nos aliments, j'ai pu, avec ces données, quoique seulement approximatives, fixer l'alimentation de nombreux malades; et toujours ces résultats, à ce point de vue, ont confirmé mes dosages. Dans cette expérience clinique, déjà assez longue, j'ai, pour fixer ce dosage, eu recours tantôt au régime lacté et tantôt au régime ordinaire et avec des résultats tout aussi concordants.

Cette expérience clinique me permet même de répondre ici à une objection qui m'a souvent été faite et qui semble tout d'abord avoir un réel fondement : c'est la difficulté qui résulterait, pour doser l'alimentation de tels ou tels sujets, de la *diversité de leurs habitudes* et de leurs *tempéraments.*

C'est là une opinion trés répandue et peut être même partagée par une partie du corps médical, qu'on ne saurait, surtout en ce qui a trait à l'alimentation, nous soumettre tous à une base commune. Parmi les sujets, les uns, et ce sont les plus nombreux, déclarent que les quantités qui résultent des calculs sont insuffisantes pour eux; d'autres, au contraire, qu'ils se suffisent avec des quantités moindres. De plus, outre ces différences individuelles portant sur les quantités, de nombreux sujets s'attribuent des particularités ayant trait à la nature des aliments, et à la maniére dont ces derniers sont acceptés par leurs voies digestives.

Il semblerait donc que, vu ces deux ordres de différences, le dosage de l'alimentation, d'aprés des règles fixes, fut irréalisable; et que les lois, sur lesquelles est basé ce dosage, doivent recevoir des exceptions si nombreuses et dans des sens si divers qu'elles perdraient, au point de vue de la pratique, toute valeur. Ces lois devaient donc rester du domaine de la théorie. Or, je tiens à l'affirmer, en m'appuyant maintenant sur une pratique du dosage de l'alimentation, qui date, je l'ai dit, au moins pour le régime lacté, depuis plus de vingt ans, ces particularités, ces différences individuelles, si elles existent, se rencontrent si rarement, qu'au moins, à l'état normal, on peut marcher à coup sûr, comme si elles n'existaient pas. L'état morbide peut bien créer des susceptibilités individuelles. Il peut bien rendre nos organes digestifs plus ou moins aptes à digérer telle ou telle catégorie d'aliments, ou même leur faire accepter ces aliments sous une forme et ne pas les leur faire accepter sous telle autre. Mais ces différences, je le répète, quand nous les aurons constatées nous mêmes, nous révèlerons le plus souvent un état morbide méconnu jusques là; et, parconséquent, le sujet qui les présentera ne sera plus un normal, mais véritablement un malade.

Toutefois, je dois avouer que l'habitude peut aussi créer réellement certaines différences individuelles. Une alimentation presque exclusivement carnée rend, avec le temps, la digestion des végétaux difficiles; et il en est de même de la réciproque.

L'homme de la campagne, plus végétarien que carnivore, est souvent atteint de troubles digestifs, quand, arrivant dans les villes, il passe rapidement à une alimentation presque exclusivement animale. Nos organes digestifs manifestent même des différences individuelles, pour des aliments de même nature, mais de provenances différentes. C'est ce qui existe, par exemple, pour les divers corps gras. Avec l'habitude, ces organes acceptent plus facilement les mêmes aliments préparés les uns au beurre, les autres à la graisse et d'autres enfin, à l'huile. On peut citer, à cet égard, les faits les plus probants : l'esquimaux digère l'huile de phoque; le persan l'huile de ricin ; et, bien entendu, il ne saurait en être de même de nous. Mais ces différences, d'ordre physiologique, ne résultent que de l'habitude; et elles s'expliquent facilement par ce que j'ai déjà dit sur l'adaptation. Elles ne sauraient donc être considérées comme des dérogations aux lois générales qui règlent les dépenses de l'organisme. Celles-ci sont constantes; et, outre que ces différences peuvent être modifiées avec le temps, elles laissent intactes les grandes lois réglant les dépenses des azotés, ou celles des calories.

Il ne s'agit ici que de différences portant sur la digestion des aliments et précédant leur absorption. A partir de cette dernière, les phénomènes, même au point de vue quantitatif, présentent si peu d'écart, qu'on peut leur appliquer les mêmes données.

J'ai déjà exposé mes convictions à cet égard depuis longtemps ; comme je l'ai dit, les faits cliniques résultant de ma pratique m'y autorisaient. Les deux points importants de mon dosage étaient, d'une part, celui des albuminoïdes, que j'avais fixés comme quantité maxima à $1^{gr}50$ pour un kilogramme d'adulte ramené à son poids normal ; et d'autre part, à 35-40 calories pour ce même kilogramme, pendant les saisons intermédiaires des climats tempérés. Or, en partant de ces données, les quantités d'aliments que j'avais fixées, et sans tenir compte des différences individuelles accusées par les sujets, avaient toujours correspondu à mon attente. Elles les avaient, suivant mes intentions, maintenus à leur poids initial, fait perdre de leur poids quand je les avais données volontairement insuffisantes, ou, au contraire, elles avaient augmenté leur poids, quand j'avais dépassé la ration d'entretien.

Ces faits cliniques, souvent répétés, m'avaient donc bien prouvé la possibilité du dosage de l'alimentation, sans que j'eusse à tenir compte des prétendues différences individuelles, et aussi, l'exactitude approximative des quantités auxquelles la pratique m'avait conduit. Mais, de plus, ces dernières années m'ont fourni une véritable contre épreuve de ces chiffres, en me permettant d'étendre avec succès à l'enfant, à la condition de les interpréter, les conclusions que j'avais posées pour l'adulte.

En partant de la ration de l'adulte et de la répartition de ses dépenses, telle qu'elle a été admise par Ch. Richet et par A. Gautier, je suis arrivé par le calcul à ce résultat que le kilogramme de nourrisson pendant la partie *moyenne* de son allaitement doit dépenser, en y comprenant une croissance normale, environ 75 calories, tandis que celui de l'adulte, je l'ai dit, n'en dépense que de 35 à 38. Ces chiffres obtenus, pour les vérifier, je cherchai quelle était la quantité de lait de vache et de femme qu'il fallait pour fournir ces 75 calories ; et je trouvais, pour ces deux laits, d'une manière approximative, environ 100 grammes.

Cette conclusion s'imposait donc, que si mes calculs étaient justes, je devais pouvoir assurer le développement normal de ces enfants avec 100 gr. de chacun de ces laits par kilog. de leur poids. Or, j'ai eu la grande satisfaction de voir la pratique confirmer ces calculs. Pendant les saisons intermédiaires de nos climats, la croissance de l'enfant est assurée, en moyenne, par 100 gr. de lait par kilog. de son poids. Après avoir fait la preuve de cette loi pour le lait de vache, j'ai pu l'obtenir pour l'allaitement au sein ; et, depuis quelques années, ma satisfaction s'est encore accrue, en voyant cette proportion être généralement adoptée et notamment par un savant des plus autorisés, mon ami, le regretté Budin.

Comme on le voit, les dépenses de notre organisme peuvent si bien être établies, elles peuvent même l'être avec tant d'exactitude, qu'on peut appliquer avec fruit, les lois qui les régissent aux différents âges, et cela par le simple calcul.

De tout ce qui précède, nous pouvons donc conclure :

1° Que non seulement les besoins de notre organisme, et par conséquent les rations qui y correspondent, peuvent être appréciés assez exactement ; mais que même cette appréciation est déjà faite d'une manière sûre, au moins dans certaines conditions données, et pour les points les plus importants de ces besoins ;

2° En second lieu, que ces premières données sont assez exactes pour qu'elles puissent servir à calculer les besoins dans des conditions différentes des précédentes ;

3° Que ces divers besoins étant connus, il nous est facile de composer une ration, permettant de les satisfaire avec les aliments, tels que nous les offre la nature ;

4° Enfin, que ces données peuvent s'appliquer à tous les sujets normaux ; et qu'on peut, d'après elles, fixer les rations qui correspondent à leurs besoins, sans tenir compte des nombreuses particularités individuelles invoquées par les différents sujets.

APPRÉCIATION DES PROCÉDÉS
PERMETTANT D'ÉVALUER LES DÉPENSES DE L'ORGANISME
ET SES BESOINS

Tous les procédés employés pour évaluer les dépenses ou les besoins de l'organisme peuvent se grouper dans deux méthodes : l'*analyse* des EXCRETA et l'*évaluation* des INGESTA. Ces deux méthodes, je dois le dire immédiatement. loin de s'exclure, se complètent souvent; je crois même qu'elles doivent toujours le faire.

DOSAGE DES EXCRETA

On a cherché à se rendre compte des besoins de l'organisme en analysant les divers excreta; et les recherches ont principalement porté d'abord sur l'*urée* ou mieux sur l'*azote urinaire total* et sur l'*acide carbonique*.

Mais, de plus. la même méthode a été appliquée à la fixation des besoins pour les *substances minérales ;* et, on le verra, ces recherches, quoique moins nombreuses que celles sur l'urée et sur l'acide carbonique, ont déjà fourni des résultats suffisamment approximatifs pour être utiles dans la pratique.

Enfin, à ces recherches, on peut réunir celles sur l'évaluation de nos dépenses en *calories*.

Dosage de l'urée.

L'urée a été pendant longtemps la seule substance azotée que l'on dosa dans l'analyse des urines. L'acide urique, qui cependant peut acquérir une signification des plus importantes dans de nombreux cas pathologiques, ne l'était que rarement. Mais, peu à peu, l'intérêt de ces recherches ayant été de mieux en mieux compris, non seulement elles sont devenues de plus en plus fréquentes, mais aussi de plus en plus com-

3

plètes. Dans une analyse bien faite, on ne se contente plus maintenant de doser l'urée et l'acide urique; mais on dose aussi l'azote urinaire total, et, même isolément, certains autres produits azotés, dont quelques-uns encore mal déterminés. Chacun de ces dosages peut avoir son intérêt; j'ai souvent exprimé le désir qu'ils fussent faits, et je ne puis qu'être satisfait de les voir entrer de plus en plus dans la pratique. Mais, au point de vue auquel j'écris en ce moment, les deux seuls dosages qui aient une réelle importance, sont celui de l'*azote urinaire total* et celui de l'*urée*.

Le premier est plus exact; et je crois qu'au moins dans beaucoup de cas, c'est à lui qu'il faudra donner la préférence. C'est, évidemment, lui qui permettra d'évaluer le plus exactement la différence entre l'azote ingéré et celui s'éliminant par les voies urinaires. Mais la plupart de mes recherches, dont quelques-unes datent maintenant de plus de vingt ans, ayant été faites par le seul dosage de l'urée, c'est seulement de cet élément de comparaison dont je puis me servir. C'est là une imperfection que je regrette; mais elle est désormais pour moi irrémédiable; je suis condamné à l'accepter. Toutefois, je crois, pouvoir l'affirmer, au point de vue qui nous occupe, cette imperfection ne diminue en rien l'importance des résultats obtenus par le dosage de l'urée, en ce que ces résultats ont de général.

D'une part, en effet, d'après les recherches les plus complètes, portant sur les diverses formes de l'azote urinaire, ce premier point reste indiscutable que c'est encore sous forme d'urée que s'élimine toujours de beaucoup la plus grande partie de l'azote urinaire, et qu'il en est surtout ainsi à l'état normal ; et, d'autre part, mes recherches personnelles, faites dans le but spécial de constater les différences existant entre l'azote uréique et l'azote urinaire total, m'ont prouvé qu'à l'état normal, et surtout avec une alimentation bien dosée, cette différence est pratiquement négligeable. Tandis en effet, que par kilogramme de son poids normal, l'adulte dépense 0 30 d'urée, l'acide urique, qui de tous les autres produits azotés des urines, est le plus abondant, ne dépasse guère $0^{gr}005$, soit une quantité soixante fois moindre (1).

---

(1) *Société de Biologie*. — 20 avril 19l1. Influence des variations des azotés de l'alimentation sur l'excrétion de l'acide urique.

On peut donc en conclure, et c'est là un point d'une grande importance pour ce qui va suivre, que pour *l'état normal*, le dosage de l'urée constitue un mode d'appréciation suffisant, quand il s'agit de suivre l'évolution des matières albuminoïdes dans l'organisme, et d'établir la comparaison entre les azotés ingérés et ceux éliminés par la voie urinaire.

Le dosage des divers autres produits azotés urinaires, non uréiques, acquiert, au contraire, souvent une grande importance à l'état morbide. Je crois même qu'il est appelé à rendre de grands services à la clinique en éclairant souvent la symptomatologie et surtout la pathogénie. Mais, je le répète, ces produits étant à l'état normal assez peu abondants, puisque leur présence ne se révèle par aucune manifestation, je crois que le dosage de l'urée est encore très suffisant. J'y trouve même cet avantage, que ce dosage nous permet d'apprécier la quantité d'azote qui s'élimine sous la forme, que normalement doivent prendre les albuminoïdes, et cela quelque soit leur nature et leur provenance.

Ces explications données, et je les ai crues indispensables, j'aborde le dosage de l'urée comme moyen d'appréciation des besoins de l'organisme pour ,les azotés.

Le dosage de l'urée est indispensable pour se rendre compte des dépenses en aliments azotés. D'une part, en effet, l'urée ne peut provenir que des azotés de nos aliments, ou de nos réserves en albuminoïdes, elles-mêmes formées par ces derniers; et, d'autre part, l'urée et les albuminoïdes dont elle provient, sont réunis par des rapports constants. J'ai déjà donné ces rapports dans le premier volume; mais, vu le rôle important qu'ils jouent dans la question qui nous occupe, je vais les reproduire ici.

Je rappelle d'abord qu'en me plaçant à un point de vue pratique, j'ai établi que la quantité d'azote contenue dans les principaux azotés qui servent à notre alimentation, *gluten, musculine, caséine*, est environ de 16,62 %; ce qui donne très sensiblement un rapport de 16,01, c'est-à-dire que *les azotés les plus utilisés contiennent sensiblement le sixième de leur poids d'azote.*

Ce rapport est un peu inférieur à ceux donnés par la plupart des auteurs, 6,25 et même 6,50; mais j'ai déjà exposé les raisons qui m'ont fait donner la préférence au rapport de 6 (1).

D'autre part, l'urée renferme, en poids, 46 % d'azote; de sorte que, si nous supposons qu'un gramme d'azotés soit utilisé d'une manière complète par l'organisme, tout son azote s'éliminant dans ces conditions, à l'état urée, les $0^{gr}1662$ d'azote alimentaire fourniront très sensiblement 0 gr. 33 d'urée.

Telles sont les données qui résument les rapports des azotés éliminés à l'état d'urée, et les quantités de ces substances; et, je l'ai dit, le dosage de cette dernière est indispensable pour apprécier la quantité d'azotés éliminée par la voie urinaire. Mais, on va le voir, quelques services que puisse rendre ce dosage pour la connaissance des quantités d'azotés nécessaires à l'organisme, à lui seul, il est insuffisant pour les fixer.

D'une part, en effet, ainsi que je l'ai déjà dit, une certaine quantité de ces aliments ou des albuminoïdes usés qu'ils doivent remplacer, quittent l'organisme par d'autres voies (2). L'urée ne contient donc qu'une partie de l'azote dépensé; et, jusqu'à ces derniers temps, on manquait d'indications pour évaluer l'autre partie.

C'était donc là une première imperfection et importante; et, d'autre part, ainsi que je l'ai montré, la quantité d'urée éliminée étant fonction de la quantité d'azotés absorbés, et les azotés pouvant, dans des mesures assez larges, remplacer les autres aliments, nous pouvons faire varier beaucoup les quantités d'urée éliminées, et sans gros inconvénient au moins pendant un certain temps, à la condition que la totalité de nos aliments donne toujours le même nombre de calories.

Je prends un exemple : si nous supposons qu'une ration soit composée par 100 gr. de substances albuminoïdes, 60 gr. de corps gras et 300 gr. d'hydrates de carbone, elle fournira environ 2.240 calories; et la quantité d'urée excrétée sera sensiblement de 20 grammes.

Modifions maintenant cette ration en augmentant les azotés et en diminuant les ternaires dans des proportions telles que le total de cette nouvelle ration donne également

(1) Voir le premier volume, page 299.

(2) Premier volume, p. 300, Désintégration-élimination des albuminoïdes.

2.240 calories, ce qui sera obtenu avec 150 grammes d'azotés, 50 grammes de corps gras et 285 grammes d'hydrates de carbone; et la quantité d'urée excrétée s'élèvera à 30 grammes environ, soit une augmentation d'un tiers, exactement proportionnelle à celle des azotés ingérés.

Les deux rations cependant sont également capables de maintenir ce sujet à son poids initial.

Le dosage de l'urée ne peut donc nous donner des indications utiles sur la nutrition d'un organisme, qu'à la condition de connaître également la quantité d'azotés ingérés. Je rappelle, une fois encore, que, sur moi-même, j'ai pu faire varier l'urée de 0^{gr}18 à 0^{gr}42 par kilogramme; et que sur le hérisson, ayant une nourriture exclusivement animale, j'ai obtenu une moyenne de 6 gr. d'urée par kilog.

Les expériences faites sur l'urée, ne peuvent donc servir pour les études sur la nutrition, que si nous connaissons les quantités d'azotés ingérés; et, en ce qui nous intéresse ici plus spécialement, c'est-à-dire les besoins de l'organisme en azotés, elles ne peuvent nous donner des indications utiles qu'aux deux conditions suivantes : 1° que nous connaissions la quantité d'albuminoïdes qui s'éliminent autrement que par la voie urinaire; et 2° que nous soyons sûrs que la quantité d'azotés ingérés ne dépasse pas les besoins de l'organisme, mais quelle est seulement suffisante pour les couvrir.

Je dirai bientôt, comment je crois m'être approché, autant que possible, de ces deux conditions.

Je dois ajouter qu'en ce qui concerne la question dont je traite ici, le dosage de l'azote urinaire total serait tout aussi insuffisant que celui de l'urée.

Il faut donc conclure que si le dosage de l'urée et mieux celui de l'azote urinaire total peuvent fournir d'utiles indications, quand il s'agit d'étudier les modifications des albuminoïdes dans l'organisme; et que si ces dosages peuvent également nous aider dans l'appréciation des quantités de ces aliments qui lui sont indispensables, ils ne peuvent à eux seuls, ni nous renseigner sur la destinée de la totalité des azotés ingérés, ni nous fixer sur la quantité qui nous est exactement nécessaire.

Voyons maintenant les indications qui peuvent nous être fournies par le dosage de l'acide carbonique.

Dosage de l'acide carbonique.

Ce dosage nous permet d'apprécier les dépenses en carbone. On peut admettre, en effet, comme suffisamment exact pour la pratique que tout le carbone utilisé par l'organisme, quelle que soit son origine, qu'il provienne des aliments récemment ingérés ou de nos réserves, quitte l'organisme à l'état d'acide carbonique.

Cet acide peut s'éliminer à l'état libre, comme il le fait par la voie pulmonaire, ou à l'état de combinaisons salines sous formes de carbonates; mais, sauf pour une faible partie qui quitte l'organisme à l'état d'oxalates, tout le carbone dépensé s'élimine à l'état d'acide carbonique. C'est là un fait important au point de vue de la transformation ultime de nos divers aliments; mais, de même que pour l'urée, le dosage de l'acide carbonique, à lui seul, est insuffisant pour nous fixer sur les besoins de l'organisme, même en carbone.

D'abord, en effet, ce dosage ne nous donne aucune indication sur la nature de l'aliment qui a fourni ce carbone. Ce dernier peut provenir des hydrates de carbone, des corps gras; et ce qui diminue encore davantage l'importance de ce dosage, le carbone peut également provenir des aliments azotés. Les substances albuminoïdes, en effet, contiennent encore du carbone en notable quantité, ainsi que l'indique la formule suivante, $C^{72} H^{112} Az^{18} O^{22} S$, représentant, d'après Lieberkunh, une molécule d'albuminoïde rapportée à un atome de soufre; et ce carbone, comme celui de l'hydrate de carbone : $C^6 H^{12} O^6$, ou celui des corps gras, par exemple, de l'oléo-stéaro-margarine, $C^{55} H^{104} O^6$, qui se rapproche, de celui de notre tissu adipeux, est toujours éliminé sous forme d'acide carbonique.

La quantité d'acide carbonique produit ne peut donc pas nous fixer, même sur la quantité de ternaires dépensés.

De plus, elle ne nous fixe pas davantage sur la quantité de carbone nécessaire à l'organisme. Son dosage ne donne que la quantité utilisée, et non celle qui nous intéresse le plus, c'est-à-dire la quantité seulement suffisante, celle qui correspond à nos besoins. Or, nous savons que grâce à certains procédés, dont dispose la nature, il peut y avoir des écarts des plus marqués entre les dépenses réelles et les besoins.

Nous verrons plus tard l'importance que prend ce dosage, quand il s'agit d'évaluer nos dépenses en calories. Mais là encore, nous aurons à faire la différence entre les dépenses et les besoins ; et, de nouveau, nous pourrons constater que leur différence peut être sensible.

Il faut donc de nouveau conclure que si le dosage de l'acide carbonique exhalé par un organisme, peut nous fournir des indications utiles pour arriver à l'appréciation de ses dépenses, il ne peut à lui seul, nous fixer sur la nature des dépenses de cet organisme, et, encore moins, d'une manière exacte, sur ces besoins.

Calorimétrie directe.

Enfin, à côté de l'évaluation des dépenses de l'organisme par le procédé de l'acide carbonique produit, on peut placer la *calorimétrie directe* utilisée par Lefèvre (1).

Cet habile et persévérant expérimentateur a opéré sur lui-même, et il est arrivé d'abord à ce résultat que les dépenses en calories pour un homme moyen de 65 kilogrammes, qui conserve les mêmes vêtements en toute saison, sont en été de 1.800 à 2.000 calories et qu'elles s'élèvent à 3.800 en hiver. Mais, en outre, en tenant compte de ses propres expériences sur l'influence du vêtement sur la radiation cutanée, il arrive à ce résultat approximatif que pour l'homme, qui modifierait ses vêtements selon les saisons, ces dépenses restent à 1.800 ou 2.000 en été, mais qu'elles s'élèvent à 2.800 ou 3.000 en hiver.

En prenant la moyenne de ces températures, représentant celles des saisons extrêmes, on trouve à 2.400 calories, pour les saisons intermédiaires, quantité qui est celle à laquelle, on le verra, je suis moi-même arrivé.

Les expériences de Lefèvre, surtout étant donné qu'elles ont été faites après bien d'autres accomplies dans la même voie par le même expérimentateur, ce qui lui a permis d'être

(1) Sur le besoin de chaleur et sur la valeur de la ration calorique en fonction de la température et du climat. Etudes de calorimétrie directe (*Société de biologie*, 1906, 28 avril, p. 750).

bien maître de son procédé, et ce qui, par conséquent, donne toute garantie à ses résultats, ont évidemment une importance considérable pour le point spécial qu'elles visent, c'est-à-dire notre dépense en calories. Mais elles ne nous fixent que sur ce point. Elles ne peuvent pas nous indiquer d'abord à quels aliments il faut que nous demandions ces calories ; et, ensuite, si elles nous indiquent bien les dépenses constatées au calorimètre avec une alimentation donnée, il est permis de supposer que cette dépense aurait pu être, soit supérieure, soit inférieure, si les mêmes dosages du calorique rayonné avaient été faits sous l'influence d'une alimentation supérieure ou inférieure à celle qu'avait prise l'expérimentateur. Ces expériences nous ont donc donné seulement les dépenses en calories, seul but, du reste, dans lequel elles ont été entreprises, sans nous fixer d'une manière sûre sur les besoins.

Je passe maintenant aux procédés basés sur le dosage des *ingesta*.

ÉVALUATION DES INGESTA

Je vais examiner successivement les indications que peuvent nous donner d'abord le dosage de l'*oxygène inspiré* et ensuite celui des *aliments ingérés*.

Dosage de l'oxygène.

Ce dosage nous fournira des indications de la plus haute importance, quand nous aurons à étudier la quantité de calorique qui nous est nécessaire ; et je me promets de revenir sur ce mode d'appréciation, en ce moment. Nous verrons, en effet, que quelle que soit la nature de l'aliment qui ait à se combiner avec l'oxygène, la quantité de calorique produit est toujours en rapport avec l'oxygène dépensé. C'est donc la dépense en oxygène qui règle les dépenses de l'organisme en calories. C'est là un point important de la thermogénèse qui a été bien mis en lumière par les travaux de Laulanié (1).

(1) Laulanié, *Elément de physiologie*, 2e fascicule, pp. 489 et 570.

Cet habile expérimentateur, en effet, a démontré qu'un *litre* d'oxygène employé à brûler, produit toujours sensiblement la même quantité de chaleur, quelle que soit la nature de l'aliment comburé. Ces quantités seraient les suivantes : pour 1 gramme d'albumine, $4^{cal}.576$; pour 1 gramme de graisse, $4^{cal}.598$; pour 1 gramme de glucose, $4^{cal}.949$; et pour 1 gramme d'amidon, $4^{cal}.979$; soit *une moyenne de* $4^{cal}.775$.

Si au lieu de calculer par litre, nous le faisons par *gramme*, nous verrons que 1 gramme d'oxygène transforme en acide carbonique et en eau : $0^{gr}839$ de glucose, $0^{gr}341$ de corps gras, et, jusqu'à l'état d'urée, $0^{gr}655$ d'azotés. Or, si nous prenons les coefficients calorifiques, que j'ai arrondis dans un but pratique, 4, 9 et 5, pour les trois catégories d'aliments, nous trouverons : $3^{cal}.275$ pour $0^{gr}839$ de glucose, $3^{cal}.069$ pour $0^{gr}341$ de corps gras, et $3^{cal}.356$ pour $0^{gr}655$ d'azotés ; c'est-à-dire trois quantités, $3^{cal}.275$, $3^{cal}.069$ et $3^{cal}.556$ que l'on peut considérer comme égales dans la pratique, et dont la moyenne est de $3^{cal}.227$. Un gramme d'oxygène en se combinant avec nos aliments, donne donc toujours *environ* $3^{cal}.227$.

Mais le dosage de l'oxygène ainsi effectué, tout en nous aidant à évaluer nos dépenses en calories dans des conditions données, d'abord ne nous fournit aucune indication sur la proportion que les trois catégories d'aliments doivent prendre dans notre alimentation, et c'est là un point des plus importants ; et, de plus, de nouveau, il ne nous donne que les dépenses, sans nous fixer sur les besoins. Or, on le sait, ce sont là des quantités qui peuvent être assez différentes.

Aussi, dans un travail plus récent, Laulanié a-t-il cherché, en utilisant ces premières données, à mieux préciser les besoins (1).

Après avoir résumé des expériences du plus haut intérêt sur l'influence de la nature des aliments sur les combustions respiratoire, il a cherché à fixer la ration d'entretien, c'est-à-dire les besoins, en dosant l'oxygène dépensé, mais en com-

---

(1) LAULANIÉ, Influence de l'alimentation sur la combustion respiratoire. — Cause de l'exagération des combustions provoquée par l'alimentation. — De la méthode des rations croissantes et de son application à la détermination expérimentale de la ration d'entretien (*Société de biologie*, 1905, pp. 115 et 118).

binant ce dosage avec un procédé que j'ai employé depuis 1899, sous le nom *d'alimentation partielle insuffisante*, et que je vais bientôt donner.

Pour cette évaluation, Laulanié s'est servi, je l'ai dit, de ses expériences sur les combustions respiratoires; et il a fait cette appréciation pour un chien de 15 kilos, en le nourrissant d'abord avec de la *viande de cheval*, et ensuite avec de la *soupe au lait* faite avec parties égales de pain et de lait.

Le procédé consiste à soumettre d'abord cet animal à un jeûne complet pendant vingt-quatre heures, en dosant l'oxygène qu'il consomme, puis à augmenter son alimentation tous les jours d'une quantité connue, en continuant le dosage de l'oxygène dépensé.

Or, si dans ces conditions, on compare l'oxygène dépensé avec celui qui théoriquement serait nécessaire pour comburer les aliments ingérés, on observe que tant que ces derniers sont manifestement insuffisants, les quantités d'oxygène dépensé sont supérieures à celles exigées par la totalité des aliments ingérés. Il faut donc conclure que, dans ces conditions, une partie de l'oxygène dépensé a servi à comburer les réserves de l'organisme. *La ration est donc insuffisante.*

Mais en augmentant graduellement les aliments, si cette augmentation pouvait porter sur des quantités assez minimes, on arriverait forcément à trouver une quantité pour laquelle la quantité d'oxygène absorbé serait exactement la même que celle que donne le calcul pour les aliments absorbés.

Cette quantité d'oxygène dépensé et cette quantité d'aliments correspondent l'une et l'autre, d'après Laulanié, à la *ration d'entretien.*

Enfin, si l'on continue à augmenter les aliments, on constate que la quantité d'oxygène absorbé est inférieure à la quantité nécessaire pour utiliser la totalité des aliments.

Cette conclusion s'impose donc que la totalité de ces aliments n'est pas utilisée ; et que, par conséquent, *cette quantité d'aliments dépasse la ration d'entretien.*

Je vais donner les exemples de Laulanié en simplifiant leurs données et en arrondissant les chiffres.

Pour la *viande :* Le chien dépense à jeun 120 litres d'oxygène dans les vingt-quatre heures. Avec 400 grammes de viande, il en dépense 140 litres ; et, d'après les calculs de

Laulanié, 100 grammes de cette viande, ingérée, diminuée d'un dixième représentant le déchet intestinal, exigeant 25 litres d'oxygène, il ne faudrait que 100 litres d'oxygène pour l'utiliser au lieu de 140. Cette quantité de viande est donc iusuffisante. L'animal doit prendre sur ses réserves une quantité d'aliments exigeant 40 litres d'oxygène.

En donnant 800 grammes de viande, le résultat va être opposé. Avec cette quantité, théoriquement, à 25 litres d'oxygène pour 100 grammes de viande, l'animal devrait absorber 200 litres d'oxygène; et il n'en absorbe en réalité que 164 litres. Il faut donc en conclure que sur les aliments ingérés, il y a un excédent, correspondant à la différence de l'oxygène théorique à l'oxygène réel, soit $200 - 164 = 36$ litres. La totalité de ces aliments n'est donc pas comburée; et elle dépasse la ration de la quantité qui exigerait 36 litres d'oxygène.

Cela étant, on conçoit que pour simplifier l'expérience, on puisse, en ayant les quantités qui sont insuffisantes et celles qui sont surabondantes, trouver celle qui est exactement nécessaire en traçant deux graphiques, l'un pour l'oxygène théorique et l'autre pour les quantités d'oxygène dépensé. Ces deux graphiques se couperont forcément, puisque le premier d'abord plus faible devient ensuite plus fort; et le point de rencontre, projeté sur la ligne des absisses, donnera en oxygène la quantité cherchée. Cette quantité d'oxygène sera ensuite facilement transformée en viande, à raison de 25 litres d'oxygène pour 100 grammes de viande; et la quantité de viande ainsi calculée, elle a été de 620 grammes dans l'expérience de Laulanié, sera celle pour laquelle il y a concordance entre l'oxygène dépensé et celui que le calcul nous indique comme nécessaire pour son utilisation exacte.

Tel est ce procédé. L'appréciation des besoins de l'organisme, même quand il ne s'agit que des animaux, présente de telles difficultés, les procédés utilisés pour fixer ces besoins, doivent répondre à une question si complexe, que nous devons les accepter tous, et même les utiliser le cas échéant, sauf à bien préciser les points sur lesquels ils peuvent nous éclairer, et à ne leur demander que ce qu'ils peuvent nous donner.

Celui de Laulanié, un des derniers venus, se recommande

par son élégance, son caractère tout à fait scientifique, et aussi par la précision de ses résultats.

Il nous fixe sur ce point capital, en ce qui concerne la production du calorique, sur la quantité d'oxygène dépensé; et nous savons quels rapports, pratiquement étroits, unissent ces deux éléments : oxygène dépensé et calorique produit. Laulanié a eu l'incontestable mérite d'insister sur ce point.

Mais même avec cette précision dans les résultats, en ce qui touche l'oxygène dépensé, que nous sommes encore loin de l'appréciation exacte même des besoins de l'organisme de l'espèce animale qui a servi à ces expériences! Que nous sommes encore loin de la fixation de la ration pratique! Et, d'abord, la dépense en oxygène trouvée par le procédé indiqué correspond-elle bien exactement aux besoins réels de l'organisme, c'est-à dire à ceux au-dessous desquels celui-ci devrait prendre sur ses réserves? On ne saurait, en effet, je reviens une fois encore sur ce point, confondre les dépenses et les besoins. Un organisme, vu la facilité que lui a donné la nature d'augmenter ses dépenses et cela d'une manière encore assez étendue, peut avoir des dépenses bien au-dessus de ses besoins. Si les circonstances mettent à sa disposition une quantité d'aliments qui dépassent ses besoins, pour maintenir l'équilibre, il exagèrera les dépenses; et comment savoir, dans le procédé en question, si la dépense en oxygène n'a pas été faite dans les conditions que je viens d'indiquer; ou si elle ne correspond seulement qu'aux besoins réels, ceux qu'il est indispensable de satisfaire?

J'avoue que si j'avais à utiliser ce procédé pour fixer les besoins de l'organisme en calories, et je le considère comme très important à cet égard, je m'attacherai à une autre des indications qu'il a données.

Guidé par l'application que j'ai déjà faite de l'alimentation insuffisante à la fixation des besoins de l'organisme, je considérerai plutôt, comme représentant la *dépense minima* de l'organisme, et, par conséquent, celle qui correspond le plus exactement aux besoins réels, *la quantité d'oxygène dépensé à jeun ou tout au moins avec une ration sûrement mais légèrement insuffisante.*

Dans ces dernières conditions, en effet, on doit supposer que l'organisme, condamné à vivre sur ses réserves, doit restreindre ses dépenses le plus possible et *les limiter à ses besoins*. C'est dans ces conditions que ces deux mots, dépenses et besoins, peuvent être pris comme synonymes.

Dans les expériences de Laulanié, ces dépenses ont été de 120 litres dans celle avec de la *viande*, et de 117 dans celle de la *soupe au lait*. Voilà des chiffres importants : ce sont ceux au-dessous desquels les apports de l'animal ne peuvent descendre, sans le mettre en état d'insuffisance alimentaire.

C'est donc cette dépense, qui me servirait de *point de départ* pour fixer la ration d'entretien. Bien entendu, dans la pratique, je ne descendrais pas aussi bas. Mais elle me servirait de première indication ; je saurais qu'elle représente *un minimum*.

Quant à la quantité d'oxygène au delà de laquelle la dépense réelle reste au-dessus de la dépense théorique, celle que Laulanié a prise comme équivalente à la ration d'entretien, je la considèrerais comme correspondant sensiblement à la *dépense maxima* de l'organisme, c'est-à-dire à celle au delà de laquelle les aliments absorbés ne peuvent plus être comburés et que l'organisme ou bien n'absorbe pas ou bien doit immobiliser.

La distance entre la *dépense minimum* à jeun et cette dernière *dépense maximum possible* pour l'organisme, nous fournit une autre indication importante : c'est celle de la marge qui lui laisse la nature pour faire varier ses dépenses, et lui permettre ainsi de maintenir l'équilibre entre ses dépenses et ses recettes.

Dans l'expérience de Laulanié, la dépense maximum en oxygène étant environ de 155 litres d'oxygène, l'étendue facultative des dépenses va de 120 à 155 litres ; c'est donc une différence de 35 litres, soit de plus d'un quart.

C'est là, j'y insiste, une indication utile à retenir. Quoique n'étant applicable qu'à l'animal pour lequel elle a été établie, le chien, elle nous permet de supposer ce que cette proportion peut être pour les autres animaux.

Nous manquons de cette indication pour l'homme et elle serait bien utile. Cependant, étant donné, d'une part, que c'est surtout par la radiation cutanée que se fait la plus grande dépense en calorique ; et, d'autre part, que d'après les recherches de Lefèvre, le chien, grâce à sa toison, a sensiblement les mêmes dépenses de rayonnement que l'homme habillé, il devient probable que pour l'homme, les limites entre les dépenses minima et maxima ont en moyenne la même étendue. Mais, de plus, vu ses énormes dépenses par la radiation cutanée, s'élevant aux deux tiers de la totalité de ses calories, et vu aussi la facilité qu'il a de faire varier ses dépenses par les vêtements, les limites extrêmes de ses dépenses doivent pouvoir subir des écarts encore plus grands que ceux du chien ; et, par conséquent, il doit en être de même des différences de quantités d'aliments qu'il peut utiliser, tout en conservant l'équilibre entre ses apports et ses dépenses.

On le voit donc, quoiqu'il en soit sur ce dernier point, et tout en laissant une réelle portée aux *dosages de l'oxygène en général*, ces dosages ne peuvent nous fixer que sur la quantité de calorique produit. Or, si c'est là une donnée importante en ce qui concerne la fixation de la ration ; il faut convenir, qu'à elle seule elle est loin d'être suffisante pour déterminer toutes les conditions que comporte la fixation d'une ration au point de vue pratique.

Il en est également ainsi, du reste, du *procédé de Laulanié*. Ce procédé, en effet, ne nous fournit aucune indication, en ce qui concerne la répartition des aliments nécessaires à l'organisme. Il est de toute évidence, cependant, que notre ration doit comprendre une certaine quantité d'aliments azotés, et aussi qu'il y a tout avantage à limiter leurs quantités à celles qui correspondent à leurs propres dépenses.

Or, je le répète, ces expériences ne nous donnent aucune indication à cet égard. Les unes ont été faites d'une manière exclusive avec de la viande de cheval ; et, par conséquent, même pour le chien, en exagérant les azotés ; les autres, avec un mélange de pain et de lait, c'est-à-dire avec une alimentation mixte comprenant les trois catégories d'aliments, azotés, corps gras et hydrates de carbone, et dans des proportions qui se rapprochent de celles qui nous conviennent, mais que rien ne prouve être les meilleures.

Nous ne trouvons donc rien dans ces expériences, qui puissent nous guider sur un des besoins les plus importants de notre organisme, sur nos besoins en albuminoïdes.

Elles nous prouvent seulement, une fois de plus, ce que l'on savait, et ce que mes expériences faites sur le cobaye et le hérisson, avaient encore nettement établi (1), qu'au point de vue de la production du calorique, à la condition d'être absorbées, les trois catégories d'aliments peuvent se remplacer, dans la proportion de leur coefficient calorifique ; et, qu'à ce point de vue, ainsi que je l'avais formulé, *les divers aliments valent le nombre de calories qu'ils donnent.*

Ainsi donc, en résumé, ce procédé de dosage de l'oxygène dépensé, combiné avec la méthode de l'alimentation insuffisante, tout en nous fixant mieux sur les besoins réels de l'organisme en ce qui concerne ce comburant, et aussi sur la quantité de calorique qui nous est nécessaire, ne nous fournit aucune indication sur d'autres points et des plus importants concernant la ration, à savoir quels sont nos besoins en azotés, en matières minérales, et aussi qu'elle est la proportion la plus avantageuse pour les ternaires.

On verra bientôt, comment on est arrivé à compléter les indications que comporte la fixation de la ration sur ces divers points.

Dosage par les aliments ingérés.

L'évaluation des besoins par les aliments ingérés a donné lieu à plusieurs procédés.

Dans certaines recherches, il s'est agi d'un *seul sujet*, qui, tenant compte de tous les aliments ingérés, pouvait ainsi évaluer, d'une manière suffisamment approximative, les quantités d'azotés, de corps gras, d'hydrates de carbone et de calories qui correspondaient à sa ration ; et, à la condition de conserver le même poids, il pouvait supposer que ces quantités correspondent réellement à ses besoins.

(1) Mes expériences faites comparativement sur le hérisson et sur le cobaye, deux animaux dont la toison est comparable, ont prouvé que le kilogramme de ces deux espèces animales qui soumises aux mêmes températures devaient perdre la même quantité de calories en les prenant de même volume, dépensaient en viande, pour les hérissons, et en végétaux (son, carottes et queues de carottes) pour les cobayes, des quantités de ces aliments, et cela pendant des années et par des températures les plus variables, *donnant respectivement les mêmes quantités de calories.*

Mais ce que je viens de dire relativement aux proportions des azotés, nous montre immédiatement les imperfections de ce procédé.

L'expérience ainsi faite, en effet, nous prouve bien que ces quantités d'aliments sont suffisantes pour maintenir cet organisme à son poids initial ; mais elle ne peut pas nous fixer sur l'exactitude des rapports entre les azotés et les ternaires. Les deux rations que j'ai citées ci-dessus, pouvaient bien maintenir le sujet à son poids initial, quoique la quantité de chaque catégorie d'aliments fut différente ; mais, il est évident que dans la seconde une partie des albuminoïdes était inutile à l'organisme, comme albuminoïde. Cette partie ne servait qu'à faire du calorique ; et nous verrons que c'est là une mauvaise utilisation de ces aliments.

Or, les recherches sur l'établissement de la ration ne doivent pas avoir seulement pour but de trouver la quantité totale d'aliments suffisante pour nous maintenir à notre poids initial, mais aussi de nous fixer sur la quantité de chacune des quatre catégories d'aliments, en y comprenant les minéraux, qui sont exactement nécessaires pour couvrir nos pertes indispensables.

Enfin, de plus, cette fixation doit être telle que chacun de ces aliments puisse être utilisé avec le moins de fatigue pour l'organisme et aussi de la manière la plus avantageuse.

Ainsi pratiqué, ce procédé d'évaluation de nos dépenses ne peut donc nous donner que des résultats incomplets. Il ne nous donne qu'un résultat global, sans nous fixer sur les quantités de chacune des catégories d'aliments.

C'est à ce procédé, mais complété par d'autres, auquel on peut rattacher les consciencieuses recherches d'Alwater et Bénédick. Ces expérimentateurs, en effet, ont opéré sur cinq sujets dont ils ont dosé avec grand soin les ingesta et les excreta ; et, en outre, en tenant compte de nombreuses conditions de leur existence, travail, repos, etc. J'aurai à revenir plusieurs fois sur ces expériences d'une importance considérable, et qui se recommandent par la rigueur scientifique avec laquelle elles ont été faites, ainsi que par l'esprit de méthode avec laquelle elles ont été conduites. Mais, on le verra, tout en nous fixant sur des points importants de la ration, ces expériences en ont laissé quelques-uns indécis, et entre autres celui du *minimum azoté*. Elles nous disent bien ce qu'ont dépensé les sujets sur lesquels elles ont porté ; elles nous fixent même sur la proportion de leur utilisation ; mais elles ne prouvent pas que ces sujets n'auraient pas pu suffire à leurs besoins avec une quantité moindre, ou qu'aussi ces besoins n'eussent pas été mieux satisfaits avec des proportions différentes des diverses catégories d'aliments.

C'est toujours la question de la différence sur laquelle j'ai insisté dès la définition de la ration, celle des *dépenses* et des *besoins*.

Dans d'autres recherches, il s'est agi d'*un groupe d'hommes*. vivant en commun, ayant les mêmes occupations, recevant la même alimentation et en même temps une alimentation au moins approximativement dosée. C'est le cas des divers *rationnaires*, armée, marine, couvents, prisons, etc.

Dans ces cas, les imperfections qui peuvent résulter d'une expérience faite sur un seul sujet sont corrigées par le nombre ; et cette condition conduit à une moyenne donnant, à cet égard, une sérieuse garantie. Outre cette condition importante du nombre, ces cas ont à leur avantage également celle de la durée. Ce sont là, en somme, de vastes expériences faites dans de bonnes conditions pratiques ; et c'est pourquoi je me suis souvent servi, dans mes appréciations, de la ration de la marine française. Les marins de l'Etat, en effet, vu les conditions de leur existence à bord, ne reçoivent sûrement que leur ration. A une époque, qui n'est pas éloignée de nous, certains équipages ont pu passer assez souvent, un ou deux mois à la mer, avec cette seule ration ; et maintenant encore, quoique la durée des traversées soit diminuée, on peut estimer que pratiquement nos marins ne reçoivent que leur ration. Or, comme cette ration les maintient sûrement en état de parfaite santé, il est évident qu'au moins dans son ensemble, elle est suffisante pour couvrir toutes les dépenses de ces équipages. C'est là, je le répète, une vaste expérience faite dans de bonnes conditions pratiques, qui se prolongeant, au moins depuis un demi-siècle et portant d'une manière constante sur une dizaine de mille hommes, doit s'imposer à l'hygiéniste.

Mais de nouveau l'alimentation des rationnaires ne peut

pas nous fixer sur la proportion des divers aliments, et tout particulièrement, sur la question importante de la quantité exacte des azotés nécessaires. Qui nous prouve, en effet, que nos marins ne font pas du calorique avec des azotés donnés en excès ? Leur expérience nous prouve bien que ces aliments sont en quantité suffisante dans leur ration ; mais cela ne nous prouve pas, qu'ils ne soient pas en quantité supérieure à leurs besoins et qu'ils ne pourraient avec avantage être remplacés par des ternaires. Enfin, cette ration, de plus, correspond à un travail encore assez pénible, pour qu'elle doive être considérée comme sensiblement supérieure à celle d'entretien.

Toutefois, je crois devoir citer avec une mention spéciale, comme relevant de ce procédé, deux statistiques qui m'ont été fournies par deux ordres religieux (1).

Les conditions dans lesquelles vivent ces derniers et les idées qui président à leur alimentation, me paraissent leur donner, pour la question qui nous occupe, une importance toute spéciale. Ces deux ordres de religieux travaillent la terre au moins une partie de la journée; et, de plus, dorment peu, la nuit étant entrecoupée par des pratiques religieuses. Soit sous l'influence des idées de mortification ou par simple esprit d'économie, cette alimentation est composée presque exclusivement par des végétaux, et aussi, par la pratique, ramenée à son minimum, chaque abbé ayant à cœur d'augmenter le patrimoine qu'on lui a laissé. On le conçoit donc, dans ces conditions, il est évident que d'une part la quantité des azotés a dû forcément être ramenée à son minimum, puisque la viande, qui en contient le plus, est tout à fait supprimée; et, d'autre part, toujours par sentiment religieux ou esprit d'économie, il doit en être de même de la quantité totale des aliments. Et cependant, étant donné que cette alimentation est celle de ces ordres depuis des siècles, et qu'elle a permis à plusieurs générations de religieux de supporter des fatigues physiques assez pénibles, et de conserver la santé jusqu'à permettre à de nombreux septuagénaires de travailler la terre, il faut en conclure qu'elle est suffisante sous tous les rapports. Je reviendrai

(1) Voir pour l'exposé complet de ces statistiques, les *Archives générales de médecine*, 1903, tome I, n° 19, page. 1.

du reste, plusieurs fois sur ces exemples, qui me paraissent offrir toute l'exactitude de faits expérimentaux et dont le déterminisme serait le mieux établi.

Mais en dehors d'eux, tous les autres, quoique conservant leur valeur à certains points de vue, me paraissent ne pouvoir donner que des indications largement approximatives pour leur totalité ; mais être tout à fait insuffisants pour nous fixer sur les quantités exactement nécessaires et surtout sur les proportions des diverses catégories d'aliments.

Dans d'autres cas, enfin, l'appréciation de la ration a été faite autrement. On a calculé la quantité d'aliments ayant servi à un groupe de population, *à une ville*, par exemple ; et deux fois la consommation de la ville de Paris a servi à ces études. Lapique et Ch. Richet d'abord, et ensuite A. Gautier, ont calculé la quantité totale d'aliments dépensés par la ville de Paris pendant un an ; et, d'autre part, la quantité de ces aliments qui, en tenant compte des divers âges et des sexes, doit revenir aux hommes adultes. Il leur a été facile ensuite de savoir ce qu'en moyenne chacun de ces adultes avait dépensé par jour. De pareils calculs, des renseignements semblables nous ont été fournis sur des villes assez nombreuses placées sur divers points du globe ; et, ce qui est plus important encore, dans des climats différents. Ces statistiques, on ne saurait en douter, peuvent acquérir une sérieuse importance. Elles nous fixent, au moins approximativement, sur les mœurs alimentaires des divers peuples ; et peuvent nous servir dans une certaine mesure pour apprécier l'influence du climat.

Mais ces évaluations, plus encore que celles des rationnaires, sont passibles des mêmes objections. Les rations calculées par Gautier et par Richet, doivent bien représenter une moyenne, en ce qui concerne la totalité des dépenses ; elles peuvent bien aussi être considérées comme suffisantes en ce qui concerne les azotés, qui ne peuvent pas être remplacés par les autres aliments ; mais, de nouveau, rien ne nous prouve que les azotés n'entrent pas dans ces rations dans de trop grandes proportions. Or, nous le verrons, la détermination exacte de la quantité d'azotés suffisante à l'organisme est un des points les plus importants dans la fixation de la ration. De plus, rien ne prouve également que la quantité totale des aliments ne soit pas supérieure aux besoins de ces populations; et au contraire, la fréquence, dans la plupart des grandes villes, des maladies de surnutrition et aussi de suralimentation tendrait plutôt à prouver que cette ration est surabondante (1).

De sorte que tout en acceptant les chiffres donnés par ces divers auteurs et dans lesquels nous devons avoir d'autant plus de confiance que tous ont été calculés avec soin et qu'ils portent sur une population nombreuse, nous devons en conclure d'abord que cette ration est plutôt une ration de surnutrition; et ensuite que ce procédé, comme les précédents, est insuffisant pour évaluer qu'elle est la quantité exacte des différentes catégories d'aliments nécessaires à nos besoins.

Enfin, je dois ajouter que dans la plupart des recherches que je viens de passer en revue, aussi bien celles sur les excreta que sur les ingesta, le plus souvent leurs expérimentateurs ne se sont occupés que des aliments organiques. Les matières minérales n'ont été que rarement dosées, et surtout elles l'ont été encore plus rarement en même temps que les matières organiques.

Je crois que le travail le plus complet à ce sujet a été fait par Lapicque et Richet en calculant la ration du parisien. Mais, de même que pour les matières organiques, leur calcul donne bien la quantité des diverses substances minérales que prend la population de Paris, mais rien ne prouve que ce soit cette quantité qui lui est seulement nécessaire.

Tels sont les procédés qui ont été employés soit isolément, soit concuremment par les divers expérimentateurs.

En ce qui me concerne, j'ai suivi deux procédés : l'un, relevant de la méthode des INGESTA par le procédé des *aliments ingérés*, et l'autre, qui a complété le premier, basé sur l'analyse de EXCRETA, mais pratiqué, dans ces dernières années, dans des conditions spéciales que je vais indiquer.

Avec le premier procédé, que j'appellerai de *tâtonnements*,

(1) Influence des mariages inféconds sur la dépopulation de la France Congrès pour l'avancement des sciences de Bordeaux, Anthropologie, août 1895.

Influence de l'arthritisme sur la dépopulation de la France. Académie des sciences de Toulouse, 25 février 1896.

Dépopulation de la France. — Etude sur la natalité, Doin, Paris, 1896.

et qui remonte à 1875 (1) j'ai cherché, en m'inspirant des données acquises jusque-là, qu'elle était la *quantité* des divers aliments et surtout qu'elle était la quantité d'azotés *nécessaires* pour me maintenir à mon poids initial.

Ces dernières substances, en effet, ne pouvant pas être remplacées par les autres, il était indispensable de savoir quelle est la quantité minima qui est nécessaire à notre organisme. Pour y arriver, j'ai fait varier ces substances un grand nombre de fois ; et comme des faits cliniques me montraient souvent, que surtout dans les pays chauds où j'étais en ce moment (Guyane), leur exagération dans l'alimentation est nuisible, je me suis attaché à les diminuer autant que possible en supprimant d'une manière complète toute viande de boucherie dans mon alimentation pendant mes deux ans de séjour dans cette colonie (octobre 1875 à janvier 1878).

Je pus me convaincre ainsi, dès cette époque, que les quantités de 2 gr. par kilogr., fixées par la plupart des auteurs, étaient sûrement exagérées au moins dans les pays chauds.

De 1878 à 1880, je confirmai ces mêmes conclusions pour la France. Mais, de plus, vers 1880, en même temps que je commençais à doser l'urée, l'usage fréquent que je faisais du régime lacté dans le traitement des diarrhées et des dysenteries chroniques, me conduisit tout naturellement à rechercher qu'elle était la quantité de cet aliment nécessaire, mais suffisant, pour maintenir les malades à leur poids initial.

Or, ces malades, ne prenant que du lait et celui-ci étant soumis à un examen fréquent pour être reçu, il m'était facile de savoir assez exactement la quantité d'azotés, de corps gras et d'hydrates de carbone, qu'ils recevaient.

Ces observations cliniques, qui, par leur simplicité et leur exactitude, valaient des expériences de laboratoire, non seulement confirmèrent mes recherches précédentes au point de vue des azotés, mais en même temps me fixèrent sur un autre point, celui de la quantité de calories nécessaires à notre organisme.

(1. On trouvera l'exposé complet de ces recherches, les idées qui les inspirèrent, et les résultats obtenus, dans un travail publié en 1901. — Influence des climats et des saisons sur les dépenses de l'organisme chez l'homme, *Archives de médecine navale*, novembre 1900 et janvier et février 1901. Doin, Paris, 1875 à 1878, pp. 5 à 81 ; 1878 à 1881, pp 9 à 10 ; 1901.

Avec 3 litres de lait de vache, contenant dans les environs de 100 grammes de caséine, et donnant un total de 2.200 calories environ, non seulement ces hommes restaient à leur poids initial, mais même augmentaient presque toujours. Cette conclusion s'imposait donc que la quantité approximative de 1ᵍʳ50 de substances azotées par kilog. que recevaient ces hommes, non seulement était suffisante pour leur entretien, mais aussi qu'une partie restait disponible pour permettre leur accroissement. Il fallait en conclure aussi que ces hommes, dans les conditions où ils vivaient, ne dépensaient pas plus de 35 calories par kilog.

Le passage, pour ces malades, du régime lacté au régime ordinaire, me fournit d'autres précieux renseignements, au moins sur la valeur totale de leurs aliments.

Je vis ainsi, et avec preuves à l'appui, que je pouvais remplacer une certaine quantité de corps gras par des hydrates de carbone ; et cela sans ralentir la marche de l'accroissement.

Le régime lacté, en effet, fournissait à ces malades 120 grammes de matières grasses environ ; et, dès que je passais à un autre régime, ces substances diminuaient. Mais elles étaient remplacées par l'amidon du pain, et des légumes que je faisais entrer dans leur alimentation.

La substitution des corps gras aux hydrates de carbone et réciproquement ne fut donc plus pour moi une idée seulement théorique, elle devint un fait clinique d'une démonstration journalière. Les ternaires valaient chacun le nombre de calories qu'ils donnent.

Dès lors, vers 1881, j'avais pu fixer, au moins pratiquement, la quantité d'azotés qui est sûrement suffisante, sans dépasser trop cette quantité ; j'avais fixé également, la quantité de calories que la totalité de ces aliments doit donner.

Enfin, toujours par des tâtonnements, j'étais arrivé d'une manière large, mais suffisante pour la pratique, à déterminer les quantités des divers ternaires, corps gras, hydrates de carbone et alcool, en fixant entre la totalité des ternaires et les azotés une relation nutritive de 1 à 4.

Il me serait presque impossible, et il serait, du reste, sans utilité, de reproduire ici toutes ces recherches précédées et suivies de pesées, portant tantôt sur un point, tantôt sur un autre, tant elles ont été nombreuses et variées. On pourra toutefois s'en rendre compte dans la partie de ce volume consacrée au côté pratique de l'alimentation, quand on verra le nombre considérable de dosages que j'ai faits sur la presque totalité des substances si variées que nous utilisons comme aliments. D'une manière méthodique, j'ai passé en revue toutes les viandes, tous les légumes et tous les fruits, et en tenant compte des quantités ingérées, tels que ces divers aliments animaux et végétaux, arrivent sur nos tables, préparés et assaisonnés, j'ai calculé leur richesse pour les diverses matières organiques et calorifiques. Or, c'est en utilisant ces données que j'ai pu approcher d'aussi près que possible l'appréciation de nos besoins.

Le gros de ces recherches était terminé vers 1889, et après quelques années d'épreuves clinique, je me suis cru autorisé à les faire connaître pendant le semestre d'été de 1893, dans mes conférences sur les maladies de surnutrition.

Cette ration ainsi réglée, en ce qui concerne les *quantités d'azotés*, *le rapport des azotés à la totalité des ternaires*, la *proportion des ternaires entre eux*, et enfin *la valeur totale en calorie*, a été depuis cette époque non seulement la base de mon alimentation, mais encore la base de celle appliquée aux nombreux malades que j'ai eu à soigner; et cette nouvelle période ayant confirmé ces données, je communiquai le résultat de mes recherches au Congrès de Bordeaux en 1895 (1). Or, douze ans se sont écoulés depuis, et je suis heureux de pouvoir dire que je n'ai rien à changer aux idées exposées dans ce travail.

Mes recherches nombreuses faites depuis sur l'alimentation et la nutrition ont complété certains points et ont apporté plus de précision sur d'autres; mais les premières conclusions sont restées les mêmes.

Les principaux points que j'ai étudiés depuis sont les suivants :

En partant de cette ration d'entretien, j'ai d'abord calculé les diverses autres rations : celle de la *croissance*, du *travail*, du *repos complet*, de la *grossesse* et de l'*allaitement*. Puis ces

----

(1) Conditions d'une bonne nutrition et moyens cliniques de la reconnaître (Congrès pour l'Avancement des Sciences de Bordeaux, section médecine, août 1895).

rations ainsi calculées théoriquement, je les ai soumises à l'épreuve de la clinique. Or, fait important, cette dernière les a toujours confirmées au moins d'une manière générale et approximative, en fournissant ainsi une nouvelle preuve en faveur de la ration moyenne d'entretien qui leur avait servi de point de départ.

Dès le début de mes recherches, je viens de le dire, j'avais constaté l'influence des climats sur les besoins de l'organisme; et j'avais admis que ces besoins sont d'autant moindres que les climats sont plus chauds. Puis, j'avais été tout naturellement conduit à faire l'application de cette donnée générale aux saisons, et, par une assimilation des plus logiques, aux altitudes. J'étais même arrivé à fixer d'une manière approximative l'importance de cette influence. Mais, de plus, dans des recherches expérimentales, poursuivies sans relâche pendant plusieurs années, j'ai mis l'influence de la température ambiante hors de contestation; et j'ai eu la satisfaction de voir ces faits être confirmés par d'autres expérimentateurs (1).

Quant au procédé des excreta, il m'a servi pour le dosage de l'*urée* et des *matières salines;* mais, de plus, ces deux dosages ont été complétés par celui des quantités ingérées.

Mes premières recherches sur l'*urée*, combinées avec l'évaluation des azotés alimentaires, remontent à 1880. Mais c'est à partir de 1884, qu'elles ont été faites d'une manière suivie et en y apportant toute la précision possible; c'est-à-dire, d'une part l'évaluation complète des aliments en azotés et ternaires faite chaque jour; et, d'autre part, l'examen également quotidien de la totalité des urines comme quantité, densité, complété par le dosage au moins de l'urée et souvent aussi de l'acide urique, des chlorures, et de l'acide phosphorique. Ces recherches reprises dix fois pendant les années 1884, 1885, 1886, 1888, 1889, 1890, 1891 et 1895, furent résumées en août 1895 à Bordeaux, dans le travail que je viens de citer (p. 39).

---

(1) Les travaux ayant trait à cette question seront donnés, quand je m'occuperai, à la fin de ce volume, de l'influence de la température sur les dépenses de l'organisme.

Or, dès cette époque, cette loi ressortait de ces expériences que *l'urée excrétée est fonction des azotés ingérés*.

De 1895 à 1900, je repris cette question plusieurs fois sur moi-même ; mais, de plus, je l'ai étudiée simultanément sur deux espèces animales, ayant l'une, le cobaye, une alimentation peu azotée, et l'autre, au contraire, fortement azotée, le hérisson ; et cette loi ayant trouvé, dans ces expériences, la confirmation la plus évidente, je l'ai exposée en janvier 1900 (1).

Mais, même dans ce travail, dans lequel j'avais résumé toutes mes recherches sur ce point, le véritable rapport entre l'urée et les azotés ingérés m'avait échappé ; et ce ne fut qu'après sa publication que je pus le saisir, en arrivant à à comparer non plus les azotés alimentaires avec l'urée, mais l'azote alimentaire avec l'azote uréique. C'est là un des points les plus importants de mes recherches ; et je le fis connaître à peine un mois après ce dernier travail (2).

Enfin, dans ces dernières années, je me suis attaché à faire pour les diverses *matières salines* ce que j'avais fait pour les substances organiques et pour les calories ; et surtout en utilisant le procédé de *l'alimentation partielle insuffisante*, je suis arrivé à fixer, je pense, d'une manière très suffisante, les quantités qui nous sont nécessaires, complétant ainsi tout ce qui a trait à la détermination de la ration d'entretien.

Ainsi, comme on le voit, la plupart de mes résultats, sauf en ce qui a trait aux matières salines, avaient été obtenus par le dosage des aliments ingérés combiné avec celui des excréta. Mais, de plus, les recherches sur les azotés ont été confirmées par le procédé que je viens d'indiquer et qui m'a servi seul pour les matières salines ; je vais en donner la description.

(1) Influence de l'alimentation sur l'excrétion de l'urée (Archives de médecine expérimentale et d'anatomie pathologique, janv. 1900).

(2) Des diverses origines de l'urée (Société de Médecine de Toulouse, février 1900).

Utilisation du dosage de l'urée pour le dosage de l'alimentation et de la suralimentation azotées (Société de Médecine de Toulouse, 1er mars 1900).

Procédé de l'alimentation partielle insuffisante.

Dans mes recherches sur les variations de l'urée, j'avais constaté qu'en diminuant graduellement les azotés, l'urée diminue d'abord proportionnellement ; mais qu'il arrive un moment où elle ne diminue plus, et cela quelque petite que soit la quantité des azotés ingérés, ceux-ci même fussent-ils tout à fait supprimés comme dans une diète purement hydrique.

Ces faits constatés sur des animaux et sur moi-même, m'avaient donc conduit à cette idée que notre organisme a toujours, et pour chaque substance nécessaire à son entretien, une certaine réserve qui doit lui permettre d'assurer ses fonctions d'une manière suffisante, au moins pendant quelques jours ; mais aussi que, dans ces conditions, il doit réduire les dépenses de cette substances à leur minimum. Or, s'il en était ainsi, il devait suffire pour apprécier les besoins de l'organisme en une substance donnée, de supprimer cette substance dans l'alimentation, ou du moins de la diminuer jusqu'à ce que celle éliminée lui fut supérieure.

Mes premières recherches dans cette voie, je l'ai dit, confirmèrent pleinement mes prévisions. En reprenant mes expériences sur les azotés, dans ce but spécial, je vis l'urée suivre leurs modifications, tant que ces aliments furent assez abondants ; mais en les diminuant graduellement, je vis l'urée atteindre un minimum au-dessus duquel elle ne descendit plus, quoique j'eusse continué à diminuer les azotés alimentaires. Pour l'urée, tout au moins, il y avait donc un minimum ; et, on pouvait, il me semble, conclure logiquement que cette quantité, ainsi éliminée, correspondait à la *dépense minima d'azote urinaire* de l'organisme. La quantité que je trouvais me parut, du reste, d'autant mieux acquise, qu'elle concordait exactement avec celle constatée par P. Bert et Bouchard quelques années avant : L'urée ne descendait pas au dessous de $0^{gr}18$ par kilogramme de poids. C'est en 1885 que je fis cette constatation pour la première fois, et je l'ai retrouvée depuis dans toutes mes expériences.

Je reviendrai bientôt sur ces recherches, ainsi que sur celles de P. Bert et Bouchard. Mais, dès les premières, on pouvait déjà conclure sûrement que nos aliments devaient renfermer au moins la quantité d'azote contenue dans ces $0^{gr}18$ d'urée. Mais, évidemment, l'azote urinaire ne représentait qu'une partie de l'azote éliminé par l'organisme, et comment évaluer celui qui s'éliminait autrement? Analyser tous les autres excreta, en même temps que l'urine me parut d'une difficulté insurmontable, et cela d'autant plus que l'expérience, pour offrir des garanties d'exactitude, devait être prolongée pendant plusieurs jours. J'eus donc recours à un procédé qui, sans offrir une grande exactitude, me parut cependant devoir donner un résultat suffisamment approximatif. Après avoir ainsi diminué les azotés pour atteindre la quantité d'urée minima, j'augmentai graduellement ces aliments jusqu'à ce que je visse l'urée elle-même s'élever. Je pensais qu'au fur et à mesure que l'organisme recevait des quantités d'azotés de plus en plus grandes, il repartissait ces aliments d'une manière simultanée et proportionnelle à ses différentes fonctions ; et que, par conséquent, lorsque la quantité d'azote éliminée par les urines commençait à dépasser la quantité minima, il en était de même de toutes les voies par lesquelles l'azote s'élimine ; et que, par conséquent, la quantité d'azotés ingérés en ce moment devait dépasser légèrement celle qui est strictement nécessaire à l'organisme.

En procédant ainsi pour les substances azotées, il me fallut arriver à 1 gramme par kilog et même parfois le dépasser, pour voir l'urée s'élever à $0^{gr}20$ et $0^{gr}22$ au lieu de $0^{gr}18$.

Or, $0^{gr}18$ d'urée contenant à peu près l'azote de $0^{gr}60$ de substances azotées, et la quantité d'azotés nécessaires pour dépasser $0^{gr}18$ d'urée, étant de 1 gramme à $1^{gr}20$, on pouvait conclure que $0^{gr}50$ de substances azotées, ou bien ne sont pas absorbés ou bien quittent l'organisme autrement que pour la voie urinaire.

La quantité minima d'azotés nécessaires à un kilogramme d'homme, dans les conditions ci-dessus, était donc approximativement de 1 gramme à $1^{gr}20$; et ce chiffre, quoique inférieur à celui que j'avais trouvé par le procédé de tâtonnements, ne confirmait pas moins ce dernier, puisque, je le répète, dans le premier procédé, j'avais tenu à rester sûrement au-dessus de la quantité strictement suffisante.

Ces recherches que j'ai répétées plusieurs fois pendant ces dernières années, en variant quelques unes de leurs conditions, outre qu'elles m'ont servi à fixer d'une manière plus précise que ne l'avaient permis les procédés précédents, nos dépenses en azotés, eurent surtout pour résultat de m'éclairer sur les rapports qui existent entre l'azote alimentaire et l'azote urinaire, et me firent connaître la loi qui régit ces rapports.

En reprenant, en effet, toutes mes recherches antérieures, depuis 1884, et en comparant l'azote alimentaire avec l'azote uréique, qui, dans ces conditions se rapproche sensiblement de l'azote urinaire total, je constatai que la différence, entre les deux, pour la ration moyenne, oscillait toujours dans les environs de $0^{gr}08$ à $0^{gr}10$ d'azote, soit environ 0,50 à 0,60 d'azotés. Ces faits examinés rétrospectivement confirmèrent donc ces données approximatives, d'abord que la quantité de substances azotées qui sort de l'organisme autrement que par la voie urinaire est environ de $0^{gr}50$; et, ensuite, que pour une alimentation bien dosée, en retranchant de l'azote alimentaire, environ $0^{gr}08$ à $0^{gr}10$ contenus dans ces $0^{gr}50$ d'azotés, tout le reste doit se retrouver dans l'urine.

Ces résultats relatifs à l'urée et aux matières azotées, en établissant l'utilité de ce procédé, m'ont engagé à l'appliquer aux substances salines, dont j'ai pu fixer ainsi les dépenses probablement d'une manière un peu plus exacte qu'on ne l'avait fait jusqu'à présent.

Mes recherches sur les matières salines, commencées en 1900, ont été terminées à la fin de 1903; mais la plupart n'ont été publiées qu'en 1904. Ces recherches ont porté sur la chaux, la potasse, la soude, les chlorures, le soufre et le phosphore. Leurs résultats seront donnés, quand je m'occuperai de chacune de ces substances.

Le procédé de l'*alimentation partielle insuffisante* consiste donc à diminuer la substance sur laquelle porte l'expérience jusqu'à ce que la quantité excrétée par la voie urinaire soit supérieure à celle ingérée. On n'a pas encore ainsi la quantité nécessaire à l'organisme, mais la quantité minima qui s'élimine par cette voie.

La quantité nécessaire à l'organisme doit donc comprendre d'abord cette quantité, et ensuite celle qui s'élimine par les autres voies. Or, pour connaître cette dernière, il suffit d'augmenter graduellement les quantités ingérées, et cela jusqu'à ce que l'excrétion urinaire pour cette substance soit elle-même augmentée.

Il devient probable, en effet, qu'à partir de ce moment, les autre voies d'excrétion éliminent au moins leurs quantités normales, et peut-être même, comme la voie urinaire, une quantité un peu supérieure.

On le conçoit donc, la quantité ingérée dans ces conditions ne doit pas trop s'éloigner de la *quantité minima nécessaire ;* et cette donnée peut être précieuse, au moins comme *point de départ.*

Les voies par lesquelles s'élimine la différence entre les quantités ingérées et celles perdues par la voie urinaire, varient pour les diverses substances. Pour les *azotés*, une partie, estimée en moyenne au dixième, doit rester dans l'intestin, et le reste doit quitter l'organisme sous forme de mucus ou de produits épithéliaux et cornés. Pour les *matières salines*, outre celles qui restent dans l'intestin, une partie s'élimine par la sueur, le mucus et la matière sébacée. Nous verrons, dans la suite, les quantités qui reviennent à chacune de ces différentes voies.

Aussi, en résumé, tous les procédés que je viens d'examiner jusqu'à celui basé sur l'*alimentation partielle insuffisante*, me paraissent présenter au moins une des deux imperfections suivantes et parfois les deux.

1° Ces procédés, quelque rigueur que l'on mette dans leur exécution, ne donnent que les dépenses réelles, sans nous fixer sur celles qui sont seulement indispensables, c'est-à-dire sur les besoins.

2° Ils ne nous fixent pas sur les besoins de l'organisme pour les différentes catégories d'aliments, ce qui est indispensable pour établir une ration.

Or, je l'ai dit, c'est pour éviter ou du moins atténuer autant que possible ces deux imperfections, que j'ai eu recours au procédé de l'alimentation partielle insuffisante, et auquel j'ai demandé :

1° La quantité de substances albuminoïdes correspondant à nos besoins en ces substances.

2° La quantité de calories correspondant également à la totalité de nos besoins en calorique.

3° Cette quantité de calories étant connue, ainsi que nos besoins en albuminoïdes, et ces derniers étant évalués en calories, il a été facile de savoir, par une simple soustraction, qu'elle est la quantité de calories que doivent fournir les ter-. naires.

4° Enfin, c'est également par ce procédé, je l'ai dit, que j'ai fixé nos besoins pour les diverses matières salines.

J'exposerai dans la suite, les recherches que j'ai faites pour fixer ces quantités. pour les différentes rations, en partant de celle que j'ai désignée sous le nom de *ration moyenne d'entretien*.

Mais avant, déterminons les conditions de cette dernière.

RATION MOYENNE D'ENTRETIEN

On peut donc, je viens de l'établir, au moins pour les points principaux et d'une manière suffisamment approximative, apprécier les besoins de l'organisme ; et l'on peut également, d'après ces besoins, établir la ration qui leur correspond. Mais, évidemment, vu la grande variabilité des conditions dans lesquelles se déroule l'existence de l'homme, et qui toutes modifient ses besoins, le problème est si complexe, si nombreux sont ses facteurs, qu'il a paru à tous ceux qui ont voulu l'étudier, qu'ils ne pourraient l'aborder avec quelques chances de succès, qu'à la condition de le faire avec méthode et en procédant du simple au plus complexe.

C'est, inspiré par cette même pensée, qu'en entrant dans cette étude, j'ai d'abord cherché à fixer une RATION MOYENNE, qui pût me servir de *point de départ* pour faciliter le calcul des autres. Ce devait être là pour moi une base, qui serait augmentée ou diminuée selon les nombreuses conditions qui font varier les dépenses. J'ai pensé que cette base étant établie, pour arriver ensuite à la ration exacte nécessitée par chacune de ces conditions, il me suffirait d'apprécier chacune d'elles prises séparément, et d'ajouter leurs dépenses particuculières à celles de la ration moyenne ou de les en déduire.

Pour la ration de *travail,* par exemple, il n'y aurait qu'à calculer les dépenses correspondant au travail en question, et de les ajouter à cette ration moyenne ; et de même pour la *croissance, l'allaitement,* etc. D'autre part, la ration moyenne étant calculée pour une température donnée, si le sujet se trouvait dans une température supérieure, qui, ainsi que je l'ai dit, diminue les dépenses, il suffirait pour avoir la ration correspondant à ces dernières conditions de température, de calculer les dépenses ainsi épargnées et de les déduire de la ration moyenne.

Ce plan arrêté, et il date maintenant de plus de trente ans, pour donner toute garantie à ces recherches que je prévoyais devoir être très longues, et, sinon pénibles, du moin ; d'une grande sujétion, je me suis pris comme sujet d'expé-. riences; et, tout en tenant compte des obligations professionnelles que je devais satisfaire, dans mes diverses périodes d'expériences, d'une part j'ai réduit au mininum les influences qui font varier les dépenses, et, d'autre part, j'ai précisé autant que possible les conditious dans lesquelles mes évaluations ont été données.

C'est en procédant ainsi, par une série d'essais, de *tâtonnements*, plus ou moins fructueux, portant sur les divers aliments de la ration et repris à différents intervalles, que je suis arrivé à fixer d'abord les points les plus importants de cette ration que j'ai désignée sous le nom de *ration moyenne d'entretien*, et que je l'ai complétée ensuite, surtout en ce qui concerne les matières salines, par des expériences qui ne datent guère que de quelques années (1903 et 1904).

Les principales influences qui peuvent faire varier les dépenses de notre organisme, étant l'*âge*, le *sexe*, le *poids*, le *travail*, le *repos*, la *température ambiante* dépendant du *climat*, de la *saison* et de l'*altitude*, et enfin l'*état hygrométrique* et *les vents*, j'ai pris pour calculer cette ration les conditions suivantes :

Pour l'*âge* et le *sexe*, j'ai choisi l'*homme adulte*, de 25 à 40 ans. Etant donné, du reste, que c'est sur moi-même que j'ai commencé ces expériences, ces premières conditions étaient forcées. Pour diminuer autant que possible l'influence du *poids*, j'ai ramené les dépenses totales de l'organisme à celles d'*un de ses kilogrammes.* Pour les conditions de *travail* ou de *repos*, étant donné que j'ai dû prolonger ces recherches pendant des années, j'ai également accepté celles d'une existence, qui, du reste, sont celles de la moyenne, correspondant à l'activité d'une profession libérale, et à celle de nombreux ouvriers n'ayant pas un fort travail manuel. Pour la *température,* je me suis arrêté à celle qui correspond aux *saisons intermédiaires de nos régions tempérées*, sans altitude marquée, soit de 10° à 20°; et enfin, en ce qui a trait à l'*état hygrométrique* et aux *vents*, mes expériences étant longues, j'ai considéré ces influences comme s'égalisant et ramenées à la moyenne par leur durée.

Telles sont les conditions dans lesquelles j'ai cherché à apprécier tout d'abord nos besoins, et qui correspondent ainsi à la *ration moyenne d'entretien*.

C'est en partant de cette ration moyenne, je l'ai dit, que je suis arrivé à la ration du nourrisson, qui a reçu ensuite la consécration de la pratique; et c'est elle également, qui m'a servi pour calculer les différentes autres rations, de travail de grossesse, d'allaitement, que mes observations cliniques ont aussi vérifiées.

Mais, bien entendu, et je l'accorde d'avance, chacune des conditions de ma ration moyenne d'entretien est sujette à quelques observations.

La période *adulte*, par exemple, même en ne lui accordant que les limites les plus restreintes, comprend au moins vingt ans, de 25 à 45 ans; cependant, il est incontestable que pendant cette période les dépenses ne restent pas les mêmes du début à la fin. Elles vont, pour la plupart, en diminuant.

En ce qui concerne le *sexe*, même en dehors des grandes modifications physiologiques, grossesse, allaitement, que peut présenter l'existence de la femme, et même en lui supposant une activité physique égale à celle de l'homme, on ne peut l'assimiler d'une manière complète à ce dernier.

Pour la différence de *volume*, j'ai ramené les dépenses à celles d'un *kilogramme du poids normal;* et j'avoue que cette manière de procéder nous laisse bien loin de l'exactitude. J'en suis resté un peu moins éloigné, je crois, en prenant pour base non le *poids réel*, mais ce que j'ai appelé le *poids normal*, c'est-à-dire celui qui devrait correspondre à la taille du sujet. Je m'en serais rapproché davantage, je le sais, en me basant sur la surface cutanée; et certains travaux personnels, établissant le rôle considérable que joue cette surface sur les dépenses de l'organisme, auraient pu me faire préférer cette base. Je sais enfin, que le mode d'appréciation basé sur le segment anthropométrique de Bouchard se fût même rapproché davantage de la réalité. Mais cependant, à ces procédés, je l'avoue, pourtant plus exacts, j'ai préféré le poids normal qui n'a pour lui que l'avantage d'être plus commode. C'est qu'en effet, au cours de mes recherches sur l'alimentation, j'ai toujours été dominé par la pensée de faire pénétrer dans la pratique les données que j'acquerrais peu à peu sur elle ; et que de plus en plus convaincu de l'importance de ces données, pour rendre leur application plus facile au corps médical, j'ai, par principe, toujours sacrifié l'exactitude à la commodité, pourvu que le procédé choisi offrit des garanties suffisantes pour la pratique. Ces procédés plus exacts, et notamment celui du segment anthropométrique, n'en conservent pas moins toute leur valeur et même leur incontestable supériorité, quand il s'agit d'études d'ordre scientifique. Peut être même, et je le désire, le public médical s'étant familiarisé avec les procédés de calculs plus exacts, en viendra-t-il à donner à ses prescriptions alimentaires ces bases plus précises ; mais, pour le moment, je crois que ce serait déjà un progrès marqué et dont on devrait se montrer satisfait, si les prescriptions étaient toujours basées seulement sur le poids normal.

Le *repos* et le *travail* sont choses forcément relatives ; et il en est de même des conditions d'activité dans lesquelles la ration moyenne a été appréciée. Je l'ai dit, ce sont celles des professions libérales, comportant dans la journée des périodes de repos consacrées à l'étude, et des heures de sortie comportant des déplacements plus ou moins rapides. J'avoue que ce sont là des conditions bien variables et d'une appréciation assez difficile. Mais, outre que j'étais condamné à les accepter, puisque mes recherches, je le redis, portaient sur moi-même ; et que je ne pouvais me dispenser de satisfaire à toutes les obligations de ma profession pendant leur longue durée ; la pratique d'abord et ensuite la connaissance du nombre de calories correspondant au travail mécanique, sont venues me rassurer beaucoup sur les craintes que j'avais conçues à cet égard. La première m'a fait constater, en effet, que ces dépenses, pour des périodes successives, s'égalisaient d'une manière étonnante, vraiment inattendue, même quand je n'avais rien fait pour modifier mes habitudes ; et la seconde est venue me fournir l'explication de cette presque uniformité des dépenses, en me montrant combien est faible le surcroît de dépenses évalué en calories, occasionné même par un travail mécanique moyen. Or, ces imperfections n'ayant ainsi que des conséquences peu marquées, les conditions dans lesquelles ma ration a été calculée, m'ont présenté, à cet égard, ce grand avantage de me fournir directement une donnée générale et approximative s'appliquant à la majorité des adultes, puisqu'elle correspond à l'existence ordinaire des professions libérales, à celle de la plupart des ouvriers n'ayant pas un travail manuel excessif, et enfin aussi à celles de l'armée en dehors de la vie de campagne ou des périodes de manœuvres.

Le même manque de précision se retrouve encore dans les conditions de la *température ambiante*. J'ai pris celles des *saisons intermédiaires*, printemps et automne, des *régions tempérées*, conditions au moins doublement variables, puisque la température n'a rien de fixe ni pour ces saisons ni pour ces climats. Et ici, on a forcément d'autant plus de raison de concevoir des craintes, que, je viens de le montrer, l'organisme est excessivement sensible aux variations de la température. Mais, de nouveau, d'une part, la pratique est venue diminuer mes craintes à cet égard ; et, d'autre part, les recherches scientifiques sont venues m'en donner les raisons.

La première m'a fait constater que si en suivant mes dépenses, pendant un temps suffisant pour passer d'une manière complète d'une saison à une autre, ces dépenses, groupées par mois, traduisaient réellement l'influence des températures extrêmes, ces mêmes dépenses, à la condition de les prendre par décades, sauf des cas exceptionnels, ne différaient que dans de faibles proportions. Nos dépenses vont bien en augmentant de l'été à l'automne et de l'automne à l'hiver ; mais, je le répète, cette augmentation est lente et graduelle, et la dépense totale répartie par décades, en ce qui nous concerne, devient pratiquement presque négligeable. Or, des recherches scientifiques récentes m'ont fourni l'explication de l'atténuation des différences que reçoivent nos dépenses sous l'influence de la température ambiante. On savait bien que l'homme lutte contre le froid par le vêtement et l'habitation, qu'il augmente le premier pendant l'hiver et que les heures qu'il passe dehors diminuent pendant cette même saison.

Mais, de plus, des recherches personnelles sont venues me montrer que, grâce aux modifications qu'il fait subir à ses *vêtements* et à sa *literie,* l'homme vit en réalité pendant toutes les saisons, dans une température sensiblement constante, qui n'est inférieure que d'un à deux degrés à son *zéro physiologique cutané* (1). La plus grande partie de notre surface cutanée, en effet, ne vit pas en contact avec la température extérieure, mais seulement avec celle de l'espace clos, compris entre cette surface et le vêtement qui en est le plus rapproché, espace que j'ai désigné sous le nom de *sous-vestial.* Or, dans cet espace, je le répète, la température est constante. Elle reste peu au-dessous du zéro physiologique cutané, et cela quelle que soit la température atmosphérique. Guidés par notre zéro physiologique, qui lui-même est sensiblement constant et général comme la température de l'organisme, nous modifions nos vêtements et notre literie de manière à ce qu'ils puissent toujours maintenir la température sous-vestiale, fort peu au-dessous de ce zéro. Les différences dans les dépenses, qui seraient dues aux différences de températures, sont donc ainsi pour nous fortement atténuées. Il est bien vrai, que, malgré les modifications des vêtements, l'organisme doit dépenser davantage en hiver qu'en été pour obtenir une température sous-vestiale qui se rapproche de son zéro physiologique. L'espace sous-vestial dont la température est constante, perd, en effet, par le rayonnement d'autant plus de chaleur que l'atmosphère qui l'entoure est plus froide. Mais, on conçoit aussi que le rayonnement soit lui-même diminué par des vêtements plus nombreux, et qui,

(1) MAUREL : Détermination du zéro physiologique cutané en général (1905, *Société de Biologie,* 4 mars, p. 412).

Zéro physiologique du tronc et des membres inférieurs (1905, 1er avril, *Société de Biologie*).

Zéro physiologique cutané et températures normales périphériques (1905, 6 mai, *Société de Biologie,* p. 765).

Zéro physiologique et températures dans le lit (1905, 20 mars, *Société de Biologie,* p. 821).

Températures cubiliales et températures de l'appartement (1905, 3 juin, *Société de Biologie,* p. 947).

Considérations générales sur le zéro physiologique. Conclusions, 1905, 17 juin, *Société de Biologie,* 994).

ZLATAROFF : Du zéro physiologique et de ses rapports avec les températures sous-vestiales et cubiliales, Thèse de Toulouse, 1905.

par leur nature et leur mode de tissage, sont rendus meilleurs isolateurs.

Si donc les modifications de nos vêtements n'arrivent pas à égaliser nos dépenses dues à la radiation cutanée, elles tendent à atténuer sensiblement la différence, même en ce qui concerne les températures extrêmes ; et, par conséquent, elles doivent la rendre peu sensible, quand les écarts de la température sont peu tranchés.

Il en est de même de l'*habitation*. Celle-ci égalise la température atmosphérique, et elle tend à nous faire vivre dans un milieu sensiblement moins variable.

D'après mes recherches, poursuivies quotidiennement pendant cinq ans, dans nos climats, nos appartements chauffés en hiver même par les moyens les plus primitifs, ne descendent pas souvent au-dessous de + 5, et n'atteignent également que bien rarement, pendant l'été, + 25. Leurs écarts extrêmes, sauf quelques cas rares, ne dépassent donc guère 20 degrés, tandis que ceux de l'atmosphère extérieure, même à l'ombre, dépassent largement 40 et au soleil 60 degrés (1).

Aussi, grâce à ces deux moyens, les vêtements et l'habitation, l'influence des variations de la température atmosphérique sur nos dépenses est-elle grandement diminuée ; si bien, que tandis que pour les animaux qui ont une toison sensiblement constante, cobayes et hérissons, il suffit d'une différence de 15 à 20 degrés pour doubler leurs dépenses, pour l'homme, avec des écarts de température de plus de 40 degrés, les dépenses calculées par la calorimétrie indirecte alimentaire n'ont varié que d'un tiers de l'été à l'hiver. Cette différence se réduit donc à 1/6 en passant d'une des saisons intermédiaires à celle qui la suit ou qui la précède.

On le voit donc, cette cause de variations de nos dépenses, qui semblait devoir nuire beaucoup à l'exactitude de mes résultats, se trouve ainsi bien diminuée, surtout à la condition de prendre les périodes que l'on compare, à côté les unes des autres, et de leur donner une certaine durée, telle qu'une semaine ou un décade.

---

(1) Pendant cinq ans, j'ai pris la température maxima et minima tous les jours : au soleil, à l'ombre, dans un appartement chauffé et dans un appartement non chauffé.

Ce qui précède, s'adresse forcément, en même temps, aux trois grandes causes de variations de la température ambiante, les climats, les saisons et l'altitude; restent maintenant *l'état hygrométrique* et *le vent*. L'un et l'autre, nous le verrons dans la suite, ont leur importance. L'humidité, en rendant l'air meilleur conducteur, augmente la radiation cutanée, et des recherches personnelles m'ont prouvé quelle influence considérable les vents exercent sur les dépenses. Mais, de nouveau, l'homme corrige en partie ces deux influences, et par les mêmes moyens, le vêtement et l'habitation. L'humidité et les vents nous invitent à nous couvrir davantage et à sortir moins, de sorte que leur influence est ainsi fortement diminuée. De plus, à la condition de faire porter les moyennes sur des périodes assez longues, ces influences arrivent à se compenser, et à figurer, dans chacune de ces périodes, avec une influence à peu près égale.

Comme on le voit, quoique aucune des différentes conditions dans lesquelles a été évaluée ma ration moyenne, ne puisse être considérée comme exacte, certaines circonstances heureuses tendent à diminuer les différences qui pourraient en résulter, et à laisser ainsi à mes résultats une exactitude approximative suffisante pour qu'ils puissent nous servir pour la pratique.

J'en ai eu depuis, du reste, de nombreuses preuves et d'ordres différents. Je dois citer d'abord la concordance de mes résultats avec ceux de nombreux autres observateurs ou expérimentateurs, soit que leurs travaux aient précédé les miens soit qu'ils les aient suivis. Parmi ces derniers, je crois devoir citer ceux de Bardet et de Pascault qui, tous les deux, en employant, comme moi, la calorimétrie indirecte alimentaire sont arrivés sensiblement aux mêmes résultats ; et tout récemment ceux de Lefèvre qui, en s'adressant à la calorimétrie directe les a également confirmés de tous points, et avec une concordance qui ne serait même pas nécessaire, quand il s'agit de recherches de cet ordre.

Je puis également donner comme preuve l'utilisation fréquente et déjà ancienne que j'en ai faite dans ma pratique personnelle. L'importance que je donne à l'alimentation et aux troubles de la nutrition dans les diverses maladies, m'a con-

duit à doser l'alimentation de beaucoup de mes malades. Or,
je l'ai déjà dit, les divers régimes que j'ai prescrits en m'inspirant de cette ration moyenne, m'ont toujours donné satisfaction.

Enfin, je rappelle que c'est en m'appuyant sur elle, que
j'ai calculé la ration du nourrisson, qui a été maintenant
généralement acceptée, et aussi celle de la croissance de 2
à 25 ans, de la grossesse et de l'allaitement, dont j'ai pu déjà
bien des fois apprécier l'exactitude.

Pour toutes ces raisons, j'estime donc que les conditions
approximatives dans lesquelles j'ai dû calculer cette ration,
n'ont pas trop nui à son exactitude, à la condition bien entendu de la considérer également comme seulement approximative; et que, par conséquent, les résultats obtenus offrent
ainsi des garanties suffisantes pour la pratique.

Dans tous mes travaux, j'ai désigné cette ration sous le
nom de *ration moyenne d'entretien.* Or, en terminant ces explications, je crois devoir donner encore les suivantes en ce
qui concerne la définition de cette expression.

On pourrait croire, en effet, que cette ration ne correspond
qu'aux dépenses d'un organisme n'accomplissant aucun travail
mécanique, et condamné à un repos absolu ; et, pourtant, on
le voit, c'est autrement que je l'ai comprise. Cette ration est
celle qui permet à l'adulte, même placé dans les conditions
que j'ai indiquées, de conserver son poids initial. C'est à cette
dernière condition que correspond le mot *entretien.*

J'avoue que l'expression n'est pas très exacte, puisqu'il faut
l'expliquer; mais je n'ai pas trouvé mieux. Mon distingué confrère, le Dr Pascault, lui a préféré le nom de *ration de sédentarité.* Mais il me semble que les conditions que j'ai précisées
pour ma ration, ne correspondent pas précisément à ce que
l'on peut appeler une *vie sédentaire.* Se lever à six heures
du matin, se coucher à dix heures du soir, marcher en
moyenne de quatre à six heures par jour hors de chez soi,
monter de dix à vingt étages pendant ce temps, ce que comporte la vie d'un médecin praticien, ne me paraît pas correspondre à l'idée qu'on peut se faire d'une vie sédentaire. C'est
là, au contraire, je pense, pour beaucoup de personnes, une
vie d'une certaine activité.

Cette vie m'a paru correspondre, comme dépenses, je l'ai dit, à celle de beaucoup de sujets, pendant la période adulte : à celle des professions libérales, à celle de nombreux négociants, hommes d'affaires, ouvriers travaillant souvent à l'intérieur, militaires en garnison, etc.; et, en somme, à une activité moyenne, s'éloignant en même temps de la vie de repos que beaucoup de femmes, par exemple, mènent dans l'intérieur de leurs maisons, et de celle de l'ouvrier exerçant sa profession en plein air, laboureur, couvreur, maçons, marins, ou exigeant un gros effort mécanique tel que forgeron, déchargeur, etc.

Cette question de mot me paraît, du reste, peu importante; ce qu'il importait, c'était de s'entendre sur le sens que ce mot a reçu dans ce travail; et je pense que ce qui précède suffira pour bien le préciser.

Après toutes ces explications, il doit donc rester, bien entendu, que la RATION MOYENNE D'ENTRETIEN, telle quelle sera comprise dans ce traité, sera celle *qui correspond aux besoins d'un kilogramme du poids normal d'un homme adulte, placé dans les conditions ordinaires des professions libérales ou dans des conditions assimilables et dans des températures correspondant sensiblement à celles des saisons intermédiaires des climats tempérés.*

DÉTERMINATION DE LA QUANTITÉ D'AZOTÉS
NÉCESSAIRE A NOTRE ORGANISME DANS LES CONDITIONS
DE LA RATION MOYENNE D'ENTRETIEN.

Je rappelle d'abord (1) :

1° Que tous les aliments azotés ont sensiblement la même composition, qu'ils soient d'origine animale ou végétale, et notamment en ce qui concerne la proportion d'azote ;

2° Que, par conséquent, pratiquement, on peut les considérer tous comme ayant la même valeur nutritive et la même valeur calorifique ;

3° Que tous, après leur utilisation par l'organisme, et quelle que soit cette utilisation. donnent sensiblement la même quantité d'urée, soit 0,33 d'urée pour 1 gramme d'azotés ;

4° Que si l'on prend la moyenne des principales substances albuminoïdes, le rapport du poids de leur azote à leur poids total est de 6,25 environ ; mais que, ainsi que je l'ai montré, si on fait cette proportion seulement pour ceux qui entrent en plus grande quantité dans notre alimentation, on trouve un rapport qui se rapproche sensiblement de 6, soit 6,01, ce qui simplifie beaucoup les calculs (premier volume, pp. 299 et 300).

(1) Pour ce qui a trait aux albuminoïdes : voir dans le PREMIER VOLUME :

1° Pages 42 et 58. — Minéralisation des albuminoïdes.

2° Pages 103 et suivantes. — Albuminoïdes des végétaux ; leur constitution par le végétal ; leur but ; quantités contenues dans les végétaux.

3° Pages 171 et suivantes. — Substances azotées dans les aliments d'origine animale ; origine, quantités contenues dans ces aliments.

4° Page 208. — Quantités de calories fournies par ces aliments.

5° Pages 230 et suivantes. — Albuminoïdes contenus dans l'alimentation de la France.

6° Pages 270 et suivantes. — Modifications subies par les albuminoïdes dans le tube digestif.

7° Pages 276, 281 et 283. — Rôle des albuminoïdes comme aliments constitutifs, fonctionnels et calorifiques.

8° Pages 287 et suivantes. — Modifications des albuminoïdes dans l'organisme ; origine ; composition ; leur rôle ; désintégration et minéralisation rapport entre les azotés minéralisés et l'azote éliminé.

Les substances azotées sont celles dont la détermination est la plus importante. Cette importance découle d'abord de leur rôle dans l'organisme. Ce sont elles, en effet, qui composent en grande partie les éléments anatomiques, et aussi, celles qui représentent la presque totalité des matières organiques des liquides. L'importance de leur détermination exacte découle également de ce fait que les autres aliments, corps gras et hydrates de carbone, ne peuvent pas les suppléer.

Ce sont évidemment ces deux considérations qui ont fait que, dans les recherches relatives à la ration, on se soit surtout occupé de ces aliments ; si bien qu'à une époque encore peu éloignée, la valeur de ces derniers semblait ne dépendre que de leur richesse en azotés. Ce sont aussi probablement les mêmes raisons qui doivent expliquer la tendance que l'on a eue à les exagérer dans la ration.

Enfin, cette dernière considération plaide en faveur de leur fixation exacte, que s'il est dangereux, pour les raisons ci-dessus, de les donner en quantité insuffisante ; quoique les dangers soient moindres, il n'y en a cependant encore de fort sérieux à les donner en trop grande quantité. Je vais revenir dans quelques instants sur cette question.

Les recherches sur les quantités d'azotés devant entrer dans la ration d'entretien, ont, d'une manière générale, trop élevé ces quantités. C'est, du moins, ce qui paraît résulter des observations et expériences faites plus récemment.

C'est ainsi que Béclard, dont le *Traité de Physiologie* a servi à de nombreuses générations médicales, il y a une trentaine d'années, portait la quantité d'albuminoïdes à 124 grammes ; et que, d'après lui, la ration du cavalier français en contenait 154. Pour Volz, cette quantité était de 150 grammes ; et Voit, dans ses premiers travaux l'avait fixée à 133 grammes. Moleschott arrivait sensiblement au même chiffre, avec 130 gr. Pour Vierordt, 120 grammes pouvaient suffire ; enfin, plus près de nous, Lapicque et Richet sont arrivés à 124 grammes pour la ration du Parisien adulte pris en général. Enfin, A. Gautier estime la ration du bourgeois de Paris à 120 grammes, celle du Parisien en général à 115, et la ration moyenne d'entretien à 108 grammes.

Pour tous ces auteurs, on le voit, la quantité d'albuminoïdes

dépasse largement 100 grammes; et dès que nous atteignons
120 grammes, en admettant pour l'adulte le poids moyen de
65 kilog., la quantité d'albuminoïdes arrive à 1^{gr}85 par kilog.
Or, nous avons vu que Volz, Voit et Moleschott atteignaient
ou dépassaient ces quantités. C'était donc encore la proportion de 2 grammes, qui était la plus généralement admise, il
y a trente ans, quand j'ai commencé mes recherches (1875),
et aussi quand j'ai publié mes premières observations sur
le régime lacté (1881) (1).

Or, dans ces dernières recherches, je l'ai dit, je dus reconnaître qu'avec 2 litres 3/4 de lait non sucré, la plupart de mes
hommes conservaient leur poids initial; et qu'avec 3 litres,
sauf quelques exceptions, tous augmentaient. Aussi, dès ce
travail, je faisais remarquer que le litre de ce lait contenant
5^{gr}50 d'azote, il suffisait de 14 à 16 grammes d'azote pour
maintenir ces hommes à leur poids initial; et qu'ils augmentaient avec 16^{gr}50. Ce qui, transformé en substances albuminoïdes, équivaut, par kilogramme, à 1^{gr}30 pour le premier
cas et à 1^{gr}70 pour le second.

La moyenne de ces deux chiffres nous donne donc 1^{gr}50,
comme devant être suffisante pour la *ration d'entretien*, puisque
beaucoup de sujets trouvaient déjà cette ration avec 1^{gr}30.
Comme on le voit, cette quantité était sensiblement inférieure
à celle admise en ce moment; et aussi ce ne fut qu'en l'appuyant de nombreuses observations et recueillies avec le plus
grand soin, que j'osai la faire connaître.

Mes hésitations étaient, du reste, d'autant plus justifiées
que la plupart de mes collègues, dirigeant les services à côté
du mien, n'hésitaient pas à donner 4, 5 et même 6 litres de
lait dans les vingt-quatre heures.

Mais, peu après la publication de mon travail dans le *Bulletin de thérapeutique*, j'eus la satisfaction de voir Dujardin-
Beaumetz, qui avait pu prendre connaissance de toutes mes
observations, adopter dans ses leçons de clinique thérapeutique (2), les quantités de lait telles que je les avais fixées; et,

(1) Du régime lacté et du régime mixte gradué dans la diarrhée et la
dysenterie chroniques (*Société clinique des hôpitaux* et *Bulletin général de
thérapeutique*, 15 mars 1881).

(2) *Hygiène alimentaire*, par Dujardin-Beaumetz. Doin, Paris, 1896, 3e édition, page 45.

grâce à sa grande autorité, ces mêmes quantités être ensuite
acceptées par de nombreux praticiens. Il est devenu classique,
en effet, depuis, *que trois litres de lait suffisent pour l'homme
d'un poids moyen, comme ration d'entretien.*

Depuis, je suis revenu bien souvent sur cette question,
en conservant toujours cette même quantité de 1ᵍʳ50 d'azotés
comme suffisante pour la ration d'entretien; et les nombreuses recherches faites après les miennes, on va le voir,
n'ont fait qu'apporter de nouvelles preuves à son appui. Elles
n'ont servi qu'à mieux la préciser.

Après avoir constaté que cette quantité de caséine était suffisante pour ces malades; je vis, en les faisant passer au
régime ordinaire, qu'il en était de même pour les autres albuminoïdes, gluten, musculine, légumine, etc., etc.; et les
expériences faites sur moi-même, en variant les azotés, ne
firent que corroborer ces observations cliniques.

C'était donc là un fait bien acquis pour moi, dès cette
époque, que cette quantité de 1ᵍʳ50 d'azotés était sûrement
suffisante pour l'entretien d'un kilog. de notre organisme;
et qu'il était, par conséquent, au moins inutile de la porter à
2 grammes.

Mais, de plus, les dosages faits pendant l'*alimentation azotée
insuffisante* sont venus depuis ajouter une nouvelle preuve à
celle tirée des faits cliniques et des expériences faites avec une
alimentation suffisante.

Je dois le dire, du reste, P. Bert (1), dès 1878, avait ébauché
cette expérience. Ce savant physiologiste, dont le poids, en
ce moment, était de 75 kilos, se soumit d'abord à l'alimentation suivante : Viande, 260 grammes; pain, 200 grammes;
pommes de terre et riz, 200 grammes; vin, 325 centimètres
cubes; et, pendant cette alimentation, qui correspondait sensiblement à sa ration d'entretien, il excréta dans les vingt-
quatre heures 19ᵍʳ90 d'urée, soit 0,26 par kilog. de son poids.
P. Bert n'a pas calculé la quantité de substances azotées contenues dans ces aliments; mais, d'après leur nature, on peut
l'évaluer approximativement à 90 grammes, soit 1ᵍʳ20 par kilog.

Puis, ce dosage de l'urée fait, il prit une alimentation

(1) Variations de l'urée en rapport avec la nourriture (*Société de biologie*,
séance du 20 juillet 1878, p. 255).

plus richement azotée, composée ainsi qu'il suit : Viande, 500 grammes; pain, 200 grammes; pommes de terre et riz, 200 grammes; vin, 325 centimètres cubes. Cette alimentation, évaluée comme la précédente, s'élevait environ à 135 grammes de substances azotées, soit $1^{gr}80$ par kilog. Or, pendant les trois jours qu'il suivit ce régime, le dosage de l'urée lui donna $26^{gr}75$, $27^{gr}22$ et $27^{gr}12$, et comme moyenne $26^{gr}97$, soit $0^{gr}36$ par kilog. de son poids.

Enfin, après s'être soumis à cette alimentation riche en azotés, P. Bert en adopta une autre qu'il n'a pas fait connaître, mais dans laquelle il supprima les aliments de nature animale; et, sous l'influence de ce nouveau régime, l'urée tomba à $13^{gr}55$, soit *$0^{gr}18$ par kilog.*

Plusieurs faits importants ressortent de cette expérience. Le premier est l'influence de l'augmentation des azotés sur l'élimination de l'urée. Le second est que la quantité de $1^{gr}20$ de substances azotées ne parut pas insuffisante à P. Bert; et le troisième, est que, même en supprimant la viande, ce qui ramenait les azotés au-dessous de 25 grammes, soit seulement à $0^{gr}33$ d'azotés et $0^{gr}055$ d'azote par kilog., l'urée n'est pas descendue au-dessous de $0^{gr}18$, soit environ $0^{gr}09$ d'azote : *L'azote uréique à lui seul avait été supérieur à l'azote ingéré.*

De son côté, Bouchard faisait connaître dès 1878, dans sa leçon sur l'azoturie diabétique, les résultats d'une expérience faite dans ces mêmes conditions.

« En réalité, disait Bouchard (1), l'alimentation abondante, « surtout l'alimentation carnée, augmente le chiffre de l'urée « éliminée. O.-V. Franque l'a démontré pour l'homme et je « crois pouvoir déduire des expériences de Bischoff et de Voit « sur le chien, que 100 grammes de viande alimentaire aug- « mentent de 6 grammes la quantité d'urée des urines. Mais « l'urée a deux origines; elle vient aussi de la désassimila- « tion des organes; et la preuve, c'est que l'individu soumis « à l'abstinence absolue avec conservation des boissons, con- « tinue à fournir de l'urée. D'après une expérience que j'ai « faite sur l'homme dans ces conditions, j'estime que chaque

(1) *Leçons sur les maladies par ralentissement de la nutrition*, 3e édit., p. 211.

« kilogramme du poids du corps produit en vingt-quatre
« heures, par le fait seul de la désassimilation, 0gr20 d'urée ;
« tandis que chez l'homme qui se nourrit dans les conditions
« habituelles, cette production quotidienne est de 0gr33 à
« 0gr36, chiffre qui s'élève encore notablement sous l'in-
« fluence de l'alimentation carnée exclusive. »

De plus, Bouchard a repris une autre fois la même expérience, ainsi qu'il résulte de son article sur la *nutrition* à
l'*état pathologique*, dans le *Traité de pathologie générale*,
article dans lequel il donne l'exposé détaillé de ces deux
expériences (1).

La première expérience a duré 6 jours et la seconde
10 jours.

Pendant la première de ces expériences, probablement
celle déjà utilisée en 1878, la quantité totale d'azote ingéré
n'a pas atteint de 0gr020 par kilogramme, et cependant
l'azote urinaire s'est élevé dans les environs à 0gr09 soit sensiblement à 0gr18 ou 0gr20 d'urée.

Pendant la seconde expérience, la quantité totale d'azote
ingérée a été seulement dans les environs de 0gr04 par kilogramme ; et la quantité d'azote urinaire, comme dans la première, également de 0gr09, soit toujours à peu près 0gr20 d'urée.

Ainsi, dans ces deux expériences, dont la dernière s'est prolongée 10 jours, même en faisant descendre l'azote ingéré à
0gr02 ou 0gr04, la quantité éliminée par les urines n'est pas descendue au-dessous de 0gr09.

Il faut donc en conclure que l'organisme ne peut pas faire
descendre ses dépenses au-dessous de ces quantités ; et que,
par conséquent, pour assurer ses fonctions, il faut qu'au moins
cette quantité soit contenue dans ses aliments.

En ce qui me concerne je me suis soumis *huit fois* à cette
expérience ; et, vu l'importance de cette question, je vais
résumer rapidement ces observations (2).

Dans la *première* faite en 1885 à Saïgon (Cochinchine), en
ramenant les azotés pendant trois jours à moins de 0gr10 par
kilogramme, soit dans les environs de 0gr015 d'azote, j'ai

(1) *Traité de pathologie générale*, t. III, 1re partie, pp. 216 et suivantes.

(2) Influence de l'alimentation sur l'excrétion de l'urée. *Archives de
médecine expérimentale et d'anatomie pathologique*, 1900, p. 69 et suiv.

cependant éliminé 0^{gr}18 d'urée, soit environ 0^{gr}09 d'azote.

Dans la *seconde*, faite à Cherbourg en 1886, la période d'alimentation insuffisante n'a été que d'un jour ; et quoique je n'ai pris que du bouillon pendant toute la journée, l'urée n'est descendue qu'à 0^{gr}27, soit environ 0^{gr}13 d'azote par kilogramme. Evidemment cette quantité a été influencée par l'alimentation de la veille ; et cette expérience nous prouve que quand il s'agit d'expérimenter sur la nutrition, il faut prolonger les observations pendant plusieurs jours.

En novembre de la même année, je recommence l'expérience, mais cette *troisième* fois, comme la première, pendant trois jours ; et l'urée descend à 0^{gr}17 par kilog., soit environ 0^{gr}08 d'azote.

Dans la *quatrième* expérience faite à Toulouse en février 1890, l'expérience ne dure que deux jours ; et la diminution des aliments azotés étant moins complète, l'urée ne descend qu'à 0^{gr}29, soit sensiblement 0^{gr}14 d'azote.

En novembre 1899, je recommence l'expérience pour la *cinquième* fois et l'expérience dure trois jours. Or, avec 0^{gr}50 d'azotés par kilogramme, soit 0^{gr}08 d'azote seulement, j'élimine cette même quantité rien que par les urines.

Ces cinq premières expériences ont été publiées en janvier 1900(1). Comme on le voit, pendant les trois dont la durée a été assez longue, la quantité d'azote uréique a été de 0^{gr}08 ou 0^{gr}09, comme dans celles de P. Bert et de Bouchard.

Cette conclusion s'imposait donc déjà, que même en restreignant autant que possible les azotés de l'alimentation, nous ne perdons pas moins de 0^{gr}08 à 0^{gr}09 d'azote par kilog. de notre poids, sous forme d'urée, soit 0,50 à 0^{gr}60 d'azotés.

C'était là un premier point bien établi ; et je crus devoir le faire connaître dans deux travaux, l'un paru en janvier 1900, dans les *Archives de médecine expérimentale* (1), et l'autre à la *Société de biologie* dans le mois de février suivant (2).

Mais il me restait à déterminer la quantité d'azotés s'éliminant autrement. Or, ce fut pour apprécier cette dépense, au

(1) Ces expériences ont été données d'une manière complète dans l'article des *Archives de médecine expérimentale* que je viens de citer, janv 1900.

(2) Influence d'une alimentation azotée insuffisante sur l'excretion urinaire. *Société de biologie*, 3 février 1900.

moins approximativement, que j'eus l'idée, après avoir fait descendre l'azote uréique à 0^{gr}08, d'augmenter les azotés, jusqu'à ce que je visse cet azote être augmenté d'une manière sensible *(Procédé de l'alimentation partielle insuffisante)*.

Ce fut à la fin de 1899 que je commençai cette expérience qui, avec des moments d'arrêt, s'est prolongée pendant plusieurs mois. Or, il fallut arriver à 1^{gr}10 ou 1^{gr}20 d'azotés pour voir l'urée arriver à 0^{gr}22, soit à 0^{gr}11 d'azote au lieu de 0^{gr}09.

Cette *sixième* expérience vint ainsi confirmer d'une manière complète les données que m'avait fournies la clinique. Celle ci m'avait permis de descendre les azotés de 2 gr. à 1^{gr}50 par kilogr., en me laissant l'assurance que cette dernière quantité était suffisante. Or, cette expérience, plus précise, me prouvait que notre organisme ne dépense guère, de différentes manières, que 1 gr. d'azotés. puisqu'il suffisait de 1^{gr}20 à 1^{gr}10 de ces substances pour élever l'élimination de l'urée.

La quantité d'azotés qui s'éliminait autrement que par la voie urinaire ou qui n'était pas absorbée, correspondait donc à la différence entre l'azote uréique et l'azote ingéré, soit 0^{gr}08 ou 0^{gr}10, et environ 0^{gr}50 ou 0^{gr}60 d'azotés.

Or, ce fait prit pour moi une grandé signification. En reprenant, en effet, je l'ai dit, toutes mes expériences, faites depuis plus de 15 ans, et pendant lesquelles j'avais tenu compte en même temps de l'azote uréique et de l'azote ingéré, je trouvai toujours une différence variant de 0^{gr}08 à 0^{gr}12 d'azote. De plus, fait qui prendra une réelle importance, la différence était d'autant plus élevée que la quantité ingérée avait été plus grande.

Or, vu la portée que doit acquérir cette différence dans l'hygiène alimentaire, je crois devoir m'y arrêter quelques instants.

1° Dans cinq expériences faites à 1^{gr}25 d'azotés par kilogramme (1) :

(1) Pour toutes ces expériences voir les *Archives de médecine expérimentale et d'anatomie pathologique.* Influence de l'alimentation sur l'excrétion de l'urée, janvier 1900, p. 66 et suiv. ; et Influence des climats et des saisons sur les dépenses de l'organisme. *Archives de médecine navale,* novembre 1900 et janvier et février 1901. Doin, Paris, 1901, p. 50.

a) En juillet 1884 à Cherbourg, pendant quatre jours; *b*) en mars 1885 à Saïgon, pendant six jours; *c*) en août 1886 à Cherbourg, pendant trois jours; *d*) en août et septembre 1889 à Toulouse, pendant vingt-sept jours; *e*) et en juillet 1895 à Toulouse, pendant vingt jours; soit un total de 80 jours, l'urée excrétée avait varié de 0^{gr}25 à 0^{gr}30 par kilogramme, avec une moyenne pour ces cinq expériences, de 0^{gr}27.

Or, en retranchant des 0^{gr}21 d'azote contenus dans 1^{gr}25 d'azotés, 0^{gr}13 d'azote contenus dans 0^{gr}27 d'urée, on trouve 0^{gr}08 d'azote.

2° Pendant une expérience de 49 jours faite à Toulouse, en octobre et novembre 1890; et pendant laquelle les azotés ont été réglés à 1^{gr}50, la moyenne de l'urée a été de 0^{gr}29.

Or, si des 0^{gr}25 d'azote des aliments, on retranche les 0^{gr}14 d'azote de l'urée; les autres 0^{gr}11 d'azote représentent ce qui n'a pas été éliminé sous forme d'urée.

3° Dans six séries d'expériences, pendant lesquelles les azotés ont été réglés à 1^{gr}75, à savoir : *a*) à Cherbourg, en novembre 1884 pendant cinq jours; *b*) en novembre et décembre 1886, à Cherbourg également, pendant treize jours; *c*) en février et mars 1888, à Toulouse pendant sept jours; *d*) en janvier, février et mars 1889, à Toulouse pendant cinquante jours; *e*) en février 1890, à Toulouse pendant douze jours; *f*) et enfin en décembre 1890 et janvier 1891 pendant vingt-huit jours, soit pendant un total de 115 jours, les moyennes de l'urée ont varié de 0^{gr}32 à 0^{gr}35 par kilogramme avec une moyenne de 0^{gr}34.

Or, si des 0^{gr}29 d'azote des 1^{gr}75 d'azotés, on retranche environ 0^{gr}16 d'azote contenus dans 0^{gr}34 d'urée, nous trouvons une différence de 0^{gr}13 d'azote.

Ainsi, en reprenant ces onze expériences que j'ai faites dans l'espace de dix ans, de 1884 à 1895, dans le but d'établir le rapport entre les *azotés ingérés* et l'*urée;* et en les utilisant mieux pour établir le rapport entre l'*azote alimentaire* et l'*azote uréique*, je trouve ce fait important, que la *ration moyenne d'entretien* m'a toujours donné la même différence entre ces deux quantités d'azote, et cela quelle qu'ait été la saison et le climat dans lesquels les expériences aient été faites.

Cette différence a été de 0^{gr}09, 0^{gr}10 et de 0^{gr}11, soit comme moyenne 0^{gr}10. Dans cette quantité de 0^{gr}10 d'azote se trouvent forcément d'abord la quantité qui n'est pas absorbée, et ensuite celle qui, étant absorbée, est éliminée autrement que par la voie urinaire, soit principalement par la desquamation cutanée et intestinale et les divers mucus.

C'est là un premier point important. Mais, de plus, en restant dans les conditions de la ration moyenne d'entretien, pouvons-nous mieux établir la répartition de ces 0^{gr}10 d'azote représentant l'écart entre l'azote alimentaire et l'uréique ?

D'une manière générale, je l'ai dit, le déchet intestinal pour les albuminoïdes n'a été estimé qu'à 10 % ; ce ne serait donc que 0^{gr}15 pour les 1^{gr}50 de ces substances constituant cette ration ou bien encore 0^{gr}025 d'azote, sur les 0^{gr}10, qui ne sont pas retrouvés dans les urines. Il faudrait donc élever à 0^{gr}075 d'azote, la quantité qui, étant absorbée, s'élimine autrement que par la voie urinaire. Or, sans pouvoir en fournir la preuve, je suis porté à croire que cette dernière quantité doit être moindre, et qu'au contraire le déchet intestinal doit être augmenté. Ce qui me fait pencher pour cette opinion, c'est qu'ainsi qu'il résulte de ces mêmes expériences, la différence entre l'azote alimentaire et l'uréique s'accentue au fur et à mesure que l'on élève les azotés dans la ration. Or, cela étant, il me parait plus logique d'admettre que c'est le déchet intestinal qui est accru par l'augmentation des azotés alimentaires, que de supposer que ce sont les produits absorbés et non urinaires qui le sont. Il se peut que ces derniers le soient aussi ; mais il me semble qu'une part, et probablement la plus importante, de cette différence, doit être due au déchet intestinal.

Mais quelle que soit l'importance relative de ces deux influences dans cette différence, ces recherches ne conduisent pas moins à ces deux conclusions :

1° Qu'avec la ration moyenne d'entretien, soit 1^{gr}50 d'azotés, tout l'azote alimentaire, sauf environ 0,10, se retrouve dans les urines à l'état d'azote uréique ;

2° Que cet azote uréique est environ de 0^{gr}14, soit 0,29 d'urée, indiquant ainsi que, sur 1^{gr}50 d'azotés ingérés, 0^{gr}84 seulement sont éliminés sous cette forme et par cette voie.

Mais, de plus, les autres expériences faites à 1^{gr}25 et à 1^{gr}75 d'azotés par kilogramme, tout en nous montrant ainsi que je viens de le dire, que l'écart entre l'azote alimentaire et l'azote uréique s'élève, quand on dépasse les azotés de la ration moyenne d'entretien, et au contraire qu'il diminue, quand on reste au-dessous, nous prouvent aussi d'abord que cet écart reste assez constant pour chacune de ces quantités, ensuite qu'il oscille autour de celui de la ration d'entretien, et enfin, qu'en somme, il ne s'en écarte que dans de faibles proportions.

C'est on peut le voir, ce qui ressort nettement du tableau suivant, dans lequel j'ai réuni les résultats totaux de onze séries de recherches faites de 1884 à 1895, et comprenant un total : de 80 jours pour la ration à 1^{gr}25, de 49 jours pour celle à 1^{gr}50 et de 115 jours à celle de 1^{gr}75.

Dans le travail paru en 1900 (1), dans lequel j'avais réuni toutes mes recherches, les précédentes comme celles que je vais donner, je n'avais cherché, en effet, je l'ai dit, que les rapports des azotés alimentaires avec l'urée, tout en établissant ce fait déjà important que ce rapport restait entre 4 et 5, c'est-à-dire qu'en poids, l'urée était le quart ou le cinquième des azotés ingérés, ces expériences ainsi utilisées, ne m'avaient pas complètement satisfait. C'est qu'en effet, je comparais deux substances azotées dont la richesse en azote est bien différente : l'albuminoïde qui en contient 16 °/₀ et l'urée qui en contient 46 °/₀.

Mais peu après cette publication (2), je viens de le rappeler, l'idée m'étant venue de comparer non plus le poids des *albuminoïdes* avec celui de l'*urée*, mais, avec plus de précision les poids des quantités d'azote contenues dans chacune de ces deux substances, le jour se fit dans mon esprit ; et le rapport qui unit l'azote alimentaire avec ses différentes utilisations, dans les conditions multiples de la nutrition, m'apparut avec une constance telle qu'il équivalait à une loi (3).

---

(1) Influence de l'alimentation sur l'excrétion de l'urée. *Archives de médecine expérimentale*, janvier 1900.

(2) Des diverses origines de l'urée *Société de médecine de Toulouse*, février 1900. — Utilisation du dosage de l'urée pour le dosage de l'alimentation et de la suralimentation azotées. *Société de médecine de Toulouse*, 4 mars 1900.

(3) Rapport de l'azote uréique à l'azote alimentaire avec la ration moyenne d'entretien et ses variations. *Société de biologie*, 23 avril 1904, p. 659.

Tableau récapitulatif des expériences permettant d'évaluer les différences entre l'azote alimentaire et l'azote uréique.

NUMÉROS D'ORDRE PAR DATES	ANNÉES	MOIS	LIEUX DE L'OBSERVATION	DURÉE en JOURS	EXAMEN DES URINES			POIDS MOYENS	PAR KILOGRAMME DE POIDS		
					Quantité.	Densité.	Urée.		Azote alimentaire.	Azote uréique.	Différences
			Alimentation réglée à 1 gr. 25 d'azotés, soit 0 gr. 21 d'azote.								
I	1884	Juillet	Cherbourg	4	975	1030	16.06	59	0.21	0.13	0.08
III	1885	Mars	Saïgon	8	781	1021	14.01	57	0.21	0.12	0.09
IV	1886	Août	Cherbourg	3	933	1027	17.71	58	0.21	0.14	0.07
IX	1890	Août	Toulouse	18	850	1022	15.16	58	0.21	0.13	0.08
		Septembre		27	910	1022	15.85		0.21	0.13	0.08
X	1895	Juillet	Toulouse	20	776	1020	14.37	58	0.21	0.13	0.08
			Moyennes et totaux	80	871	1024	15.52	58	0.21	0.13	0.08
			Alimentation réglée à 1 gr. 50, soit environ 0 gr. 30 d'azote.								
IX	1890	Octobre	Toulouse	26	871	1022	16.35	59	0.25	0.14	0.11
		Novembre	—	23	1030	1020	17.68	59	0.25	0.14	0.11
			Moyennes et totaux	49	950	1021	17.04	59	0.25	0.14	0.11
			Alimentation réglée à 1 gr. 75 d'azotés, soit 0 gr. 29 d'azote.								
II	1884	Novembre	Cherbourg	5	1053	1028	18.91	59	0.29	0.15	0.14
V	1886	Novembre	Cherbourg	13	1150	1024	19.42	59	0.29	0.16	0.13
		Décembre									
VI	1888	Février	Toulouse	7	1028	1023	19.83	59	0.29	0.17	0.12
		Mars									
VII	1889	Janvier	Toulouse	6	1150	1022	19.72	59	0.29	0.17	0.12
		Février		17	1264	1023	21.10				
		Mars		27	1113	1020	19.57				
VIII	1890	Février	Toulouse	12	1200	1022	20.63	59	0.29	0.17	0.12
IX	1890	Décembre	Toulouse	25	1050	1021	19.59	59	0.20	0.17	0.12
	1891	Janvier		3	1200	1023	20.75				
			Moyennes et totaux	115	1134	1023	19.95	59	0.29	0.16.5	0.12.5

Surtout en ce qui concerne la ration moyenne d'entretien, c'était toujours une différence de 0,10 d'azote qui existait entre l'azote alimentaire et l'azote uréique ; et si, je le répète, cet écart n'était plus le même pour les autres quantités d'azotés ingérées, d'une part les différences étaient peu marquées et surtout elles restaient constantes pour chacune de ces quantités.

On l'a déjà vu, pour toutes les expériences réunies dans le tableau précédent ; et le même fait va ressortir des deux suivantes, dans lesquelles les azotés ont été élevés à 2 gr. ; et pour lesquelles, comme pour les autres, j'ai remplacé le rapport des *azotés à l'urée,* par celui de l'*azote alimentaire à l'azote uréique.*

La première de ces deux expériences a été faite à Cherbourg en 1886, du 30 août au 27 septembre ; et les azotés ont été dosés successivement à 1ᵍʳ50, 1ᵍʳ75, 2ᵍʳ, 1ᵍʳ50 et 1ᵍʳ25. Or, dans ces conditions, les différences entre l'azote alimentaire et l'azote uréique ont été les suivantes :

DATES	DURÉE	AZOTE ALIMENTAIRE	AZOTE DES AZOTÉS	URÉE	AZOTE DE L'URÉE	DIFFÉRENCE DE L'AZOTE
30 août au 3 septembre.	5 jours.....	1 g. 50	**0.25**	0.32	0.15	**0.10**
Du 4 au 7 septembre..	4 jours.....	1.75	**0.29**	0.37	0.18	**0.11**
Du 8 au 10 septembre.	3 jours.....	2.	**0.33**	0.40	0.19	**0.14**
Du 11 au 24 septembre.	8 jours.....	1.50	**0 25**	0.33	0.16	**0.09**
Du 25 au 27 septembre.	3 jours.....	1.25	**0.21**	0.31	0.16	**0.05**

Avec 1ᵍʳ25, la différence a été seulement de 0,05 ; avec 1ᵍʳ50, de 0,09 et 0,10 ; avec 1ᵍʳ75, de 0,11 ; et enfin avec 2 grammes, de 0,14.

Comme on le voit, pour la ration moyenne d'entretien, l'écart reste à 0ᵍʳ10 ; et, de nouveau, il s'accentue avec les fortes rations d'azotés et diminue avec les plus faibles.

Les mêmes faits ressortent, avec la même netteté, de l'expérience suivante, faite dans le même but à Toulouse en 1889, du 23 janvier au 17 février, successivement avec $1^{gr}25$, 2 grammes et $1^{gr}50$ d'azotés.

DATES	DURÉE	AZOTE ALIMENTAIRE	AZOTE DES AZOTÉS	URÉE	AZOTE DE L'URÉE	DIFFÉRENCE DE L'AZOTE
Du 23 au 27 janvier...	3 jours.....	1 g. 25	0.24	0.29	0.14	0.05
Du 29 janvier au 13 février...........	5 jours.....	2 »	0.33	0.37	0.18	0.45
Du 14 au 17 février..	4 jours.....	1.50	0.25	0.29	0.14	0.41

De nouveau, avec $1^{gr}50$ d'azotés, la différence entre l'azote alimentaire et l'azote uréique est de $0^{gr}11$; il tombe à $0^{gr}05$ avec $1^{gr}25$; et atteint $0^{gr}15$ avec 2 grammes.

Toutes ces expériences, ainsi interprétées, outre qu'elles nous fixent sur ce point important, le rapport de l'azote alimentaire avec l'azote uréique, ont aussi l'avantage de nous donner de précieuses indications sur les quantités d'albuminoïdes nécessaires à notre organisme, question vers laquelle tendent toutes mes recherches.

Elles nous fixent, en effet, sur la quantité éliminée par la voie urinaire, voie d'élimination qui est sûrement la plus importante pour les aliments azotés. La quantité d'azote ainsi éliminée reste dans les limites de $0^{gr}14$ à $0^{gr}16$; et ce n'est qu'en dépassant $1^{gr}50$ d'azotés alimentaires qu'on arrive à $0^{gr}17$ et $0^{gr}19$. Or, ces quantités d'azote uréique, trouvées avec la *ration d'entretien*, ne correspondent qu'à des quantités d'albuminoïdes inférieures à 1 gramme, et viennent aussi confirmer celle à laquelle nous sommes arrivés jusqu'à présent par le procédé de l'alimentation insuffisante.

Il semble donc bien que dans les conditions de cette ration moyenne d'entretien, au moins les quantités d'albuminoïdes utilisées et éliminées par la voie urinaire ne dépassent pas un gramme; et comme nous savons d'autre part, que c'est par cette voie que s'élimine la plus grande quantité des albuminoïdes usés normalement, nous arrivons à cette conclusion capitale pour la question que nous étudions, que la quantité de ces substances réellement nécessaires ne doit guère dépasser cette quantité.

Du reste, ces résultats ont été de nouveau confirmés dans deux autres expériences plus récentes, et faites également par le procédé de l'alimentation partielle insuffisante, l'une en 1902 et l'autre en 1903.

Celle de 1902, qui est la *septième* comme alimentation insuffisante, a compris trois périodes.

Pendant la première qui a duré dix jours, du 21 juin au 1er juillet, ma ration a été dosée à 0^{gr}40 d'azotés soit 0^{gr}07 d'azote et 20 calories seulement.

Or, la moyenne de l'urée pendant ces dix jours a été de 0^{gr}17 soit 0^{gr}08 d'azote.

Pendant la deuxième période qui a duré seize jours, du 10 au 25 juillet, j'ai élevé les azotés à 0^{gr}85 et les calories à 27. Or, sous l'influence de cette augmentation, l'urée s'est élevée elle-même à 0^{gr}188 soit 0^{gr}09 d'azote.

Cette quantité de 0^{gr}85 semblerait donc être suffisante pour augmenter légèrement l'urée.

Enfin, pendant la troisième période, de six jours, les azotés ont été portés à 1 gramme et les calories à 28. Or, sous l'influence de cette nouvelle augmentation, l'urée atteint 0^{gr}20 soit 0^{gr}10 environ d'azote, ce qui tend à prouver que l'augmentation constatée avec 0^{gr}85 pourrait bien être réelle.

Or, dans cette expérience, dans laquelle je me suis approché de l'exactitude autant que possible, si des 0^{gr}14 d'azote contenus dans 0^{gr}85 d'azotés, je retranche les 0^{gr}09 d'azote contenu dans 0^{gr}188 d'urée, je trouve, comme précédemment, 0^{gr}05 ; et, pour la dernière période, si de 0^{gr}166 d'azote contenus dans 1 gramme d'azotés, on retranche 0^{gr}10 d'azote contenus dans 0^{gr}20 d'urée, nous trouvons 0^{gr}066 comme différence.

Cette expérience confirme donc les déductions tirées des précédentes sur les principaux points suivants :

1° Pendant la première période, quoique ne prenant que 0^{gr}07 d'azote avec mes aliments, je n'en ai pas moins perdu 0^{gr}08 d'azote uréique, soit environ 0^{gr}17 d'urée ;

2° Pour les deux autres périodes, il suffit de retrancher de 0^{gr}05 ou 0^{gr}066 d'azote de celui des aliments, pour retrouver la totalité du reste dans les urines ;

3° L'écart entre l'azote alimentaire et l'azote uréique est d'autant moindre que l'azote alimentaire est moins élevé ;

4° Enfin, l'écart obtenu avec 0^{gr}85 et 1 gramme d'azotés se rapproche sensiblement de celui obtenu avec 1^{gr}25.

Les mêmes faits, du reste, vont également se retrouver dans cette *huitième* expérience faite du 23 mars au 18 avril 1903, dans le but de fixer les quantités minima des différentes matières salines nécessaires à notre organisme, en utilisant, de nouveau, le procédé de l'alimentation partielle insuffisante.

Cette expérience a également compris trois périodes.

Pendant la première, qui a duré 6 jours, les azotés ont été fixés à 1^{gr}35 par kilogramme, soit environ 0^{gr}22 d'azote, et les calories à 40 environ, c'est-à-dire à peu près celles de ma ration d'entretien. Pendant ces 6 jours, l'urée a été de 0^{gr}26, soit sensiblement 0^{gr}13 d'azote. L'écart a donc été de 0^{gr}09.

Pendant la deuxième période, de 5 jours, les azotés ont été descendus à 0^{gr}45 par kilogramme, c'est-à-dire à une quantité sûrement insuffisante, et les calories à 22. Or, quoique ne prenant que 0^{gr}07 d'azote, j'en ai perdu cependant encore 0^{gr}12 par les urines, soit 0^{gr}23 d'urée.

C'est la quantité la plus forte que j'ai trouvée pendant les expériences sur l'alimentation azotée insuffisante. Peut-être faut-il l'attribuer à la température extérieure qui était très froide en ce moment; peut-être aussi à un surcroît d'activité que j'ai dû déployer pendant ces quelques jours; ou, enfin, plus probablement à la dénutrition que j'ai éprouvée, car j'ai perdu près de 1.500 grammes en 6 jours. Il est donc probable que j'ai du être condamné à faire du calorique non seulement avec mes réserves en corps gras, qui, je dois le dire, sont minimes, mais aussi avec mes albuminoïdes. Ce qui est certain, c'est que jamais, dans mes précédentes expériences de ce genre, je n'avais subi une perte de poids aussi rapide et aussi considérable ; et qu'aussi dans aucune, je n'avais été aussi fatigué. Il a fallu tout l'intérêt que j'attachais à la fixation des dépenses minima en matières salines, pour que j'aie continué pendant les 6 jours que je m'étais fixés.

C'est cette faiblesse et cette perte de poids qui expliquent la ration que j'ai adoptée pendant la troisième période et qui a duré 15 jours. Celle-ci a été prolongée jusqu'à ce que j'ai eu repris mon poids normal. Pendant cette période, les azotés ont été portés à 1^{gr}66 et les calories à 42. L'azote alimentaire a donc été de $0^{gr}27$. Or, sous l'influence de ce régime, l'urée s'est élevée à $0^{gr}28$, soit à $0^{gr}13$ d'azote. L'écart n'est donc que de $0^{gr}14$. Mais il faut tenir compte que pendant ces quinze jours, j'ai récupéré chaque jour environ 10 grammes de substances azotées, qui forcément, quoique absorbées, n'apparaissaient pas dans l'urine. Ma ration de 99 grammes de substances azotées, doit donc être considérée comme égale à 89 grammes, soit $1^{gr}51$ par kilogramme, contenant $0^{gr}25$ d'azote. Or, si de ces $0^{gr}25$ d'azote, je retranche les $0^{gr}13$ contenus dans l'urée, nous verrions l'écart arriver à $0^{gr}12$, c'est-à-dire, le même que celui de la première période, pendant laquelle j'avais ma ration d'entretien.

Cette dernière expérience, faite, comme la précédente, pour vérifier les déductions que j'avais tirées de celles faites antérieurement par le même procédé, ainsi que de celles que j'ai utilisées en les interprétant, est donc également pleinement confirmative de ces déductions ; et si nous avons trouvé quelques différences dans les résultats, l'explication de ces différences fournit une nouvelle preuve en leur faveur. Nous avons vu, en effet, que les quantités égales d'azotés alimentaires ont donné la même quantité d'urée ; et que si les écarts entre l'azote alimentaire et l'azote uréique ont différé avec les quantités d'azote alimentaire, ces écarts ne sont pas moins restés soumis à des rapports constants.

De toutes les expériences que je viens de résumer, il me semble donc que l'on est conduit à cette conclusion, qui est celle qui dans cette étude nous intéresse le plus ; *que les albuminoïdes utilisés par l'organisme et qui s'éliminent par la voie urinaire, dans les conditions de la ration moyenne d'entretien, atteignent tout au plus un gramme.*

Mais, de plus, les faits suivants se dégagent également de ces expériences :

1° Qu'avec une ration d'entretien bien dosée, au point de vue des azotés et aussi à celui des calories, l'écart entre l'azote alimentaire et l'azote uréique, est environ de $0^{gr}10$ par kilogr. ; et j'ajoute que dans ces conditions l'azote uréique peut être pratiquement confondu avec l'azote urinaire total. J'en fournirai la preuve dans la suite ;

2° Que l'écart entre l'azote alimentaire et l'azote uréique

est d'autant moindre que l'azote alimentaire se rapproche davantage de la quantité minima nécessaire à l'organisme, ou, d'une manière encore plus générale, que la quantité ingérée est moindre.

Nous avons vu, en effet, cet écart descendre à $0^{gr}05$ avec 0,85, 1 gr. et $1^{gr}25$ d'azotés ingérés ; mais, par contre, il a pu s'élever jusqu'à $0^{gr}12$, $0^{gr}14$ avec $1^{gr}75$ et même jusqu'à $0^{gr}15$ avec 2 grammes d'azotés. Ces grands écarts tendent donc à nous prouver qu'une partie des azotés ingérés n'est pas absorbée, ou bien que l'azote absorbé a une voie d'élimination supplémentaire, ainsi que certains faits cliniques le font supposer.

Cette conclusion s'impose donc que les grands écarts, atteignant $0^{gr}15$ d'azote, et surtout ceux qui les dépassent, doivent être pour nous une indication formelle de diminuer les azotés dans l'alimentation. Ces écarts nous prouvent, en effet, ou bien qu'une partie de ces azotés n'est pas absorbée, et alors ces azotés peuvent devenir dangereux en provoquant l'infection intestinale ; ou bien qu'ils sont absorbés, et que, dans ce cas, étant en surcroît dans l'organisme, celui-ci se voit condamné soit à les éliminer par une voie supplémentaire quelconque, soit à les garder le plus souvent sous forme de corps gras.

Enfin, en sortant encore davantage des conditions de la ration d'entretien, ces expériences nous ont montré :

1° Que lorsque les azotés sont ingérés en quantité insuffisante pour réparer les pertes en albuminoïdes, au moins pendant un certain temps, l'organisme n'en perd pas moins une quantité supérieure à celle ingérée. Cette quantité totale, nous l'avons vu, est de 1 gramme environ, sur laquelle $0^{gr}60$ vont remplacer les albuminoïdes usés, ceux-ci s'éliminant en grande partie sous forme d'urée ; et le reste, 0,40 environ, s'éliminant surtout sous forme de mucus, ou de produits de desquamation. Enfin, il faut tenir compte que toujours une certaine quantité ingérée n'est pas absorbée ;

2° Que lorsque l'alimentation est insuffisante seulement au point de vue des azotés, et que l'organisme reçoit une quantité de ternaires suffisante pour lui fournir les calories qui lui sont nécessaires, la dépense en albuminoïdes est réduite à son minimum ; et c'est dans ce cas, que nous voyons l'azote uréique descendre $0^{gr}08$ ou $0^{gr}09$, soit sensiblement $0^{gr}18$ d'urée;

Peut-être même, dans ces conditions, les autres dépenses en albuminoïdes n'atteignent-elles pas 0,40; et peut-être aussi dans ces cas la ration pourrait-elle être descendue au-dessous de un gramme. Ainsi s'expliquerait que dans une des expériences précédentes, nous avons vu une ration de $0^{gr}85$ d'azotés paraître suffisante; et ainsi également s'expliqueraient certains faits dont je vais avoir à parler.

4° Mais que quand l'alimentation est doublement insuffisante, d'abord au point de vue des azotés, et ensuite à celui des calories, surtout si les réserves en corps gras sont elles-mêmes insuffisantes, il est presque forcé de voir l'azote urinaire augmenter. C'est qu'en effet, l'organisme est obligé d'utiliser une partie de ses propres albuminoïdes pour faire de calorique et conserver la température normale, ce qui, je l'ai expliqué, est une condition indispensable pour le bon fonctionnement de ses éléments anatomiques;

5° Que lorsque l'organisme est en voie d'accroissement, et je veux ici n'envisager que le cas de l'adulte, comme, par exemple, pendant une convalescence, et que les ternaires sont suffisants pour fournir les calories voulues, si les azotés dépassent les besoins de l'organisme, l'équilibre entre l'azote alimentaire et l'azote urinaire s'établit encore assez facilement, à la condition de retrancher des azotés ingérés, ceux qui s'immobilisent pour assurer l'accroissement;

6° Qu'enfin, quand l'organisme a atteint son état normal et que l'apport des azotés continue à être en excès, les ternaires restant au moins suffisants, si l'organisme ne peut se débarrasser de tous ces albuminoïdes en excès par les voies supplémentaires d'élimination, et notamment par les sécrétions muqueuses, il dédouble ces albuminoïdes en corps gras qu'il met en réserve et en urée qu'il élimine ou en acide urique qui peut rester dans l'organisme sous forme d'urate de soude. Je reproduis ici les formules qui peuvent expliquer cette évolution de ces matières albuminoïdes dans l'organisme d'après A. Gautier.

$$C^{72} H^{112} Az^{18} O^{22} S + 14 H^2O = 9 CO Az^2 H^4 + C^{51} H^{28} O^6 +$$

Albumine — Urée — Tripalmitine

$$C^3 H^6 O^5 + 9 CO^2 + S$$

Ac. lactique

$$\text{et } 4\,C^{72}H^{112}Az^{18}O^{22}S + 68\,H^2O = 36\,CO\,Az^2\,H^4 + 3\,C^{55}H^{104}O^5$$
Albumine   Urée   oléo-stéaro-margarine

$$+ 12\,C^6H^{10}O^5 + 4\,SO^2H^2 + 15\,CO^2.$$
glycérine   Ac. sulfureux

Mais dans ces deux cas, on le conçoit, l'azote urinaire s'élève beaucoup plus. Il doit comprendre, en effet, non seulement celui des albuminoïdes usés, mais aussi celui des albuminoïdes dédoublés pour faire du corps gras. Or, dans ce cas, en tenant compte des indications ci-dessus au point de vue des quantités nécessaires à l'organisme et de la quantité d'azote urinaire qui lui correspond, on peut évaluer que pour la quantité qui est ainsi dédoublée, chaque gramme d'azote urinaire en surcroît, correspond à 6 grammes d'azotés dédoublés.

Ainsi, d'une part, le *procédé des aliments ingérés* soit par le régime lacté, soit par le régime ordinaire, m'avait conduit à cette conclusion que les quantités d'*azotés ingérés* sont sûrement suffisantes, si elles atteignent 1^{gr}50 par kilogramme ; et, d'autre part, le procédé de l'*alimentation azotée insuffisante* vient de nous montrer que les besoins de l'organisme, s'ils ne dépassent pas 1 gramme, ne peuvent guère également rester au-dessous.

Comme on le voit, ces deux procédés se confirment et se complètent l'un l'autre. Ces résultats me paraissent donc désormais devoir être considérés comme bien établis que nos besoins en azotés doivent être couverts par des qantités de ces substances comprises entre 1 gramme et 1^{gr}50.

Mais évidemment, après ces recherches sur l'alimentation azotée insuffisante, et même après celles faites par le procédé des aliments ingérés, on ne saurait, en établissant une ration, qui doit être appliquée à de nombreux sujets vivant dans des conditions qui, malgré les limites que nous leur avons assignées, sont encore assez variables, la faire strictement égale à la quantité minima ainsi trouvée. La prudence la plus élémentaire veut que nous nous mettions à l'abri des variations multiples qui peuvent se produire dans les besoins, au milieu des nombreuses circonstances tenant au sujet lui-même ou à son milieu et qui peuvent les influencer. C'est pourquoi, malgré ces dernières recherches, qui nous fixent mieux sur les quantités éliminées et qui tendent à diminuer nos besoins, j'ai conservé le chiffre de **1ᵍʳ50** *de substances albuminoïdes à ingérer,* comme je l'avais fait, dès mes premières évaluations.

Je reconnais, et j'insiste sur ce point, que mes dernières recherches semblent limiter nos besoins dans les environs de 1 gramme d'albuminoïdes. Mais d'abord il me semble utile de tenir compte de l'âge. J'ai fixé la ration par le procédé des aliments ingérés entre 35 et 45 ans; et mes dernières recherches, celles dans lesquelles j'ai trouvé des dépenses ne dépassant pas ou guère 1 gramme, ont été faites par le procédé de l'alimentation insuffisante dans les environs de 60. Or, l'observation attentive de mon alimentation me prouve d'une manière sûre que mes dépenses sont moindres qu'autrefois.

Il est donc probable, que si j'avais employé ce dernier procédé, il y a vingt ans, j'aurais trouvé des dépenses un peu plus élevées.

De plus, étant donné qu'il n'y a pas d'inconvénients sérieux à employer quelques centigrammes d'azotés par kilogramme à faire du calorique, je crois encore que l'on peut accepter cette quantité de **1ᵍʳ50,** comme *base maximum* d'une ration moyenne d'entretien scientifiquement établie.

Je la considère comme sûrement suffisante pour couvrir les besoins de l'organisme, même avec les variations que l'on peut prévoir dans les conditions indiquées; mais aussi sans que la quantité qui dépasse celle nécessaire à l'organisme, puisse devenir pour lui soit un danger soit même présenter pour ses fonctions un sérieux inconvénient.

Tels sont les résultats auxquels m'ont conduit les observations et les expériences personnelles, souvent répétées, faites par des procédés divers et que je viens d'exposer.

J'ai tenu à les donner sans interruption pour bien montrer comment ces recherches se sont suivies, et même, jusqu'à un certain point, comment elles se sont commandées les unes les autres.

Mais pendant que je poursuivais ces recherches et avant elles, d'autres travaux, et des plus importants, avaient été ou étaient publiés sur cette même question; et je vais les résumer, en comparant leurs résultats avec les miens.

Mais avant, je tiens à dire encore une fois que ce n'est pas seulement pour moi seul que j'ai utilisé le résultat de mes recherches; mais que ce sont ces mêmes résultats qui m'ont guidé dans le dosage de l'alimentation do ma clientèle. J'ai pu, grâce à eux, et selon l'indication à remplir, soit donner une ration azotée équivalente aux besoins, soit la rendre insuffisante, soit surabondante; et toujours, la balance et l'analyse de l'urine sont venues confirmer mes prévisions, la première en me faisant trouver les variations de poids prévues, et la seconde en confirmant le rapport tel que je l'ai fixé entre l'alzote alimentaire et l'azote uréique.

Du reste, si antérieurement à mes recherches, les quantités d'azotés nécessaires à notre organisme avaient été trop élevées, la plupart des auteurs la fixant au moins à 2 grammes; comme on va le voir, peu à peu ces quantités avaient été diminuées, et certains faits ou observations les avaient même ramenées à des chiffres inférieurs à ceux que je viens de donner. Voit, qui dans ses premiers travaux avait fixé cette quantité à 133 grammes (1) pour un homme de 70 kilos environ, puis à 118 grammes (2), avait reconnu que même cette dernière quantité est trop élevée pour la ration d'entretien (3). Or, cette quantité de 118 grammes par 70 kilos ne donne que $1^{gr}68$ par kilog.

Ranke, avec son poids de 70 kilogrammes, a fixé sa ration à 100 grammes soit $1^{gr}43$ par kilogramme; et enfin Munk, dans son savant traité de diététique, après avoir discuté de nombreux travaux, arrive à cette conclusion que 100 grammes d'azotés sont suffisants pour un homme de 66 à 70 kilogrammes, soit $1^{gr}47$ par kilogramme (p. 223).

Mais, je le suppose, pour ces divers auteurs, comme pour moi, c'est là une ration calculée de telle manière qu'elle dépasse sensiblement les besoins, pour être sùr qu'elle ne leur sera pas inférieure, même en tenant compte de leurs variations. Aussi ne doit-on pas s'étonner de voir assez souvent des sujets se suffire avec des rations inférieures.

D'après Forster, le bourgeois anglais ne faisant qu'un

(1) Munk et Ewald, page 50. — *Zeitschr. f. biologie*, Bd. 2, p. 448.
(2) *Zeitschr. f. biologie*, Bd. 12, p. 1. Cité par Munk et Ewald, p. 222.
(3) Munk et Ewald, p. 222.

exercice modéré, se suffit avec 92 grammes d'azotés, ce qui en lui donnant un poids moyen de 65 kilogrammes, ne fait que 1^{gr}41 d'azotés par kilogramme; et le même auteur a calculé qu'un ouvrier de 61 kilogramme ne dépensait que 76 grammes d'azotés, soit 1^{gr}25 par kilogramme. Pour Schuster, le prisonnier anglais, ne travaillant pas, se suffit avec 87 grammes d'azotés, ce qui pour un poids moyen de 65 kilo. grammes ne donne que 1^{gr}35. Hildesheim a constaté qu'un ouvrier pauvre ne dépensait que 86 grammes d'azotés, ce qui ne fait que 1^{gr}34 par kilogramme. D'après Liebig la ration des troupes hessoises, ne comprenait que 76 grammes d'azotés, ce qui ne fait pas tout à fait 1^{gr}20. Un ouvrier pauvre se suffisait, d'après Manfredi, avec 70 grammes d'azotés, soit pour 65 kilogrammes, seulement 1^{gr}08. Meinert a calculé qu'une famille d'ouvriers pauvres, en Saxe, se suffisait avec une moyenne de 66 grammes d'azotés, soit très sensiblement avec 1 gramme par kilogramme. D'après Rechembergh, la nourriture des tisserands pauvres de Zittau ne contenait que 65 grammes d'azotés. Pour une famille d'ouvriers, d'après Böhm, cette quantité était de 64 grammes. Enfin Flugge a donné l'observation d'un ouvrier pesant 60 kilogrammes, et ne prenant que 58 grammes d'azotés.

Comme on le voit, dans tous ces faits dont beaucoup ont été donnés par Munk et Ewald (1), l'extrême limite des azotés est en somme de 1 gramme par kilogramme, ce qui fait descendre les azotés ingérés, juste à la quantité des pertes de l'organisme en albuminoïdes, telles que je les ai évaluées.

Il est vrai que dans les derniers cas, il s'agit d'ouvriers et faisant un certain travail. Mais, d'une part, nous savons que l'exercice musculaire ne comporte guère qu'une augmentation d'hydrocarbonés; et, d'autre part, il est bon de faire remarquer que Munk, qui donne ces observations, indique en même temps que ces ouvriers étaient peu *endurants,* ce que je suppose, il faut traduire par peu *résistants.*

Dans des expériences faites sur eux-mêmes, pendant l'été 1892, mais publiées seulement en avril 1894 (2), Lapicque et

(1) *Traité de diététique*, p. 221.

(2) *Société de Biologie*, 14 avril 1894, p. 273. Deux expériences sur la ration azotée minimum chez l'homme, par MM. L. Lapicque et Ch. Marette.

Ch. Marette, en tenant compte d'une part de leur alimentation d'une manière exacte, et d'autre part en dosant l'azote urinaire et l'azote fécal, avaient trouvé les résultats suivants :

Pour l'un d'entre eux, pesant environ 66 kilog., une ingestion de 57 grammes de substances albuminoïdes, ce qui donne seulement $0^{gr}86$ par kilog. Mais, d'abord ce sujet avait perdu 500 grammes en dix jours ; et ensuite l'élimination de l'azote urinaire et de l'azote fécal s'élevait à $58^{gr}50$. Or, si la diminution de poids peut à la rigueur être mise sur le compte de la diminution du tissu adipeux, le nombre de calories fournies à l'organisme étant insuffisant, la quantité plus grande d'azote éliminé que celle de l'azote ingéré ne laisse aucun doute sur l'insuffisance de ce dernier. De plus, dans l'appréciation des excréta, ces auteurs n'ont pas tenu compte des albuminoïdes s'éliminant par la desquamation cutanée et aussi par les mucus autres que par le mucus intestinal.

Pour le second sujet de ces expériences du poids de 73 kilog., les albuminoïdes ingérés s'élevaient également à 57 grammes, et ceux éliminés par les deux mêmes voies à $53^{gr}70$. Son poids n'avait pas changé. La quantité d'azotés par kilog. n'était ici que de $0^{gr}78$; et cette ration semble avoir été suffisante en ce qui concerne le poids ; mais, de nouveau, je fais observer que la perte par la desquamation cutanée a été négligée.

En somme, ces auteurs ont fait descendre les azotés à $0^{gr}86$ et à $0^{gr}78$ par kilog. Mais pour l'un, cette quantité a été sûrement insuffisante, puisque l'azote éliminé l'a emporté sur l'azote ingéré ; et, quant à l'autre, l'azote éliminé par les urines et avec les fèces, est si près de celui ingéré, que je suis tenté de croire que ce dernier a été également insuffisant.

De sorte que de ces expériences, faites par ces deux consciencieux expérimentateurs, et avec toute la rigueur scientifique désirable, ce qu'on doit conclure, c'est que si ces doses de 0,86 et 0,78 d'azotées ne sont pas suffisantes, elles doivent rester de peu au-dessous de celles qui le sont. Comme on le voit, ces résultats se rapprochent donc sensiblement des miens.

Dans sa remarquable étude sur la *Nutrition à l'état nor-*

mal (1), Lambling a été conduit à traiter cette question, et il y est encore revenu à plusieurs reprises dans son long travail, notamment à propos de la ration minima d'albumine, (p. 86), et des déchets azotés (p. 148). Or, je suis heureux de le constater, aussi bien par la discussion des chiffres donnés par ses prédécesseurs que pour ceux qui résultent de ses propres recherches, ses conclusions se rapprochent aussi sensiblement des miennes.

« Voit et Pettenkoffer, écrit Lambling (p. 85), admet-
« taient que ce chiffre (137 grammes d'albumine), pouvait être
« réduit ; et ils ont posé comme valeur moyenne du besoin
« d'albumine, pour un sujet de 70 kilogrammes, fournissant
« un travail modéré, la quantité de 118 grammes, soit donc
« 1^{gr}70 d'albumine par kilogramme de poids vif. »

« On remarquera, continue Lambling, que ce chiffre repré-
« sente la quantité d'albumine ingérée et non point celle qui
« arrive réellement à l'absorption. La correction à faire inter-
« venir de ce chef, et qui est d'environ un dixième à retran-
« cher, fournit un chiffre net de 1^{gr}50 d'albumine par kilo-
« gramme. Des observations très nombreuses ont montré que
« c'est là, en effet, à peu près la règle du régime européen ».

Et dans une note il ajoute aussitôt : « Il semble, pourtant,
« que pour nos populations françaises ce chiffre soit un peu
« élevé. »

Ainsi, en ce qui touche la quantité d'albumine ingérée, quantité que j'ai établie à 1^{gr}50 par kilogramme du poids normal, en considérant cette quantité comme un maximum, nous ne différons que par le déchet intestinal, soit d'un dixième ; et même, après avoir fixé cette quantité à 1^{gr}50, Lambling trouve également de son côté que probablement pour la France cette quantité doit être un peu trop élevée.

D'autre part, en étudiant les déchets azotés (p. 148), il expose d'abord les résultats de Pflüger, Bleibtren et Bohland (2), qui élèvent l'azote urinaire total à 14^{gr}95 soit à 0,227 par kilog de poids vif. Or, si nous transformons cet azote urinaire, d'après le coefficient 6 que j'ai adopté pour la pra-

______

(1) *Traité de Pathologie générale* de Bouchard, T. III, première partie.

(2) Pflüger et Bohland. — Pflüger, Arch. T. XXXVI, p. 165. Bleibtren et Bohland, Pflüger, Arch., T. XXXVIII, p. 1.

tique, nous trouvons déjà 1^{gr}36 de substances albuminoïdes dont l'azote s'élimine seulement par la voie urinaire ; et si nous y ajoutons le déchet intestinal, et celui qui s'élimine par les mucus et la desquamation, sans nous en éloigner beaucoup, nous dépassons un peu 1^{gr}50. Mais Lambling fait aussitôt suivre ces données, des résultats suivants qui lui sont personnels :

« Je ne crois pas qu'on puisse, en France, adopter pour la moyenne des sujets, les nombres que l'on vient de lire. Ils sont probablement un peu trop élevés. J'ai déterminé sur 79 sujets, appartenant à la bourgeoisie de Lille et des environs, où cependant l'habitude des gros repas est générale, une quantité d'azote total de 13^{gr}91 chez les hommes (50 sujets) et de 11^{gr}74 chez les femmes (29 sujets) pour la période de 24 heures, l'alimentation était librement choisie ».

Or, en acceptant les poids moyens de 70 kilos pour les hommes et de 60 kilos pour les femmes, poids qui correspondent sensiblement à ceux de la race flamande, généralement de haute stature, nous arrivons à 0^{gr}20 d'azote urinaire total et à 1^{gr}20 d'albumine, qui augmentée des 0^{gr}40 qui, nous l'avons vu, s'éliminent autrement ou ne sont pas absorbés, nous donneraient 1^{gr}60.

Mais qu'on le remarque, ainsi que Lambling le fait observer, il s'agit là, d'abord, d'une population bourgeoise, ensuite d'une alimentation librement choisie, et enfin, qui comprend souvent de copieux repas, dans lesquels forcément ce sont les azotés qui dominent.

Cela étant, je suis sûr d'exprimer l'opinion de Lambling, en disant que cette population pourrait se contenter de 1^{gr}50 d'albumine, et probablement de moins ; et, de nouveau, je suis heureux de voir mes résultats concorder avec ceux de mon savant collègue de Lille.

Plus récemment, dans une série d'études du plus haut intérêt, le Dr Bardet a eu le mérite de revenir plusieurs fois sur cette question. Il a cité d'abord trois exemples pour lesquels la quantité d'azotés ingérés s'éloigne peu des précédentes (1).

(1) Société de thérapeutique de Paris, novembre 1902.

Dans le premier, il s'agit d'une femme de 35 ans; et qui, quoique ayant une taille de 1^{m}52, en était arrivée, sous l'influence d'une dyspepsie hypersthénique, à ne peser que 34 kilos. Or, cette malade, mise au régime lacté exclusif à 1 litre et demi de lait, sucré à 60 grammes par kilog., après cinq mois de ce régime atteignit 39 kilog. 300, ayant ainsi gagné 1 kilog par mois. Or, comme le fait remarquer le Dr Bardet, cette malade ne recevait que 45 grammes d'albumine et une quantité de lait ne donnant que 1.500 calories, soit par kilos, 1^{gr}32 d'azotés au début et 1^{gr}15 à la fin de son traitement. Or, il est important de remarquer que cette femme a augmenté environ de 33 grammes par jour; et que, par conséquent, on peut supposer qu'elle a immobilisé à peu près 3 grammes d'azotés. La ration de 45 grammes était donc réduite à 42, ce qui donne seulement 1^{gr}23 d'albumine au début de son traitement et 1^{gr}07 à la fin.

Cette observation, comme on le voit, peut encore rentrer dans les limites que j'ai fixées.

La seconde observation est relative à un ouvrier « vieux dyspeptique » âgé de 50 ans, qui pesait 55 kilos; et qui, mis au régime lacté ne put supporter une alimentation de 67 grammes d'albumine, soit 1^{gr}21 par kilos, et de 2.100 calories, soit 38 par kilos. Mis, à une ration de 1 gramme d'albumine seulement et de 1.800 calories, son état s'est fortement amélioré; et, après 11 mois, il avait conservé son poids de 55 kilos.

Comme précédemment, nous sommes ici sur la limite de la ration stricte d'entretien, qui, nous l'avons vu, peut descendre dans les environs de 1 gramme.

Enfin, dans la troisième observation, il s'agit d'un homme des plus actifs, mais ayant 70 ans, pesant 80 kilos et se contentant depuis plus de 20 ans, de 60 grammes d'albumine et de 1750 calories. Mais, comme la taille du sujet est de 1^{m}65, nous devons lui considérer un poids normal de 65 kilos environ ; ce qui nous laisse très sensiblement dans les limites d'un gramme par kilogramme, plus exactement 0^{gr}92.

Mais cet homme de 1^{m}65 de taille pesant 80 kilos possède 15 kilog. de tissu adipeux de plus qu'à l'état normal ; et nous savons que chez l'obèse la radiation cutanée est fortement diminuée, si bien, que pour peu que l'alimentation dépasse les besoins, l'organisme est condamné, pour établir l'équilibre, à user de la sudation. De plus, ce sujet ayant 70 ans, n'est plus depuis longtemps dans les conditions de ma ration d'entretien.

Ces trois cas, on le voit, quoique étant placés sur les limites inférieures que j'ai fixées à la ration moyenne d'entretien, ne font que la confirmer. Ils prouvent, qu'au moins dans certaines conditions, l'organisme peut descendre jusqu'à ces limites inférieures sans en souffrir.

Mais, dans un travail plus récent, dans lequel, il est vrai, Bardet vise surtout le régime des dyspeptiques hypersthéniques, le distingué secrétaire général de la Société de thérapeutique, après avoir rappelé ses travaux antérieurs, évalue la ration d'entretien et fixe les azotés seulement à $0^{gr}75$ par kilog. (1).

« Sans discuter tous ces chiffres, dit-il (ceux qui correspon-
« dent à la ration d'entretien) et me basant uniquement sur
« mon expérience personnelle, qui se trouve d'accord avec les
« prescriptions établies depuis longtemps par mon confrère
« Pascault, je considère que la ration physiologique véritable-
« ment nécessaire peut s'établir sur les bases suivantes.

« Un kilogramme d'homme exige par vingt-quatre heures
« une réparation azotée qui ne va pas au delà de $0^{gr}75$ d'albu-
« mine. C'est donc impitoyablement sur ce chiffre qu'il faut
« établir la ration du dyspeptique, car son estomac à un mal
« infini à digérer convenablement et nous sommes forcés de
« limiter son travail au strict nécessaire ».

Mais, qu'on le remarque, il s'agit ici de dyspeptiques, c'est-à dire de malades, dont l'activité est forcément diminuée.

Or, quoique les différences d'activité se traduisent surtout dans les dépenses des aliments de calorification, il ne me paraît pas moins logique d'admettre que l'usure des éléments anatomiques a également une marche parallèle avec ces mêmes dépenses ; et, si l'on veut bien se rappeler que dans une des dernières expériences faites lorsque j'approchais la soixantaine, j'ai vu mes dépenses en albuminoïdes rester un peu inférieures à $0^{gr}85$, on verra que les chiffres de Bardet ne

____

(1) Bardet. Considérations générales sur le régime lacté et le régime ordinaire. *Bulletin général de thérapeutique*, 1903, p. 724.

s'éloignent pas de mes appréciations, au moins dans les cas spéciaux qu'il envisage.

Je dois même dire, qu'en ce qui me concerne, quand il s'agit de troubles digestifs chroniques, je commence toujours par des quantités de lait que je juge inférieures aux besoins de l'organisme. Je ne donne que 1 litre ou 1 litre 1/4 de lait sucré à 60 grammes, ce qui ne me fournit guère, selon les laits, que 30 à 45 grammes d'albumine. Je suis donc tout à fait de de l'avis du Dr Bardet ; il faut restreindre, chez le dyspeptique, l'alimentation au strict nécessaire. Il y a même assez souvent, surtout au début du traitement, un réel bénéfice à ne donner qu'une quantité de lait insuffisante, parce qu'il vaut mieux que le malade ne prenne qu'un litre de lait, qu'il digère que d'en prendre trois, comme j'ai vu le faire souvent, sous prétexte que c'est la ration, et qu'il ne digérerait pas.

Mais la quantité que Bardet fixe à 0^{gr}75 d'azotés, est-elle suffisante même pour tous les dyspeptiques ? Ceux dont il a donné le régime, en dépensaient tous un peu plus. L'ouvrier ébéniste dont il a rappelé l'observation dans son dernier travail, prenait deux litres de lait pendant ses crises de dyspepsie, et l'équivalent de 2 litres et demi de lait dans leurs intervalles ; et il ne pesait que 55 kilogrammes. C'est donc 1^{gr}09 et 1^{gr}38 d'azotés par kilogramme qu'il ingérait. Il est vrai qu'il travaillait ; mais, vu le faible surcroît de dépenses imposé par le travail, aux azotés, on peut estimer que la quantité qui correspondait réellement à la ration d'entretien ne descendait pas au-dessous de 1 gramme.

Cependant, je le répète, il est possible qu'un certain nombre de sujets dont les actes nutritifs, pour une raison quelconque, sont ralentis, puissent se contenter de cette quantité d'azotés ; et comme, pour les dyspeptiques il y a sûrement moins d'inconvénients à rester au-dessous des besoins qu'à les dépasser au moins pour un certain temps, il y a lieu de s'inspirer des idées de Bardet en ce qui concerne le régime de ces malades, sauf à augmenter ces quantités, si l'état des organes digestifs le permettait, et s'il était établi que cette augmentation leur fut nécessaire. Mais je reviens sur ce point, il me semble, et c'est, je crois également l'opinion de Bardet, qu'on ne saurait faire descendre les azotés à cette quantité de 0^{gr}75 comme ration moyenne d'entretien pour tous les adultes de 25 à 40 ans ayant toute l'activité que comporte cet âge.

Les mêmes réflexions s'appliquent aux quantités fixées par le Dr Pascault, dont les travaux publiés récemment sur cette question ont été justement remarqués. Ce confrère distingué fait descendre les azotés sensiblement au-dessous de 1 gramme. Sa ration serait de 0,85 et elle descendrait même à 0,70 pour l'arthritique.

Mais le Dr Pascault écrit surtout au point de vue de cette diathèse. C'est elle qu'il vise ; et, il le sait, je ne puis qu'être de son avis, quand il demande à restreindre pour les malades qui en relèvent, les azotés autant que possible. Je l'ai écrit, la cause de beaucoup la plus importante de l'arthritisme est, en effet, l'exagération de l'alimentation azotée et surtout carnée. La principale indication du traitement, et celui-ci consiste surtout dans le régime, est donc de ramener les azotés à leur minimum, et peut-être même, au moins pour un certain temps, de les faire descendre au-dessous des besoins.

Après avoir indiqué les évaluations de quelques auteurs à savoir : Voit et Pettenkoffer, 120 grammes ; Moleschott, 130 ; Germain Sée, d'abord 130 et même 160, puis seulement 60 et 70 ; Lapicque et Marette, 57 ; Hirschfeld et Kumagawa, 40 ; enfin Pasqualis, 16 ; il prend une moyenne qui lui donne 56 grammes.

« *Gardons-nous des extrêmes*, dit-il, et pour approcher au-
« tant que possible de la vérité prenons la moyenne de tous
« ces derniers chiffres. Cette moyenne est de 56 grammes :
« ramenée à l'unité biologique (56 grammes : 65 kilos), elle
« équivaut à 0^{gr}85 d'albumine par kilo du corps. Or, si vous
« voulez bien considérer que par suite de la déviation de son
« tempérament, l'arthritique utilise mal les azotés, vous
« m'accorderez que l'on peut sans inconvénient, avec avantage,
« devrais-je dire, réduire cette moyenne de 1/5e ; nous obte-
« nons ainsi 0 70 qui, exprimés en calories glycosiques, équi-
« valent à *2 calories comme ration de sédentarité*, à 2 1/2
« calories au maximum pour l'arthritique qui travaille céré-
« bralement ou dépense beaucoup physiquement (1). »

(1) *Ration et régime alimentaire de l'arthritique.* 1902. Paris, 13, rue Froissart, p. 22.

Ainsi même en ne prenant la moyenne que des évaluations les moins élevées, Pascault ne descend qu'à 56 gr. soit $0^{gr}85$ par kilog. Quant à la ration de $0^{gr}70$, c'est celle des arthritiques ; et on l'a vu, Pascault justifie cette diminution par la mauvaise utilisation que ces sujets font des azotés.

C'est qu'en effet, dès que cette diathèse est un peu avancée, les actes nutritifs sont fortement ralentis ; et que, par conséquent, il doit en être ainsi de l'usure des albuminoïdes. Dans cette période, les arthritiques se rapprochent fortement des dyspeptiques. « L'arthritique (1), écrit également Pas- « cault, quand chez lui le tempérament est nettement des- « siné, est cliniquement un dyspeptique plus ou moins « avéré, *ayant de la stase cœcale*, avec *fermentation intesti- « nale et gastro-intestinale*. Chimiquement un hyperacide, « dont le sang ou les tissus renferment généralement un *excès « d'acide urique* ; physiologiquement, *un auto-intoxiqué par « insuffisance hépatique ou hépato-rénale*, son foie et ses reins « ne parvenant plus à neutraliser ou éliminer les poisons en « circulation. »

On le voit donc, de même que celle de Bardet, la ration de Pascault est calculée pour des malades, pour des cas exceptionnels, dont le caractère commun et dominant est de diminuer le pouvoir digestif et l'activité des échanges. Mais, bien calculée, et probablement suffisante pour ces cas, dont je n'ai pas à m'occuper ici, il me semble qu'elle ne saurait servir de base générale pour la ration moyenne d'entretien de l'adulte actif et bien portant. Je tiens à rappeler, en effet, que la ration que j'étudie est celle de l'adulte de 25 à 45 ans, période de la vie pendant laquelle, sous l'influence d'excitants divers, l'homme s'épargne le moins. Or, si dans les conditions que j'ai imposées à cette ration, se trouve l'absence de tout travail manuel, il n'est pas moins vrai que cet adulte doit faire face à des déplacements et à une certaine activité physique, que comportent même la plupart des professions libérales. Il est donc important que son tissu musculaire soit bien nourri et ses divers protoplasmas assez largement approvisionnés, pour que, dans un moment de surcroît

(1) *Ration et régime alimentaire de l'arthritique*, Bruxelles, 10, rue Porchier, et Paris, Dumonchel, p. 15.

de dépenses, il puisse trouver à remplacer leurs partieš usées.

Enfin, en même temps que paraissaient ces derniers travaux, j'ai pu obtenir, je l'ai dit, des renseignements sur l'alimentation de deux maisons religieuses, d'ordres différents et comprenant l'une environ 45 personnes et l'autre 55. Les religieux de ces deux maisons se livrent à des travaux manuels et surtout agricoles. Leur alimentation est très différente sur certains points. L'une comprend du vin et l'autre aucune boisson fermentée; l'une presque pas de corps gras et l'autre en quantité normale. Mais, sauf une légère quantité de lait pour l'une et une quantité insignifiante d'œufs et de poisson pour l'autre, toutes les deux sont exclusivement végétariennes. Or, en établissant les quantités de substances albuminoïdes que reçoivent ces religieux, j'ai trouvé : 1ᵉʳ40 pour l'une et 1ᵉʳ26 pour l'autre de ces maisons, c'est-à-dire deux quantités intermédiaires aux deux que j'ai considérées comme minima et maxima, soit 1 gr. et 1ᵉʳ50. Or, je l'ai déjà fait remarquer, d'une part cette ration assure, d'une manière des plus satisfaisantes, la santé de ces religieux; et, d'autre part, soit par sentiment religieux, soit par économie, il est évident que cette ration a dû être ramenée dans les environs du minimum indispensable.

On trouvera les détails de cette ration dans un travail que j'ai publié en 1903 (1).

En m'appuyant donc sur ces différentes considérations, j'arrive aux conclusions suivantes concernant la *ration moyenne d'entretien*, dans les conditions que j'ai précisées, c'est-à-dire : la ration d'un kilogramme du poids normal d'un adulte sain, de 25 à 45 ans, ayant une vie active, mais sans travail mécanique professionnel, pendant les saisons intermédiaires des climats tempérés, et vivant dans une altitude qui ne dépasse pas 300 mètres.

(1) Aperçu général sur la ration d'entretien pendant les saisons intermédiaires dans les climats tempérés. *Archives générales de médecine*, t. I, nᵒ 19, page 1153 et suivantes.

Ces conclusions sont relatives :

A. *Aux quantités nécessaires de substances albuminoïdes ingérées ;*

B. *Au sort des albuminoïdes ingérés ;*

C. *Aux rapports de l'azote alimentaire avec l'azote urinaire total et l'azote uréique.*

A. *En ce qui concerne les quantités de substances albuminoïdes ingérées.*

1° Que, dans ces conditions, tout porte à croire que, dans beaucoup de cas, il suffirait d'ingérer environ 1 gramme de ces substances ou une quantité de peu supérieure, pour couvrir les dépenses strictes que fait 1 kilogramme d'adulte, en ces mêmes substances ;

2° Que ce gramme de substances albuminoïdes, ou une quantité qui lui est de peu supérieure, dans ces derniers cas, tout en étant diminué du déchet intestinal, peut encore être suffisant pour remplacer les albuminoïdes qui s'éliminent par la voie urinaire en voie avancée de minéralisation, et aussi ceux qui quittent l'organisme presque dans leur état de constitution normale, les mucus et les produits de desquamation ;

3° Mais que cependant, étant donné d'abord que les dépenses de l'organisme peuvent varier, subissant en cela les influences dues aux exigences de cette période active de la vie ; ensuite que les albuminoïdes, en tant que substances constitutives, ne peuvent être remplacés par aucun autre ; qu'en outre, il ne saurait y avoir de sérieux inconvénients à ce que ces substances soient fournies à l'organisme dans des proportions qui dépassent un peu ses besoins, surtout si elles remplacent les ternaires ; qu'enfin les quantités qui dépasseraient les besoins en tant qu'albuminoïdes, peuvent être utilisées à faire du calorique comme les ternaires, dans un sentiment de prudence, on peut élever la quantité de cette ration jusqu'à 1ᵍʳ50 ;

4° Que, toutefois, cette quantité doit être considérée comme un maximum sûrement suffisant ; *et que, par conséquent, on doit pouvoir, le plus souvent, dans la fixation d'une ration individuelle, se contenter d'une quantité moindre ;*

5° Que dans la pratique de tous les jours, en dosant l'alimentation, il doit suffire de tenir compte de ces quantités minima et maxima ; et qu'à cette condition, on peut être sûr de donner une quantité d'albuminoïdes capables de couvrir la totalité des dépenses dévolues à ces substances ;

6° Enfin je crois devoir rappeler que quelque soit le rôle que les albuminoïdes doivent remplir dans l'organisme, substitution aux divers protoplasmas usés, élaboration de diastases et de mucus, etc., que tous, qu'ils soient d'origine animale ou végétale, jouissent des mêmes propriétés ; et que tous peuvent, après leur assimilation par l'organisme, se remplacer presque à poids égal.

B. *En ce qui concerne le sort des albuminoïdes ingérés.*

1° Sur les albuminoïdes ingérés, une partie n'est pas absorbée soit qu'elle ne soit pas modifiée par les liquides digestifs, soit, que renduc dialysable, elle reste néanmoins dans le bol intestinal.

2° Cette partie, qui représente à proprement parler le *déchet intestinal,* les autres conditions restant égales, est d'autant plus importante que la quantité d'azotés ingérés est plus considérable.

3° Elle peut être évaluée à un dixième avec la ration moyenne d'entretien. Mais mes recherches me font admettre qu'elle reste inférieure avec une ration moindre ; et, au contraire, qu'elle peut devenir sensiblement supérieure avec une ration plus élevée.

4° Le déchet intestinal est également modifié par la nature de l'aliment et par la facilité qu'ont les liquides digestifs pour atteindre les substances azotées. Sous ce rapport, les aliments végétaux, offrent souvent plus de déchet, parce que leurs albuminoïdes sont souvent protégés par une membrane cellulosique difficilement attaquée par nos liquides digestifs. De là, nait, pour les végétaux, la nécessité de la cuisson ou de la mastication faisant éclater cette membrane protectrice.

5° Sur les albuminoïdes absorbés, une partie quitte l'organisme dans un état encore peu avancé de minéralisation, et peut être même à un état encore albuminoïde.

Ce sont d'abord les divers mucus (nasal, bronchique, intestinal, vaginal) dont les quantités sont parfois fortement exagérées même chez des sujets que l'on considère comme normaux ; et qui, à l'état pathologique, peuvent représenter une élimination encore importante.

6° Dans ce dernier état, à cette catégorie de produits albuminoïdes éliminés en nature, il faut joindre les différentes sérosités s'accumulant dans les séreuses : plèvre, péricarde, péritoine, vaginale, articulaire, etc.

7° A ces produits, il faut encore ajouter, même à l'état normal, la desquamation cutanée et intestinale, ainsi que les autres produits épidermiques, poils, cheveux et ongles.

La quantité d'albumine, éliminée par la desquamation est encore assez importante. On peut s'en rendre compte, en voyant le volume que présente souvent le bol fécal chez des malades qui ne reçoivent que de faibles quantités d'aliments, et encore en grande partie assimilables.

8° D'après des observations personnelles, il est vrai, faites sur des diarrhées et dysenteries chroniques, mais cependant lorsque déjà les selles étaient régulières depuis plus de 15 jours, je suis porté à croire, que la desquamation intestinale présente de grandes variations individuelles.

9° L'azote fécal, comprend donc, outre celui des aliments non absorbés, véritable déchet intestinal, celui des liquides digestifs, et enfin celui de la desquamation intestinale.

10° J'ai dit que dans les conditions d'une alimentation normale, soit celle de la ration moyenne d'entretien à $1^{gr}50$, les albuminoïdes qui s'éliminent sous ces différentes formes, en y comprenant ceux du déchet intestinal, peuvent être évalués à environ $0^{gr}50$, soit de $0^{gr}08$ à $0^{gr}10$ d'azote.

Cette quantité d'azote peut-être ramenée à $0^{gr}05$, soit seulement $0^{gr}30$ d'albuminoïdes, dans l'alimentation azotée insuffisante ; et, au contraire, elle a pu atteindre $0^{gr}15$, soit près d'un gramme d'albuminoïdes, avec une ration de 2 grammes de ces substances.

11° L'autre partie des albuminoïdes absorbés, s'élimine dans un état plus avancé de minéralisation ; et, à l'état normal, en totalité par la voie urinaire.

Cette partie a perdu ses caractères albuminoïdes ; elle est encore *azotée ;* mais elle ne peut plus revenir à l'état d'aliments de constitution. Elle fournit encore de la chaleur au calorimètre ; mais, au moins celle qui est arrivée à l'état d'urée, semble ne pouvoir être utilisée par l'organisme comme agent thermogène.

12° Les produits azotés de l'urine se présentent dans leur presque totalité à l'état d'urée.

Une autre partie à l'état d'acide urique, une faible quantité à l'état de xanthine, hypoxanthine, etc., et enfin une autre partie, encore moindre que les précédentes, sous forme de produits indéterminés et probablement dans un état de minéralisation moins avancé que les formes précédentes.

13° L'azote contenu dans ces différents produits a reçu le nom d'*azote urinaire total ;* et celui contenu dans l'urée, celui d'*azote uréique.*

14° Je viens de le rappeler, la presque totalité de l'azote urinaire, surtout dans les conditions de nutrition que j'étudie, est à l'état d'azote uréique. Dans ces conditions, l'azote uréique est environ de 0^{gr}15 par kilog., l'acide urique ne dépasse guère 0^{gr}005, et l'ensemble des autres produits azotés urinaires souvent n'arrive pas à ce chiffre. Comme on le voit, ainsi que je le disais au début de cette étude, à la condition de ne pas exagérer les azotés de l'alimentation, la presque totalité de l'azote urinaire est à l'état uréique, si bien que pratiquement l'on peut se contenter de doser ce dernier.

15° La condition qui augmente le plus l'azote urinaire non uréique, est l'exagération des azotés alimentaires ; et, au contraire, il est réduit à son minimum dans le cas d'insuffisance de ces mêmes azotés.

C. *En ce qui concerne les rapports de l'azote alimentaire avec l'azote urinaire.*

1° Dans les conditions de la ration moyenne d'entretien, d'après ce qui précède, sur 0,25 d'azote alimentaire, contenus dans 1^{gr}50 d'albumine ingérée, environ 0,08 à 0,10 de cet azote, soit à peu près 0,50 à 0,60 albuminoïdes, ou bien ne sont pas absorbés ou bien sont éliminés autrement que par la voie urinaire.

Les autres 0,15 d'azote alimentaire environ se retrouve dans l'urine ; et je l'ai dit, la presque totalité à l'état d'urée.

2° Cette quantité d'urée provient pour la plus grande partie des albuminoïdes usés, et probablement de ceux contenus dans les protoplasmas.

Une autre partie provient des albuminoïdes alimentaires qui ayant été pris en excès, et qui n'ayant pas eu à remplacer les usés, ont servi à faire du calorique. Cette partie, sûrement nulle, dans le cas d'alimentation azotée insuffisante, encore nulle ou très faible avec un gramme d'azotés alimentaires, doit exister presque sûrement avec 1^{gr}50. Elle s'exagère, surtout si la ration est composée de telle manière que l'organisme doive faire du calorique avec les azotés.

3° Vu ce qui précède sur la répartition de l'azote alimentaire dans ces différentes modes d'élimination, on peut poser cette loi ; que, sauf en moyenne 0^{gr}10, qui abandonne l'organisme autrement que par la voie urinaire, tout l'azote alimentaire doit se trouver dans l'urine et la presque totalité à l'état d'urée.

Pour la ration de 1^{gr}50, par exemple, si la ration est composée de telle manière que la totalité des aliments fournissent à l'organisme la quantité de calories nécessaires pour le maintenir à son poids initial, en prélevant 0^{gr}10 d'azote sur les 0^{gr}25 environ, que contient cette ration, on devra trouver environ 0,14 d'azote à l'état d'urée, soit à peu près 0,30 de cette dernière, et approximativement 0^{gr}01 d'azote urinaire à l'état d'acide urique ou d'autres produits azotés.

4° Dans le cas où la ration serait composée de telle manière, que le nombre de calories produit, serait celui nécessaire pour maintenir l'organisme en équilibre, mais aussi de telle manière que les azotés dussent remplacer des ternaires pour faire du calorique, la loi précédente resterait tout aussi exacte.

Si dans ces conditions, les azotés alimentaires étaient portés à 3 grammes, par exemple, contenant, par conséquent, environ 0^{gr}50 d'azote, en retranchant 0^{gr}10 d'azote de ces derniers, il nous en resterait 0^{gr}40 pour l'azote urinaire, et la presque **totalité** pour l'azote uréique, soit dans les environs de $0^{gr}80$ d'urée ; et si, dans ces conditions, nous ne trouvions que $0^{gr}50$ d'urée, **soit** à peu près $0^{gr}25$ d'azote, il faudrait **en** conclure que le **déchet intestinal** s'est accru de $0^{gr}15$ d'azote, soit à peu près 1 gramme **d'azotés**. Un gramme d'azotés alimentaires sur trois aurait donc **été** ingéré non seulement inutilement, mais il aurait pu devenir **une** cause menaçante d'infection intestinale.

Ainsi sur ces 3 grammes d'azotés alimentaires : $1^{gr}50$ ont fourni $0^{gr}25$ d'azote uréique, soit $0^{gr}50$ d'urée ; environ $0^{gr}50$, soit $0^{gr}10$ d'azote, se sont éliminés autrement que par la voie rénale, soit de ces deux chefs, environ 2 grammes d'azotés. Quant au troisième gramme, je le répète, nous devons en conclure qu'il est resté en plus dans le bol intestinal.

5° La question se complique, quand la ration, en même temps qu'elle contient les azotés en excès, a une valeur calorifique totale supérieure aux dépenses de l'organisme, et que celui-ci augmente de poids. Cependant, quoique ses indications soient moins précises, cette loi peut encore nous en fournir d'importantes. Dans ce cas, l'azote urinaire représentera d'abord celui des albuminoïdes usés, ensuite celui des azotés alimentaires ayant été utilisés pour faire du calorique ; et enfin celui des azotés alimentaires immobilisés sous forme de corps gras. Souvent encore dans ce cas, le total de l'azote urinaire, augmenté des $0^{gr}10$ s'étant éliminé autrement, correspondra sensiblement au total de l'azote alimentaire. Mais, parfois aussi, ce dernier ne se retrouvera pas complètement, la différence étant représentée par les albuminoïdes ayant été immobilisés dans leur état par l'organisme. C'est ce qui arrive dans la croissance, surtout pendant la première année ; et aussi pendant les convalescences des maladies ayant porté une atteinte aux albuminoïdes de constitution, comme après les fièvres graves.

Mais même dans ce dernier cas, cette loi trouverait encore une application importante, si nous pouvions connaître l'azote fécal, puisqu'elle pourra nous donner quelques indications sur le sort des albuminoïdes absorbés ; et, en effet, en établissant le rapport entre l'azote alimentaire et l'azote urinaire, nous pourrons apprécier si les albuminoïdes retenus par l'organisme l'ont été comme substances de constitution en leur état, ou seulement à l'état de corps gras.

6° Je crois devoir rappeler ici, à ce propos, qu'un gramme de substances albuminoïdes, qu'il soit détruit par l'organisme ou conservé par lui à l'état de corps gras, ou même de glucose, laisse toujours passer dans les urines la totalité de son azote, soit environ $0^{gr}16$ pour un gramme d'azotés, ce qui donne environ $0^{gr}33$ d'urée.

7° Ce qui précède nous conduit également à cette autre loi : *que dans une large mesure, l'azote urinaire est fonction de l'azote absorbé, et, quoique d'une manière moins exacte, de l'azote ingéré.*

Le rapport entre l'azote urinaire et l'azote absorbé, ne peut guère être modifié que par les albuminoïdes immobilisés en nature par l'organisme.

Quant au rapport entre l'azote urinaire et l'azote alimentaire, outre cette première cause de modification, se trouve celle due à l'exagération du déchet intestinal. Mais, cependant, malgré ces deux influences pouvant altérer l'exactitude de ce rapport, la loi n'en reste pas moins vraie dans ce qu'elle a de général ; et elle reste suffisamment exacte pour que, dans la pratique, elle puisse être comprise dans la formule suivante : *l'azote urinaire est fonction de l'azote alimentaire*, ou encore, *l'urée est fonction des aliments azotés.*

8° Nous arrivons, aussi, à cette autre conclusion d'une extrême importance pour tout ce qui touche l'étude des excréta et notamment les dosages de l'urée, que ces dosages, quelque soigneusement qu'ils soient faits, quelque exacts qu'ils soient au point de vue chimique, perdent la presque totalité de leur intérêt et de leur signification, si en même temps on ne fait pas connaître la quantité d'azotés au moins ingérés ; et si l'on n'indique pas d'abord si, par son ensemble, la ration était suffisante au moins au point de vue des calories ; et, enfin, si pendant le dosage, le poids du sujet est resté le même, ou bien a varié.

Cette observation s'appliquant aux faits pathologiques, comme à l'état normal, on voit combien sont nombreux les dosages d'urée, par exemple, qui perdent ainsi une partie de leur intérêt.

Evidemment, ces dosages peuvent bien fournir certaines indications; mais ils ne peuvent guère nous permettre d'apprécier, par exemple, l'action de tel ou tel agent sur la nutrition, si les précisions précédentes n'ont pas été données.

9° Enfin, je termine par cette observation, que la différence entre l'*azote uréique* et l'*azote urinaire total* ne prend réellement de l'intérêt qu'à l'état pathologique; et que, même pour cet état, pour pouvoir donner des indications sûres, il faudra que ce rapport soit éclairé par les conditions que je viens de préciser.

ÉVALUATION DES QUANTITÉS DE CORPS GRAS
ET D'HYDRATES DE CARBONNE
NÉCESSAIRES A NOTRE ORGANISME DANS LES CONDITIONS
DE LA RATION MOYENNE D'ENTRETIEN.

ÉVALUATION PAR LEUR VALEUR EN CALORIES.

Je rappelle d'abord que l'établissement d'une ration quelconque nécessite toujours la fixation de deux catégories de substances, les unes *organiques* et les *autres minérales* ; et que les organiques, par lesquelles j'ai commencé, comprennent trois catégories de principes immédiats ; des *albuminoïdes*, des *corps gras* et des *hydrates de carbone*.

Or, étant donné que je viens de fixer les quantités d'albuminoïdes, il nous reste maintenant, en ce qui concerne les organiques, à nous occuper des deux autres principes immédiats.

La question qui se présente est donc la suivante, qu'elle est la quantité de corps gras et d'hydrates de carbone correspondant aux besoins d'un kilogramme d'adulte dans les conditions de la ration moyenne d'entretien ?

Or, la solution de cette question ainsi posée, que l'on veuille doser *séparément* ou *simultanément* ces deux catégories de substances, présente les plus sérieuses difficultés.

Le procédé le plus simple, pour le *dosage isolé*, consisterait à donner à un sujet, outre la quantité d'azotés précédemment fixée, une quantité soit de corps gras, soit d'hydrates de carbone suffisante pour maintenir le sujet à son poids initial. Or, si cette expérience offre encore quelque chance de succès pour les hydrates de carbone, qui peuvent être représentés par le sucre, il n'en est pas de même pour les corps gras. Il est presque sûr, en effet, que les corps gras, même ingérés en quantité suffisante, ne seraient pas digérés. Pour le sucre, lui-même, si l'on peut admettre que donné en si grande quantité, il

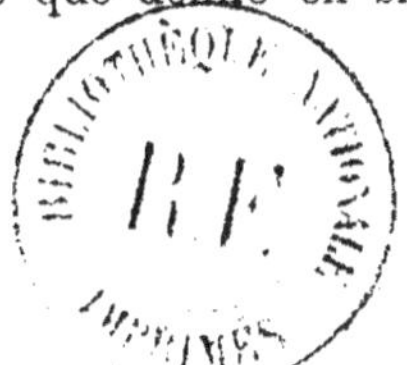

8

puisse encore être absorbé, il est à craindre qu'au moins une partie ne traverse l'organisme sans être utilisé et produise de la glycosurie. Le dosage isolé de chacune de ces catégories de principes immédiats, présente donc des difficultés presque insurmontables.

Quant au *dosage simultané*, après une série d'essais infructueux, j'ai dû également y renoncer.

Mais, heureusement, ces dosages, soit isolés soit simultanés, ne sont pas indispensables; on peut procéder autrement. Ces deux catégories de substances, en effet, corps gras et hydrates de carbone, ont sensiblement le même rôle dans l'organisme; et la théorie, ainsi que la pratique, nous prouve qu'ils peuvent se remplacer et se suppléer dans des proportions qui nous sont connues. Tous les deux, en effet, sont, avant tout et en dernière analyse, des agents de calorification; et ils ont, à ce point de vue, une commune mesure : leur valeur en calories. Les uns en donnent 9 par gramme et les autres 4.

Or, étant donné, d'une part, que ces deux catégories de principes immédiats doivent être employés uniquement à faire du calorique; et, d'autre part, étant donné aussi que ce qui nous intéresse réellement dans leur dosage, est la quantité de calorique qu'ils peuvent produire, la question peut être retournée sans inconvénient, avec avantage même; et au lieu de nous demander tout d'abord, qu'elle est la quantité de corps gras et celle d'hydrates de carbone nécessaires à l'organisme, nous n'avons qu'à nous demander qu'elle est le nombre de calories suffisant pour couvrir ses besoins; et, ce nombre de calories nous étant connu, répartir ensuite cette quantité de calories entre ces deux principes immédiats, selon leur degré de digestibilité et les habitudes.

C'est à ce procédé, du reste, que j'ai été conduit après une série d'essais, dans lesquels, je l'ai dit, je réunissais ces deux principes immédiats dans des proportions fixées d'avance. Ces essais présentant de trop sérieuses difficultés pratiques, je me suis décidé à n'évaluer que la quantité de calories fournies par les deux ternaires, qu'elle que fut leur nature; et c'est en utilisant les recherches faites dans cette voie, que je vais étudier cette question.

Pour simplifier ce problème, je vais d'abord chercher qu'elle est la *quantité totale de calories* dont nous avons besoin dans les conditions de la ration moyenne d'entretien ; et en déduisant ensuite. de ce total, la quantité de calories fournies par les azotés. j'aurai le nombre de calories que doivent donner les deux ternaires ; et enfin, ce nombre connu, il me sera facile, on le conçoit, de répartir les calories qu'ils doivent fournir, entre les corps gras et les hydrates de carbone. Je pourrai même tenir compte des habitudes nationales ou même des préférences individuelles, à la condition, bien entendu, de rester dans des proportions en rapport avec la digestibilité de chacune de ces deux catégories d'aliments.

NOTIONS GÉNÉRALES DE THERMIQUE ANIMALE

Equivalents thermiques, isodynames et isoglucosiques (1).

Je me suis déjà assez longuement étendu, dans le premier volume, sur cette question, en l'envisageant d'une manière générale et dans son ensemble. Cependant, je crois utile, maintenant qu'il s'agit d'appliquer ces données avec précision, à notre alimentation, de revenir sur les points suivants :

1° La calorie est l'unité de chaleur. Elle correspond à la quantité de chaleur nécessaire pour élever d'un degré la température d'un litre d'eau. Au point de vue mécanique, elle équivaut à 425 kilogrammètres.

2° Pour les raisons que j'ai données (2), on peut admettre, d'une manière suffisamment exacte pour la pratique, qu'en

(1) Voir dans le PREMIER VOLUME :

1° Page 27. — Nécessité du calorique pour la vie animale ; animaux hétérothermes ; hibernants ; homœothermes.

2° Page 39. — Calories produites par la minéralisation des substances organiques.

3° Page 51. — Notions générales sur la thermogénèse.

4° Page 191. — Notions générales sur la thermique animale ; nécessité du calorique pour la vie animale ; mise en réserve du calorique dans les aliments (198) ; idée générale de la thermique (201) ; quantité de chaleur fournie par les divers aliments (206).

5° Page 283. — Rôle calorifique des divers aliments : azotés, gras, hydrates de carbone et minéraux.

6° Page 347. — Oxygène ; ses origines ; son rôle ; son élimination.

(2) Voir premier volume page 191 et suiv.

moyenne 1 gramme d'azotés donne 5 calories, 1 gramme de graisse, 9, et 1 gramme d'hydrates de carbone, 4 (1).

3° Ces quantités de calories représentent la *chaleur de combustion* de ces différents corps. Ce sont leurs *équivalents thermiques*. Ils correspondent à la quantité de chaleur que donne 1 gramme de ces substances en brûlant en dehors de l'organisme, et en revenant en totalité à l'état minéral.

4° Le calorique des substances organiques reste à l'état *potentiel*, c'est-à-dire, sans se manifester, tant que leurs molécules restent intactes. Mais, dès que, sous une influence quelconque, leurs molécules sont modifiées dans le sens de la minéralisation, une partie de leur calorique devient *actuel*, c'est-à-dire qu'il se dégage ; et ce dégagement continuera, jusqu'à ce que les corps qui entrent dans la constitution de la substance organique soient revenus, en totalité, à l'état minéral.

5° La quantité de calorique que peut céder une substance organique en se minéralisant est toujours la même ; et cela que la minéralisation ait lieu dans l'organisme ou en dehors de lui.

Cette énergie *potentielle*, en devenant *actuelle*, au moment de la désagrégation de la molécule organique, peut donner du calorique servant ainsi, si cette altération se passe dans l'organisme, soit à conserver sa température normale, soit à suffire à son travail mécanique, mouvement ou effort. C'est dans ces dernières conditions, qu'un gramme de glucose, par exemple, en se minéralisant d'une manière complète, peut produire un travail équivalent à 4 fois 425 kilogrammètres.

6° Mais, à côté des équivalents *thermiques* correspondant à la *chaleur de combustion*, les travaux de Chauveau sont venus en placer d'autres, que ce savant physiologiste a désignés sous le nom d'*isoglucosiques*.

7° Le muscle, nous le savons par les travaux de Chauveau, ne peut utiliser que de la glucose; et un gramme de cette glucose employée par le muscle fournit réellement un travail mécanique équivalent à 4 calories, soit 1.700 kilogrammètres.

Or, étant donné que cet élément anatomique ne peut utiliser que de la glucose, si l'organisme, par suite de son alimentation,

(1 Pour ces équivalents thermiques, voir le premier volume, p. 209.

manque de cet aliment, et qu'il soit forcé d'utiliser pour le travail musculaire des corps gras ou des albuminoïdes, il est évident que ces derniers aliments ne peuvent être utilisés par le muscle que dans la proportion de la quantité de glucose qu'ils peuvent donner.

Or, 1 gramme de graisse ne donnant que $1^{gr}61$ de glucose, ce gramme de graisse ne pourra fournir au muscle que $1^{gr}61 \times 4 = 6$ calories 440 sur les 9 calories qu'il contenait réellement comme énergie potentielle.

Il en est de même pour les albuminoïdes. Un gramme de ces substances ne fournit que $0^{gr}80$ de glucose, soit $0^{gr}80 \times 4 = 3$ calories 200 sur les 5 calories que, d'une manière approximative, ce gramme d'albumine contenait comme potentiel.

De là découle un fait important, sur lequel je reviendrai à propos de la ration de travail, l'avantage que l'on trouve à fournir de la glucose à l'organisme, quand il s'agit de travail musculaire ; et, au contraire, le désavantage qu'il y aurait à utiliser, dans ce but, les corps gras et les albuminoïdes. Le muscle, en effet, ne peut guère utiliser que les 2/3 du potentiel des graisses et les 3/5 de celui des albuminoïdes. Or, c'est aux quantités de glucose qui peuvent être fournies par les corps gras et les albuminoïdes que Chauveau, je le répète, a donné le nom d'*équivalents isoglucosiques*, par opposition aux équivalents que l'on désignait sous le nom d'*isodynames*, et qui me paraîtraient désormais être mieux désignés par celui d'*isothermiques*.

L'exemple suivant va faire ressortir la différence entre ces deux catégories d'équivalents.

Si, par exemple, il s'agit d'assurer à l'organisme une quantité donnée de chaleur, soit 100 calories, pour la conservation de sa température normale ; nous pourrions obtenir ces 100 calories, approximativement avec 25 grammes de glucose ou avec 11 grammes de graisse, ou bien encore avec 20 grammes d'albumine ; et nous nous servirions, pour calculer ces quantités de glucose, de corps gras ou d'albuminoïdes, de leurs équivalents thermiques, correspondant à leur chaleur de combustion, soit, je l'ai dit, 4 pour les glucoses, 9 pour les graisses et 5 pour les albuminoïdes.

Les quantités de 25 grammes de glucose, 11 grammes de graisse et 20 grammes d'albuminoïdes sont donc *isothermi-*

ques, en ce sens qu'elles donnent la même quantité totale de chaleur.

Nous allons voir que les quantités de ces différentes substances seront bien changées, si nous voulons fournir au muscle les aliments nécessaires pour assurer un travail équivalent à 100 calories. D'après ce qui précède, il faudra toujours bien lui donner 100 grammes de glucose; mais pour les graisses, il faudra donner 100/6.440, soit 15^{gr}50 environ; et pour les albuminoïdes 100/3.20, soit 31 grammes.

Au point de vue de la fonction musculaire, 20 grammes de glucose équivalent à 15^{gr}50 de graisse et à 31 grammes d'albuminoïde, c'est-à-dire que ces derniers vaudront, ainsi que je l'ai dit, la quantité de glucose qu'ils fournissent; ils sont *isoglucosiques*.

Si je ne craignais d'exposer à une confusion, je voudrais donner également à ces équivalents le nom d'*isodynamiques*; puisque en réalité, il correspondent au même effort, au même travail musculaire. Ils n'en conserveraient pas moins celui d'isoglucosiques, qui me paraît très justifié, puisqu'il fournit l'explication de leur valeur comparative. Mais chacune de ces deux expressions représenterait un acte important de ces équivalents : leur origine et leur application au travail mécanique.

Mais déjà l'expression d'isodyname a été appliquée à la quantité de chaleur produite, au simple point de vue de la chaleur de combustion ; et elle est restée, dans la pensée d'un certain nombre d'auteurs, synonyme d'isothermique. Je le répète, il y aurait donc peut-être quelque inconvénient à donner ainsi au même mot deux sens différents.

Mais, en somme, il est incontestable que les travaux de Chauveau ont modifié la signification que nous attachions à ce mot ; et il serait, je crois, plus logique de lui donner celle qui lui convient le mieux, d'après les notions actuelles de la science.

Mais qu'elle que soit la signification que dans l'avenir le monde scientifique réserve à l'expression *isodyname*, il n'en reste pas moins bien acquis, qu'on ne saurait confondre les équivalents *isothermiques* avec les *isoglucosiques*. La valeur des premiers est basée sur la chaleur de combustion, et celle des autres, sur la quantité de glucose qu'ils peuvent fournir; et si ces deux équivalents se confondent forcément, quand il s'agit de la glucose, les équivalents glucosiques sont bien inférieurs aux thermiques, je l'ai dit, pour les graisses et les albuminoïdes.

Il doit donc être bien entendu que les graisses et les albuminoïdes, s'ils sont utilisés par le muscle, ne donnent : les premières que 6 cal. 440 par grammes au lieu de 9, et les seconds 3 cal. 220 au lieu de 5.

Mais alors, que deviennent les calories représentant la différence : 2 cal. 560 pour les graisses et 1 cal. 780 pour les albuminoïdes ? Il me paraît évident que cette chaleur n'est pas perdue pour l'organisme.

Il ne me semble pas possible qu'elle le soit, si la minéralisation de ce gramme de graisse s'accomplit d'une manière complète au sein des tissus, ou bien si le gramme d'albuminoïdes est ramené à l'état d'urée. La différence, ne me paraît devoir être maintenue que pour le travail musculaire.

Pour nous en convaincre, prenons les formules qui expliquent la formation de la glucose avec la graisse et les albumines ; et qui, du reste, sont tout à fait justifiées par les résultats expérimentaux de Chauveau.

Un gramme de stéarine, en s'oxydant, donne $1^{gr}61$ de glucose ; mais elle donne aussi $0^{gr}44$ d'acide carbonique et $0^{gr}14$ d'eau. Or, l'oxygène en se combinant avec le carbone et l'hydrogène a dû forcément donner une certaine quantité de chaleur.

Il en est de même de la molécule albuminoïde qui se désagrège sous l'influence de l'hydratation ; et qui, pendant sa désagrégation, fournit des hydrates de carbone ou des corps gras, qui, à leur tour, donnent facilement de la glucose. A. Gautier, a donné deux formules pour expliquer cette transformation. Dans l'une nous avons :

$$C^{22} H^{112} Az^{18} O^{22} S + 24 H^2 O = 7 CO A^2 H^4 + 5 C^{12} H^{20} O^{16}$$

albumine   urée   glycogène

$$+ C^{26} H^{44} O + 3 C^2 H^5 Azo^2 + C^2 H^7 Az SO^2 + 6 H.$$

Cholestérine   glycocolle   taurine

D'où l'on déduit que 1 gramme d'albumine donne $0^{gr}260$, d'urée, $0^{gr}540$ de glycogène, $0^{gr}230$ de cholestérine, $0^{gr}117$ de glycocolle et $0^{gr}070$ de taurine.

D'après la seconde, la combinaison d'une molécule d'albumine avec 14 molécules d'eau donnent :

$$9\ Co\ Az^2\ H^4 + C^{51}\ H^{96}\ O^6 + C^3\ H^6\ O^3 + 9\ CO^2 + S.$$
urée   tripamitine   A lactique.

D'où l'on peut déduire que 1 gramme d'albumine donne $0^{gr}50$ de tripalmitine, qui, à son tour, pourrait fournir $0^{gr}805$ de glucose, ce qui ne représente que la moitié de la glucose pouvant être fournie par l'albumine, puisque 1 gramme en donne $1^{gr}61$.

Or, dans ces deux formules, outre le glycogène de la première et la tripalmitine de la seconde, nous voyons se former de nombreux autres corps, qui, en s'oxydant, donnent encore forcément une certaine quantité de chaleur. J'y reviens donc, si l'énergie potentielle de ces corps ne peut pas être utilisée par le muscle, elle ne doit pas moins se transformer en chaleur, si ces corps sont minéralisés dans l'organisme; et, dès lors, il est forcé qu'elle serve à ce dernier, pour le maintenir à sa température normale.

Dans cette manière de concevoir la valeur thermique et la valeur mécanique de nos aliments, les équivalents glucosiques devraient être appliqués à la contraction musculaire, au travail physique, et les équivalents thermiques à la production de la chaleur.

C'est ainsi que se présentait la question, et sans le moindre doute, après les premiers travaux de Chauveau. Ceux-ci, en effet, avaient porté sur les dépenses pendant le travail, condition pendant laquelle on pouvait s'expliquer que les dépenses provoquées par le travail musculaire dominaient assez les autres pour que les dépenses de l'organisme parussent réglées surtout par ses équivalents glucosiques. Mais ses derniers travaux pourraient paraître l'avoir conduit à des résultats qui s'expliquent moins facilement. Les dépenses totales de l'organisme seraient réglées d'après les équivalents glucosiques, même lorsque « l'animal ne produit aucun travail mécanique » (1).

« Il ne faut pas être surpris, ajoute Laulanié, de ce dernier « résultat, puisque, même dans le repos, les muscles ne ces-

(1) Laulanié. *Eléments de physiologie*, 2e fascicule, p 544.

« sent pas d'agir et de dépenser l'aliment nécessaire à leur
« activité.

« En résumé, et sous une forme très large et très synthé-
« thique, les divers principes immédiats produisent les mêmes
« effets nutritifs, quand on les substitue les uns aux autres
« dans la proportion indiquée par les poids isoglucosiques.
« Leur puissance trophique a pour mesure non pas la quantité
« de chaleur qu'ils produisent par la combustion, mais la
« quantité de glycose qu'ils peuvent livrer aux opérations
« extractives du foie ».

Il semblerait donc, d'après ce qui précède, que désormais
les seuls équivalents dont il faudrait tenir compte seraient les
glucosiques ; puisque c'est d'après eux que sont réglés non
seulement les dépenses musculaires, mais aussi les phénomènes nutritifs. Les équivalents thermiques n'auraient donc plus
de raison d'exister. Je ne crois pas cependant que telle soit
la pensée de Chauveau.

D'une part, en effet, Laulanié, qui doit bien connaître la pensée
de son maître, immédiatement après avoir écrit la phrase que
je viens de citer, s'exprime ainsi (1) : « La théorie du glycose
« considérée comme l'aliment de la force musculaire est donc
« vérifiée indirectement par la réalisation des conséquences
« qui y étaient enfermées ; et nous pouvons conclure définiti-
« vement : le glycose est l'aliment prochain et exclusif du
« travail physiologique du muscle. Cette conclusion emporte
« avec elle cette indication générale de former la ration sup-
« plémentaire de travail avec des hydrates de carbone dont
« les transformations digestives et hépatiques sont si rapides ».

Ainsi Laulanié, après avoir, quelques lignes au-dessus, étendu
l'action des équivalents glucosiques jusqu'aux actes nutritifs
et trophiques, semble maintenant limiter cette action au
travail physiologique du muscle. Il trouve l'utilité des glucoses surtout dans la ration supplémentaire de travail.

Du reste, à la page précédente, en commençant l'exposé de
« la théorie de Chauveau, il s'exprime ainsi : « Dès lors, il
« faut faire abstraction de l'énergie libérée dans le foie par
« les opérations qui transforment les principes immédiats et
« en extraient la glucose. Cette énergie est définitivement

---

(1) Page 544.

« dérivée et perdue pour les muscles. Ceux-ci ne sauraient
« tirer aucun bénéfice de *la chaleur engendrée* dans les actes
« préliminaires qui s'accomplissent pour'eux et en dehors
« d'eux ».

Mais évidemment, si la chaleur engendrée par les actes
préliminaires qui préparent la formation de la glucose n'est
pas utile aux muscles, elle ne peut pas néanmoins ne pas contribuer à la chaleur de l'organisme.

Que si l'on cherchait à accorder à la totalité de la chaleur
une origine musculaire, même lorsque le muscle est au repos ;
il faudrait alors expliquer pourquoi le maximum de la chaleur
se trouve dans les veines sus-hépatiques, qui cependant ne
reçoivent le sang d'aucun muscle.

Tout en accordant donc que les dernières expériences de
Chauveau soulèvent une question du plus haut intérêt en ce
qui concerne les dépenses en calorique des actifs nutritifs, je
pense que nous devons conserver les deux séries d'équivalents,
les thermiques et les glucosiques ; et que, jusqu'à nouvelle
confirmation, les premiers devront être employés, quand il
s'agira des dépenses de l'organisme en calorique prises dans leur
ensemble, et que les autres trouveront leur utilité, toutes les
fois qu'il s'agira de la transformation de l'énergie en contraction musculaire, et tout spécialement pour la ration de
travail.

Je dois ajouter que j'ai cherché à faire disparaître mes
doutes sur l'interprétation à donner aux équivalents glucosiques ; et, des renseignements que j'ai pris soit auprès de
M. Laulanié, soit auprès de M. Chauveau lui-même, il résulte
que pour eux la différence entre la chaleur de combustion des
graisses et des albuminoïdes et celle développée par la quantité
de glucose qu'ils donnent, n'est pas perdue pour l'organisme.
La partie de l'énergie potentielle qui n'est pas utilisée par le
muscle sous forme de glucose, sert à la calorification.

Ces explications confirment donc les conclusions auxquelles
j'étais déjà arrivé ; et aussi, jusqu'à ce que des faits nouveaux
viennent modifier ces conclusions, je vais continuer à baser
tout ce qui va suivre pour la ration d'entretien sur les équivalents thermiques, me réservant de me servir des glucosiques,
quand il s'agira de la ration de travail.

Outre ces considérations sur l'utilisation de nos divers aliments, soit comme producteurs de chaleur, soit comme producteurs de travail mécanique, je crois devoir donner les principales lois de Berthelot réglant ces actions, en les faisant suivre de quelques explications. Le lecteur aura ainsi, en consultant en plus, ce que déjà dit sur la thermique animale en général dans le premier volume, des notions, je l'espère, suffisantes, pour bien saisir tout ce qui a trait à la question de notre *calorique*, qui prend, et avec raison, de plus en plus d'importance dans la détermination de nos dépenses, de nos besoins et aussi dans la fixation de nos diverses rations.

Parmi les lois de Berthelot, celles qui nous intéressent plus particulièrement sont les suivantes :

« 1° L'oxydation totale d'un principe immédiat au moyen
« de l'oxygène libre, c'est-à-dire sa transformation intégrale
« en eau et en acide carbonique, dégage une quantité de cha-
« leur égale à la différence entre les chaleurs de combustion de
« ses éléments et sa propre chaleur de formation depuis les
« mêmes éléments (1) ».

2° La seconde loi est la suivante : « L'oxydation incomplète
« d'un principe immédiat par l'oxygène libre, dégage une
« quantité de chaleur égale à la différence entre la chaleur de
« combustion du principe et celle des produits actuels de sa
« transformation (2) ».

Dès qu'une molécule organique, en effet, commence à se minéraliser, elle cède une partie de son énergie potentielle ; et la quantité qu'elle a livrée ainsi au cours de sa minéralisation est la différence entre son énergie totale et celle qui reste dans ses divers produits. Cette loi nous fournit une application importante pour les albuminoïdes dont la moitié environ sur la quantité dépensée, s'élimine à l'état de minéralisation incomplète.

Un gramme d'albumine, en s'oxydant d'une manière complète, fournit 5 cal. 754. Mais dans l'organisme, si nous supposons qu'il soit minéralisé jusqu'à l'état d'urée, il donnera $0^{gr}355$ de ce produit. Or, le gramme d'urée donnant encore 2 cal. 523, ces $0^{gr}355$ équivaudront à 0 cal. 896, qui, retranchés de 5 cal. 754, laissent 4 cal. 858, comme quantité d'énergie

____

(1) Mécanique chimique, t. I, p. 95.
(2) Chimie mécanique, t. I, p. 96.

cédée par ce gramme d'albumine à l'organisme, après être arrivé à l'état d'urée.

3° Je crois devoir également rappeler (Tome I, p. 204) que la quantité d'énergie qu'un principe immédiat de nos aliments peut céder à notre organisme, est indépendant du temps que ce principe met à se minéraliser. Si je prends, par exemple, 1 gramme d'albumine, qui, je viens de le dire, doit avoir cédé 4 cal. 850 par l'oxydation de ces divers éléments constituants, lorsqu'il est réduit à $0^{gr}355$ d'urée, les transformations qui précèdent l'urée, peuvent se faire dans une heure ou dans un mois, la quantité d'énergie cédée à l'organisme ne sera pas changée, elle sera toujours de 4 cal. 850.

4° Mais toutes les transformations que subit la matière organique au sein de nos tissus, ne relèvent pas de l'oxydation. Or, toutes ces transformations, y compris celles dues à l'oxydation, sont réglées par la loi suivante : « Lorsqu'un principe « organique se dédouble en deux autres substances ou en un « plus grand nombre, la chaleur dégagée ou absorbée est égale « à la différence entre la chaleur de formation des produits « formés et celle du produit initial (Berthelot) ». Cette loi vise surtout les phénomènes anaérobies se passant au sein des éléments anatomiques, notamment ceux d'hydratation et de déshydratation, et qui ne s'accomplissent qu'en cédant ou en absorbant du calorique.

5° Enfin, toute l'energie potentielle en devenant actuelle ne se transforme pas en chaleur. Une partie se transforme en mouvement, en travail mécanique. Or, lorsque l'énergie sert ainsi à ces deux destinations, les dépenses sont régies par la loi suivante:

« L'ensemble des énergies dépensées en un temps donné par « un organisme, équivaut, suivant les lois ordinaires de l'équi- « valence des forces, à la chaleur qui serait versée au calori- « mètre par la somme des transformations chimiques, ou bien « dans ce même temps par les principes immédiats des tissus « et aliments de cet organisme, diminuée de l'équivalent « calorifique des travaux extérieurs effectués au cours de cette « période ».

Ainsi, quand nous évaluons la ration d'entretien à 2.400 calories, par exemple, pour savoir exactement quelle est la quantité de ces calories qui a servi à maintenir l'organisme à sa température normale, il faudra retrancher de ce total le nombre de calories équivalant au travail produit.

Telles sont les lois posées par Berthelot et les applications générales qu'on peut en déduire. Ces lois et ces applications générales, on le voit, supposent ce fait démontré que la quantité de chaleur cédée à l'organisme par un principe immédiat, en se transformant d'une manière complète en acide carbonique et en eau, est exactement la même que celle qu'il aurait versée au calorimètre; et cela, que cette chaleur ou autrement dit, cette énergie cédée à l'organisme, soit utilisée comme calorique ou comme travail mécanique.

Mais en est-il réellement ainsi? Les équivalents thermiques des principes immédiats déterminés par Berthelot par la combustion à l'air libre et dans un calorimètre, restent-ils exacts, quand ces mêmes substances s'oxydent dans nos tissus, quoique subissant souvent avant leur oxydation les nombreuses modifications que la physiologie nous a déjà fait connaître? Le doute n'est pas permis à cet égard, au moins depuis les expériences si démonstratives de Rubner.

Cet expérimentateur, en effet, en même temps qu'il mesurait la chaleur perdue par un animal, dosait l'azote total de l'urine ainsi que le carbonne transformé en acide carbonique; et cette expérience a été renouvelée trois fois dans les circonstances différentes suivantes : *l'inanition, l'alimentation par la graisse et l'alimentation par la viande;* la durée a été de 5 jours pour les deux premières et de 6 jours pour la dernière.

Or, voici quels ont été les résultats :

PÉRIODES	CHALEUR CALCULÉE	CHALEUR PRODUITE
Inanition..............	1.296cal.500	1.305cal.130
Aliment. par la graisse..	1.510cal.800	1.496cal.100
Aliment. par la viande...	2.249cal.660	2.276cal.800

Comme on le voit, on ne saurait demander plus de précisions à des expériences de cette nature. On peut dire que les divers résultats se confondent : d'où l'on doit conclure que les divers principes immédiats qui brûlent dans l'organisme, fournissent la même quantité de chaleur que lorsqu'ils brûlent en dehors de lui.

Qu'il me soit permis enfin, de revenir un instant sur la distinction des équivalents thermiques et glucosiques, et sur les conditions dans lesquelles chacun d'eux doit être employé. C'est en se servant des équivalents thermiques que Rubner a fait ses calculs. Il a substitué seulement celui de la viande, qu'il a calculé lui-même, 4 cal. 047 à celui de l'albumine, dont il n'est pas très éloigné ; et c'est avec ces équivalents qu'il a trouvé cette remarquable concordance. Ces expériences viennent donc à l'appui des idées que j'ai exposées relativement à ces équivalents. Ce sont donc bien les équivalents thermiques qui devront être utilisés, soit qu'il s'agisse de déterminer le calorique produit en se basant sur les quantités de principes immédiats minéralisés, comme on le fait dans le procédé de la calorimétrie alimentaire ; soit qu'en sens inverse, il s'agisse, en connaissant la quantité de calorique nécessaire à un organisme, de fixer qu'elle est la quantité des divers principes immédiats nécessaires pour la lui fournir.

Ces notions générales sur la thermique animale de nouveau exposées, et les points douteux qu'elles pouvaient présenter ainsi expliqués, voyons quels sont les différents procédés qui ont été employés pour mesurer la chaleur totale nécessaire à l'organisme.

PROCÉDÉS SERVANT A CALCULER NOS BESOINS EN CALORIES.

DIVISION. — D'une manière générale et en étendant ces recherches aux animaux, on a pu calculer la chaleur produite par un organisme, en l'assimilant à celle qui lui est nécessaire, par une série de procédés que l'on peut répartir en deux méthodes :

La *calorimétrie directe* et la *calorimétrie indirecte*, cette dernière comprenant elle-même deux procédés selon que l'on se base pour connaître la chaleur dépensée sur les *excreta* ou sur les *ingesta*.

La CALORIMÉTRIE DIRECTE consiste à apprécier la chaleur dégagée par un organisme, en le plaçant dans un appareil dont les dispositifs sont très variables ; mais dont l'idée inspiratrice commune est d'apprécier la chaleur perdue par cet organisme en mesurant l'augmentation de la chaleur du milieu dans lequel on l'a placé. Cette méthode, de plus en plus perfectionnée, peut donner des indications précieuses et offrant de sérieuses garanties, quand il ne s'agit que d'obtenir des résultats comparatifs, comme, par exemple, quand on veut apprécier l'influence de la température ambiante sur des dépenses en calories d'un organisme. Mais elle est forcément insuffisante s'il s'agit d'évaluer l'énergie totale qu'il dépense. Les divers procédés de cette méthode ne peuvent donner, en effet, que l'énergie transformée en chaleur et perdue par le rayonnement cutané et pulmonaire, sans tenir compte du travail mécanique qui, même en dehors de tout travail professionnel, a encore une certaine importance.

De plus, jusqu'à une date très récente, elle n'avait jamais été appliquée à l'homme adulte, au moins pendant un temps assez long pour nous fournir des données ayant une garantie suffisante pour servir de base à une ration.

Mais très heureusement, depuis quelques années, deux expérimentateurs des plus consciencieux sont venus combler cette lacune, au moins autant qu'elle pouvait l'être.

Lefèvre, continuant ses travaux sur la calorimétrie par convection, a fourni sur nos dépenses en calories de précieuses indications. Grâce à un dispositif ingénieux qui lui avait déjà servi pour divers animaux, et qu'il a su approprier à l'homme, il a pu calculer ses pertes en calorique, en le plaçant dans des conditions qui se rapprochent beaucoup de celles de notre ration moyenne d'entretien. Son sujet, en effet, dans ces expériences, et c'est lui-même qui l'a été, était placé dans un courant d'air dont la vitesse était connue. Lefèvre a voulu ainsi tenir compte du mouvement fréquent dans lequel nous vivons, et qui constitue une cause importante d'augmentation de nos dépenses en calories.

Mais, de plus, il a pu, par cette modification, éviter une

cause d'erreur propre aux appareils à espace clos. C'est l'élévation de la température ambiante par le sujet, élévation qui au fur et à mesure qu'elle s'accentue tend à diminuer ses propres dépenses (1).

J'aurais, du reste, à revenir sur les recherches de ce consciencieux expérimentateur.

En même temps que Lefèvre poursuivait ses recherches sur la calorimétrie directe, par son procéde de la convection, et avant même qu'il en fut arrivé à appliquer son procédéàl'évaluation de nos dépenses, Atwater, dans des expériences largement comprises, s'occupait de la même évaluation; mais, fait important, en complétant les données de la calorimétrie directe, par celles demandées à l'évaluation des excreta et des ingesta. Ses longues recherches ont été publiées dans plusieurs travaux s'étendant de 1899 à 1904.

De même que pour ceux de Lefèvre, j'aurai à revenir sur ces travaux. Mais, dès maintenant, je puis dire que jusqu'à présent ce sont ceux qui par la réunion des différents procédés d'évaluation, ont permis de s'approcher le plus de la solution que nous cherchons (2).

CALORIMÉTRIE INDIRECTE. — *Division*. — Dans la méthode précédente, l'évaluation de la chaleur dépensée par un organisme était faite directement par des instruments enregistrant la température. Le calorique perdu était évalué directement, d'après celui reçu par le milieu ambiant.

Au contraire, dans les procédés relevant de la *calorimétrie indirecte*, l'évaluation du calorique dépensé n'est faite qu'après une transformation. Ce n'est pas le calorique produit que l'on mesure, mais seulement les produits de la combustion en

(1) LEVÈVRE. Sur le besoin de chaleur dans la valeur de la ration calorifiqu> en fonction de la température ou du climat. Etude de la calorimétrie. directe. *Société de Biologie*, 28 avril 1906, p. 75.

(2) A new calorimater by Atwater and Kora.

1902. Principes of nutrition and nutritiv volue of food by W. O. Atwater.

1903. Experiments on the metabolism of matter and energy in the human body by Atwater and Benedick.

1904. United stades departement of agriculture; office of experiment stations : list of publications of the office of experiment stations on the food and nutrition of man.

(acide carbonique), procédé des *excreta*, ou les agents de la combustion, les *ingesta* (oxygène et aliments). Dans tous ces procédés, la quantité de chaleur produite est donc obtenu, *indirectement*.

Evaluation des excreta — Elle a été la première employée; c'est celle de Lavoisier et Laplace.

Cette méthode est basée sur le dosage de *l'acide carbonique* éliminé, soit sur la quantité de carbone oxydé.

Grâce à elle, ces deux illustres expérimentateurs ont pu évaluer assez exactement la chaleur réellement produite par un organisme, puisque d'après leurs calculs, le carbone dépensé s'est élevé dans les environs de 90 °/₀ de calorique réellement produit. Dulong et Desprèts, en modifiant avantageusement le dispositif de ces deux premiers expérimentateurs, ont même pu donner des résultats plus concordants.

Mais cette méthode souvent employée pour les animaux, ne l'a été pour l'homme que dans des conditions qui paraissent insuffisantes pour servir de base à une ration. Pour offrir des garanties à ce point de vue, en effet, il faudrait que l'expérience eut été prolongée assez longtemps, et dans des conditions d'activité se rapprochant de celles de la ration d'entretien.

De plus, le dosage du carbone oxydé, de même que celui du calorique perdu, tout en pouvant nous donner les dépenses de notre organisme dans les conditions où les expériences ont été faites, ne nous fixe pas sur le point important concernant notre *dépense minima*. Or, j'ai assez insisté sur ce point; c'est là une question capitale, quand il s'agit d'établir une ration.

Pour le faire, en effet, il ne s'agit pas seulement de donner le nombre de calories dépensées dans telle ou telle condition; mais bien, comme pour les azotés, de fixer la plus petite quantité de calorique nécessaire à l'organisme, dans une de ces conditions.

Evaluation des ingesta. — L'évaluation des ingesta compte deux procédés, l'un basé sur l'évaluation de l'oxygène absorbé, et l'autre sur l'évaluation des *principes immédiats* contenus dans nos aliments et ingérés avec eux.

Evaluation de l'oxygène absorbé. — L'évaluation de la quantité d'énergie dépensée par un organisme en dosant l'oxygène consommé, repose, sur ce fait, « dit Laulanié, qu'il existe « un rapport constant entre la quantité des principes organi- « ques dépensés dans la combustion et l'oxygène employé « dans cette combustion ».

L'expérience démontre qu'un litre d'oxygène suffit pour brûler 0^{gr}937 d'albumine, ou 0^{gr}488 de graisse ou 1^{gr}200 d'amidon; et c'est « ce rapport invariable, qui existe entre la cha- « leur produite par la combustion d'un principe immédiat et « l'oxygène nécessaire à cette combustion » que Laulanié désigne sous le nom de *pouvoir thermogène de l'oxygène*.

Or, comme il le fait remarquer, par une circonstance heu- reuse, en partant des équivalents thermiques, le litre d'oxy- gène, en brûlant les quantités ci-dessus des principes immé- diats, produit très sensiblement la même quantité de chaleur. Voici, en effet les chiffres que donne Laulanié :

1 litre d'oxygène en brûlant	de l'albumine donne		4^{cal}.576
—	—	de la graisse —	4^{cal}.598
—	—	de la glucose —	4^{cal}.949
—	—	de l'amidon —	4^{cal}.979

soit une moyenne de.......................... 4^{cal}.775

Les quantités de calories restent également sensiblement les mêmes, je tiens à le faire remarquer, en se servant des équivalents thermiques simplifiés que j'ai adoptés :

$$
\begin{array}{lll}
0^{cal}.937 \ \text{d'albumine} \times \text{ par } 5 = & 4^{cal}.685 \\
0^{cal}.488 \ \text{de corps gras} \times \text{par } 9 = & 4^{cal}.392 \\
1^{cal}.200 \ \text{d'amidon} \times \text{ par } 4 = & 4^{cal}.800 \\
\hline
& 4^{cal}.610
\end{array}
$$

On comprend donc, après ce qui précède, qu'il sera facile d'évaluer la quantité de calories produites par un organisme, en sachant la quantité d'oxygène qu'il a dépensé. Si nous lui supposons une alimentation mixte, nous n'aurons qu'à multi- plier le nombre de litres d'oxygène dépensé par 4.775, d'une manière plus exacte, d'après Laulanié, et par 4.610, d'après les équivalents arrondis.

Enfin, pour mettre encore plus de précision dans nos cal- culs, nous multiplierons la quantité d'oxygène par 4.600, s'il s'agit des carnivores et par 4.800 s'il s'agit des herbivores. Le premier chiffre est un peu augmenté et le second diminué, parce qu'en effet même les carnivores dépensent toujours une certaine quantité d'hydrates de carbone et les herbivores une certaine quantité d'azotés.

Ce procédé me paraît donc devoir être des plus utiles pour les animaux, et aussi pour l'homme, au moins pour certaines études qui ne demandent pas à être trop prolongées; mais jusqu'à présent les recherches faites sur lui me paraissent encore insuffisantes pour nous servir à fixer sa ration.

D'une part, en effet, le procédé du dosage de l'oxygène n'a pas été appliqué à la fixation de nos besoins minima en calories; et, ensuite, l'application qui a été faite par Laulanié de ce dosage pour cette dépense minima, l'a été pour le chien et non pour nous (1). De sorte que, tout en accordant à ce procédé l'importance qu'il pourra prendre le jour où il sera appliqué méthodiquement à la fixation de notre ration, il ne peut jusqu'à présent ne nous fournir que des indications manquant de précision.

Evaluation des aliments ingérés. — Ce procédé, qui a reçu le nom de *calorimétrie indirecte alimentaire*, repose, en effet, sur l'évaluation du calorique produit, en se basant sur la quantité de principes immédiats ingérés avec nos aliments. Il suppose donc la connaissance de la *valeur calorifique* de ces principes immédiats, comme la précédente supposait la connaissance de la *valeur thermogène de l'oxygène*. Ces deux procédés, du reste, on le conçoit, se touchent de très près, puisque au point de vue de la production de la chaleur, les deux éléments qui leur servent de base, *oxygène* et *principes immédiats*, ne peuvent pas donner du calorique l'un sans l'autre, et que, de plus, la quantité de chaleur que chacun d'eux peut donner est corrélative de la dépense de l'autre.

Un volume donné d'oxygène en se combinant avec les substances organiques donne bien toujours la même quantité de chaleur; mais aussi il a toujours besoin pour être utilisé de la même quantité de chacune des trois catégories des principes

---

(1) De la méthode des rations croissantes et de son application à la détermination expérimentale de la ration d'entretien. — *Société de Biologie*, janv. 1905, p. 118.

immédiats. Et, d'autre part, une quantité donnée de ces principes en se combinant avec l'oxygène fournit bien toujours la même quantité de calories ; mais pour cela, ces principes ont toujours besoin de la même quantité d'oxygène.

Les dépenses en oxygène et celles en principes immédiats sont donc bien liées exactement les unes aux autres.

Le procédé de la calorimétrie alimentaire, le seul que j'ai employé dans mes recherches, a pour base les travaux de Berthelot.

Il repose d'abord sur les équivalents thermiques que l'illustre savant a fixés pour les divers principes immédiats de nos aliments ; et, ensuite, sur les lois qu'il a su dégager de ses lumineuses recherches.

J'ai déjà donné, dans le premier volume (1), les équivalents thermiques en les faisant précéder d'assez longues explications ; et quant aux lois de Berthelot, je viens de rappeler celles qui nous intéressent plus particulièrement, en les faisant suivre d'autres explications, qui, je le crois, seront suffisantes.

Appréciation des divers procédés destinés à évaluer le nombre de calories dépensées par notre organisme.

Si, après cet exposé des divers procédés pouvant nous permettre d'évaluer nos dépenses en calories, nous cherchons à les comparer entr'eux, pour nous fixer sur leurs avantages respectifs et sur le choix que nous devons faire, nous pourrons résumer cette étude dans les propositions suivantes :

1° Le procédé de *la calorimétrie directe*, qui n'a été appliqué que tout récemment à l'homme par Atwater et par Lefèvre, nous a déjà fourni d'importantes indications, en corroborant, nous le verrons, d'une manière suffisamment exacte. les résultats de la calorimétrie indirecte alimentaire ; il lui sera même facile de nous en donner de plus précises, en ayant soin de procéder à ces expériences, après avoir descendu l'alimentation à la quantité seulement suffisante. Les dosages faits par Atwater et par Lefèvre, en effet, nous donnent bien la cha-

(1) Voir le premier volume, p. 206 et suiv.

leur dépensée avec l'alimentation prise pendant ces expériences; mais rien ne nous prouve, je l'ai déjà dit, que ces sujets n'eussent pas pu se maintenir à leur poids initial avec une quantité moindre d'aliments et par conséquent en dépensant moins de chaleur.

De plus, et c'est là une observation importante, le procédé de Lefèvre ne permet pas de tenir compte du calorique utilisé pour faire du mouvement. Il ne peut donner que le total du rayonnement sans permettre aucune répartition.

L'appareil d'Atwater a des proportions suffisantes pour s'y livrer à des mouvements dont la valeur mécanique peut être évaluée; et c'est là un précieux avantage. Il remplit donc toutes les indications que l'on peut demander à la calorimétrie directe; et, de plus, comme dans ses recherches, Atwater a combiné cette dernière avec le dosage des ingesta et celui des excreta, on peut dire que la solution du problème, tel qu'il se l'est posé, peut être complète. Grâce à ses recherches, les plus scientifiquement faites jusqu'à présent, il a pu savoir d'une manière exacte qu'elles ont été les *dépenses* de ses sujets dans les conditions différentes dans lesquelles il les a placés; et aussi, par conséquent, la quantité des divers aliments qu'ils ont dû prendre pour faire face à leurs dépenses. Ces expériences ont donc une importance qui dépasse celle de toutes celles qui ont été faites jusqu'à présent pour ce qui touche notre alimentation. Mais cependant, tout en reconnaissant leur précision, je ne puis m'empêcher de faire remarquer, que si elles ne laissent aucun point obscur en ce qui touche les *dépenses;* elles ne nous fixent pas sur nos *besoins minima.* Or, il m'est impossible de ne pas y revenir, nos dépenses peuvent s'écarter sensiblement des besoins; et ce sont ces derniers, qui, d'une manière encore plus exacte et plus scientifique que les dépenses, doivent fixer notre ration.

Mais c'est là une lacune, qui, grâce à l'appareil d'Atwater, peut être facilement comblée. Il suffira de soumettre les sujets à des alimentations graduellement croissantes, en commençant par une insuffisante; et de voir ainsi à quelle quantité minima d'aliments il faudra arriver pour maintenir ses sujets à leur poids initial, et en même temps qu'elle est, dans ces conditions, la *quantité de calories* cédée à son appareil.

Cette expériences pourra être renouvelée dans les différentes conditions de repos et du travail ; et nous aurons ainsi, outre le calorique produit, les quantités minima d'aliments nécessaires à cette production.

En résumé, ce qui me paraît devoir compléter le procédé d'Atwater, c'est de le combiner avec celui de l'alimentatation partielle insuffisante, de telle manière, qu'il nous donne *nos besoins minima*, au lieu de nous donner *nos dépenses*.

Le dosage de l'*acide carbonique* conduit facilement au calorique dépensé ; mais il ne nous donne que le *calorique total*, que celui-ci soit utilisé sous forme de chaleur, ou qu'il soit transformé en travail mécanique. De plus, il ne peut également nous fixer sur nos besoins minima. Il ne peut le faire qu'en ayant soin de ramener nos aliments à la quantité seulement suffisante. Il doit donc, dans ce but, comme le précédent, se combiner avec ce même procédé.

Enfin, j'y reviens, il ne nous permet pas d'évaluer séparément les calories fournies par les différentes catégories d'aliments.

Les mêmes observations s'appliquent au dosage de l'*oxygène*. Permettant facilement, comme celui de l'acide carbonique, d'évaluer la dépense totale en calories, il ne peut nous fixer sur nos besoins réels, qu'à la condition de ramener notre alimentation à la quantité seulement suffisante.

En outre, de même que le précédent, il ne peut nous fixer sur la répartition du calorique produit, qu'à la condition de s'aider de la calorimétrie directe.

Enfin, si la *calorimétrie indirecte alimentaire*, est celle qui offre le moins d'exactitude, il faut reconnaître que de toutes, c'est celle dont l'application est la plus facile. Elle ne demande que quelques connaissances rapidement acquises, et de la patience. La grande facilité avec laquelle on peut répéter les expériences, permet de faire des moyennes. qui corrigent le manque de précision de chacune d'elles. Elle peut être prolongée plus longtemps, pendant des semaines et des mois ; et, de nouveau, cette longue durée ne peut que rapprocher ses résultats de l'exactitude. Elle permet d'étudier nos dépenses dans des conditions qui correspondent à celles de la vie ordinaire, et aussi de faire varier ses conditions mieux qu'avec tout autre procédé. Nous pouvons ainsi plus facilement arriver exactement à la ration moyenne d'entretien. Enfin elle a, en outre, l'avantage de pouvoir être appliquée plus facilement à l'évaluation des autres rations, celles de croissance, d'allaitement, etc., pour lesquelles cette ration moyenne d'entretien doit servir de point de départ, et pour lesquelles, en pratique, elle est presque seule utilisable. On conçoit, en effet, que ce soit par la calorimétrie alimentaire, mieux que par tout autre procédé, que pourront être évaluées les dépenses correspondant aux rations du travail, de la croissance, de la grossesse, de l'allaitement, etc.

Mais, de même que les dosages de l'acide carbonique et de l'oxygène, ce procédé ne peut donner la répartition du calorique produit ; et, comme pour les procédés précédents, pour l'obtenir, il faut s'aider de la calorimétrie directe.

Malgré cette dernière imperfection, vu ses grands avantages et surtout sa plus grande commodité, c'est à ce procédé que se sont adressés la plupart des expérimentateurs ; et c'est également à lui à qui j'ai donné la préférence pour les recherches que je vais utiliser dans cette étude. Mais, comme on le verra, ma préoccupation constante a été, en ce qui concerne les calories, comme pour l'évaluation des diverses substances nécessaires à notre entretien, de fixer non point les dépenses, mais nos besoins minima. Toutes ces recherches relèvent donc, en dernière analyse, du procédé de *l'alimentation partielle insuffisante*. C'est grâce à ce procédé, que je crois être arrivé à des quantités un peu plus exactes que les expérimentateurs qui n'ont évalué que les dépenses. Certes, je ne veux pas comparer mes recherches, au point de vue rigoureusement scientifique, avec celles de plusieurs de mes prédécesseurs et notamment avec celles d'Atwater, puisque les siennes reposent non seulement sur la calorimétrie alimentaire, comme les miennes, mais de plus, sur la calorimétrie directe, sur le dosage de l'oxygène et sur celui des excreta. Mais, cependant, vu le soin que j'ai mis à descendre jusqu'aux besoins minima, les miennes me paraissent présenter encore quelque intérêt ; et cela, d'autant plus, que l'application pratique que j'ai faite depuis assez longtemps de mes résultats, les a tout à fait justifiés.

Mes recherches ont donc été faites, en me servant de la calorimétrie indirecte alimentaire. Mais il est indispensable de le faire remarquer, avant d'aller plus loin, d'abord, dans tout ce qui précède relativement à ce procédé, il a été question de la valeur calorique des principes immédiats et non des aliments tels que la pratique nous les offre; et, ensuite, nous avons considéré les principes immédiats absorbés et non ceux ingérés.

Or, d'une part, les principes immédiats ne se trouvent que rarement isolés. Le plus souvent les divers aliments contiennent une certaine quantité de chacun de ces principes immédiats et dans des proportions les plus variables; et, d'autre part, même en nous plaçant dans les meilleures conditions d'alimentation, une certaine quantité des principes immédiats ingérés avec ces aliments, n'est pas absorbée. Cette quantité, par conséquent, ne doit pas entrer en ligne de compte, quand on apprécie les dépenses de l'organisme. Les aliments non absorbés doivent être déduits des ingérés.

On le voit donc, ce sont là deux difficultés qui se présentent dans la pratique du procédé de la calorimétrie indirecte alimentaire. Mais d'abord les analyses que j'ai données de la presque totalité de nos aliments dans le premier volume (1), en nous permettant d'évaluer la quantité des divers principes immédiats ingérés avec ces aliments, peuvent facilement remédier à la première de ces difficultés; et, quant à la seconde, celle du déchet intestinal, je vais essayer au moins de la diminuer beaucoup, en déterminant ce dernier de mon mieux dans le chapitre suivant.

ÉTUDE DU DÉCHET INTESTINAL

Définition. — Evaluation.

Sous le nom de *déchet intestinal*, on a compris l'ensemble des principes immédiats qui ingérés ne sont pas absorbés; et

---

(1) Voir premier volume. Hydrates de carbone végétaux, pp. 88 et suivantes; corps gras et végétaux, 98 et suivantes ; albuminoïdes végétaux, pp. 165 et suivantes ; corps gras de nature animale. pp. 145 et suivantes ; albuminoïdes de nature animale, pp 175 et suivantes.

qui, par conséquent, ne doivent pas compter dans l'appréciation des dépenses de l'organisme.

Le déchet intestinal, il est à peine besoin de le faire remarquer, ne doit pas être confondu avec le bol fécal. Ce dernier contient en plus les parties alimentaires indigestibles, l'épithélium intestinal, les liquides digestifs et les divers mucus qui se forment ou qui arrivent dans le tube digestif.

La détermination des pertes alimentaires dues au déchet intestinal, qui d'abord ont été exagérées, a provoqué de nombreux travaux, dont la plupart ont été très bien résumés par Munk et Ewald ; et, grâce à ces recherches, l'on peut dès maintenant apprécier, d'une manière suffisamment exacte pour la pratique, d'abord, le rapport entre ces deux quantités de principes immédiats, les ingérés et les absorbés, et aussi les causes les plus importantes qui le font varier (1).

Les principaux faits acquis peuvent être résumés ainsi qu'il suit :

1° D'après Müller(2), l'homme, quoique soumis à l'inanition, évacuerait encore par jour 2 à 4 grammes de matières fécales sèches contenant de $0^{gr}10$ à $0^{gr}30$ d'azote, soit très sensiblement de $0^{gr}60$ à $1^{gr}80$ de substances albuminoïdes, provenant évidemment en même temps de liquides digestifs, y compris la bile, et aussi de la desquamation intestinale. Ce serait donc là une perte constante, tendant à expliquer la différence entre la quantité d'azotés ingérés et celle trouvée dans les urines. Quoique peu importante, puisqu'elle se réduit à 0,01, 0.02 d'azotés par kilog., elle doit cependant entrer en ligne de compte. Il est même probable que ces pertes doivent être plus élevées en dehors de la période d'inanition, cette condition les réduisant à leur minimum.

2° L'absorption des *azotés* se fait dans des conditions différentes, selon les conditions dans lesquelles ils sont ingérés. D'une manière générale, ceux contenus dans les aliments d'origine animale, sont mieux absorbés. Ceux de la chair musculaire, des œufs, du lait et du fromage, le sont, dans les conditions ordinaires d'alimentation, dans les proportions de 99 à 96 °/₀.

---

(1) *Traité de diététique*, par Munk et Ewald, p. 200.
(2) MULLER, *Virchow, archiv.* Bd, 131, supp. pp. 106 et 108.

La perte, par conséquent, ne dépassant pas 4 %, dans la pratique, est négligeable. Mais elle est déjà plus élevée avec le pain. Même pour celui de première qualité, elle peut atteindre 22 % ; mais elle peut n'être que 12 %, soit une moyenne approximative de 17 %. Les proportions sont à peu près les mêmes pour le riz, la pomme de terre en purée, le macaroni, probablement les autres pâtes, le maïs et aussi pour la plupart des légumineuses. Enfin, ces pertes atteignent une moyenne de 30 %, pour le pain riche en cellulose, à partir du pain noir et surtout pour le pain complet.

Cette grande différence me paraît expliquer en partie le bénéfice que trouvent les surnourris à s'alimenter avec du pain complet. Outre qu'ils en prennent une moindre quantité. parce que leur appétit est moins excité, pour la même quantité de pain, ils absorbent en moins en moyenne 13 % de substances azotées. Nous allons voir, du reste, qu'il en est de même pour les hydrates de carbone.

3º Pour les *graisses*, sauf pour le maïs, pour lequel les pertes sont de 17 % et le riz de 9 %, elles ne dépassent pas le 5 %, pour la viande cuite, les œufs, le lait, le fromage et même le pain blanc.

Mais pour tous ces aliments, sauf pour le lait et certains fromages, les corps gras sont pris en petite quantité, et c'est ce qui explique les proportions de leur absorption ; car, d'une manière générale, au contraie, les graisses représentent les principes immédiats pour lesquels le pouvoir digestif est le plus vite dépassé.

4º Quant à l'absorption des *hydrates de carbone*, elle se fait d'une manière encore plus avantageuse. Sauf pour le pain noir, en effet, qui offre une perte de 22 %, et la pomme de terre entière une perte de 8 %, l'absorption a lieu dans la proporportion au moins de 96 % pour la purée de pomme de terre et le maïs ; elle atteint 99 % pour le pain blanc, le macaroni et le riz, et elle devient complète pour le lait et le fromage.

Bien entendu, la cellulose ne figure pas parmi les hydrates de carbone si facilement absorbés. Celle-ci assez facilement attaquée dans le tube digestif des herbivores, ne l'est que faiblement dans le nôtre. Mais dans la plupart de ces aliments, il s'agit de l'amidon. Or, il est important de savoir avec quelle facilité nous transformons cet hydrate de carbone en glucose. Quant à ceux de ces corps qui sont solubles, leur absorption se fait également d'une manière à peu près complète dans les conditions d'un travail digestif normal.

Contrairement aux prévisions, de toutes les substances contenues dans nos aliments, ce sont les *matières salines* qu'ils contiennent qui sont le moins facilement absorbées. Pour la plupart des aliments dont je viens de parler, les pertes en substances salines s'élèvent souvent à 20 °/₀ ; elles atteignent même le 30 °/₀ pour les petits pois ; 36 °/₀, pour le maïs ; et, ce qui a droit de nous étonner, 37 °/₀ pour le lait.

Ce sont là, je l'ai fait remarquer, les degrés d'absorption des matières salines entrant dans la composition des aliments. Mais l'absorption de ces substances ingérées isolément, surtout si elles sont solubles, se fait dans de bien plus grandes proportions. C'est, en effet, ce que j'ai constaté sur moi même pour le chlorure de sodium. J'ai pu retrouver dans mes urines, dans les 48 heures qui ont suivi leur ingestion, la presque totalité des 25 grammes ajoutés à mes aliments.

Ces quelques indications nous serviront à apprécier les pertes que subit l'ensemble de notre ration, quand nous l'aurons fixée. Qu'il nous suffise, pour le moment, de faire remarquer combien sont faibles les pertes pour les graisses et les hydrates de carbone. Pour la pratique. elles sont presque négligeables. Quant à celles des albuminoïdes. elles ne prennent quelque importance que par le pain ; et cette importance est évidemment diminuée pour l'ensemble d'une ration, étant donné qu'il n'en constitue pas la moitié.

6° Enfin, outre les évaluations concernant les aliments expérimentés isolément, Munk et Ewald donnent les résultats de quelques mélanges correspondants à diverses alimentations mixtes.

Je les reproduis. en les réunissant. comme ils l'ont fait, dans un tableau qui contient également les données que je viens d'utiliser :

ALIMENTS	ALBUMINE	CORPS GRAS	HYDRATE de CARBONE	CENDRES
Viande cuite.................	97	95	»	82
Œufs.....................	97	95	»	82
Lait.....................	89-90	96 97	100	63
Lait + Fromage...........	96	97	100	74
Pain blanc................	79		99	93
Pain noir.................	68-78	—	89	64
Macaroni.................	83	94	99	76
Maïs....................	85	83	97	70
Maïs + Fromage...........	93	91	96	81
Riz.....................	80	93	99	85
Petits pois (purée)...........	83	»	96	68
Pommes de terre...........	68	96	92	84
Pommes de terre en purée...	80	»	96	»
1 litre lait. viande rapée beurre, pain blanc, œuf....	91	95	100	—
1 litre lait, 300 gram. viande, 175 grammes pain blanc, 60 grammes beurre........	94	95	99	—
Viande, pois, cakes, fromage, beurre, riz, bière.........	83	85	96	72
Viande, gruau, pommes de terre, pain, beurre, pois, fromage	78	77	91	59
Pain complet, pommes de terre, hareng, lard, lait, viande salée................	78	82	93	70

Ainsi qu'on peut le voir, les degrés d absorption que j'ai résumés pour les trois principes immédiats, et pour les matières salines, restent les mêmes pour les repas complets qui les comprennent dans des proportions qui se trouvent dans la pratique. Ce sont toujours les matières minérales qui offrent les plus grandes pertes; puis vient les azotés, les graisses et enfin les hydrates de carbone dont l'absorption se fait toujours dans les plus grandes proportions.

A ces renseignements, je joins les suivants que j'emprunte à un travail de Lefèvre (1), qui lui même les donne d'après les recherches de Rubner et d'Atwater :

(1) Sur la digestibilité (utilisation digestive) en général et spécialement dans le diète végétarienne. Congrès international de l'alimentation. Paris, 1905.

ALIMENTS	UTILISATION TOTALE	COEFFICIENT D'UTILISATION DES			
		Protéiques.	Graisses.	Hydrates de carbone.	Sels.
	°/₀	°/₀	°/₀	°/₀	°/₀
Pain blanc..............	96.3	79	»	99	93
Macaroni et pâtes.	95.7	83	94	99	76
Riz...................	95.9	80	93	99	85
Pommes de terre (purée)...	95	80	»	96	»
Œufs.................	94.8	97	95	»	82
Viande cuite.............	94.2	97	95	»	82
Lait...................	92 2	89 à 99	96.5	100	63
Petits pois (purée)........	91	83	»	»	68
Choux frisés (bouillis)......	85.1	»	»	»	»
Carottes................	79.3	»	»	»	»
Pain noir (seigle)	85.9	»	74	96	»

Comme on le voit, ces chiffres diffèrent peu de ceux contenus dans le tableau précédent. Le groupement de ces divers aliments, d'après leur utilisation totale, met en relief ce fait sur lequel insiste Lefèvre que les aliments qui donnent la meilleure utilisation sont de nature végétale ; ce qui est favorable au régime *végétarien*, dont Lefèvre est un ardent partisan.

Causes des variations du déchet intestinal.

Les chiffres que je viens de donner, ne peuvent, bien entendu, n'exprimer que des moyennes et encore tout à fait approximatives. Ces quantités, en effet, varient selon de nombreuses conditions parmi lesquelles on doit citer les *habitudes*, les *quantités*, la *rapidité de la digestion*, la *mastication*, la *cuisson*, le *mode de préparation* et le *travail musculaire*.

Les *habitudes* me paraissent devoir exercer une grande influence.

Il est probable, en effet, que les peuples méridionaux, habitués à s'alimenter avec peu de corps gras et beaucoup d'hydrates de carbonne, laisseraient un résidu considérable de corps gras, si ceux-ci arrivaient à constituer la plus grande quantité des ternaires. Il en serait de même, probablement, pour les albuminoïdes pris en grande quantités par les gens de la campagne habitués à en digérer beaucoup moins. C'est ce qui doit probablement exister, au moins au début d'une transition brusque de l'alimentation.

Je pense que c'est ainsi qu'il faut expliquer les troubles digestifs des nourrissons passant de l'allaitement au sein à celui par le lait de vache et aussi par le lait de chèvre. Le lait de femme ne contient pas 2 p. 100, de matières azotées, tandis que celui de vache dépasse facilement 3 p. 100 et que celui de chèvre arrive à 4 p. 100.

J'observe en ce moment des faits semblables en ce qui concerne le lait de chèvre, quoique la valeur totale en calories ne dépasse par les besoins de l'organisme.

Nos organes, on le sait, s'atrophient par défaut d'exercice ; et, au contraire, ils se perfectionnent à l'usage. Ils s'adaptent à nos besoins. Une alimentation habituellement pauvre en corps gras laisse s'atrophier les organes chargés d'émulsionner, de saponifier ces corps et ensuite de les absorber ; et, par contre, l'exercice régulier réveille forcément ces mêmes organes, et leur permet de faire face à des obligations bien supérieures. Il en est forcément de même des organes destinés à la digestion et à l'absorption des albuminoïdes.

Les habitudes doivent donc conduire à utiliser une catégorie de principes immédiats le mieux possible, mais probablement aussi en diminuant l'utilisation des autres.

Les *quantités d'aliments ingérés*, au moins à la condition d'atteindre certaines limites, doivent conduire aux mêmes résultats ; et cela tout en respectant les habitudes. J'ai constaté, en effet, on l'a vu, en comparant les azotés ingérés et l'azote urinaire, que l'écart s'agrandit au fur et à mesure que les azotés ingérés sont augmentés ; et évidemment, c'est que l'augmentation de la quantité ingérée, élève ainsi celle qui n'est pas absorbée.

Le *temps* que met l'aliment pour traverser le tube digestif exerce également une influence qui a été fort bien étudiée par Munk et Ewald.

Il résulte de leur exposé que, d'une manière générale, toutes les causes qui activent le passage des aliments dans le tube digestif, diminuent la quantité des aliments absorbés, tels sont les aliments donnant un bol fécal volumineux et forçant l'intestin à s'en débarasser plus rapidement.

C'est également ainsi peut-être qu'agirait l'excès de certains aliments, mais non seulement par leur masse, mais aussi par leur altération. Dans cette altération, ces aliments pourraient donner lieu à certains produits qui activent la contractilité du plan musculaire de l'intestin ; tels seraient les acides lactique, butyrique, résultant souvent de l'altération des corps gras, mais qui peuvent provenir aussi de celle des azotés et même des hydrates de carbone.

Dans un travail assez récent, j'ai également appelé l'attention sur le temps différent que peuvent mettre les aliments pour parcourir le tube digestif (1). La durée de ce parcours, qui est de 36 heures en moyenne, peut n'être que de 24 heures ou dépasser 60 heures. Or, on conçoit, que les variations de ces durées peuvent influencer l'absorption, la rapidité du parcours tendant à la diminuer.

L'influence de la *mastication* et de la *cuisson* sont trop évidentes pour que j'y insiste longtemps.

Il me paraît probable, en effet, que c'est la membrane cellulosique des graines qui protège les azotés et les hydrates de carbone qu'elles contiennent, qui doit expliquer le grand déchet que nous avons constaté pour elles. Les graines dont l'enveloppe n'a été déchirée ni par la mastication, ni par la cuisson, doivent être en grande partie perdues pour l'alimentation.

Le mode de préparation, doit également avoir une influence. Certaines épices activent sûrement le plan musculaire de l'intestin, et peut-être aussi son plan glandulaire, ainsi que les glandes annexes digestives. Selon les circonstances, ces épices doivent donc pouvoir soit augmenter l'absorption en facilitant le contact des différentes parties du bol intestinal avec les liquides digestifs et les organes absorbants,

(1) Société de Biologie. Temps nécessaire à nos aliments pour parcourir le tube digestif, 21 nov. 1903, p. 1429.

soit, au contraire, la diminuer, en activant outre mesure, le passage des aliments dans le tube digestif.

Les corps gras jouent souvent aussi un rôle important dans la préparation de nos aliments. Or, en imprégnant les aliments, ils peuvent rendre plus difficile le rôle des liquides digestifs n'exerçant leur action que sur les azotés et sur les hydrates de carbone.

Enfin, parmi les causes modifiant les pertes des aliments se placent les *mouvements* et les *exercices musculaires*. Mais ceux-ci, pourraient agir en deux sens. Les exercices accomplis immédiatement après les repas, augmenteraient les mouvements péristaltiques ; et, dans ces conditions, en diminuant la durée du séjour des *aliments dans l'intestin*, ils tendraient à diminuer, la quantité de substances absorbées.

Mais, par contre, d'une manière générale, en augmentant la contraction de l'intestin, les mouvements et les exercices musculaires arrivent à mieux présenter la totalité de son contenu à sa surface absorbante ; et enfin, en augmentant les dépenses de l'organisme, peut-être arrivent-ils à favoriser les sécrétions digestives et l'absorption.

Ce sont là, autant de question encore fort peu étudiées, et dont la solution, j'en suis sûr, pourrait jouer un rôle important dans l'hygiène alimentaire, au moins des dyspeptiques; et que, par conséquent, il y a un sérieux intérêt à examiner.

Tout ce qui précède, ne concerne, bien entendu, que l'état normal ; et si l'étude des variations du déchet intestinal offre déjà de l'intérêt, quand il s'agit d'un tube digestif fonctionnant normalement, on voit toute l'importance que peuvent prendre ces recherches à l'état pathologique.

Or, nous sommes encore bien moins renseignés dans ces dernières conditions.

C'est là une lacune qu'il serait important de combler. Je reviendrai, du reste sur cette question, dans la partie de ce traité consacré à l'alimentation dans les diverses maladies.

De cet exposé rapide, mais cependant, je crois, suffisant pour la pratique, il résulte donc qu'en ce qui concerne les ternaires et surtout les hydrates de carbone, qui fournissent la plus grande partie de nos calories, les différences entre les aliments ingérés et ceux absorbés, sont assez peu importantes, puisque, pour nos aliments les plus usuels, les différences ne dépassent pas le 5 %. Quant aux albuminoïdes, étant donné que les aliments d'origine animale, y compris le lait, qui nous donnent environ la moitié des azotés de notre ration, ne laissent dans le bol fécal qu'une moyenne de 5 % de leur substance azotée, et que pour les aliments végétaux nous fournissant l'autre moitié, le déchet peut atteindre 20 %, nous trouvons pour les azotés une perte moyenne de 12,50 %. Cette perte s'exagère naturellement avec une alimentation végétale; et, au contraire, est amoindrie avec une alimentation animale.

La perte des ternaires étant de 5 % environ et celle des azotés de 12,50 % ; si nous nous contentions d'une appréciation largement approximative, nous pourrions donner comme moyenne du déchet intestinal environ 8 %, arrivant ainsi au chiffre donné par Rubner (1) 8,11 %).

Mais, si nous approchons la question de plus près, en nous plaçant au point de vue de la valeur calorifique de ce déchet intestinal, point de vue qui nous intéresse plus particulièrement ici, nous verrons que cette proportion doit être encore diminuée.

Les azotés, en effet, qui supportent une perte moyenne de 12,50 %, n'interviennent dans notre alimentation comme valeur calorifique, que dans les environs d'un cinquième ; et, au contraire, les ternaires qui interviennent pour les autres quatre cinquièmes, n'ont qu'un déchet moyen de 5 %. Le déchet intestinal, au point de vue de la calorification, se trouve donc ramené seulement à 6,50 %, comme moyenne générale.

Cette étude attentive du déchet intestinal, nous conduit donc à cette conclusion, que, si sa valeur, au point de vue des azotés, arrive à 12 % environ, au point de vue du calorique, elle ne serait guère que de 6,50 %. Ces indications seront bonnes à retenir quand nous aurons à évaluer les pertes de nos aliments en envisageant chacun de ces cas en particulier. Mais je pense que dans la pratique, pour les calculs que l'on doit faire chaque jour pour la fixation des rations, et pour faciliter ces calculs, on pourra, sans s'écarter beaucoup de la réalité, accepter comme moyenne générale, que le déchet intestinal, dans la majorité des cas, représente le 10 % de la valeur nutritive et calorifique de nos aliments.

(1) Donné par Lambling.

C'est cette moyenne que j'ai adoptée depuis longtemps dans ma pratique; et c'est elle également que j'utiliserai le plus souvent dans ce travail. Cette moyenne, nous permettra de penser qu'au moins le plus souvent, le déchet calculé ne restera pas au-dessous de la réalité (1).

ÉVALUATION DES BESOINS DE L'ORGANISME EN CALORIES EN PARTANT DES ALIMENTS INGÉRÉS.

Voyons, maintenant que cette objection importante du déchet intestinal a été examinée et ramenée à ses justes proportions, quelle est la quantité d'énergie nécessaire à un organisme, dans les conditions dans lesquelles nous l'étudions, c'est-à-dire celles qui correspondent à la *ration moyenne d'entretien*.

Après avoir discuté longuement la ration pour l'homme au repos ou se livrant seulement à un travail léger, dernière condition qui répond à la ration que nous étudions, Munk et Ewald (2) arrivent aux quantités suivantes de principes immédiats pour un homme de 62 à 70 kilogrammes, soit à une moyenne de 66 kilogrammes : albumine, 100 grammes; graisse, 56 grammes; et hydrates de carbone, 400 grammes pour l'homme au repos, et 450 grammes pour celui qui se livre à des travaux légers. Les deux rations ne diffèrent que par 50 grammes d'hydrates de carbone ; et ces auteurs évaluent la première de ces rations à 2.570 calories et la seconde à 2.770, soit, avec le poids moyen de 66 kilogrammes, à 39 calories par kilogramme pour le premier, et 42 pour le second. Un peu avant (p. 122), ils avaient fixé les dépenses pour l'homme au repos à 33 ou 35 calories.

En se servant des équivalents thermiques que j'ai adoptés, leurs rations arriveraient aux chiffres suivants :

Albumine. . . . . 100 gr. $\times$ 5 = 500 cal.
Corps gras. . . . . 56 gr. $\times$ 9 = 504 cal. } = 2604 cal.
Hydrates de carbone. 400 gr. $\times$ 4 = 1600 cal.

---

(1) Le déchet intestinal vient d'être l'objet d'une étude des plus complètes et des plus intéressantes, par M. Pr. Gaultier. On consultera, j'en suis sûr, ce travail consciencieux avec grand profit (*Précis de caprologie clinique*, J. B. Baillière et fils, 1907).

(2) *Traité de diététique*, p. 221.

C'est donc 2.604 calories pour le repos et 2.800 pour les travaux légers, soit 40 et 42 calories par kilog. Ces résultats se confondent donc avec ceux de Munk et Ewald.

Pour Richet et Lapicque (1), nous l'avons vu, la ration se compose de : albumine, 124 grammes ; graisse. 80^{gr}5 ; et hydrates de carbone, 494 grammes ; ce qui leur donne un total de 3.278 calories, soit pour le parisien, auquel ces auteurs accordent un poids moyen de 62 kilogrammes, environ 53 calories par kilogramme.

Mais plus tard, Richet ayant repris cette question dans l'article CHALEUR (p. 191), arriva pour un ouvrier faisant un travail mécanique de 150 600 kilogrammètres, ce qui constitue un travail encore assez pénible, à une ration de 130 grammes d'albumine, 50 grammes de graisse et 500 grammes de sucre, soit 3.100 calories ; et, si nous retranchons de 3.100 calories, 350 calories correspondant à 150.000 kilogrammètres, il nous reste 2.750 calories comme ration d'entretien pour un ouvrier auquel Richet suppose un poids de 65 kilogrammes. C'est donc encore 42 calories par kilogramme pour la ration d'entretien et 48 pour celle de travail.

Je trouve également dans l'article ALIMENTS de Lapicque et Richet, les chiffres suivants :

	Calories de la ration.	POIDS	Calories par kilog.
Ouvriers de Pettenkofer et Voit.	3.054	70	43.6
Hirschfeld.	3.318	73	45.4
Kumagawa.	2.498	48	51
Soldat japonais..................	2.579	59	44
Etudiant japonais................	2.355	46	51
Lapicque et Marette.	3.027	73	41
Rubner.	3.094	67	46

Comme on le voit, pour tous ces auteurs, les dépenses pour 1 kilogramme dépassent 40 calories, et deux fois même elles dépassent le chiffre de 50.

(1) *Dictionnaire de physiologie*, p. 347, article Aliments.

D'après Gautier, nous l'avons vu, la ration moyenne de la population de Paris serait de 115 grammes d'albumine, 48 grammes de graisse et 333 grammes de carbone ; ce qui, avec les coefficients exacts, donne 2.350 calories, avec ceux que j'ai adoptés 2.339, et pour les deux, par kilogrammes, en adoptant le même poids que Richet, 62 kilogrammes, environ 38 calories.

Mais, en outre de la ration du Parisien, A. Gautier a calculé une ration moyenne à laquelle il donne une valeur de 108 grammes d'albumine, 49 grammes de graisse, 403 grammes d hydrates de carbone et 2.604 calories ; ce qui, en adoptant toujours le poids de 62 kilogrammes, fournit 42 calories par kilogramme.

D'après Jürgensen. un médecin danois, pesant 73^{kil}500 a pu maintenir son poids avec la ration suivante : albumine 135 gr., graisse 140 gr., hydrates de carbone 249 gr., soit un total de 2.876 calories ; ce qui, pour le poids de 73^{kil}500, donne 39 calories.

Enfin, en 1894. Lapicque et Marette (1) qui sont déjà compris dans le tableau précédent, ont publié les expériences faites sur eux-mêmes pendant l'été 1892. Les aliments ont été pesés avec soin ; et, de plus, ces auteurs ont dosé l'azote urinaire et l'azote fécal. Or, en ce qui concerne leurs dépenses en calories, évaluées d'après les principes immédiats des aliments. le premier, avec un poids de 65^{kil}800, dépensait 2.728 calories, soit 41 calories par kilogramme et il avait perdu de son poids ; et le second, en y comprenant l'alcool de son vin blanc, dépensait 3.027 calories, soit également 41 calories par kilogramme. Il faut remarquer, en outre, que ces expériences ont été faites en juillet et août. moment de l'année où les dépenses de l'organisme sont sensiblement diminuées.

Je pourrais multiplier les exemples ; mais ceux qui précèdent suffisent pour montrer que les écarts entre le nombre de calories, même ramenées au kilogramme, sont encore assez marqués. Quelques-unes de ces évaluations, en effet, restent au-dessous de 40 calories, et d'autres avoisinent 50 ou même les dépassent.

---

(1) LAPICQUE et MARETTE. Deux expériences sur la ration azotée minima chez l'homme. *Comptes rendus de la Société de biologie*, 14 avril 1894 p. 273.

Or, que conclure sur la différence de ces chiffres? Devons-nous admettre que leurs variations dépendent des organismes eux-mêmes; et que chacun d'eux a une nutrition assez différente, pour que, même ramenés au kilogramme de leur poids, leurs besoins réels puissent offrir de semblables écarts? Je ne le pense pas. Tout ce que j'ai vu, en étudiant l'alimentation et la nutrition sur les animaux, sur moi-même et aussi sur mes malades, me permet de conclure en sens inverse. Je l'ai dit, surtout dans les conditions de santé et bien précisées que nous étudions, les besoins, sinon les dépenses, sont sensiblement les mêmes.

Devons-nous admettre, d'autre part, que ces différences dans les dépenses proviennent de la différence de conditions dans lesquelles les sujets vivaient? Il est bien possible que cette influence ait joué un certain rôle. Nous verrons, par exemple, quelle influence jouent les climats et les saisons. Or, souvent la saison dans laquelle l'expérience a été faite, n'est pas indiquée; et, en outre, il paraît évident que les dépenses ne doivent pas être les mêmes, toutes conditions égales d'ailleurs, dans le Midi de la France et en Danemark. De sorte que, quoique j'ai évité de parler ici des expériences faites dans les pays chauds, certains de ces résultats peuvent avoir été influencés par la température extérieure. Mais cependant, je ne crois pas que ces différences dépendent en totalité de cette influence. Je suis plutôt porté à croire, que, de même que pour les dépenses en azotés, ces quantités représentent non celles qui sont nécessaires à l'organisme, c'est-à-dire la quantité minima qui lui est indispensable, mais la quantité qu'il arrive à dépenser, sans tenir compte de la précédente.

Nous verrons, en effet, dans la suite, que l'organisme dispose d'un certain nombre de moyens pour augmenter ses dépenses ou pour les diminuer. C'était là, du reste, une condition *sine qua non* de l'organisation des homéothermes, étant donné que la quantité d'aliments absorbés n'était pas commandée exactement par les besoins de l'organisme.

Ces variations dans les dépenses en calories, me paraissent donc provenir surtout de ce que, parmi ces organismes, les uns se sont rapprochés plus ou moins de la quantité d'aliments seulement nécessaires à leurs besoins; tandis que les autres, au contraire, ont usé plus ou moins largement de la latitude qu'a l'organisme d'augmenter ses dépenses pour les mettre en rapport avec ses apports.

Or, il me paraît évident, que de même que pour les azotés, il ne peut y avoir que des avantages à régler la quantité des ternaires selon ses besoins. Rester au-dessous de ses besoins, c'est se condamner à courte échéance à l'insuffisance fonctionnelle et à la déchéance physique ; et, au contraire, dépasser ses besoins, c'est sûrement s'imposer un surcroît de travail inutile pour digérer les aliments en excès, pour les absorber, et ensuite les éliminer ou les mettre en réserve.

Ce dernier danger, je crois devoir m'y arrêter un instant, quoique à échéance plus longue, n'est pas moins à redouter que le premier. Si, en effet, les azotés étaient au moins suffisants, les ternaires dépassant sensiblement les besoins, on arriverait assez facilement à une exagération de la totalité de la ration pour laquelle les moyens physiologiques dont dispose l'organisme pour équilibrer ses dépenses avec ses apports, deviendraient impuissants.

Ces moyens physiologiques, nous le savons, sont surtout l'augmentation de la *radiation cutanée*, et *la sudation*.

Ils donnent certes, à notre organisme, une assez grande latitude, pour mettre ses dépenses en calories en rapport avec ses recettes ; mais cette latitude néanmoins a une limite. Or, si elle est dépassée, l'organisme se voit condamné à mettre en œuvre une série de procédés qui ne sont pas sans inconvénients ; et qui tous plus ou moins relèvent de l'ordre pathologique. J'ai longuement insisté sur ces procédés dans d'autres travaux, et j'y reviendrai dans le troisième volume. Qu'il me suffise d'indiquer ici rapidement, que ces procédés sont : l'*exagération de la masse sanguine* conduisant à la pléthore et à la formation de produits de combustion incomplète, en comprenant dans ces derniers l'acide urique ; l'*obésité ;* l'exagération des secrétions des diverses muqueuses ou *mucorrhées ;* la *glycosurie ;* le *diabète* et l'*hydro-albuminerie* (1).

<hr>

(1) Influence de l'arthritisme sur la dépopulation de la France (Doin, Paris, 1896).

Albuminurie arthritique. Congrès français de Méd. de Nancy, 1896

Congrès français de Montpellier, 13-15 avril 1898 et Académie des Sciences de Toulouse, 21 avril 1893. Arthritisme et surnutrition. Moyens de résistance contre l'arthritisme.

Rapport sur l'obésité. Congrès français de Méd. de Paris, 1903.

Ce sont là autant de moyens que l'organisme met successivement ou concurremment en œuvre pour remédier à l'excès des principes immédiats absorbés, sur ceux qu'il peut dépenser, même en utilisant à leur maximum ses procédés physiologiques : l'exagération de la radiation cutanée et la sudation. Mais, de plus, les conditions dans lesquelles cette exagération des apports met ses tissus et ses organes, malgré la mise en œuvre de tous ces moyens, exercent sur tous les éléments anatomiques et plus spécialement sur le tissu conjonctif, une action des plus nuisibles. Pour ce dernier, c'est une action sclérosante, qui, se transmettant par hérédité, donne lieu à toutes les manifestations si nombreuses et parfois, en apparence, si éloignées les unes des autres, qui constituent la grande famille arthritique.

Mais je reviens une fois encore sur cette différence que j'ai faite depuis longtemps.

Parmi ces manifestations pathologiques que l'on a groupées, surtout depuis les travaux de Bouchard, dans la famille arthritique, les unes, celles que je viens d'indiquer, obésité, muccorhées, diabète, hydro-albuminurie, etc., n'ont d'autre but que de remédier à l'exagération des apports qui ne peuvent pas être dépensés normalement. Ce ne sont, je l'ai dit, que des stratagèmes, dont use l'organisme pour éviter les dangers cette exagération ; et ce qui le prouve, c'est qu'il ne les met plus en œuvre, dès que le dosage de l'alimentation supprime l'excès des aliments absorbés, excès qui l'avait condamné à y recourir. Tout en étant observés au milieu de conditions pathologiques et sur des organismes malades, ces moyens relèvent donc presque des moyens physiologiques. Comme ces derniers, ils tendent à remédier à la maladie et ne la constituent pas.

Seules les autres manifestations, les diverses scléroses viscérales ou vasculaires et la déchéance des éléments nobles qui dépend de cette sclérose ou seulement des conditions de milieu, ainsi que les diverses lithiases, urique, biliaire, calcaire, etc., sont réellement d'ordre pathologique. Ces dernières manifestations sont bien la conséquence directe des mauvaises conditions de milieu dans lesquelles l'excès des apports met les tissus et organes; tandis que les premières ont, au contraire, pour but de retarder ces conditions ou de les diminuer dans les limites qui leur sont possibles.

Toutes ces idées, auxquelles mes observations cliniques et mes expériences de laboratoire me font donner une portée de plus en plus grande, aussi bien au point de vue de l'hygiène que de la pathologie, trouveront mieux leur place ailleurs. Mais ce que je viens d'en dire suffit pour faire voir toute l'importance qu'il y a et que j'ai attachée à la fixation d'une ration qui soit réellement en rapport avec nos besoins sans rester au-dessous, mais aussi sans les dépasser ; et, dès lors, on comprendra facilement que sous l'influence de cette pensée, en même temps que je cherchais, ainsi que je viens de l'exposer, à fixer exactement la quantité d'azote alimentaire nécessaire pour couvrir nos besoins en albuminoïdes, j'ai fait aussi porter mes observations et mes expériences sur les ternaires, qui, en complétant notre ration, doivent satisfaire de leur côté à nos besoins en calories.

Ce sont ces recherches que je vais exposer.

De même que pour l'évaluation des azotés pris séparément, mes recherches sur la quantité de ternaires qui nous est nécessaire, ou, ce qui conduit au même résultat, sur la totalité de nos besoins en calories, ont été faites en me servant tantôt du *régime lacté* et tantôt du *régime ordinaire*.

Le RÉGIME LACTÉ conduit facilement à évaluer le nombre total de calories qui nous est nécessaire. Il suffit pour cela de faire varier les quantités de lait, jusqu'à ce que l'on ait trouvé celle qui nous maintient à notre poids initial ; et de transformer cette quantité en calories, en se basant sur la richesse du lait ingéré en principes immédiats.

Cette expérience, faite avec le lait de vache, donne d'abord toute garantie au point de vue des azotés, puisque dès que l'on fait ingérer 2 litres et demi, on obtient 90 grammes d'azotés, soit $1^{gr}50$ pour l'homme de 60 kilogrammes. De plus, la régularité des fonctions digestives que l'on obtient avec ce régime, donne une grande exactitude aux pesées faites sur le sujet en expérience. Enfin, à la condition de s'adresser à la même vache et de lui conserver la même alimentation, on peut diminuer le nombre d'analyses de son lait.

Le régime lacté facilite donc beaucoup les recherches sur le nombre total de calories qui nous est nécessaire. Nous savons, en effet, qu'au point de vue de la calorification, pourvu que les divers aliments soient absorbés, le résultat reste le même. L'organisme, à cette dernière condition, peut, au moins pour un certain temps, obtenir son calorique avec un quelconque des trois principes immédiats, ce qui m'a fait dire : *qu'au point de vue de la calorification, un aliment vaut le nombre de calories qu'il donne.*

Mais si le régime lacté est le plus commode pour fixer la totalité des calories nécessaires, il ne permet que difficilement de faire varier les proportions des principes immédiats. Tout au plus peut-on l'additionner d'une certaine quantité de sucre, ce qui modifie le rapport des hydrates de carbone avec les corps gras. Or, il était important, ne fût-ce que pour se rapprocher davantage des conditions pratiques de l'alimentation, de faire varier surtout les rapports des deux ternaires, en les substituant, en plus ou moins grande partie, l'un à l'autre.

Ces dernières conditions d'expériences sont facilement obtenues avec le RÉGIME ORDINAIRE. Evidemment, dès qu'il est un peu compliqué, son évaluation en principes immédiats et en calories est beaucoup moins facile ; mais on peut. pendant l'expérience, tout en variant l'alimentation, s'adresser à des aliments d'une composition peu variable, ou conserver les mêmes pendant toute l'expérience, en ne faisant varier que les quantités. A ces conditions, ces recherches de calorimétrie indirecte peuvent acquérir une précision qui étonne, quand on l'observe pour la première fois.

J'ai déjà dit qu'en conservant à des cobayes la même nourriture, composée, dans les mêmes proportions, avec du son, des carottes et des queues de carottes, j'ai constaté qu'il suffit de varier la valeur totale en calories de ces aliments d'un vingtième pour faire varier leur poids. Or, je ne crois pas qu'il soit nécessaire de mettre plus de précision dans le dosage de notre ration.

En ce qui concerne le régime lacté, je rappelle d'abord que, dès mes premières observations (1881), j'avais vu que la plupart de mes hommes, qui pesaient en moyenne 60 kilogrammes, conservaient leur poids avec 2 litres et demi de lait non sucré, et que tous augmentaient avec 3 litres de lait. La ration d'entretien pouvait donc être considérée comme intermédiaire, soit 2 litres 75 centilitres. En acceptant pour la composition du lait 36 grammes de caséine, 40 grammes de beurre et 55 grammes de lactose, cette quantité donnait 99 grammes de caséine, 110 grammes de beurre et 151 grammes de lactose. Or, en me servant de mes coefficients calorifiques, ces quantités de principes immédiats donnent : 495 calories pour les azotés, 990 calories pour les corps gras et 604 calories pour la lactose ; soit un total de 2.089 calories et environ 35 par kilogramme.

Depuis, j'ai repris ces observations bien souvent, soit sur moi, soit sur des convalescents ; et les résultats ont toujours été les mêmes. Pour ces convalescents, je commençais par des quantités de lait insuffisantes ; et j'augmentais jusqu'à ce que le poids du sujet augmentât lui-même. Or, ramenés au kilogramme du poids du sujet, les quantités de lait n'ont jamais varié d'un quart de litre de lait, c'est-à-dire que ces écarts n'ont jamais atteint 200 calories.

Ainsi donc, en se basant sur le régime lacté, on peut admettre que 2 litres trois quarts de lait de vache assurent à un adulte de 60 kilogrammes la quantité de calories qui leur est nécessaire ; mais qu'on ne saurait diminuer cette quantité de lait sans s'exposer à la rendre insuffisante. Or, ces 2 litres trois quarts de lait, je viens de le dire, donnent 2.089 calories ; et en acceptant le poids moyen de 60 kilogrammes pour les hommes soumis à cette alimentation, j'arrive donc à *35 calories par kilogramme comme dépense moyenne.*

Dans mes recherches sur LE RÉGIME ORDINAIRE, j'ai commencé par le régime lacté mitigé. Tout en conservant le lait comme base de l'alimentation, j'en remplaçais une quantité donnée, d'abord séparément, puis simultanément, par du sucre, du beurre, des œufs du pain, du fromage, de la viande, etc.

Pour faciliter mes calculs, j'ajoutai bientôt 60 grammes de sucre par litre de lait, ce qui donnait à ce dernier une valeur approximative de *1.000 calories par litre.* De plus, la plupart de ces aliments ayant une composition assez constante, leur valeur en calories étaient facilement obtenue.

Ces recherches furent pour moi du plus haut intérêt.

Elles me donnèrent de vives satisfactions et souvent renouvelées, parce qu'elles me fournissaient à chaque essai, d'abord une preuve nouvelle de la posibilité qu'ont les divers aliments de se substituer l'un à l'autre au point de vue de la calorification, et aussi par l'exactitude avec laquelle se fait cette substitution.

Ces recherches avec les régimes mitigés, après les avoir faites sur moi, je les portai sur les malades. Rien n'était plus facile, en effet, après avoir trouvé, par des tâtonnements, la quantité de lait correspondant à la ration, d'en remplacer une partie par des œufs ou du pain ; et les résultats furent tout aussi exacts.

Enfin, de plus en plus familiarisé avec ces calculs et y prenant de plus en plus d'intérêt. il est peu d'aliments. en y joignant les boissons fermentées, que je n'ai compris dans une de ces rations d'essai. J'en suis même arrivé, non plus à les prendre seulement bouillis, ce qui les laissait sensiblement avec leur composition normale, et facilitait beaucoup les calculs ; mais aussi préparés selon les diverses manières auxquelles nous a conduit l'art de la table. On pourra s'en rendre compte par les indications que je donnerai à la fin de ce volume sur la valeur de divers aliments selon leurs modes de préparation.

Le dosage de l'alimentation dans ces dernières conditions, est évidemment plus difficile, et les évaluations que l'on peut faire des divers régimes, s'éloignent davantage de l'exactitude. Mais cependant, on peut encore arriver à se rendre compte de leur valeur en calories, par leur composition, et les rendre moins inexacts en établissant des moyennes. Or, en me livrant à ces calculs, j'ai pu constater les deux faits suivants : Le premier est que pour la classe aisée livrée à elle-même, presque constamment les évaluations dépassent 38 calories, et quelque fois d'une manière très marquée ; et le second est que pour les personnes qui, sur mes indications, limitaient leur alimentation, cette dernière oscillait autour de cette moyenne et toujours sans qu'elle parût insuffisante.

J'ai fait ces calculs, pour des personnes isolées, pour des familles et toujours avec les mêmes résultats. Mais, de plus, je l'ai fait pour deux groupes plus nombreux, deux maisons religieuses, comprenant chacune un peu plus cinquante membres, Pour les deux, j'ai pu obtenir, d'une manière exacte, les dépenses d'une année ; et, grâce au peu de variété de leur régime, les calculs ont été faciles.

Ces deux ordres religieux ne sont pas seulement contemplatifs. Les deux se livrent à des travaux manuels, les deux n'ont qu'un nombre d'heures assez limité de sommeil ; et, concordance très importante, la valeur en calories de leur alimentation, quoique celle-ci soit différente à certains points de vue, est la même que celle à laquelle j'ai été conduit soit par le régime lacté, soit par le régime ordinaire.

La première de ces maisons religieuses, trouve 455 calories dans les azotés, 99 seulement dans les corps gras, 1.708 dans les hydrates de carbone et 175 dans l'alcool de vin, soit un total de 2.437 calories.

L'autre, outre qu'elle ne prend aucune liqueur fermentée, trouve 410 calories dans les azotés, quantité assez rapprochée de la précédente, 549 dans les corps gras au lieu de 99, et 1528 dans les hydrates de carbone, soit un total de 2.487 calories.

En ramenant le poids total de ces religieux au poids moyen de 65 kilog., nous arrivons pour chacun d'eux à 37 cal. 400 pour les premiers et à 38 calories pour les seconds (1).

Or, si l'on tient compte que ces dépenses en calories, correspondent non pas seulement à une ration d'entretien, comme je l'ai comprise ; mais au moins à la ration d'un travail léger, on arrivera à cette conclusion ferme, que très probablement 35 calories peuvent suffire pour la ration moyenne d'entretien et surtout qu'il doit en être ainsi de 38 calories.

Toutes ces recherches avec le régime lacté exclusif, le régime lacté mitigé et le régime ordinaire, qui, fréquemment, comme moyen de vérification, étaient accompagnées du dosage de l'urine et notamment des matières solides totales et de l'urée, me conduisirent donc à ces conclusions :

1° D'abord, en ce qui concerne la substitution de ces aliments, que tous se remplaçent d'après leur valeur en calories, celles-ci étant calculées d'après les équivalents isothermiques, tels que Berthelot les a établis.

2° Que l'azote uréique est approximativement fonction de l'azote alimentaire. Le premier suivant toujours les augmentations ou les diminutions que l'on faisait subir au second.

(1) Voir pour les détails de ces rations que j'ai déjà utilisées pour les azotés, les *Archives Générales de médecine*, 1903, p. 1231 et suivantes.
Aperçu général de la ration d'entretien des saisons intermédiaires.

3° Qu'il en est de même également, d'une manière approximative, pour les matières solides totales des urines.

4° Enfin, et c'est surtout le point qui nous intéresse ici, *que quelle que soit l'alimentation, dans les conditions de la ration moyenne d'entretien, l'homme adulte et normal se suffit, au point de vue de la calorification, avec une quantité d'aliments donnant au calorimètre de 35 à 38 calories par kilogramme de son poids normal.*

J'avoue donc, qu'après des preuves si souvent répétées de ce dernier fait, j'aurai dû rester ferme sur cette quantité de 35 et au maximum de 38 calories par kilog, comme devant représenter la valeur calorifique des aliments ingérés, ce qui, déduction faite du déchet intestinal, ramène à 31,500 et à 34 calories environ la quantité des aliments utilisés.

Mais j'ai déjà expliqué, à propos de la fixation des azotés, comment, sous l'influence du fort courant qui, il y a encore quelques années, au nom de l'hygiène et de la philanthropie, portait le corps médical à demander l'augmentation, non seulement des azotés mais aussi de l'alimentation en général, je m'étais défié de moi-même ; et comment craignant de fixer la ration au dessous des besoins, j'avais élevé le chiffre de 35 calories, d'abord à 38 correspondant à trois litres de lait, et comment ensuite, pour le rendre plus facile à retenir, je l'avais porté à 40.

Ce sont. en effet, ces chiffres de 38 et 40 calories qui figurent dans quelques uns de mes travaux même assez récents (1901).

Toutefois, je dois le dire, pour ma defense, je ne les ai jamais donnés sans les faire suivre de réserves tendant à les considérer comme trop élevés.

C'est ainsi qu'en 1900, après être arrivé à 38 calories et l'avoir porté à 40 (1), pour l'arrondir, j'ajoutais aussitôt. « Les « rations calculées en calories, d'après ces chiffres ainsi majo- « rés, seront sûrement suffisantes pour faire face aux besoins

(1) Influence du climat et des saisons sur ces dépenses de l'organisme. *Archives de méd. navale*, novembre 1900, janvier et février 1901, tirage à part chez Doin Paris, 1901.

« de l'organisme. Je crains même que l'avenir me prouve
« qu'elles sont trop élevées ».

Or, toujours pour ma défense, et pour montrer quelle était
encore à cette époque l'opinion la plus répandue à cet égard,
qu'il me suffise de citer celle de Lambling, qui, la même
année. 1900, résumait nos connaissances sur *la nutrition à
l'état normal* pour le *Traité de pathologie générale* de Bouchard : « En résumé, disait Lambling, en concluant, après avoir
« discuté la *grandeur du besoin total de calories*, rapporté à
« l'unité de poids, le besoin total de calories, calculées d'après
« les données du tableau de la page 87, est de 46.2 calories
« brutes et de 42.5 calories nettes. Il faut remarquer qu'il
« s'agit ici d'individus pris non pas à l'état de repos, mais
« simplement dans les conditions d'activité physique de la
« vie ordinaire » (1).

Ces dernières conditions, on le sait, sont celles que j'ai
adoptées pour évaluer la ration moyenne d'entretien ; et la
ration nette de Lambling, est celle qui correspond aux aliments
ingérés, diminués de 8.11 p. 100, représentant, d'après Rubner, le déchet intestinal, proportion acceptée par Lambling.

C'est donc en réalité le chiffre de 46.2 calories, qu'il faut
considérer comme correspondant à mon chiffre de 38 et 40, ces
derniers n'étant pas, pour moi, diminués de ce déchet.

Or, qu'on le remarque, Lambling écrivait avec toute l'autorité que lui donnaient ses travaux antérieurs, et pour un
ouvrage classique, publié sous le patronage du savant le plus
justement autorisé pour tout ce qui a trait à la nutrition ; et,
de plus, ce que Lambling écrivait sur la nutrition à l'état normal, pouvait être considéré comme devant être le point de
départ, la base, de ce que Bouchard lui-même devait écrire
immédiatement après sur la *nutrition à l'état pathologique* (2).

On le voit donc, même en l'élevant à 40 calories, mon évaluation de nos besoins en calories était encore sensiblement
au-dessous de celle admise par les savants les plus autorisés.

Cependant, d'une part, mes observations sur moi-même, ainsi
que les évaluations faites sur des familles et surtout celles faites
sur les deux ordres religieux, rendant mes convictions de plus

(1) *Traité de pathologie générale de Bouchard*, t. III, p. 77.
(2) *Traité de pathologie générale*, t. III, pp. 179 et suiv.

en plus fermes, en ce qui touche l'évaluation de ces besoins ; et, d'autre part, les faits expérimentaux me démontrant de plus en plus avec quelle régularité fonctionne l'organisme animal, ce qui diminuait dans mon esprit. les écarts qui auraient pu provenir des différences individuelles, quand en 1903, je repris la question de la ration moyenne d'entretien dans les *Archives générales de médecine*, je restais d'abord plus ferme (tome I, p. 1153) au chiffre de 38 calories ; et, ensuite, de même qu'en 1900, j'avais fait des réserves pour le chiffre de 40, j'en fis pour celui de 38.

Immédiatement après l'avoir donné, en effet, j'ajoutais (p. 1164) :

« Mais, je puis dire ici pour le nombre de calories, ce que
« j'avais dit et ce que j'ai répété pour la quantité des azotés :
« ce nombre de calories a été calculé très largement. Je suis
« sûr qu'il sera toujours suffisant dans les conditions pour
« lesquelles j'écris (ration moyenne d'entretien); et je suis
« même convaincu qu'il pourrait être diminué dans beaucoup
« de cas, sans que l'organisme ait à en souffrir.

« Je rappelle, en outre, que j'ai limité l'âge adulte auquel
« convient cette ration, de 25 à 45 ans, c'est-à-dire à la
« période la plus active de la vie, conditions dans lesquelles,
« je l'ai fixée. Mais j'ai pu m'assurer, depuis quelques années,
« qu'elle peut-être diminuée plus tard, après la cinquantaine,
« quoique conservant toute l'activité qui convient à cet âge.
« La mienne, en effet, reste maintenant sensiblement au-
« dessous ».

Du reste, depuis quelques années, un courant d'opinion, en ce qui concerne l'alimentation, s'est produit en sens inverse du précédent. De nombreux travaux, en effet, d'une part, sont venus prouver les dangers de la suralimentation et de la surnu-trition ; et, d'autre part, tandis que les recherches antérieures tendaient à élever les besoins de l'organisme au-dessus du né-cessaire, les plus récentes, au contraire, tendent à les baisser, peut-être même trop. Leurs résultats, tout au moins, se rap-prochent davantage des miens.

Parmi ces travaux figurent d'abord ceux de Bardet et Pas-cault au point de vue clinique, et ceux d'Atwater et Lefèvre au point de vue expérimental, par la calorimétrie directe.

Dans une communication faite à la Société de thérapeutique, Bardet, je le rappelle, cite trois observations pour lesquelles il a pu calculer les dépenses en calories (1).

La femme qui fait l'objet de sa première observation, pour un poids normal approximatif de 42 kilogrammes, a reçu une ration de 1500 calories environ, soit 35 calories par kilogramme; et, sous l'influence de ce régime, elle a pu même augmenter de 1.500 grammes en six mois.

Dans la deuxième observation, un ouvrier âgé de 50 ans, et pesant 55 kilogrammes, a reçu d'abord une ration de 2.100 calories, soit 38 par kilog. Mais cette ration fut trop abondante; et le malade ne se trouva bien qu'avec une ration de 1.800 à 1.850 calories, soit 33 par kilogramme.

Enfin, dans le troisième cas, il s'agit d'une personne de 70 ans, ayant une taille de 1^m,65, pesant 80 kilogrammes; et qui, depuis de longues années, malgré une existence des plus actives, se suffit avec une ration de 1.750 calories, soit, si l'on ramène son poids à 65 kilogrammes comme étant son poids normal, environ 27 calories par kilogramme.

Comme on le voit, il s'agit ici de rations fixées à 35, 33 et 27 calories. Or, d'une part, ces deux premiers sujets s'éloignent peu de ma ration; et, quant au troisième, il est difficile de l'assimiler à un adulte normal. D'abord, il a 70 ans, ce qui l'écarte depuis longtemps de la période adulte, telle que je l'ai limitée; et, d'autre part, il est obèse, ce qui, on le sait, diminue considérablement la radiation cutanée.

Cette observation de Bardet ne perd rien de son intérêt au double point de vue de l'âge et de l'obésité, et on pourra l'utiliser dans ces conditions; mais elle ne saurait l'être, il l'avouera, quand il s'agit d'adultes normaux de 25 à 40 ans.

En ce qui concerne les deux premières observations, dans lesquelles il s'agit d'un régime lacté, j'y reviens, les quantités de 35 et 33 calories sont tout à fait confirmatives de mes recherches, notamment de celles faites avec ce régime et très éloignées de celles fixées autrefois.

J'accepte donc très volontiers les quantités de mon ami Bardet.

D'autre part, presque en même temps que lui, Pascault,

---

(1) BARDET. *Société de thérapeutique*, novembre 1902, et *Bulletin général de thérapeutique*, 1903, p. 724.

dans un travail paru en 1902, faisait connaître le résultat de
ses recherches sur la fixation de la ration alimentaire chez
l'arthritique; et il arrivait, en partant de mes recherches, à
une ration, qui, calculée d'après mes équivalents thermiques,
donnerait 1.928 calories. Pour un sujet de 60 kilog., ce serait
donc 32 calories par kilog., quantité, qui, on le voit, se
rapproche, en même temps de la mienne. ainsi que de celle
que recevaient les deux premiers sujets de Bardet.

Pour établir cette ration, je l'ai dit, Pascault a bien voulu
s'appuyer sur mes expériences, sur le régime lacté, et voici ses
chiffres. Il part de 2 litres et demi de lait, ce qui donne en poids
2.560 grammes; et il donne au lait la composition suivante,
qui est sensiblement celle qui m'a servi dans mes calculs :
albumine 35 grammes, sucre 55 et beurre 40 grammes. Or,
cette quantité de lait, avec cette composition et mes équivalents thermiques, donne :

Albumine	$35 \times 2.560 = 90^{gr} \times 5 =$	450 calories.
Sucre	$55 \times 2.560 = 140^{gr} \times 4 =$	560 —
Beurre	$40 \times 2.560 = 102^{gr} \times 9 =$	918 —
	TOTAL.........	1928 —

Soit 1.928 qui, divisés par 60, fournissent 32 calories.

Mais d'abord, et sans que j'attache une grande importance
à cette observation, si avec 2 litres 1/2 de lait, beaucoup de
mes malades conservaient leur poids, cette quantité, on s'en
souvient, n'était pas suffisante pour tous ; et, comme avec trois
litres. ce n'était que l'exception qui n'augmentait pas de poids,
il faut en conclure que c'est à environ 2 litres 3/4 qu'on doit
fixer, comme je viens de le faire, la ration moyenne d'entretien. Or, 2.750 centimètres cubes de lait contiennent 99 grammes d'albumine, 110 grammes de beurre et 151 grammes de
lactose, qui, multipliés par mes équivalents thermiques, donnent 2.100 calories, soit 35 par kilogramme.

Mais ce ne serait là qu'une différence de quelques calories,
et à laquelle, je crois, le Dr Pascault n'aurait accordé que peu
d'importance, si, au moins, je m'en étais tenu à ces 35 calories.
Mais, dans le même travail, il manifeste son étonnement de
m'avoir vu, après avoir trouvé que la ration d'entretien était
entre 2 litres 1/2 de lait et 3 litres, prendre d'abord trois

litres comme base de cette ration, ce qui me donnait déjà 38 calories, puis, enfin, pour arrondir ce chiffre, le porter à 40.

J'ai déjà avoué que ce reproche est mérité ; et que, fort de toutes mes observations personnelles et cliniques, j'aurais dû être plus ferme et m'en tenir plus exactement à mes résultats. J'ai eu le tort de me défier de moi-même. Mais qu'on me permette de revenir une fois encore sur cette question, et de plaider les circonstances atténuantes.

En remontant à mes premiers travaux, que l'on veuille bien se reporter en 1879, 1880 et 1881, années pendant lesquelles je faisais et publiais mes premières observations. En ce moment, ceux de mon époque s'en souviendront, les cliniciens s'occupaient encore fort peu de la nutrition. Bouchard, il est vrai, faisait bien ses lumineuses leçons sur *les maladies par ralentissement de la nutrition*, mais elles n'étaient pas encore publiées ; et le monde scientifique, sous l'influence des travaux de Volz, de Moleschott, de Pettenkofer et Voit, et de ceux d'autres expérimentateurs, tendait vers la double élévation de la ration en albuminoïdes et en calories. Le véritable ennemi de l'organisme, le seul, était à l'époque l'anémie ; et, sous l'influence de cette crainte, qui était partagée en même temps par le public et par le corps médical, tout traitement avait pour base la viande saignante en abondance, le fer et le quinquina. La règle de l'hygiène était de se tonifier ; et comme cette règle donnait satisfaction aux exigences de l'estomac, on s'y conformait volontiers. La réaction contre la doctrine de Broussais était encore dans toute sa force ; et le cri d'alarme poussé par Bouchard contre les abus de la viande n'avait pas encore été entendu. Nous savons, du reste, combien de temps il a fallu pour que, malgré l'autorité incontestée de ce Maître, ses idées fussent acceptées. Ce n'était donc pas sans un certain courage, on me l'accordera, que l'on pouvait, en ce moment, proposer de réduire une ration en quoi que ce fut.

Moleschott, je l'ai dit, avait porté les albuminoïdes à 133 grammes, Pettenkofer et Voit à 130, et Volz, en se prenant lui-même comme sujet d'expérience, avait atteint 150^{gr}.

Quant aux calories, question encore rarement abordée par le corps médical, Pettenkofer et Voit en avaient fixé le total à plus de 3.000, soit près de 44 par kilogramme ; et, même en 1894, Hirschfeld arrivait à 45 et Rubner à 46.

Or, contrairement à ces autorités scientifiques, dont les travaux avaient précédé les miens ou étaient faits en même temps, mes observations cliniques et mes expériences me conduisaient à ce résultat que 2 litres 3/4 de lait étaient le plus souvent suffisants pour couvrir les dépenses totales de l'organisme ; d'où il fallait conclure, que celui-ci doit pouvoir se suffire avec 1^{gr}50 d'azotés et 35 calories alimentaires.

Tout cela, certes, pour moi, me paraissait bien prouvé. Mais, modeste clinicien, tout à fait inconnu, qu'avais-je à opposer aux faits expérimentaux de Pettenkofer et Voit, de Moleschott, d'Hirschfeld, de Rubner, etc. ? Seulement des faits cliniques avec toutes leurs contingences, et auxquels il était bien difficile, je le comprenais, de donner une valeur suffisante pour contre-balancer des faits expérimentaux avec leur décisive précision.

Mes recherches me parurent donc pendant longtemps insuffisantes pour être mises en opposition ferme avec celles de ces autorités scientifiques ; et ainsi s'explique d'abord que j'ai tenu à rester sur le terrain clinique, et ensuite qu'à l'époque j'ai apporté des tempéraments à mes résultats au point de vue scientifique.

Le passage suivant de mon travail de 1881 (1), va, du reste, bien montrer ma situation d'esprit en ce moment et la cause de mon hésitation.

« *Trois litres*, écrivais-je en le soulignant, *constituent la quantité maximum du régime lacté pur*. Cette quantité paraîtra bien minime à ceux de mes collègues qui commencent par 3 litres et vont facilement à 5 et à 6 litres par jour. *Les calculs basés sur la connaissance des lois de la nutrition paraissent même leur donner raison* (je souligne la phrase). 1 litre de lait de vache, en effet, ne contient que 5^{gr}50 d'azote et 62 grammes de carbone. La ration réglementaire du soldat étant de 20 grammes d'azote et 300 grammes de carbone, on voit qu'il faudrait près de 4 litres de lait pour trouver cette quantité d'azote et 5 litres pour trouver celle en carbone. Cette quantité, pour se conformer aux notions de physiologie, devrait

---

(1) Régime lacté et régime mixte gradué dans la diarrhée et la dysenterie chronique (Société clinique des hôpitaux et *Bulletin général de thérapeutique*, 15 mars 1881).

donc être additionnée de 40 grammes de sucre, soit 16^{gr}8 de carbone, ce qui ajouté aux 62 grammes existant déjà, donnerait 78^{gr}80 par litre, soit 315^{gr}20 pour 4 litres.

« Quelque séduisants que paraissent ces calculs, je puis l'affirmer, ces quantités sont exagérées... »

Mais pour expliquer cette contradiction avec les données scientifiques, j'ajoutais aussitôt ;

« Je parle, bien entendu, pour les hommes qui sont atteints des affections dont je fais le traitement. »

Un peu plus loin, je dis encore : « Avec 2 litres et demi, beaucoup de malades conservent leur poids pendant que leur nutrition s'améliore. Avec 3 litres, c'est l'exception seulement qui ne gagne pas. Or, le lait n'étant pas sucré, ces malades ne prennent qu'une moyenne de 180 grammes de carbone et 16^{gr}50 d'azote.

« Ce sont là des faits prouvés par toutes mes observations ».

On le voit donc, en ce qui concerne les déductions scientifiques que l'on pouvait tirer de mes observations cliniques, je restais hésitant. Je ne me sentais ferme que sur le terrain clinique. Je concluais, en effet « *trois litres de lait suffisent et les malades guérissent.* »

Aussi, vu les conclusions scientifiques que l'on pouvait tirer de mes observations cliniques, conclusions qui étaient en opposition avec les idées admises, ce ne fut pas sans hésitation que j'offris mon travail à Dujardin-Beaumetz, quoiqu'il fut appuyé, dès cette époque, d'une trentaine d'observations relevées jour par jour. Mais heureusement, après les avoir parcourues, il calma mes inquiétudes; et publia rapidement mon mémoire, en le débarrassant de mes longues observations.

J'eus même la satisfaction peu après, je l'ai déjà dit, de le voir adopter *trois litres de lait comme base du régime lacté* dans son *Traité de thérapeutique clinique ;* et j'avoue que je considérais que c'était pour moi déjà un succès suffisant, que d'avoir fait disparaître les régimes lactés de 5 à 6 litres, comme on les donnait avant, pour les ramener à 3.

Du reste, le fait clinique étant accepté, et il le fut bientôt par tous les cliniciens, ces conclusions scientifiques devaient forcément s'imposer, que l'organisme peut se suffire avec les azotés contenus dans cette quantité de lait et avec les calories qu'elle peut donner, soit sensiblement 1ᵍʳ50 d'azotés par kilogramme et 38 calories.

Or, de nouveau, j'estimais que c'était déjà quelque chose, que d'avoir fait descendre les azotés de 2 grammes à 1ᵍʳ50 ; et les calories, de 45 à 50, au moins à 40.

C'était là pour moi, je le répète, des premiers résultats dont je me trouvais satisfait.

Toutefois, on l'a vu, pendant les quinze ou vingt années qui ont suivi la publication de ce travail, quoique mes conclusions fussent admises au point de vue clinique, quoique les 3 litres de lait fussent unanimement acceptés comme correspondant à la ration d'entretien, les conséquences scientifiques qui en découlaient, restèrent inaperçues ; et les évaluations sur la quantité de calories nécessaires à notre organisme furent encore des plus différentes. Quelques-unes même, je viens de le dire, se maintinrent nettement en faveur des anciennes.

Je puis rappeler, entre autres, les travaux de Lapicque et Marette (1894), qui, se prenant eux-mêmes comme sujet d'expériences, arrivaient tous les deux à 41 calories ; et celui de Lambling, qui, je l'ai dit, après avoir discuté les divers chiffres donnés, arrivait encore en 1900 à 46.

On l'avouera, de semblables résultats étaient bien faits pour justifier mes hésitations, et me maintenir dans la réserve dans laquelle je suis resté.

Cependant, surtout depuis mes expériences par le procédé de l'alimentation insuffisante (1900), je suis devenu, on l'a vu, de plus en plus ferme, ainsi qu'en témoigne mon travail de 1903, travail dans lequel je suis arrivé à affirmer *que la quantité de 38 calories est un chiffre maximum.*

De plus, depuis si certaines publications ont reproduit les anciennes évaluations, j'ai vu, je viens de le dire, des recherches d'ordre différents venir corroborer les miennes, et aussi appuyer les conclusions cliniques, auxquelles elles m'avaient conduit.

C'est ainsi que j'ai eu la satisfaction de voir les idées que j'avais exposées sur les dangers de la suralimentation et de la surnutrition devenir celles de nombreux cliniciens, et justement des plus estimés. Quant à nos besoins en calories, les chiffres auxquels j'étais arrivé dès mes premières recherches, je viens de le rappeler, ont été confirmés par la calorimétrie alimentaire avec les travaux de Bardet et de Pascault, au point de vue clinique ; et, à ces preuves, sont venues s'ajouter celles tirées de l'expérimentation la plus rigoureuse, après les travaux d'Atwater et de Lefèvre.

De 55 expériences faites de 1896 à 1902 (1), à une température de 20° et comprenant, pour les 5 sujets sur lesquels ont porté ces recherches, un total de 171 jours, Atwater et ses collaborateurs sont arrivés, pour un kilogramme de ces sujets, à 29$^{cal.}$600 pendant l'inanition, à 32$^{cal.}$500 au repos et à 62$^{cal.}$900 avec un travail de 130.000 kilogrammètres.

Dans ces expériences, se sont évidemment les dépenses faites pendant le repos qui approchent le plus celles de ma ration moyenne d'entretien, tout en leur restant forcément un peu inférieures, puisque cette dernière comprend encore certains déplacements. Mais, même au repos, les besoins s'élèveraient donc déjà à 32$^{cal.}$500 ; et pour peu qu'on élève ce chiffre, pour le mettre en rapport avec le surcroît de dépenses dues aux déplacements de la ration d'entretien, on arrive dans les environs de 35 calories. Or, qu'on le remarque, les chiffres d'Atwater sont donnés, déduction faite du déchet intestinal ; et en faisant subir cette même déduction à mes deux chiffres de 38 et 35 calories, correspondant respectivement à 3 litres et à 2 litres 3/4 de lait, nous arrivons sensiblement à 34 et à 31.500. Je ne crois pas que l'on puisse demander une plus grande concordance pour des évaluations portant sur une question aussi complexe.

Enfin, dans une communication récente (1906) faite à la Société de Biologie (2), Lefèvre, après ses consciencieuses recherches, est arrivé sensiblement aux mêmes résultats.

Ses conclusions sont, en effet, les suivantes : « chez l'homme « moyen de nos climats qui varie son habillement avec les « saisons, la ration calorique s'élève depuis 1800 à 2000 ca- « lories en été, jusqu'à 2800 et 3000 calories en hiver ».

(1) Voir les indications bibliographiques données à la page 112.

(2) Sur le besoin de la chaleur et sur la valeur de la ration calorique, en fonction de la température ou du climat. Etude de calorimétrie directe par J Lefèvre. *Société de Biologie*, séance du 28 avril 1906.

Or, si nous prenons la moyenne de ces chiffres, c'est-à-dire celui qui doit correspondre aux saisons intermédiaires, nous trouvons 2400 calories, qui, pour l'homme moyen de 65 kilos, arrivent à 37 calories par kilogramme.

Il est vrai, que dans ces expériences, Lefèvre ne s'est pas proposé de chercher quels sont les besoins minima de l'organisme, mais seulement quelles sont les dépenses dans les conditions ordinaires de son existence; et il est possible que ces dernières dépassent un peu ses besoins. Mais, on peut au moins en conclure, que ces besoins sûrement ne dépassent pas 37 calories, et ensuite qu'il est possible qu'ils restent même au-dessous.

Ainsi, en résumé, dès 1881, mes recherches sur le régime lacté, me permettaient de conclure que la ration moyenne d'entretien doit donner sensiblement 35 calories par kilogramme ; mais, pour tenir compte des résultats admis par des autorités scientifiques incontestées, quand j'ai du fixer le nombre de calories correspondant à ma ration, je l'ai porté à 38 calories, ce qui correspond à trois litres de lait, au lieu de 2 litres 750 ; et même, pour arrondir le chiffre et le faire ainsi entrer plus facilement dans la pratique, je l'ai élevé à 40. Mais toutes mes nouvelles recherches me confirmant ensuite dans mon premier chiffre ; et, en outre, me sentant de plus en plus autorisé à formuler une opinion personnelle, je me suis peu à peu dégagé des opinions ayant cours ; et je suis revenu sensiblement au chiffre auquel j'aurais dû toujours me tenir depuis mes premières observations, c'est-à-dire sensiblement à 35 calories par kilogramme. C'est, en effet, on vient de le voir à peu près à ce même chiffre, que sont arrivés ceux qui, comme Bardet et Pascault, ont cherché à préciser seulement les besoins réels et non les dépenses ; et enfin, c'est aussi très sensiblement ces mêmes chiffres qu'ont trouvés, après leurs longues et consciencieuses recherches, les expérimentateurs scientifiques, Atwater et Lefèvre, par la calorimétrie directe.

Mais peut-on descendre plus bas? *Au moins comme ration moyenne d'entretien*, je ne le pense pas. Il se peut que l'on trouve des sujets qui puissent se contenter de moins, même parmi ceux que l'on considère comme des adultes normaux. Mais, d'abord, ce seront là des exceptions peu nombreuses ; et, ensuite, il est possible que plus de soins dans leur examen, les fasse sortir de ces sujets

Ma conclusion ferme, *au point de vue scientifique,* est donc que *dans les conditions de la ration moyenne d'entretien, le kilogramme d'adulte peut se suffire avec une quantité d'aliments équivalant à 35 calories.*

Mais, cette conclusion posée, doit-on considérer cette quantité comme la base invariable et inflexible pour établir une ration à un point de vue général ?

Quelque confiance que j'ai en ces chiffres, et quelque régulier que je puisse admettre le fonctionnement de la matière vivante, j'avoue qu'en *pratique,* je ne considère ce chiffre que comme une *moyenne* et un *point de départ.* Je crois que ce n'est que bien rarement que l'on trouvera des sujets pouvant se contenter d'une quantité sensiblement moindre, s'ils sont réellement normaux et s'ils ont une activité moyenne ; et, au contraire, qu'il sera moins rare d'en trouver pour lesquels ces quantités devront être augmentées, et être portées à 38 calories (1).

J'estime même, que, quand il s'agira d'établir la ration d'une collectivité, et surtout d'une ration générale, ce dont il s'agit ici, il sera plus prudent de la baser sur le chiffre de 38 que sur celui de 35. Je rappelle, en effet, que c'est sensiblement à ce chiffre que conduisent les travaux d'Atwater et Lefèvre, et aussi les évaluations des deux maisons religieuses dont j'ai étudié l'alimentation, dont l'une dépensait 37 calories et l'autre 38 ; et, cependant, ainsi que je l'ai dit, ces rations avaient dû être diminuées, soit par sentiment religieux soit par économie, autant qu'elles pouvaient l'être.

Acceptons donc ce chiffre de *38 calories comme correspondant à nos besoins maxima, évalués en aliments ingérés, dans les conditions de la ration moyenne d'entretien ;* ce qui, déduction faite du déchet intestinal, je dois le faire remarquer, ramène les calories dépensées à peu près à 34.

---

(1) Une vaste expérience semble avoir confirmé que trois litres de lait sont sûrement suffisants comme ration d'entretien ; et, il est probable que beaucoup de laits sont moins riches que celui qui a servi à mes évaluations ; mais il faut, par contre, tenir compte que d'une manière générale on sucre le lait, tandis que dans mes expériences cliniques, il ne l'était pas. Ces trois litres de lait, un peu moins riches, mais sucrés, doivent donc donner très approximativement 38 calories pour les hommes moyens de 63 à 67 kilogrammes.

Mais pour la suite de cette étude, qui porte sur les *aliments ingérés*, conservons le chiffre de 38 calories, comme représentant la valeur de notre ration moyenne d'entretien ; et voyons dans quelle proportion elles doivent être demandées aux trois principes immédiats, les albuminoïdes, les corps gras, et les hydrates de carbone, qui entrent naturellement dans la composition de nos aliments.

Nous avons déjà vu que cette ration doit contenir 1ᵍʳ50 d'azotés. Or, ceux-ci donnant 7 calories 500, il ne reste plus que 30 calories 500 à demander aux ternaires, c'est-à-dire qu'au point de vue des calories, les azotés sont à ces derniers, dans les rapports de $\dfrac{7,50}{30,50}$ soit de 1 à 4 ; ou bien encore que les calories fournies par les azotés équivalent au cinquième des calories totales dont l'organisme a besoin.

C'est déjà là un premier point important établi. Mais une autre question s'impose ensuite : dans quelles proportions doivent se réunir les *corps gras* et les *hydrates de carbone* pour nous donner ces 30 calories 500 ?

Ces rapports peuvent être des plus variables ; et mes expériences faites à cet égard, n'ont fait que confirmer l'exactitude avec laquelle ces ternaires peuvent se remplacer, en tenant compte de leurs équivalents thermiques. Avec le régime lacté à 3 litres, les corps gras sont dans la proportion de 120 gr. pour 165 gr. d'hydrates de carbone, ce qui donne en calories 1.080 calories pour le beurre et seulement 660 calories pour la lactose. Or, par contre, le plus souvent dans le régime ordinaire, ce sont les hydrates de carbone qui en donnent le plus.

La proportion de ces deux catégories d'aliments, ne peut être fixée que par les limites de leur digestibilité ; et celles-ci varient considérablement avec les habitudes, qui elles-mêmes, dans une grande mesure, varient avec les productions alimentaires du pays et du climat.

La Normandie, humide et froide, mais riche en pâturages, demande ces calories surtout aux corps gras. La soupe à la graisse et le beurre, sous un petit volume, lui fournissent les calories qu'exigent son climat. La Provence, moins froide, demande ses calories surtout aux hydrates de carbone. qu'elle trouve dans ses légumes, dans ses fruits sucrés et aussi dans son vin.

Ces différences s'exagèrent même, si nous prenons les exemples dans des climats différant encore davantage l'un de l'au.re. L'Esquimau, dans la zone glaciale, fait son calorique avec l'huile de phoques ; et, au contraire, l'Arabe du désert le demande à ces dattiers.

Normands et Provençaux, Esquimaux et Arabes, se trouvent, du reste, chacun fort bien de leur régime. Les organes digestifs de chacun d'eux, surtout l'hérédité aidant, se sont adaptés à ces différentes alimentations ; et, du reste, ces divers peuples, ont été condamnés à cette adaptation, sous peine de disparaître ; quelques-uns des pays que j'ai choisis comme exemples, en effet, ne fournissent guère d'autres aliments.

Mais les habitudes individuelles peuvent aussi à elles seules adapter les organes à l'usage prédominant de chacun de ces ternaires. Je puis en donner la preuve suivante empruntée à l'alimentation des deux congrégations religieuses dont je me suis déjà occupé (1). Toutes les deux sont dans le bassin de la Garonne et même assez rapprochées l'une de l'autre. Toutes les deux ont sensiblement les mêmes occupations. Leur alimentation est également presque exclusivement végétale ; les quantités d'azotés de leur ration peu éloignées l'une de l'autre, 1^{gr}40 pour la première, et 1^{gr}26 pour la seconde ; mais tandis que la ration de l'une ne contient que 11 grammes de corps gras, celle de l'autre en contient 61 grammes. Par contre, la première reçoit 471 grammes d'hydrates de carbone et la seconde seulement que 382.

Les organes digestifs de ces deux ordres de religieux, qui, outre les points communs que je viens de citer, ont pour la plupart la même origine, ont donc pu s'adapter à chacune de ces nourritures réellement très différentes à ce point de vue ; et cela, je l'ai dit, sans que leur santé ait eu à en souffrir.

On peut donc, avec le temps, modifier profondément son alimentation à cet égard. On peut demander les calories dont on a besoin presque indifféremment aux graisses ou aux hydrates de carbone ; et c'est surtout pour ces aliments que l'on peut dire que *l'aliment vaut le nombre de calories qu'il donne.*

---

(1) Recherches sur la ration d'entretien des saisons intermédiaires. *Archives générales de médecine*, 19.3, p 1232 et suiv.

Le point qui intéresse le plus l'organisme, est que, dans les changements que nous pouvons faire subir aux proportions des ternaires, nous tenions compte de leurs équivalents thermiques, au moins quand il ne s'agit que de le maintenir à sa température normale

Toutefois, au point de vue pratique, et surtout quand il s'agit de fixer l'alimentation de rationnaires, il est indispensable d'établir une certaine proportion, tout en indiquant, bien entendu, qu'elle est modifiable.

Or, un premier fait ressort des habitudes de tous les peuples, tant soit peu civilisés, c'est que tous emploient une certaine quantité de corps gras pour la préparation de leurs aliments. En ce qui concerne notre pays, celui pour lequel j'écris, bien entendu, plus spécialement, en tenant compte des corps gras contenus naturellement dans nos aliments et de ceux que nous leur ajoutons, je suis arrivé à un chiffre oscillant autour de 60 grammes (1).

Les aliments qui en contiennent le plus, sont les viandes, le lait, certains fromages et les œufs. Nous en prenons environ 25 grammes avec les viandes, soit faisant partie de leur composition, soit ayant servi à leur préparation. Le lait et le fromage, les œufs, nous en fournissent environ 20 grammes. Enfin, nous en ajoutons à peu près 10 grammes à chacun des plats de légumes que nous mangeons matin et soir, soit, de nouveau, 20 grammes ; et, pour la totalité de notre alimentation, environ 65 grammes.

(1) Voir le PREMIER VOLUME :

1° Page 11. — Constitution des corps gras par le végétal.

2° Pages 41 et 58. — Minéralisation des corps gras.

3° Page 94. — Idée générale des corps gras ; mode de formation par le végétal, 95 ; but de la nature en les constituant ; quantités contenues dans les végétaux, 98 et 133

4° Page 145. — Quantités contenues dans les aliments animaux ; origine de ces corps gras par les corps gras, 147 ; par les hydrates de carbone, 155, par les albuminoïdes végétaux, 160.

5° Pages 207 et 212. — Quantités de calories fournies par ces aliments.

6° Page 226. — Corps gras contenus dans l'alimentation de la France.

7° Page 265. — Modifications des corps gras dans le tube digestif.

8° Pages 280, 282, 284. — Rôles des corps gras comme aliments constitutifs, fonctionnels et calorifiques.

9° Page 332. — Modifications des corps gras dans l'organisme ; leur origine ; leur rôle, leur minéralisation ; leur élimination.

Cela étant, j'ai admis que, dans notre ration, les corps gras entrent sensiblement dans la proportion de 1 gramme par kilogramme ; or, ce gramme fournissant 9 calories, c'est donc déjà, 16^{cal}500 avec les 7^{cal}500 des azotés.

Les diverses parties de la France, usant toutes d'une liqueur fermentée, vin, cidre, bière, poirée, etc. ; et, d'une part, certains travaux ayant suffisamment établi, l'utilisation de l'alcool par l'organisme à la condition de ne pas dépasser certaines doses ; et, d'autre part, croyant jusqu'à preuve du contraire que l'alcool pris avec ces boissons de table, également dans certaines proportions, ne nous est pas contraire ; j'ai cru devoir tenir compte de nos habitudes nationales, et j'ai fait entrer l'alcool dans la ration, dans la proportion de 0^{gr}50 par kilogramme et par jour, ce qui donne 32^{gr}50 d'alcool pour un homme de 65 kilogrammes. — Or, ces 32^{gr}50 d'alcool correspondant à 40 centimètres cubes, cette quantité est contenue dans un demi-litre de vin titrant 8 degrés, et dans 40 centilitres, titrant 10 degrés (1).

Je reviendrai plus tard sur cette question ; mais, dès maintenant, je puis dire que je ne crois pas qu'il puisse y avoir d'inconvénients à comprendre de 16 grammes à 20 grammes d'alcool dans chacun de nos repas ; et, je le répète, il me paraît desormais démontré que, pris dans ces proportions, l'alcool est sûrement brûlé et partant utilisé.

C'est donc, sur cette quantité moyenne et approximative de 0^{gr}50 d'alcool par kilogrammes, que seront réglées les quantités des différentes boissons fermentées dont les divers peuples font usage.

L'équivalent thermique de l'alcool étant 7, les 0^{gr}50 donneront 3^{cal}500 ; qui, ajoutées aux 16^{gr}500 précédentes, arrivent à un total de 20 calories.

Il nous reste donc 18 calories à demander aux hydrates de carbone, soit à 4^{gr}50 de ces substances, qui compléteront ainsi

(1) 1^u Page 59. — Composition et minéralisation de l'alcool.
, 2° Page 212. — Valeur en calories des principaux alcools.
3° Page 221. — Alimentation de la France ; quantités d'alcool entrant dans cette alimentation sous ses différentes formes.
4° Page 327. — Rôle de l'alcool dans l'organisme ; sa minéralisation.

la ration d'entretien d'un kilogramme, et les 292^{gr}50 nécessaires pour l'adulte moyen de 65 kilogrammes (1).

Dans la ration type, telle que je l'ai adoptée, le pain fournit déjà 175 grammes de ces aliments ; et le reste provient surtout du sucre pris en nature, de celui des fruits et de l'amidon des légumes.

EN RÉSUMÉ : *la ration moyenne d'entretien d'un kilogramme d'adulte devra comprendre : une quantité d'aliments pouvant donner 1^{gr}50 d'azotés, 1 gramme de corps gras, 0^{gr}50 d'alcool et 4^{gr}50 d'hydrates de carbone, pour arriver à fournir les 38 calories que nous avons admises, comme correspondant aux besoins normaux, mais maximum de l'homme adulte et actif.*

(1) Voir le PREMIER VOLUME :

1° Page 10. — Formation des hydrates de carbone par le végétal.

2° Pages 41, 58, 59. — Minéralisation de ces corps.

3° Pages 76 et 79. - Idée générale des hydrates de carbone ; leur constitution par le végétal ; but de la nature en les constituant, 85 ; quantités contenues dans les végétaux, 87 et 133.

4° Page 137. — Hydrates de carbone de nature animale ; leur mode de formation, 141.

5° Page 206. — Valeur en calories de ces aliments.

6° Page 216. — Evaluation des hydrates de carbone contenus dans l'alimentation de la France.

7° Page 259. — Modifications subies par ces corps dans le tube digestif.

8° Pages 280, 282, 284. — Rôle constitutif, fonctionnel et calorifique de ces corps.

9° Page 322. — Origine de ces corps ; leur rôle dans l'organisme ; leur minéralisation, 331.

RELATIONS NUTRITIVES.

On désigne le plus souvent sous ce nom le rapport des azotés à l'ensemble des ternaires. Ce rapport a reçu une grande importance en zootechnie; et je pense que nous pouvons également l'utiliser d'une manière avantageuse en traitant de notre alimentation.

La manière d'établir ce rapport varie. Le plus souvent, on se contente de comparer le poids des azotés avec celui de l'ensemble des ternaires; et c'est cette relation nutritive qui se traduit par la formule $\dfrac{M.\ Az.}{M.\ n.\ Az.}$ c'est-à-dire rapport des *matières azotées* aux *matières non azotées*.

En nous conformant à cette relation nutritive, l'ensemble des ternaires étant de 1 gr. de graisse, $0^{gr}50$ d'alcool et $4^{gr}50$ d'hydrates de carbone, soit en tout 6 gr., la formule devient $\dfrac{1^{gr}50}{6} = 4$. La relation nutritive, dans cette ration, est donc de 1 à 4.

Mais, il est évident, qu'ainsi formulé, ce rapport présente peu d'exactitude au point de vue de la valeur réelle des aliments, parce qu'il ne tient pas compte de la proportion des divers ternaires composant le second terme; et ceux-ci, nous le savons, ont des valeurs calorifiques qui varient du simple au double.

Aussi certains zootechniciens, frappés de cette imperfection, ont-ils cherché à y remédier, en ramenant tous les ternaires en hydrates de carbone.

En prenant nos équivalents thermiques, chaque gramme de corps gras vaut $2^{gr}25$ d'hydrates de carbone, et 1 gramme d'alcool, $1^{gr}75$ de ces mêmes substances.

Le poids total des ternaires, ramené à l'état d'hydrates de carbone, serait donc de $7^{gr}62$; et nous aurions, comme formule,

$\dfrac{1^{gr}50}{7^{gr}62} = 5$. La relation nutritive serait donc ainsi de 1 à 5 ou le cinquième.

Depuis quelques années, pour éviter l'inconvénient que je viens de signaler, j'ai proposé de baser la relation nutritive sur les *calories;* ce qui, me semble-t-il, fournirait un rapport plus exact, et en même temps nous donnerait, par le total, une indication importante.

La formule ci-dessus, ramène bien les ternaires à une mesure commune. et elle exprime fort bien le rapport des ternaires aux azotés; mais elle a l'inconvénient d'être composée de deux termes n'ayant pas la même valeur au point de vue des calories, notion dont l'importance grandit de plus en plus.

Je pense donc qu'il n'y aurait que des avantages à adopter, comme base de la relation nutritive, le rapport entre le nombre de calories fourni par les azotés et celui fourni par les ternaires; et comme le total des deux termes, d'où découlerait ce rapport, représenterait les dépenses d'un kilogramme, nous aurions en même temps dans cette formule : la valeur en azotés, la valeur en ternaires, le rapport entre ces deux valeurs et enfin la valeur totale de la ration.

En adoptant cette relation nutritive, la formule de la ration que j'ai adoptée, deviendrait $\dfrac{7^{cal}50}{30.50} = 4$. Cette formule nous donnerait ainsi :

1° La quantité d'azotés pour le kilogramme, en divisant le numérateur par 5, l'équivalent thermique de ces aliments;

2° La quantité de ternaires, en divisant le dénominateur par 4, l'équivalent thermique des kydrates de carbone;

3° Le total des calories, en additionnant le numérateur et le dénominateur;

Et 4° la relation des deux principales catégories d'aliments, azotés et ternaires, représentées par leurs calories, qui, mieux que toute autre indication, permettent d'apprécier leur valeur réelle, au point de vue des services que ces aliments peuvent rendre à l'organisme.

Enfin, je pense qu'il y aurait également un certain intérêt, au moins dans quelques cas spéciaux, à indiquer par une formule le rapport des ternaires entre eux, ou du moins des deux plus importants, le corps gras et les hydrates de carbone;

et de nouveau ici, il me semble que ce rapport serait plus
facile à saisir, si chacun des termes était donné en calories. En
s'en tenant toujours à la ration d'un kilogramme, pour celle
que je viens de déterminer, cette nouvelle relation nutritive
serait $\dfrac{G = 9}{HC = 18} = \dfrac{1}{2}$

Il serait facile, du reste, de distinguer ces diverses relations
nutritives, toutes calculées en calories, en faisant précéder
les chiffres de quelques lettres de convention. Nous pourrions
avoir ainsi : $\dfrac{Az. = 7^{cal}50}{T. = 30.5} = 4$ correspondant au rapport des

azotés avec le total des *ternaires;* et $\dfrac{G = 9}{HC = 18} = \dfrac{1}{2}$ corres-

pondant au rapport des *corps gras* aux *hydrates de carbone.*

Ces différentes relations nutritives trouveraient leur utilité
dans l'établissement des différentes rations, même pour l'état
normal. Il est évident, en effet, qu'au point de vue des besoins
de l'organisme, il n'est pas indifférent d'augmenter les azotés
au détriment des ternaires et réciproquement. Je me suis
longuement arrêté sur ce point. Or, ces rapports, une fois
établis, donneraient des indications, non pas inflexibles, certes,
mais cependant encore importantes.

Mais, en outre, leur importance se révèle, quand il s'agit de
calculer une ration spéciale, telle que celle de la croissance,
du nourrissage, ou bien encore celle des cas pathologiques,
telles que celles des convalescents, des dyspeptiques, des
tuberculeux ou des maladies arthritiques.

Nous en trouverons bientôt des exemples pour la croissance,
le nourrissage et le travail ; et surtout plus tard pour l'alimentation dans les maladies.

QUANTITÉ D'OXYGÈNE NÉCESSAIRE DANS LES CONDITIONS
DE LA RATION MOYENNE D'ENTRETIEN (1).

Dans les études qui précèdent, je viens d'établir que, dans les conditions de cette ration, l'homme adulte doit trouver dans ses aliments, par kilogramme de son poids normal, d'abord 1ᵍʳ50 d'azotés, et, en outre, une quantité de ternaires qui, joints à ces azotés, puissent donner un maximum de 38 calories.

De plus, en tenant compte des habitudes de la population française, j'ai réparti la quantité de ternaires nécessaires, de la manière suivante : 1 gramme de corps gras, 0ᵍʳ50 d'alcool, et 4ᵍʳ50 d'hydrates de carbone. Mais, ces aliments, une fois absorbés, ne peuvent céder leur calorique, principal but de leur absorption, qu'à la condition de revenir vers l'état minéral; et le principal agent qui les conduit vers cet état est l'oxygène. De plus, comme, sauf pour les azotés, les autres deux catégories de principes immédiats ne sont composés que de carbone, d'hydrogène et d'oxygène, leur minéralisation ne sera complète, que lorsqu'ils seront ramenés en totalité par leur oxydation à l'état d'acide carbonique et d'eau. Cela étant, pour savoir quelle est la quantité d'oxygène nécessaire à un kilogramme d'adulte, qui doit recevoir les quantités de substances organiques qui précèdent, il suffit donc de connaître

(1) L'oxygène fait évidemment partie des matières minérales; et son étude aurait dû être placée parmi celles de ces dernières. Mais son rôle dans l'organisme est si intimément lié à celui des matières organiques, que j'ai cru préférable de l'étudier immédiatement après elles.

Voir dans le PREMIER VOLUME :

1º Page 39. — Minéralisation de la substance organique.

2º Page 51. - Notions générales sur le thermogénèse.

3º Page 55. — Applications de ces données à l'homme.

4º Page 76. — Constitution des aliments organiques.

5º Page 191. — Notions générales sur la thermique animale.

6º Pages 281, 282 et 285. — Valeur fonctionnelle, constitutive et calorifique de l'oxygène.

7º Page 347. — Oxygène; son origine; son rôle; son élimination.

quelle est la quantité d'oxygène théoriquement nécessaire, pour ramener ces quantités de ternaires à l'état minéral complet, et ces quantités d'azotés, à l'état le plus avancé possible de leur minéralisation.

Ce calcul, dans ces conditions, on l'a déjà vu, est des plus faciles (Voir le premier volume, pages 39 et suivantes).

Un gramme de *glucose*, $C^6H^{12}O^6$, contenant : $0^{gr}400$ de carbone, $0^{gr}067$ d'hydrogène, et $0^{gr}533$ d'oxygène, a besoin, pour se transformer en totalité à l'état de CO^2 et H^2O, de $1^{gr}603$ d'oxygène. Mais, comme il en contient déjà $0^{gr}533$, ce n'est donc que $1^{gr}070$ que l'adulte devra demander à l'oxygène extérieur, soit le double de l'oxygène intérieur, ainsi que l'indique la formule suivante :

$$C^6H^{12}O^6 + 12\,O = 6\,CO^2 + 6\,H^2O$$

Ce gramme de glucose, en s'unissant à $1^{gr}070$ d'oxygène, donnera $1^{gr}470$ d'acide carbonique et $0^{gr}600$ d'eau, soit un total de $2^{gr}070$ de substances minérales ; et, ramené à ces deux états, il aura cédé environ 4 calories.

Or, la quantité d'hydrates de carbone que nous avons trouvée nécessaire, étant de $4^{gr}50$; et tous les hydrates de carbone étant transformés dans le tube digestif en glucose, en conservant sensiblement le même poids, la minéralisation de ces $4^{gr}50$, contenant : $1^{gr}800$ de carbone, $0^{gr}3055$ d'hydrogène et $2^{gr}3985$ d'oxygène, exigera $7^{gr}2135$ d'oxygène total, qui, diminué de $2^{gr}3985$ contenus dans les $4^{gr}50$ de glucose, sera ramené à $4^{gr}8150$ d'oxygène extérieur.

La réunion de ces $4^{gr}50$ de glucose et de ces $4^{gr}8150$ d'oxygène fournira : $6^{gr}615$ d'acide carbonique et $2^{gr}700$ d'eau, soit un total de $9^{gr}315$ de substance minérale, égal à celui de $4^{gr}50$ de glucose et de $4^{gr}815$ d'oxygène. Après leur complète minéralisation, ces $4^{gr}50$ de glucose auront cédé 18 calories.

C'est donc déjà $4^{gr}815$ d'oxygène extérieur dont le kilogramme d'adulte aura besoin.

Pour les *corps gras*, je vais prendre, comme exemple, la tripalmitine, $C^{51}H^{96}O^6$, dont le gramme contient $0^{gr}760$ de carbone, $0^{gr}121$ d'hydrogène et $0^{gr}119$ d'oxygène.

Ce corps exigera, pour être ramené en totalité à l'état d'acide carbonique et d'eau, et cela quelles que soient les transformations intermédiaires par lesquelles il passera, $2^{gr}999$ d'oxygène. Mais, comme il en contient déjà une petite quantité, $0^{gr}119$, il faudra que l'organisme en demande seulement $2^{gr}880$ à l'extérieur.

La réunion de ce gramme de corps gras avec ces $2^{gr}880$ d'oxygène fournira $2^{gr}780$ d'acide carbonique et $1^{gr}100$ d'eau, soit un total de $3^{gr}880$ de substances minérales, égal à celui de la palmitine et de l'oxygène. Après sa minéralisation complète, ce gramme de palmitine aura cédé environ 9 calories.

C'est donc encore $2^{gr}880$ d'oxygène extérieur à ajouter aux $4^{gr}815$ combinés avec les hydrates de carbone.

L'*alcool* ne figure dans la ration que pour $0^{gr}50$. En prenant, comme exemple, l'alcool éthylique, 1 gramme de cet alcool contient : $0^{gr}521$ de carbone, $0^{gr}131$ d'hydrogène et $0^{gr}348$ d'oxygène; soit pour ces $0^{gr}50$: $0^{gr}2605$ de carbone, $0^{gr}0655$ d'hydrogène et $0^{gr}1740$ d'oxygène.

Or, 1 gramme de cet alcool exigeant, pour être ramené à l'état d'acide carbonique et d'eau, $2^{gr}428$ d'oxygène, et lui-même en contenant $0^{gr}348$; c'est donc $2^{gr}080$ qui devrait être demandés à l'extérieur. Cet oxygène combiné avec 1 gramme d'alcool donnerait $1^{gr}910$ d'acide carbonique, $1^{gr}170$ d'eau, soit un total de $3^{gr}080$ de matières minérales, égal à celui de l'alcool et de l'oxygène.

Mais comme notre ration ne comprend que $0^{gr}50$, *la combustion de cette quantité d'alcool exigera seulement* $1^{gr}040$ *d'oxygène extérieur;* et donnera $0^{gr}955$ d'acide carbonique et $0^{gr}585$ d'eau, soit un total de $1^{gr}540$ de matières minérales, total égal à celui de l'alcool et de son oxygène de combustion. Dans leur minéralisation, ces $0^{gr}50$ d'alcool auront cédé $3^{cal}500$.

Les *albuminoïdes*, nous le savons, ne sont minéralisés que d'une manière incomplète dans l'organisme animal. Une de leur partie reste à l'état d'urée; et chaque gramme d'albumine, dont la formule générale est $C^{72}H^{112}Az^{18}O^{22}S$, donne 9 molécules d'urée, $COAz^2H^4$, contenant la totalité de l'azote de l'albumine et dont le poids total est de $0^{gr}336$.

Un gramme d'albumine contient : $0^{gr}536$ de carbone, $0^{gr}070$ d'hydrogène, $0^{gr}156$ d'azote, $0^{gr}218$ d'oxygène et $0^{gr}020$ de soufre. Pour se minéraliser jusqu'à l'état d'urée, ce gramme d'albumine exige $1^{gr}748$ d'oxygène; mais comme il en contient déjà 0^{gr}218, ce n'est que 1^{gr}530 qui doivent être demandés à l'extérieur.

Après sa combinaison avec cette quantité d'oxygène, le gramme d'albumine donne 1^{gr}721 d'acide carbonique et 0^{gr}424 d'eau, 0^{gr}049 d'acide sulfurique et 0^{gr}336 d'urée, soit un total de 2^{gr}530 de matières minérales ; total égal à celui de l'albumine et de l'oxygène extérieur.

Ce gramme d'albumine arrivé à ce degré de minéralisation a déjà cédé 4^{cal}807 ; et les 0^{gr}336 d'urée, en se minéralisant d'une manière complète, en fourniraient encore 0$^{cal.}$807.

Notre ration étant de 1^{gr}50 d'albuminoïdes, et cette quantité contenant 0^{gr}804 de carbone, 0^{gr}105 d'hydrogène, 0^{gr}234 d'azote, 0^{gr}327 d'oxygène et 0^{gr}030 de soufre, pour ramener ce 1^{gr}50 à l'état d'urée, il faudra 2^{gr}622 d'oxygène, moins 0^{gr}327 faisant partie de sa constitution, soit 2^{gr}295 *d'oxygène extérieur*. La réunion de cette quantité d'oxygène avec 1^{gr}50 d'albumine nous donnera : 2^{gr}5815 d'acide carbonique, 0^{gr}636 d'eau, 0^{gr}0635 d'acide sulfurique, et 0^{gr}504 d'urée ; ces 1^{gr}50 d'azotés, arrivés à cet état de minéralisation, auront cédé 7^{cal}500.

Ainsi, si maintenant nous totalisons l'*oxygène extérieur* nécessaire pour minéraliser ces divers principes immédiats, constituant la ration d'un kilogramme d'adulte, nous trouvons :

> 4^{gr}815 pour les 4^{gr}50 d'hydrates de carbone.
> 2^{gr}880 pour 1 gramme de corps gras.
> 1^{gr}040 pour les 0^{gr}50 d'alcool.
> 2^{gr}295 pour 1^{gr}50 d'albuminoïdes.

Soit un total de 11^{gr}030 d'oxygène extérieur.

D'autre part, comme oxygène intérieur nous trouvons :

> 2^{gr}3985 contenus dans les 4^{gr}50 d'hydrates de carbone.
> 0^{gr}1190 contenus dans 1 gramme de corps gras.
> 0^{gr}1740 contenus dans 0^{gr}50 d'alcool.
> 0^{gr}3270 contenus dans 1^{gr}50 d'albumine.

Soit un total de 3^{gr}0185.

C'est donc en tout 14^{gr}0485 d'oxygène qui seraient nécessaires pour minéraliser les substances organiques de notre ration contenant : 3^{gr}6245 de carbone, 0^{gr}4970 d'hydrogène, 0^{gr}234 d'azote et 0^{gr}03 de soufre ; et les résultats de cette minéralisation seraient : 5^{gr}021 d'eau, 12^{gr}9315 d'acide carbonique (1), 0^{gr}504 d'urée et 0^{gr}0635 d'acide sulfurique. Enfin le total des calories cédées par ces substances organiques, ainsi minéralisées, seraient de :

> 18 calories pour les 4^{gr}50 d'hydrates de carbone.
> 9 calories pour le gramme de corps gras.
> 3^{cal}500 pour les 0^{gr}50 d'alcool.
> 7^{cal}500 pour les 1^{gr}50 d'abuminoïdes.

Soit en tout, 38 calories.

Ainsi, pour minéraliser d'une manière complète les aliments organiques de notre ration, il faudrait 14^{gr}0485 d'oxygène ; mais comme ces aliments en contiennent eux-mêmes 3^{gr}0185, ce n'est que 11^{gr}030 que nous devons recevoir de l'extérieur. Or, voyons si, dans les conditions ordinaires, l'absorption pulmonaire peut nous fournir cette quantité.

L'homme respire environ 18 fois par minute ; et, en moyenne, il fait pénétrer un demi-litre d'air dans les voies respiratoires ; c'est donc 12960 litres d'air dans les 24 heures. Cet air cédant 3.9 % en moyenne d'oxygène, c'est 505 litres de ce gaz, qui sont absorbés par la surface pulmonaire ; et, en supposant à l'adulte un poids moyen de 65 kilogrammes, nous trouvons 7 litres 776 par kilogramme. Enfin, le litre d'oxygène pesant 1^{gr}43, les 7 litres 776 nous donnent 11^{gr}11 d'oxygène extérieur absorbé par la surface pulmonaire, quantité qui correspond autant que possible à celle que nous avons trouvée comme devant compléter les 14^{gr}048 nécessaires à la minéralisation complète et totale de nos aliments organiques.

D'après ces calculs, la quantité d'oxygène absorbée, tout en étant suffisante, serait évidemment un peu juste. Mais, nous allons le voir, cette quantité pourrait de plus, être sensiblement réduite, tout en restant suffisante.

D'une part, en effet, la totalité des principes immédiats contenus dans les aliments ingérés, n'est pas absorbée. Nous avons vu qu'une partie, que nous avons évaluée à 7 % environ ; et que, pour la pratique, nous avons porté à 10 %, reste dans le bol fécal. En ne prenant que le 7 %, nous aurions donc déjà, de ce chef, une réduction de 0^{gr}983 sur 14^{gr}048.

(1) Le premier volume, page 59, donne, par erreur, 5 gr. 021.

De plus, nous savons qu'environ 0^{gr}50 de substances albuminoïdes, sur 1^{gr}50, quittent l'organisme avant d'être minéralisées, à l'état de mucus ou de produits de desquamation ; c'est donc seulement 1 gramme qui est minéralisé, soit 1^{gr}530 d'oxygène au lieu de 2^{gr}295, et 0^{gr}765 de moins, qui, réunis aux 0^{gr}983 précédents, nous donnent 1^{gr}748, à retrancher des 14^{gr}048, soit seulement 12^{gr}30.

Or, la quantité d'oxygène absorbé par la surface pulmonaire, restant toujours 11^{gr}11 ; et l'oxygène intérieur n'étant guère diminué que 0^{gr}215 pour la perte de 7 % et de 0^{gr}109 pour celle des albuminoïdes, soit un total de 0^{gr}324, il en reste encore 2^{gr}694 qui, ajoutés aux 11^{gr}11, donnent 13^{gr}804 d'oxygène total mis à la disposition de l'organisme, quantité, on le voit, plus que suffisante pour minéraliser les principes immédiats qui doivent l'être, ceux-ci n'en exigeant que 12^{gr}30.

Il est à peine besoin de faire remarquer que la réduction que je viens de faire subir aux principes immédiats, se reporte forcément sur le nombre de calories cédées à l'organisme. D'une manière approximative, en prenant les mêmes bases, les calories devant être diminuées de 7 %, soit 2^{cal}660 pour le déchet intestinal et de 2^{cal}500 pour les 0^{gr}50 d'albuminoïdes qui ne sont pas minéralisés, nous obtenons une réduction de 5 calories environ ; et ces calories, déduites des 38 équivalents à la totalité de notre ration, ramènent à 33 calories la quantité réellement cédée à l'organisme et aussi réellement dépensée par lui, soit en chaleur rayonnée, soit en mouvements.

Ce qui a trait à nos besoins en oxygène, peut donc se résumer dans les propositions suivantes :

1° La quantité d'oxygène qui nous est nécessaire, est réglée par la quantité de principes immédiats entrant dans notre ration et destinés à être minéralisés.

2° Vu les quantités de ces principes immédiats fixées précédemment, pour les minéraliser en totalité et d'une manière complète, sauf pour les albuminoïdes qui restent à l'état d'urée, il faudrait 14^{gr}048 d'oxygène, mais sur lesquels 3^{gr}0185 font partie de ces principes. Ce ne serait donc que 11^{gr}030, qu'il faudrait demander à l'absorption pulmonaire.

3° Mais, vu aussi, d'une part, le déchet intestinal, et, d'autre part, les albuminoïdes qui quittent l'organisme en nature ; la quantité totale de $14^{gr}048$ doit être ramenée à environ $12^{gr}30$. Or, l'oxygène pulmonaire étant de $11^{gr}11$ environ ; et l'oxygène intérieur, malgré la réduction commandée par les aliments non absorbés ou non minéralisés, restant à $2^{gr}694$, nous obtenons un total de $13^{gr}804$. On voit donc, que les oxydations nécessaires à notre organisme, dans les conditions normales, sont ainsi largement assurées, puisqu'elles ne demandent, pour être complètes, que $12^{gr}30$. C'est un excédent de plus d'un gramme d'oxygène par kilogramme de notre poids.

RÉSUMÉ SUR LES SUBSTANCES ORGANIQUES ET L'OXYGÈNE
NÉCESSAIRES A L'ORGANISME.

Ainsi, en résumé, il résulte de ces différentes études sur les azotés, les ternaires et l'oxygène, nécessaires à l'organisme dans les conditions de la ration moyenne d'entretien :

1° Que les aliments composant cette ration doivent contenir 1^{gr}50 d'albuminoïdes. C'est là une quantité sûrement suffisante, et il est possible qu'elle puisse descendre sensiblement au-dessous, tout en le restant. Je ne crois pas cependant qu'elle puisse arriver à 1 gramme, au moins dans les conditions que j'ai fixées pour la ration moyenne d'entretien.

2° Que pour couvrir la totalité de ses besoins en calories, un kilogramme d'adulte, placé dans les mêmes conditions, doit recevoir une quantité d'aliments pouvant donner au calorimètre environ de 35 à 38 calories ;

3° Que les azotés, évalués à 1^{gr}50 par kilogramme, fournissant déjà 7^{cal}500, ce n'est plus que 27^{cal}500 ou 30^{cal}500 que doivent fournir les ternaires ;

4° Que les proportions, dans lesquelles les divers ternaires peuvent être réunis pour fournir ces quantités de calories, sont très variables, les corps gras et les hydrates de carbone pouvant tour à tour l'emporter ;

5° Que toutefois, en tenant compte des habitudes de la population française, la proportion suivante paraît être celle qui doit la satisfaire le mieux : 1 gramme de corps gras, 0^{gr}50 d'alcool et 4^{gr}50 d'hydrates de carbone;

6° Que, ces quantités d'aliments correspondent bien à celles qui doivent être ingérées ; mais que ces quantités comprennent en même temps : celles qui sont utilisées réellement ; celles qui, quoique ingérées, ne sont pas absorbées; enfin celles qui, étant absorbées, sont éliminées à l'état organique sans être minéralisées ;

7° Que d'après les évaluations précédentes, les quantités ingérées et non absorbées, s'élèveraient au maximum au dixiéme du poids total ;

8° Quant aux quantités absorbées et éliminées en nature, qu'elles ne concernent guère que les substances azotées, et qu'elles peuvent être évaluées au maximum à $0^{gr}50$;

9° Que le nombre de calories réellement mises à la disposition de l'organisme après l'ingestion de cette quantité d'aliments, se trouvent donc diminuées de 5 calories environ, et, par conséquent, ramenées à 30 ou 33 calories ;

10° Enfin que la quantité d'oxygène nécessaire pour minéraliser les aliments réellement utilisés par ce kilogramme d'adulte, ne s'élève qu'à 12 grammes environ ; et que, d'après les calculs, la quantité que fournit la surface pulmonaire, réunie à celle qui est déjà contenue dans ces aliments, dépasse largement 13 grammes.

ÉVALUATION DES QUANTITÉS DES DIVERSES MATIÈRES MINÉRALES NÉCESSAIRES A NOTRE ORGANISME DANS LES CONDITIONS DE LA RATION MOYENNE D'ENTRETIEN

RATION MINÉRALE 'EN' GÉNÉRAL

Dans ce qui précède, je viens de fixer d'une manière forcément approximative, mais cependant, je l'espère, du moins, d'une manière suffisamment exacte pour la pratique, la quantité de substances organiques nécessaires pour faire face aux besoins d'un kilogramme d'homme adulte normal, et vivant dans les conditions que j'ai précisées pour la ration moyenne d'entretien. De plus, j'ai rapproché de cette étude, celle ayant trait à la détermination de la quantité nécessaire d'oxygène, quoique ce dernier, par sa nature, fasse partie de la portion minérale de la ration ; c'est que d'abord, en effet, au moins une partie importante des substances organiques ne peut remplir leur rôle que grâce à lui; et, ensuite, parce que lui-même trouve sa principale utilité dans sa combinaison avec ses dernières, si bien que ses dépenses et celles des substances organiques sont liées d'une manière indissoluble. Ainsi qu'on l'a vu, en effet, les différentes matières organiques ont besoin pour être minéralisées d'une quantité donnée d'oxygène, qui, en outre, quelles que soient les conditions de cette minéralisation, reste constamment la même. La fixation de la ration d'oxygène se trouve donc forcément liée à celle des matières organiques, puisque l'organisme ne peut pas utiliser ces deux catégories de substances les unes sans les autres.

Il nous reste maintenant, pour compléter l'étude de la ration, à fixer les quantités de matières minérales qui nous sont nécessaires, dans les mêmes conditions ; et je rappelle que celles de ces matières dont je dois m'occuper sont : *l'eau, le chlorure de sodium, la potasse, la chaux, la magnésie, le phosphore et le soufre.*

L'importance de ces substances dans les phénomènes de la

nutrition, et l'intérêt qui s'attache à la fixation des quantités qui, pour chacune d'elles doivent entrer dans notre ration, ressortaient déjà depuis longtemps de ces faits, qu'elles font partie constituante de nos tissus, et que l'organisme en élimine tous les jours une certaine quantité. De là, découlait donc cette conclusion, que si l'organisme doit toujours contenir de ces substances, et s'il en élimine constamment, il est nécessaire d'en faire entrer dans les rations une quantité suffisante pour remplacer celles éliminées. Mais, en outre, de nombreux travaux, qui se sont succédés depuis une vingtaine d'années, sont venus encore accroître l'importance de ces matières minérales dans le fonctionnement de la matière vivante, et imposer, plus que jamais à la physiologie, la nécessité de leur fixation dans l'organisme, et, par conséquent, dans les diverses rations.

Beaucoup de ces travaux trouveront mieux leur place, il est vrai, dans le troisième volume, c'est-à-dire dans l'étude de l'alimentation à l'état pathologique ; mais, cependant, la plupart visant, en même temps, l'état normal et l'état pathologique, il me paraît indispensable d'en donner, dès maintenant, un rapide résumé.

Pour mettre un peu d'ordre dans leur exposé, je vais grouper ces travaux sous les chefs suivants : 1° *Action de l'eau ;* 2° *Action des solutions chlorurées ;* 3° *Régulation des chlorures ;* 4° *Rapports des chlorures et des liquides dans l'organisme ;* 5° *Isotonie ;* 6° *Fixation des quantités minima de ces substances nécessaires à l'organisme (1).*

Action de l'eau. — Je comprends, sous ce chef, l'action de l'eau distillée et celle de très faible minéralisation, comme l'eau potable.

---

(1) Voir le PREMIER VOLUME :

1° Page 120. — Mode de pénétration des matières salines dans le végétal. — Quantités contenues dans les aliments végétaux.

2° Page 178. — Matières salines dans les aliments d'origine animale. — Origine — Quantités contenues dans ces aliments, p. 133.

3° Page 237. — Substances minérales contenues dans l'alimentation de la France

4° Page 274. — Modifications de ces substances dans le tube digestif.

5° Pages 279, 282, 285. — Rôle de ces matières comme aliments constitutifs, fonctionnels et calorifiques.

6° Page 336. — Rôle de ces substances dans l'organisme. — Leur élimination.

Dès 1884, Bouchard (1) inaugure la longue liste des travaux faits depuis, en établissant la toxicité de l'eau distillée ; et, à quelques années d'intervalle, il est suivi dans cette voie, d'abord par Bosc et Vedel (2) (1896), et la même année par moi-même (3).

Bosc et Vedel confirment les recherches de Bouchard sur la toxicité de l'eau distillée. Mais, en ce qui me concerne, outre que je constate la même toxicité, j'en cherche la cause ; et, en opérant comparativement sur le sang hors de l'organisme et sur l'animal vivant, je précise la cause de la mort, que j'attribue à l'altération du globule rouge. Celui-ci perd son hémoglobine, devient diffluent et se dissocie. Mes recherches portent en même temps sur le leucocyte, que je trouve beaucoup plus résistant à l'eau que l'hématie ; et, enfin, je signale l'action diurétique de l'eau distillée et son action déglobulisante, entraînant une perte de poids.

On peut donc déjà conclure :

1° Que nos hématies ne pourraient se maintenir intactes dans un liquide très faiblement minéralisé.

2° Et que l'organisme ne saurait vivre après la dissociation de ses hématies.

Action des solutions chlorurées. — Entre le travail de Bouchard, et celui de Bosc et Vedel, avaient paru ceux de Dastre et Loye (4) (1888) sur le lavage du sang. Si les expé-

---

(1) BOUCHARD. — *Société de biologie*, 1884, 20 décembre, p. 729.

(2) BOSC et VEDEL. — Recherches sur l'action toxique de l'eau distillée en injections intra-veineuses. Degré et caractères de la toxicité immédiate et éloignée (*Société de biologie*, 1896, 13 juin, p. 613).

(3) MAUREL. — Action de l'eau distillée sur les aliments figurés du sang du lapin (*Société de biologie*, 1896, 14 nov., p. 911).

— Action de l'eau distillée injectée au lapin par la voie intra-veineuse et par la voie hypodermique (*Société de biologie*, 1896, 14 nov., p 912).

— Action de l'eau distillée sur le sang humain. — Conclusions générales sur l'action de l'eau distillée (*Société de biologie*, 1896, 28 nov., p. 967).

— Action de l'eau distillée sur le sang et sur l'organisme (*Archives médicales de Toulouse*, 1er et 15 déc. 1896 ; 1er et 15 janv., 1er et 15 mars 1897).

(4) DASTRE et LOYE. — Lavage du sang (*Archives de physiologie*, 1888).

— Lavage du sang dans les maladies infectieuses (*Société de biologie*, 1889, 6 avril, p. 261).

— Nouvelles recherches de l'injection d'eau salée dans les vaisseaux (*Archives de physiologie*, 1889).

riences précédentes avaient établi et même expliqué le danger de l'eau distillée, si celles de Bouchard, et celles de Mairet et Bosc avaient également montré la toxicité du chlorure de sodium, des faits expérimentaux et cliniques, n'en avaient pas moins établi depuis longtemps l'innocuité des solutions salines à certains degrés de concentration (1). Aussi, Dastre et Loye, après avoir constaté cette innocuité et en avoir bien précisé les conditions, eurent-ils la pensée de débarrasser, par ce procédé, l'organisme de ses produits toxiques. Leurs premiers résultats, il est vrai, quoique pleinement confirmatifs de l'innocuité de leur solution saline, furent peu favorables à leur hypothèse ; et, cependant, leur idée, reprise par les cliniciens, n'en est pas moins entrée, quelques années plus tard, dans la pratique ; et, après une période d'épreuve qui en a mieux précisé les indications, les injections de sérum, dit physiologique, y sont-elles définitivement restées.

A cette application se rattache, à l'étranger, le travail d'Hermann Sahli (2) (1890 ; et, en France, ceux plus récents (1895-1896) de Lejars (3), Jayle (4), Delbet (5), Duret (6), Charrin (7), Tuffier (8), etc.

La publication des travaux cliniques dont les résultats, au début, furent parfois différents, en suscita d'autres, surtout en ce qui concerne les propriétés conservatrices ou altérantes des solutions chlorurées pour les hématies.

A ces derniers se rattachent ceux de Malassez (9) et de

(1) HAYEN. — Traitement du choléra (Masson, 1885, p. 41).

(2) HERMANN SAHLI. — Ueber ausweschung der Menschlichen organismus und über die Bedentung der Wasserzufuhr in Kranskleiten. Sam. Klen Vostruge (no du 11 nov. 1890).

(3) Lavage du sang dans les infections (*Société de chirurgie*, déc. 1895 et *Société de biologie*, 1896, 9 mai, p. 461 ; *Semaine gynécologique*, 1896).

(4) JAYLE. — (*Presse médicale*, 1896, 4 janv., p. 6).

(5) DELBET. — (*Presse médicale*, 1896, no 16, p. 93).

(6) DURET (de Lille) (*Semaine gynécologique*, nos 13 et 14).

(7) CHARRIN. — Remarques sur les injections dites de sérum (*Société de biologie*, 1896, p. 465).

(8) TUFFIER. — Le lavage du sang dans les affections chirurgicales (*Société de biologie*, 1896, 16 mai, p. 500).

(9) MALASSEZ. — Sur les solutions salées dites physiologiques (*Société de biologie*, 16 mai 1896, p. 504).

— Sur les prétendus liquides conservateurs on fixateurs des globules rou-

Hayem (1), rappelant surtout leurs recherches antérieures et ceux de Mayet (de Lyon) (2).

Ces divers travaux visaient la conservation *in vitro*, surtout des hématies et des hématoblastes au point de vue de leur numération.

Les recherches que je publiai au commencement de 1897 (3) avaient un autre but. Celles que j'avais faites sur l'eau distillée, je l'ai dit, outre qu'elles m'avaient expliqué le danger de l'eau distillée, m'avaient montré son action diurétique; et, d'autre part, à la suite des travaux de Dastre et Loye, les cliniciens avaient multiplié les applications des injections des solutions chlorurées dans des cas et avec des résultats différents. Or, il me parut intéressant de compléter mes expériences sur l'eau distillée par d'autres sur les solutions chlorurées à divers titres.

Je procédai, dans cette série de recherches sur les solutions chlorurées, comme je l'avais fait pour l'eau distillée. J'étudiai successivement l'action de ces solutions sur les éléments figurés du sang du lapin, ensuite sur le lapin lui-même, et, enfin, sur

ges et les erreurs qu'ils peuvent causer dans les mensurations et évaluations de volume de ces éléments (*Société de biologie*, 23 mai 1896, p. 511).

— Sur l'altérabilité des globules rouges (*Société de biologie*, 19 déc. 1896, p. 1097).

— Réponse à M. Mayet (*Société de biologie*, 20 fév. 1897, p. 203).

— A propos de l'action des solutions salines sur les globules rouges (*Société de biologie*, 20 mars 1897, p 301).

— Voir aussi : Thèse de doctorat de Malassez (*Numération des globules rouges*, Paris, 1873). — Anémie saturnine (*Mémoires de la Société de biologie*, 1873, p. 134), et sang des cancéreux (*Société de biologie*, avril 1894).

(1) HAYEM. — Liquide pour la numération des éléments du sang (*Société de biologie*, 15 avril 1899, p. 265).

(2) MAYET (de Lyon). — Action des solutions de chlorure de sodium sur les hématies (*Société de biologie*, 20 fév. 1897, p. 202).

— Action du chlorure de sodium sur les hématies (*Société de biologie*, 6 mars 1897, p. 253).

(3) MAUREL. — Action du chlorure de sodium sur le sang du lapin (*Société de biologie*, 9 janv. 1897, p. 10).

— Action du chlorure de sodium sur l'organisme du lapin (*Société de biologie*, 23 janv. 1897, p. 77).

— Action du chlorure du sodium sur le sang de l'homme (*Société de biologie*, 13 fév. 1897, p. 159).

— Conclusions générales sur l'action du chlorure de sodium (*Société de biologie*, 27 fév. 1897, p. 215).

les éléments figurés de notre propre sang. Je pus ainsi, en me basant sur le rapport que j'avais trouvé entre mes deux premières séries de recherches, conclure avec quelques probabilités, en ce qui concerne l'action des solutions chlorurées à divers titres sur notre propre organisme. La clinique a depuis confirmé ces indications, qui, du reste, pour quelques-unes, étaient déjà sanctionnées pour la pratique, et pour lesquelles mes conclusions n'étaient plus qu'une explication.

Mes principaux résultats furent les suivants :

1ᵒ Les solutions chlorurées sont d'autant plus diurétiques qu'elles sont moins concentrées, l'eau distillée l'étant encore davantage que les solutions faibles.

2ᵒ Les solutions très concentrées excitent les organes hématopoiétiques, et deviennent ainsi un des meilleurs reconstituants du sang. Elles augmentent le poids des animaux et ne sont nullement diurétiques.

3ᵒ Les solutions faibles, au contraire, jusques vers 3 grammes pour 1000, outre qu'elles sont diurétiques, sont déglobulisantes et diminuent le poids des animaux.

De ces faits expérimentaux, j'arrivai aux conclusions pratiques suivantes (1) :

1ᵒ Les injections de solutions chlorurées ont été employées dans trois groupes de cas cliniques : 1ᵒ après les *hémorragies ;* 2' après les *grandes déperditions de liquide* (diarrhées et dysenteries chroniques, choléra) ; et 3ᵒ dans les *maladies infectieuses* pour augmenter la diurèse.

2ᵒ Dans les deux premières séries de cas, il faut employer des solutions se rapprochant du titre physologique, soit environ 7 pour 1000.

3ᵒ Pour la troisième série de cas, au contraire, il faut s'adresser aux solutions faibles, de 2 à 4 pour 1000, sans toutefois descendre au-dessous, ce qui exposerait à la déglobulisation.

4ᵉ C'est, en effet, à des doses au-dessous de 2 pour 1000, et même à l'eau distillée qu'il faudrait s'adresser, si l'on voulait déglobuliser le sujet et augmenter la diurèse.

---

(1) Importance du titre des sérums artificiels (*Société de médecine de Toulouse,* 2 avril 1897, p. 55).

— Etude sur les sérums artificiels (*Académie des sciences de Toulouse,* 31 déc. 1897. p. 503).

5° Enfin, si l'on veut utiliser les propriétés excitantes du chlorure de sodium sur les organes hématopoïétiques, il faut donner ce sel soit en nature, soit en solutions concentrées (1).

Je crois devoir faire remarquer, en outre, que tandis qu'un certain nombre d'auteurs, en étudiant les solutions conservatrices des éléments figurés du sang, n'avaient guère eu en vue, qu'on me permette l'expression, que leur *momification;* qu'ils ne cherchaient à leur conserver que leurs caractères physiques ; dans mes expériences, j'avais en plus cherché les solutions propres à leur conserver leurs propriétés vitales. J'avais laissé ces éléments dans leur sérum normal. qui était seulement plus ou moins, soit dilué soit augmenté en chlorure de sodium. La teneur en ce sel seule était changée.

En outre, fait important, ces éléments, pendant toute la durée de l'expérience, restaient à leur température normale.

Enfin, différence avec la plupart des travaux précédents, qui ne visaient que les hématies et quelques-uns aussi les hématoblastes, les miens portaient en même temps sur les leucocytes, au point de vue également de la conservation de leurs différentes propriétés.

Les faits les plus généraux qui se dégagèrent de ces expériences sur l'eau distillée et sur le chlorure de sodium, furent :

1° Que tandis que l'eau distillée est déglobulisante et diurétique, le chlorure de sodium est, au contraire, un excitant de l'hématopoïese et un agent diminuant la diurèse;

2° Qu'en se réunissant dans des solutions, chacune de ces deux substances, ayant des actions opposées, conserve ses propriétés. qui s'annulent dans les environs des titres à 7 p. 1000, l'eau distillée étant prédominante au-dessous et le chlorure de sodium l'étant au-dessus.

Depuis ces travaux, parmi ceux ayant trait à la résistance des éléments figurés du sang, je puis citer encore ceux de Vaquez (2) (1898), de Calugareanu (1902) (3), de Victor Henry

---

(1) Des expériences que je viens de terminer sur les eaux de Capverr, et comparativement sur l'eau distillée, ont pleinement confirmée celles faites avec les solutions du chlorure de sodium.

(2) VAQUEZ — Des méthodes propres à évaluer la résistance des globules du sang (*Société de biologie*, 5 février 1898, p. 159).

(3) CALUGAREANU. — Influence de la durée de contact sur la résistance des globules rouges (*Société de biologie*, 22 mars 1902, p. 356).

(1905) (1), de Launoy (1905) (2) et de Mioni (1905) (3).

Enfin, en élargissant la question, et en l'étendant non plus seulement aux éléments figurés du sang auxquels la plupart des recherches antérieures étaient restées limitées, mais aux autres éléments anatomiques et même aux organes, il convient de citer les intéressants travaux de Quinton (4) sur le *milieu marin* (1899, 1900, 1904) et ceux de Hedon et Fleig (1905) (5).

Tous ces faits, quoique limités au chlorure de sodium, ne démontrent pas moins ces points importants :

1° Qu'au moins l'hématie ne peut continuer à vivre dans un milieu trop faiblement minéralisé par ce sel ;

2° Qu'au contraire, c'est dans une solution chlorurée à 7 ou 8 p. 1000, environ, c'est-à-dire au titre de son milieu naturel, qu'elle se conserve le mieux ;

3° Enfin, que quand l'organisme reçoit des solutions chlorurées à un titre inférieur au précédent, il se débarrasse de l'eau en excès et principalement par la voie urinaire.

Régulation des chlorures dans l'organisme. — En 1901, j'avais montré que l'organisme à l'état normal se débarrasse rapidement de l'excès de chlorure de sodium absorbé avec les aliments (6).

— Influence de la température sur la résistance des globules rouges (*Société de biologie*, 22 mars 1906, p. 358).

— Expériences sur la perméabilité des globules du sang (*Société de biologie*, 26 avril 1902, p. 460).

(1) Victor HENRY. — Recherches sur l'hémolyze (*Société de biologie*, 1905, pp. 28, 33, 37, 222, 224).

(2) LAUNOY. — (*Société de biologie*, 1905, p. 73).

(3) MIONI. — (*Société de biologie*, 1905, pp. 192 et 485).

(4) QUINTON. — Toxicité urinaire et isotonie, facteur de l'urée (*Société de biologie*, 9 juin 1900, p. 563).

— Le milieu marin organique et le sérum total du sang. Concentration moléculaire (*Société de biologie*, 11 mars 1899).

— Degré de concentration saline du milieu vital de l'anguille dans l'eau de mer et dans l'eau douce et après son passage expérimental de la première eau dans la seconde (*Société de biologie*, 26 nov. 1904, p. 470).

(5) HEDON et FLEIG — L'eau de mer constitue-t-elle un milieu nutritif capable d'entretenir le fonctionnement des organes séparés du corps ? (*Société de biologie*, 18 févr. 1905, p. 306).

(6) MAUREL. — Influence des variations des azotés de l'alimentation sur l'excrétion de l'acide urique (*Société de biologie*, 20 avril 1901, p. 427).

— Influence des variations de l'alimentation sur les quantités d'acide

La quantité de ce sel étant réglée à 15 à 18 grammes environ, j'en avais, en effet, ajouté brusquement 20 grammes pris en nature pendant mes repas. Or, tandis que dans les jours précédents, j'en trouvais seulement 13 grammes dans mes urines, cette quantité s'élevait à 25 grammes le lendemain et à 16 grammes les deux jours suivants.

J'avais ainsi éliminé en deux jours, et rien que par les urines, la presque totalité de ces 20 gr. pris en un seul jour.

De plus, en diminuant autant que possible le chlorure de sodium dans mon alimentation, j'avais vu ce sel descendre dans mes urines, dès le troisième jour, à 3 grammes environ. Je cherchais à préciser ainsi la quantité minima de chlorure éliminé par l'organisme dans les urines, dans les conditions qui devaient peu s'éloigner des normales.

Je ne prolongeai pas mes expériences plus longtemps, en effet, craignant que, par l'insuffisance du chlorure contenu dans l'organisme, la quantité éliminée ne tombât au-dessous de ses besoins réels, besoins réels que, dans ces expériences, je cherchais à apprécier.

J'avais donc conclu de ces recherches :

1° Que le chlorure de sodium éliminé par les urines est fonction de celui ingéré ;

2° Que dans les conditions de la ration moyenne d'entretien, la quantité de chlorure de sodium ne pouvait guère descendre au-dessous de 3 grammes pour un homme de 60 kilogrammes environ.

Mais, de plus, ces autres conclusions se dégageaient forcément de ces expériences :

1° Qu'il y avait dans l'organisme une régulation entre le chlorure de sodium absorbé et celui éliminé ;

2° Que, d'après les faits connus jusque-là, cette régulation avait pour base le besoin de l'organisme de conserver à ses liquides le degré de concentration minérale, qui convient le mieux à ses divers éléments anatomiques.

Ces expériences, je dois le faire remarquer, étaient faites sur un sujet normal, chez lequel, par conséquent, tous les organes avaient conservé leur fonction. Mais presque à la même

phosphorique et de chlorures contenues dans l'urine (*Société de biologie*, 20 avril 1901, p. 430).

époque, Achard et Lœper commençaient la publication de leurs observations cliniques sur l'élimination des chlorures à l'état pathologique (1).

C'est surtout à Achard que sont dues ces intéressantes recherches. Commencées avec Lœper (1901), elles ont été continuées avec Gaillard (1903) (2) ; et, à ces observations, sont venues se joindre celles de Meillère (3).

Le fait général qui se dégage de ces recherches, c'est qu'à l'état pathologique, la régulation chlorurée peut être supprimée, l'élimination étant le plus souvent considérablement diminuée ; *il y a rétention des chlorures*. Poursuivant leurs recherches, après cette première constatation, ces auteurs serrant la question de plus près, ont précisé les conditions dans lesquelles se fait cette rétention, et tous ces travaux seront utilisés pour l'étude de l'alimentation et de la nutrition à l'état pathologique. Ces observations, en effet, sont particulières à cet état. Mais pour l'état normal, le seul qui nous occupe ici, la loi de régulation du chlorure de sodium, telle que je l'ai formulée : *que son élimination est fonction de son injection et de l'état de concentration des liquides de l'organisme*, doit rester, je crois, absolument intacte ; et l'observation remarquable de Ambard (1905) (4), prolongée pendant 51 jours, l'a pleinement confirmée.

Chloruration et Hydratation. — Cette confirmation ressort

(1) ACHARD et LŒPER. — Sur la rétention des chlorures au cours de certains états morbides (*Société de biologie*, 30 mars 1901, p. 383).

— Sur le mécanisme régulateur de la composition du sang et ses variations pathologiques (*Société de biologie*, 30 mars 1901, p. 383).

— Sur la concentration relative du sérum sanguin et les sérosités pathologiques. Ses rapports avec la marche des épanchements (*Société de biologie*, 8 juin 1901, p. 620).

— Variations comparatives de la composition du sang et des sérosités (*Société de biologie*, 15 juin 1901, p. 645).

(2) ACHARD et GAILLARD. — Rétention locale des chlorures à la suite de diverses substances (*Société de biologie*, 24 octobre 1903, p. 1189).

— (*Archives de médecine expérimentale*, janv. 1904, p. 40)

— Sur la transsudation des chlorures provoquée par l'injection d'autres substances dans les séreuses et dans les muqueuses (*Société de biologie*, 14 mai 1994, p. 811).

(3) MEILLÈRE. — Sur quelques cas de rétention des chlorures (*Société de biologie*, 18 octobre 1902, p. 1135).

(4) AMBARD. — Régime hypochloruré (*Société de biologie*, 1905).

également des importants travaux de Widal, de Javal (1903-1904) (1) et de Leven et Caussade (1904) (2). De leurs observations cliniques, éclairées par des recherches expérimentales, cette première conclusion se dégage nettement, en effet, que l'organisme tend incessamment à maintenir son milieu liquide à un degré constant de concentration. Les chlorures lui arrivent-ils en trop grande quantité? s'il peut les éliminer par leur voie la plus importante d'excrétion, la voie rénale, il le fait sans retard, comme je l'ai indiqué à l'état normal. Cette voie lui fait-elle défaut, son activité est-elle diminuée? il a recours à des voies supplémentaires d'élimination. Enfin, celles-ci sont-elles insuffisantes ou vont-elles trop lentement? forcé qu'il est de conserver les chlorures en excès, il diminue la quantité d'eau éliminée, pour ramener son milieu liquide au degré de concentration qui convient à ses éléments; et de même, si les chlorures ne lui arrivent qu'en quantité insuffisante, il augmente l'élimination de l'eau, pour que le chlorure de sodium qui lui reste. puisse suffire pour donner toujours ce même degré de concentration.

D'autres faits et également importants, au point de vue clinique, ont été mis en relief par Widal et Javal, tel que la différence de perméabilité du rein pour le chlorure de sodium et pour l'urée. Mais, je le répète, l'utilisation de ces faits trouvera mieux sa place ailleurs.

Le point capital que nous devons retenir ici *est le rapport constant entre la chloruration et de l'hydratation.*

---

(1) JAVAL. — De l'élimination du chlorure de sodium par les fèces (*Société de biologie*, 4 juill., p. 927).

— De l'élimination du chlorure de sodium par la diarrhée (*Société de biologie*. 4 juill. 1903).

WIDAL et JAVAL. — La dissociation de la perméabilité rénale pour le chlorure de sodium et l'urée dans le mal de Bright (*Société de biologie*, 9 décembre 1903, p. 169).

WIDAL et JAVAL. — Cure de chloruration — son action sur l'œdème, sur l'hydratation et sur l'albuminerie à certaines périodes de la néphrite épithéliale.

— Variations de la chloruration et de l'hydratation de l'organisme sain (*Société de biologie*, 12 mars 1904, p 436).

— Chlorurémie gastrique (*Société de biologie*, 19 mars 1904. p 516).

(2) LEVEN et CAUSSADE. — Augmentation de poids par hydratation simple chez un malade brigthique soumis au régime chloruré (*Société de biologie*, 19 mars 1904, p. 503).

Il est vrai que ces travaux n'ont guère visé que le chlorure de sodium ; mais, par la netteté de leurs résultats et la portée des conséquences qui en découlent, ils n'ont pas moins, au point de vue de la ration minérale en général, une grande importance.

Du reste, de ces constatations faites pour le chlorure de sodium, on devait forcément passer aux autres matières salines de l'organisme.

Isotonie. — L'altération des hématies, dans les solutions chlorurées, à un titre au-dessous de celui du sérum sanguin, et, au contraire, leur conservation dans les mêmes solutions à un titre comparable avec celui de ce sérum, devait naturellement conduire à cette idée que la cause de l'altération réside dans un défaut de concordance entre le titre du milieu intérieur de l'hématie et celui du liquide dans lequel on la plongeait. C'est, en effet, à cette conclusion qu'arrivèrent Hamburger, Dreser, Hedin à l'étranger, et dès 1896 Winter en France. Les liquides conservateurs étaient *isotoniques*, ou pour me servir de l'expression de Winter, *équimoléculaires* (1899). De plus, la grande importance qui fut donnée, dès ces travaux, au degré de concentration des solutions salines, conduisit à la recherche d'un procédé facile et sensible pour les doser ; et il fut trouvé dans la *cryoscopie* (1).

Des travaux nombreux et considérables furent publiés depuis sur cette question ; et, sans avoir la prétention d'être complet, je puis citer à l'étranger ceux de Koranye, Burgaski, Tauf, et en France ceux de Dastre (1898) (2), Charrin et Levaditi (1899) (3), Vaquez et Bousquet (1899) (4), Bousquet

---

(1) WINTER. — *Archives de physiologie*, janv., avril juill. 1896.

— Du rôle des chlorures et des plasmas dans l'organisme (*Société de biologie*, 27 juin 1895, p. 692).

— *Académie des Sciences*, 11 novembre 1895.

(2) DASTRE. — Isotonie et résistance au laquage. Isotonie et isosmose. Pressions osmotiques et ferments solubles (*Société de biologie*, 29 janv. 1898, p. 147).

(3) CHARRIN et LEVADITI. — Influence du titre isotonique ou anisotonique des solutions minérales sur l'activité des toxines dissoutes dans ces solutions (*Société de biologie*, 1er juill. 1899, p. 586).

(4) VAQUEZ et BOUSQUET. — De la tension osmotique du sang à l'état pathologique et des injections salines intra-vasculaires (*Société de biologie*, 4 févr. 1899, p. 72).

(1899) (1), Claude et Balthazar (1899-1900) (2), Hallion (1899) (3), A. Mayer (1900) (4), Balthazar (1900) (5), Stassano et Billon (1901-1902) (6), Baylac (1901) (7), Achard et Lœper (1901) (8).

Tous ces travaux se confirmant, au moins sur les points les plus importants, mirent bien hors de contestation les faits suivants, qui nous intéressent particulièrement au point de vue de la ration minérale :

1° Que les solutions salines normales de l'organisme, celle du sang, de la lymphe, des séreuses, ont un degré constant de concentration ;

2° Que l'organisme tend à conserver cette même concentration par des procédés, dont au moins quelques-uns nous sont connus ;

3° Enfin, en ce qui concerne les solutions salines à intro-

(1) Bousquet. — Sur le point de congélation du sérum sanguin dans certains états pathologiques (*Société de biologie*, 11 févr. 1899, p. 101).

(2) Claude et Balthazard. — Note sur les rapports entre la toxicité vraie d'une solution et sa tension osmotique (*Société de biologie*, 27 mai 1899, p. 430).

— Toxicité urinaire et isotonie. Considérations générales (*Société de biologie*, 2 juin 1900, p. 524).

(3) Hallion. — Action des solutions isotoniques et anisotoniques sur les toxiques (*Société de biologie*, 1899).

— Observations sur la communication de MM. Claude et Balthazard (*Société de biologie*, 2 juin 1900, p. 527).

(4) A. Mayer. — Variations de la tension osmotique du sang chez les animaux privés de liquide (*Société de biologie*, 11 févr. 1900, p. 153).

— Régulation de la tension osmotique du sang par action vaso-motrice (*Société de biologie*, 28 avril 1900, p. 389).

— Centre régulateur de la pression osmotique du sang (*Société de biologie*, 2 juin 1900, p. 521).

— Note sur la soif d'origine gastrique (*Société de biologie*, 2 juin 1900, p. 523).

(5) Balthazard. — Etude de la diurèse produite par les injections intra-veineuses de solutions hypérémiques (*Société de biologie*, 9 juin 1900, p. 565).

(6) Stassano et Billon. — Augmentation du volume des hématies dans certaines solutions hypérisotoniques (*Société de biologie*, 8 mars 1902, p. 289).

— Modifications des réactions histo-chimiques des hématies sous l'influence de solution de sel même isotonique (*Société de biologie*, 8 mars 1902, p. 290).

(7) Baylac. — Cryoscopie des liquides d'œdème (*Société de biologie*, 18 mai 1901, p. 521).

(8) Achard et Loeper. — Sur la cryoscopie des épanchements pathologiques et ses rapports avec leur nature (*Société de biologie*, 8 juin 1901, p. 621).

duire dans l'organisme, et surtout par la voie intra-veineuse, qu'une des conditions les plus indispensables à remplir pour les rendre inoffensives pour les divers éléments anatomiques, c'est de présenter le même degré de *molécularité*.

On voit déjà toute l'importance que ces conclusions peuvent donner au dosage de la ration minérale. Etant donné, en effet, que les liquides de l'organisme doivent conserver un degré constant de concentration ; et étant acquis également que l'organisme perd tous les jours une partie des matières salines qu'il contient, il devient forcément obligatoire que celui-ci trouve tous les jours dans sa ration l'équivalent des matières salines perdues. Et cette conclusion s'imposera encore avec plus de force, quand nous saurons, que si l'organisme peut diminuer ses pertes salines jusqu'à un certain point, il existe un minimum au-dessous duquel il ne peut plus descendre.

Quantités des différentes substances minérales nécessaires à l'organisme. — Tous les travaux précédents que je viens de rappeler rapidement, et qui ont abouti comme conclusion à la nécessité pour l'organisme de maintenir son milieu liquide à un degré constant de concentration, sont bien faits, je pense, pour montrer de quelle importance est la fixation de la ration minérale, telle que je l'ai comprise dès le début de cette étude. Les recherches, il est vrai, se sont concentrées d'une manière presque exclusive sur le chlorure de sodium, s'il s'agit de ces matières, et aussi d'une manière presque également exclusive sur le globule rouge, en ce qui concerne les éléments anatomiques. Mais est-ce trop préjuger, que de penser, que peut-être, sans avoir la même importance, les autres matières minérales, potasse, chaux, magnésie, fer, phosphore, soufre, doivent figurer pour une part également bien déterminée, parmi celles qui sont destinées à donner aux liquides de l'organisme le degré de concentration qui convient le mieux à ce dernier ? Il me paraît démontré que ces liquides doivent avoir une molécularité donnée et invariable ; il paraît l'être également que les diverses espèces animales ont des molécularités différentes, mais constantes pour chacune d'elles. Mais à côté de cette molécularité *générale*, n'y en a-t-il pas une *spéciale* pour chaque substance minérale, entrant, pour une proportion faible ou forte, dans la composition de ces liquides et de nos divers éléments anatomiques? Il est impossible, et certains faits que je vais exposer tendent à le prouver, qu'au point de vue exclusif de la molécularité totale, le chlorure de sodium puisse remplacer certaines autres de ces substances ; mais il ne paraît pas moins presque indiscutable, qu'il ne saurait remplacer certaines autres d'une manière complète.

Notre organisme a besoin d'une quantité donnée de potasse, de chaux, etc ; et il doit y avoir pour lui une quantité nécessaire au-dessous de laquelle, il ne doit pas pouvoir descendre. Or, comme il perd forcément tous les jours une certaine quantité de ces substances, il me paraît également forcé qu'il en reçoive une quantité suffisante pour couvrir ses pertes. Je pense donc que des matières salines encore assez nombreuses doivent concourir à donner à nos liquides la molécularité voulue. Il se pourrait que le mieux fut, si cette molécularité était obtenue pour la totalité de ces matières, que chacune d'elles figurât dans le total dans la proportion de son utilité. Mais les faits nous semblent faire admettre que les quantités minima de ces substances minérales nécessaires à l'organisme, une fois totalisées, pourraient laisser les liquides de l'organisme à un degré de concentration insuffisant pour ses tissus ; et que, dès lors, pour arriver à ce degré de concentration, certaines de ces substances pourraient exister en plus grande quantité que leurs besoins réels, c'est-à-dire les besoins fonctionnels spéciaux.

L'excédent de ces dernières substances n'aurait donc d'autre but que d'assurer la molécularité voulue, et une des substances salines auxquelles nous demanderions le plus souvent ce service de substances minérales *complémentaires*, serait le *chlorure de sodium* (1). D'autres pourraient peut-être remplir le même rôle ; mais incontestablement que ce soit le chlorure de sodium ou une autre substance minérale, je crois qu'elle ne pourrait remplacer les autres que pour ce rôle limité ; et que les autres substances, ramenées à leurs besoins fonctionnels, n'en restent pas moins indispensables.

Mais quelle est la quantité de ces diverses substances qui est ainsi indispensable?

Cette question jusqu'à présent a été peu étudiée.

(1) Voir plus loin l'étude du chlorure de sodium.

En 1897, Ewald écrivait : (1) « s'il est indubitable, d'après
« cet exposé, que l'organisme perd de sa teneur en substances
« minérales sous l'influence de la suppression des sels nutri-
« tifs ou d'une ration insuffisante de ceux-ci, néanmoins le
« besoin de ces sels en général et de chaque sel en particulier
« est encore indéterminé. Il est très probable que toutes les
« substances minérales qui se trouvent dans l'organisme doi-
« vent toujours y être importées à nouveau ; seulement on
« ignore quelle quantité de chacun de ces sels doit être donnée
« par jour. Jusqu'ici l'expérimentation n'a pas encore déter-
« miné jusqu'à quel point telle substance minérale peut faire
« défaut dans une ration, pour le reste adéquate, et renfermant
« aussi les autres sels. »

Cependant, dès 1895, Ch. Richet et Lapicque, dans leur remarquable article ALIMENTS du *Dictionnaire de physiologie* (2),
avaient déjà donné des indications importantes à cet égard.
En partant de la ration du parisien, et ensuite en se basant
sur la teneur des aliments de cette ration en substances minérales, ils avaient pu évaluer d'une manière suffisamment approximative la quantité de substances minérales ingérées par
l'adulte de Paris.

Leurs évaluations sont évidemment passibles de la même
objection que j'ai faite pour les substances albuminoïdes. Les
quantités qu'ils donnent, représentent celles dépensées par
l'adulte de Paris, mais non d'une manière sûre, celles de ses
besoins. Ceux-ci peuvent, je l'ai déjà expliqué, rester bien au-
dessous des quantités ingérées.

Cependant, si les vrais besoins peuvent être inférieurs à ces
quantités, il est au moins indiscutable que ces quantités, dans
leur ensemble, sont suffisantes; et c'est là, je le répète, une
première indication importante.

Depuis, cette question a été également abordée par A. Gautier. Dès sa première édition (1904) (3), il appréciait la quantité totale de matières minérales éliminées par les urines, la
sueur et les fèces. Il évaluait ainsi l'eau, le chlore, l'anhydride

(1) *Traité de diététique*, par Munk et Ewald, p. 90.

(2) *Dictionnaire de Physiologie*, article aliments, pp. 301 et suiv.).

(3) *L'alimentation et les régimes*, par A. Gautier (1re édit., 1904, p. 26, et
2e édit., 1905, p. 37).

phosphorique ($P^2 O^5$); l'anhydride sulfurique (SO^3); l'anhydride silicique ($Si O^2$); l'anhydride carbonique (CO^2); les oxydes de potassium ($K^2 O$); de sodium ($Na^2 O$); de calcium ($Ca O$); de magnésium ($Mg O$); et de peroxide de fer ($Fe^2 O^3$).

D'après ses recherches, le total de ces matières perdues par les urines est de 19^{gr}60; dans les matières fécales, 4^{gr}30; et par la sueur, 2 grammes; soit en tout 25^{gr}80.

Mais, de nouveau, ce sont là les quantités dépensées; et rien ne prouve que nous ne puissions pas nous suffire avec des quantités moindres.

Or, c'est pour approcher cette question de plus près, et arriver à évaluer autant que possible les quantités minima de chacune de ces substances qui nous sont indispensables, que je me suis livré à une série de recherches, en suivant, pour la plupart de ces matières, le même procédé de l'*alimentation partielle insuffisante* qui m'avait servi pour les albuminoïdes; et je vais en faire connaître les résultats.

En résumé, tous les travaux que je viens de rappeler, en partant de ceux de Bouchard sur l'eau distillée, nous ont peu à peu amené à ces conclusions :

1° Que, d'une manière sûre, les matières salines contenues dans nos liquides doivent, au moins dans leur ensemble, être suffisantes pour les mettre à un état donné de concentration, qui est indispensable au bon fonctionnement de nos tissus et organes;

2° Que notre organisme, pour maintenir cet état constant de concentration, peut user de certains procédés dont les plus importants consistent dans l'augmentation et la diminution de la diurèse, et probablement aussi de la diaphorèse;

3° Mais que ces procédés ayant une limite, il doit être plus avantageux pour assurer la constance de ce degré de concentration de nos liquides, de fournir à notre organisme, pour l'eau et pour chaque matière saline, des quantités en rapport avec celles qu'il dépense;

4° Enfin, qu'il paraît également indiscutable que ce n'est pas seulement le total de ces matières salines qui intéresse notre organisme, mais qu'il doit y avoir, pour chacune d'elles, une quantité normale qui lui convient mieux que toutes les autres; et que, par conséquent, il est indispensable de fixer, non seulement la quantité totale de matières salines suffisantes pour donner à nos liquides la molécularité totale voulue; mais aussi, et avec une importance égale, quelle est la quantité minima de chacune de ces matières qui doit entrer dans ce total.

Ces faits établis, j'aborde l'étude des besoins pour chacune de ces substances minérales.

QUANTITÉ D'EAU NÉCESSAIRE POUR UN KILOGRAMME
D'HOMME ADULTE

DANS LES CONDITIONS DE LA RATION MOYENNE D'ENTRETIEN (1).

Dans le premier volume de ce traité, nous avons vu quelle est la quantité d'eau que contiennent les aliments d'origine végétale et animale; et, de plus, j'ai indiqué quels sont les rôles de cette eau dans notre organisme. Il nous reste maintenant à fixer la quantité qui lui est nécessaire dans les conditions bien déterminées que nous étudions.

Comme précédemment, c'est la quantité nécessaire à un kilogramme d'adulte que je vais fixer.

Dans mes travaux précédents, lorsque j'avais été conduit à m'occuper de l'eau nécessaire à l'organisme, je m'étais contenté, pour évaluer cette quantité, de fixer la quantité d'urine qui devait être émise; et, d'après mes observations, j'étais arrivé à ces conclusions « que la quantité d'urine ne doit guère des- « cendre au-dessous de 15 centimètres cubes par kilogramme, « et qu'il est très suffisant de la voir arriver à 20 centimètres « cubes (2) ».

Pratiquement, je crois que les données relatives à l'urine peuvent suffire pour savoir si la quantité d'eau reçue par l'organisme suffit à ses besoins; et, on le verra, mes conclusions relatives à ces quantités resteront les mêmes. Mais, de plus, il m'a semblé, que grâce à certaines recherches personnelles, je pourrais envisager le problème d'une manière plus complète,

(1) Voir le PREMIER VOLUME :
1⁰ Page 39. — Minéralisation de la substance organique;
2⁰ Page 55. — Application de ces données à la ration de l'homme;
3⁰ Pages 118 et 133. — Quantités d'eau contenues dans les aliments végétaux ;
4⁰ Page 177. — Quantités d'eau contenues dans les aliments animaux;
5⁰ Pages 278, 282, 285. — De l'eau comme aliment constitutif, fonctionnel et calorifique ;
6⁰ Page 339. — Eau, son origine, son rôle dans l'organisme, son élimination

(2) *Archives générales de médecine*, mai 1903.

et me demander, non seulement qu'elle est la quantité d'urine qui doit être émise, mais aussi, qu'elle est la quantité d'eau que doit recevoir l'organisme pour accomplir la totalité de ses fonctions, y compris la totalité de ses sécrétions ; et cela, en faisant pour l'eau ce que j'ai fait pour les aliments organiques, en précisant les quantités qui correspondent exactement à ces *besoins*, c'est-à-dire les quantités minima nécessaires. Ce sont ces quantités que je vais essayer de fixer, en restant dans les conditions de la ration moyenne d'entretien.

La quantité d'eau éliminée variant forcément avec celle qui est absorbée, on ne peut, pour évaluer qu'elle est la quantité réellement nécessaire à l'organisme, se baser sur celle qu'il perd. Cette dernière, en effet, est trop facilement modifiée par la quantité ingérée ; et cette dernière elle-même varie trop facilement avec les caprices de chacun.

L'évaluation des quantités absorbées, même si leur absorption n'est suivie d'aucun inconvénient, prouve seulement que l'organisme est capable d'absorber ces quantités et de les éliminer, et non qu'elles sont indispensables à ses fonctions. Cette manière de procéder ne peut donc nous fixer que sur la capacité d'absorption des organes digestifs, et sur la capacité d'élimination des organes sécréteurs, et non sur les besoins réels de l'organisme.

Cela étant, pour apprécier la quantité d'eau réellement nécessaire à l'organisme, j'ai donc dû procéder par tâtonnements, comme pour les azotés et les ternaires ; et, je l'ai fait, comme pour ces deux catégories d'aliments, en me servant du *régime lacté* et du *régime ordinaire*. C'est seulement en procédant ainsi, que j'ai pu déterminer, au moins d'une manière approximative, les *quantités minima*, qui maintenant ont pour elles non seulement une longue expérience sur moi-même, mais aussi une large sanction clinique.

L'évaluation de la quantité d'eau nécessaire à notre organisme par le *régime lacté* remonte à mes observations cliniques faites sur les convalescents d'affections chroniques de l'intestin et publiées en 1881 (travail déjà cité).

En nous basant sur l'analyse du lait, donnée par A. Gautier, qui est, du reste, celle que j'ai adoptée dans tout ce travail, un litre de lait de vache contient : 36 gr. d'azotés, 55 gr.

de sucre, 40 grammes de beurre et 4 grammes de matières salines, soit en tout 135 grammes de substances solides et *865 grammes d'eau.*

C'est donc $2^{kil}162$ d'eau, pour 2 litres et demi de lait; $2^{kil}378$, pour 2 litres trois quarts; et $2^{kil}595$, pour 3 litres de lait.

Or, si j'ai constaté que parfois 2 litres et demi de lait ne permettaient pas à certains malades d'augmenter et même de rester à leur poids initial, je ne les ai jamais entendu se plaindre de la soif.

Il faut donc en conclure, qu'à partir de l'ingestion de $2^{kil}162$ d'eau, contenue dans 2 litres et demi de lait, l'eau mise à la disposition de l'organisme était suffisante pour couvrir tous les besoins de ces malades. Mais, de plus, la quantité d'eau qui résultait chez eux de l'oxydation de l'hydrogène contenu dans leur lait, s'élevant à 5 grammes par kilogramme, soit à 300 grammes pour leur poids de 60 kilogrammes, nous arrivons à un total qui reste peu au-dessous de 2.500 gr., soit approximativement 40 grammes d'eau par kilogramme.

Avec trois litres de lait, portant la quantité d'eau mise à la disposition de l'organisme à près de 3 litres, si on y comprend les 300 grammes provenant de l'oxydation de l'hydrogène, cette quantité paraissait exagérée ; et cette exagération se traduisait par une augmentation sensible des urines.

Voici, du reste, ce que j'écrivais en 1881, dans l'article que j'ai cité. Je reproduis d'une manière complète le passage qui a trait à cette question.

« *Quantité.* — La quantité d'urine émise dans les 24 heures, quoique très variable, est cependant soumise à certaines lois faciles à saisir.

« Pendant la période chronique que j'ai observée, lorsque l'affection est bien établie et qu'elle occasionne de trois à sept selles diarrhéiques par jour, les urines assez rares oscillent dans les environs de 900 grammes par jour. Puis, sous l'influence du régime lacté, à la dose de 1 litre et demi à 2 litres, régime auquel tous mes malades ont été soumis presque dès le début, cette quantité d'urine augmente, et les moyennes de plusieurs jours sont généralement comprises entre 1.000 et 1.200 grammes. Le lait manné, le sulfate de soude, et plus encore l'ipéca à la brésilienne, donnés à cette période, font baisser ces chiffres pendant le temps de l'administration jusqu'à une moyenne de 600 grammes. Mais, dès le lendemain, la quantité augmente de nouveau et dépasse les moyennes obtenues jusque-là. Les quantités varient alors entre 1.200 et 1.400 grammes. Enfin, au fur et à mesure que la quantité de lait augmente (3 litres), et que l'alimentation mixte intervient, les urines s'élèvent à des chiffres qui dépassent de beaucoup les moyennes physiologiques. Les chiffres de 1.600, 1.800, 2.000 et 2.200 grammes ne sont pas rares. J'ai même observé des quantités plus considérables, mais d'une manière trop exceptionnelle pour qu'on puisse en tenir compte. Ces chiffres élevés, du reste, ne se maintiennent pas longtemps. Peu à peu, la nutrition générale s'améliorant et probablement la peau reprenant ses fonctions, les moyennes deviennent plus modérées et retombent entre 1.500 et 1.800, pour y rester jusqu'à la guérison complète.

« Ces variations, qui se retrouvent d'une manière à peu près constante, ne sauraient, je dois le faire observer, s'expliquer par une espèce de balancement entre la diurèse et les pertes de liquides par les selles. Dans les cas chroniques que j'ai traités, en effet, grâce à l'administration dès le début, et quelle que fût la nature des selles, de l'ipéca, de la manne ou du sulfate de soude, quelques jours ont suffi pour conduire le malade à n'avoir qu'une selle par jour. Le nombre des selles ne saurait donc en rien justifier la variation de la sécrétion urinaire.

« Cependant, malgré l'intérêt qui paraît s'attacher à cette marche constante de la quantité de liquide, je dois le dire elle ne peut être sensible qu'en prenant des moyennes de plusieurs jours. On s'exposerait, en effet, à de nombreuses déceptions, si l'on croyait que cette marche est saisissable d'un jour à l'autre. Rien n'est variable comme cet élément ; et les recherches d'urologie perdraient beaucoup de leur intérêt et de leur utilité, si l'on n'avait que lui pour fixer l'attention et servir de guide. »

Aussi, il résulte de ce passage que j'ai reproduit d'une manière complète, qu'un litre et demi ou 2 litres donnent déjà 1.000 ou 1.200 grammes d'urine ; que 3 litres donnent un minimum de 1.600 grammes ; et qu'enfin, avec un régime ordinaire, auquel s'ajoutaient forcément les tisanes, j'obtenais de 1.500 à 1.800 grammes.

Ces observations prises jour par jour et pour quelques unes pendant près d'un mois, ne peuvent donc nous laisser aucun doute sur ce point, que, dès 2 litres et demi de lait, la quantité d'eau fournie à l'organisme est largement suffisante ; puisque les malades pouvaient déjà se contenter de celle contenue dans 2 litres de lait ; et qu'en arrivant à 3 litres, la quantité d'urine émise dépassait celle qui est considérée comme normale.

Les observations faites par le régime lacté, et que j'ai pu retrouver depuis, toutes les fois que j'ai voulu les contrôler, conduisent donc à cette conclusion qu'*un organisme de 60 kilogrammes peut sûrement se suffire en ingérant environ 2,150 grammes d'eau, qui, ajoutée à celle qui se forme dans l'organisme, donne environ 40 grammes par kilogramme.*

Voyons maintenant les observations faites avec le *régime ordinaire,* en prenant comme base la ration-type (1) qui, on le sait, a été calculée de telle manière qu'elle contînt 1^{gr}50 d'azotés et qu'elle fournît un total de 38 calories.

Les quantités d'eau contenues dans les aliments qui composent cette ration sont les suivantes :

Premier déjeuner. — Café au lait ou café et lait isolément, le pain non compris, *200* grammes.

Second déjeuner. — Plat animal, 80 grammes ; légumes. 80 grammes ; dessert, 100 grammes ; soit un total de *260* grammes.

Dîner. — Potage, 200 grammes ; plat animal, 80 grammes ; légumes, 80 grammes ; dessert, 100 grammes ; soit un total de *460* grammes.

Les aliments de ces trois repas donnent donc déjà 920 grammes. Mais, en outre, à cette eau il faut ajouter environ *120* grammes provenant du pain et *460* grammes du vin, soit de nouveau 580 grammes, ce qui donne un total de 1.500 gr.

De plus, comme le vin est coupé le plus souvent avec environ son volume d'eau, nous arrivons à un total de 2.000 grammes pris dans les trois repas.

(1) Voir : *Archives générales de médecine,* 12 et 25 mai 1903, pp. 1153 et 1291, et ce volume : chapitre des applications pratiques de la ration d'entretien.

Enfin, toujours en admettant que la quantité d'eau provenant de la combustion de l'hydrogène des aliments, s'élève à 300 grammes, nous arrivons à un total de 2.300 grammes.

Ainsi, comme on le voit, avec la ration correspondant aux quantités d'azotés et de ternaires indiqués précédemment, et en y ajoutant 500 grammes d'eau prise en nature pendant les repas, et 300 grammes provenant de la combustion de l'hydrogène, nous arrivons sensiblement à la même quantité de 2.300 gr., à laquelle nous avait déjà conduit le régime lacté.

Or, d'une part, ce régime étant très sensiblement celui que je suis depuis de longues années, et sans avoir eu à constater qu'un autre serait préférable; et, d'autre part, ces mêmes régimes, soit par le lait, soit par l'alimentation ordinaire, ayant été suivis par de nombreux sujets, et de nouveau sans inconvénients, je me crois autorisé à conclure d'une manière ferme : *qu'une quantité de 40 grammes d'eau par kilogramme est suffisante pour faire face aux besoins d'un adulte placé dans les conditions que comporte la ration moyenne d'entretien ; et en ce qui concerne l'eau prise avec les liquides, qu'il suffit, dans les mêmes conditions, de 20 à 25 grammes par kilogramme.*

Mais, cela étant, comment expliquer les évaluations plus élevées des pertes d'eau faites par l'organisme, d'après les observations de quelques expérimentateurs ?

Les calculs que j'ai exposés, dans le premier volume (p. 345), en effet, d'après les physiologistes, élèvent la quantité d'eau perdue vers 3 litres : 1200 grammes par la voie urinaire, 1.000 grammes au moins par la voie cutanée, 100 grammes par les fèces et 500 grammes environ par la voie pulmonaire, ce qui ferait un total minimum de 2.800 grammes. Cette quantité, ainsi éliminée, du reste, déjà supérieure à celle que j'ai fixée, serait encore augmentée, si, avec certains physiologistes, on considérait l'évaporation cutanée comme supérieure à 1.000 grammes.

Or, il est évident que si l'organisme perd tous les jours 3.000 grammes d'eau, c'est qu'il les trouve dans ces aliments ou qu'il les forme par la combustion de l'hydrogène ; et cette dernière quantité étant en somme limitée par la nature de l'alimentation, il est forcé de conclure ou bien que les évaluations de ces dépenses ont été trop élevées, ou bien que la quantité d'eau *ingérée* dépassait les besoins.

C'est, je crois, cette dernière hypothèse qui est la vraie. L'élimination étant forcément et dans une large mesure sous la dépendance de l'ingestion, cette hypothèse explique facilement les résultats obtenus. Les évaluations des diverses voies d'élimination sont exactes ; mais, pendant que l'on évaluait ces éliminations, les quantités d'eau absorbées dépassaient les besoins.

Nous avons vu cette augmentation se faire pendant le régime lacté. Pour les urines, avec 2 litres, 2 litres et demi et 3 litres de lait, nous les avons vues passer successivement de 1.000 grammes, à 1.200, à 1.800 grammes et même au delà. Dans des expériences sur l'eau distillée et sur le chlorure de sodium, sur lesquelles je vais revenir, j'ai pu également ment faire varier la sécrétion urinaire à volonté et dans de notables proportions. C'est, du reste, là, un fait bien connu. Mais, je crois devoir le faire remarquer, la sécrétion urinaire n'est pas la seule qui augmente dans ces conditions. Les gros buveurs sont souvent en moiteur et même couverts de sueur. Je sais bien que ces personnes expliquent et justifient la grande quantité de liquide qu'elles prennent par l'exagération de la sueur ; et qu'il y a peut-être une part de vérité dans cette opinion. Mais, je crois aussi, qu'il serait plus juste de renverser la proposition, et de dire que ces personnes suent beaucoup, parce qu'elles boivent trop ; et ce qui tend à le prouver, c'est que ce ne sont pas seulement ces deux voies d'élimination qui sont augmentées, la voie urinaire et la voie cutanée, il en est, souvent de même de la sécrétion bronchique. Ces gros buveurs crachent beaucoup. De nouveau ici, on trouve une autre explication. Ces gros buveurs sont souvent aussi de gros fumeurs, et c'est sur le compte du tabac que l'on met cette expectoration abondante. Mais je crois que les deux influences n'en font qu'une. L'usage du tabac fait boire davantage; et le fumeur expectore davantage, parce qu'il boit plus.

Il résulte donc de ce qui précède, que si, comme je pense l'avoir établi, le kilogramme de notre poids peut se suffire avec 40 grammes d'eau, et d'une ingestion de 20 à 25 grammes, l'expérience ne fait pas moins constater que, dans de nombreux cas, il en reçoit davantage, qu'on peut aussi facilement en concevoir d'autres dans lesquels cette quantité pourrait être moindre; et, dès lors, ces questions se posent, y a-t-il des inconvénients à ce que ces quantités soient augmentées ou diminuées ?

Je me propose d'examiner ces deux questions; mais, avant, voyons comment s'éliminent les 2.500 grammes d'eau que nous avons trouvés suffisants pour répondre d'une manière générale aux besoins de l'organisme.

Voies d'élimination de l'eau. — Notre organisme élimine l'eau par les quatre voies suivantes : la voie *intestinale*, la voie *pulmonaire*, la voie *cutanée* et la voie *urinaire*.

Voie intestinale. — Cette voie d'élimination de l'eau est de beaucoup la moins importante. L'absorption intestinale pour l'eau est si active, que malgré la grande quantité qui est normalement contenue dans les aliments et qui provient des boissons, ce n'est qu'une minime partie, qui, à l'état normal, reste dans les matières fécales. La quantité totale de ces dernières est estimée entre 120 et 180 grammes, par jour, par Wundt, et entre 150 et 200 grammes par Viault et Jolyet. Mais, pour tous les deux, ainsi, du reste, que pour la plupart des auteurs, la quantité d'eau contenue dans ces matières peut être évaluée à 75 %. C'est donc 80 à 150 grammes d'eau seulement, qui seront éliminés par cette voie. On peut donc admettre que la moyenne se rapproche de 100 grammes, comme l'ont trouvé Pettenkofer et Voit.

Bien entendu, ainsi que tous les auteurs le font remarquer, cette quantité varie avec le régime. Elle diminue avec le régime animal, et augmente, au contraire, avec le végétal. Cette différence peut même devenir des plus marquées. Avec le régime lacté, le volume des matières fécales varie forcément avec la quantité de lait. Presque toute la partie organique, ainsi que la partie minérale étant absorbée, le résidu de la digestion ne comprenant guère que la desquamation intestinale, est généralement assez peu considérable pour que l'intestin n'ait pas besoin de s'exonérer tous les jours. Aussi le régime lacté, surtout à dose un peu insuffisante, jusqu'à 2 litres, entraîne-t-il toujours de la constipation. Ce n'est qu'en dépassant 3 litres, que, d'une manière générale, on peut obtenir une selle tous les jours ; et encore souvent la constipation n'existe-t-elle pas moins. On le comprend donc, avec 2 litres et demi ou 3 litres, la quantité d'eau éliminée par cette voie reste plutôt au-dessous de 100 grammes, qu'elle ne les dépasse.

Voie pulmonaire. — D'après les indications que j'ai résumées sur cette question, on a vu que l'on pouvait fixer cette quantité, pour un homme de 65 kilogrammes, à 500 centimètres cubes environ (1ᵉʳ volume, p. 346), soit sensiblement 8 centimètres cubes par kilogramme (7ᵍʳ69).

Cette quantité doit probablement se modifier avec le rapport de la surface pulmonaire au poids du sujet ; et l'on sait que ce rapport peut varier dans d'assez grandes proportions. En parlant des dépenses d'oxigène, au point de vue pratique, j'aurai à dire que l'adulte ayant une cage thoracique normale, a une section thoracique de 8 centimètres carrés par kilogramme. Or, quoique la section thoracique et l'évaporation pulmonaire représentent deux éléments assez éloignés l'un de l'autre, il me paraît cependant évident que la première doit avoir une action sur la seconde ; et il m'a paru utile de signaler ce rapport, ne serait-ce que parce que la conformité des chiffres doit permettre de se les rappeler plus facilement.

Le rapport qui doit exister entre l'évaporation pulmonaire et la section thoracique, qui, elle-même, doit être en rapport avec la surface pulmonaire, nous conduit à une déduction importante au point de vue de la quantité d'eau nécessaire à l'enfant. C'est que ce dernier ayant une section thoracique beaucoup plus considérable, soit, en la rapportant au kilogramme de son poids, environ trois fois plus pour le nourrisson, l'évaporation pulmonaire doit être également beaucoup plus grande chez lui. Et, en effet, si nous admettons que le nourrisson doit recevoir comme nourriture une moyenne de 100 grammes de lait par kilogramme de son poids, nous verrons qu'il reçoit ainsi, par kilogramme, environ 85 grammes d'eau, ce qui, pour un adulte de 65 kilogrammes, élèverait sa ration d'eau à 5ˡⁱᵗ50. Or, nous avons vu. qu'il peut à cet égard se contenter de l'eau contenue dans 2 litres et demi de lait, soit 40 grammes de lait par kilogramme.

La quantité d'eau perdue, par la voie pulmonaire, par un kilogramme d'enfant, doit donc être sensiblement supérieure à celle perdue par un kilogramme d'adulte. Mais, même en restant dans les limites de ce dernier âge, les variations peuvent être encore assez étendues ; et parmi les causes de ces variations, se trouvent surtout l'état hygrométrique et la température de l'air ambiant. Un air sec et froid augmente cette évaporation, et les conditions contraires la diminuent. L'air expiré est saturé d'humidité pour une température de 34°. Or, il est évident, que la quantité d'eau prise à la surface pulmonaire pour saturer cet air, sera bien moins grande, si l'on respire dans une atmosphère ayant 32° et ayant déjà un état hygrométrique de 92 à 95 %, ce qui existe à la Guyane, par exemple, assez souvent, que si l'état hygrométrique est très sec, soit dans les environs de 30 à 35° et la température à 0°.

Cette différence dans l'évaporation pulmonaire prend une réelle importance, dans les climats qui sont soumis à de grandes variations hygrométriques et surtout pendant la saison chaude, pour les personnes, qui, par la quantité d'eau qu'elles prennent, sont condamnées à compter beaucoup sur cette voie d'élimination.

Les différences de l'état hygrométrique, en effet, à elles seules peuvent suffire pour faire varier l'évaporation pulmonaire du simple au double ; elle peut donc être facilement ramenée de 500 grammes à 250 grammes. Ces 250 grammes devront donc être éliminés par une autre voie. Or, la gêne produite par cette diminution de l'évaporation pulmonaire se fera d'autant plus vivement sentir, que l'élévation de l'état hygrométrique, en même temps qu'elle diminue l'évaporation pulmonaire, diminue également l'évaporation cutanée. L'organisme ne peut donc pas compter sur cette dernière voie pour suppléer la précédente. Il est alors condamné, dans ces conditions, à utiliser les autres et notamment la voie urinaire, celle de l'intestin ne pouvant jamais n'être que d'un faible secours. Mais, malgré cette suppléance, si déjà la voie urinaire est utilisée, vu la quantité d'eau à éliminer, dans les limites de son action, il est possible que l'organisme n'arrive pas à se débarrasser, au moins pour quelque temps, de cet excès de liquide ; et qu'il en résulte certains troubles variables, mais sensibles, que les personnes, qui en souffrent, rattachent fort bien aux changements du temps, sans que cependant, le plus souvent, elles remontent à leur véritable cause. Elles éviteraient ces troubles, en diminuant la quantité de liquide qu'elles absorbent.

Je suis porté à croire que la quantité **de 500** grammes doit être considérée comme une quantité maximum ; qu'elle **répond** surtout à des cas dans lesquels les quantités d'eau absorbées dépassent sensiblement les besoins réels de l'organisme; et que, par conséquent, une alimentation bien dosée, ne portant la quantité d'eau mise à la disposition de l'organisme qu'à 2 litres et demi, ne provoquerait qu'une évaporation pulmonaire sensiblement moindre.

Si, en effet, il n'appartient pas à l'organisme de limiter la quantité d'eau que prend l'air inspiré à la surface pulmonaire, puisque cet air, d'après les lois de la physique, se sature toujours pour la température intra-respiratoire de 34°, ce qui semblerait devoir rendre constante la quantité d'eau éliminée par cette voie, il faut tenir compte que sous l'influençe des reflexes qui règlent les mouvements respiratoires, ceux-ci peuvent être ralentis, accélérés ou amplifiés, de telle manière que la quantité d'air qui passe dans le poumon dans un temps donné peut être ainsi diminuée ou augmentée dans de grandes proportions. Or, si les mouvements respiratoires sont souvent réglés par les besoins en oxygène, ils le sont aussi par deux autres influences : le besoin d'augmenter les pertes de l'organisme en calorique, besoins sur lesquels Richet a insisté avec beaucoup de raison, et ensuite le besoin d'augmenter les dépenses en vapeur d'eau. En observant dans la zone intertropicale, et surtout à la Guyane, dont les moyennes mensuelles d'état hygrométrique pendant 8 ans ne sont jamais descendues au-dessous de 77°, et dont la moyenne de ces 8 années a été de 83°10, j'ai souvent pu me rendre compte, que le besoin d'air éprouvé autour de moi, le besoin de s'éventer et de se balancer, tenait autant au besoin d'éliminer par la voie pulmonaire et cutanée l'eau prise en excès, que d'augmenter ainsi le rayonnement du calorique.

D'après ce qui précède, et quoique je n'ai pas fait d'expérience sur ce point, je reviens donc à cette évaluation, que l'on doit considérer la quantité de 500 grammes comme correspondant à une évaporation pulmonaire elevée; et, qu'avec une alimentation bien dosée, cette quantité doit être sensiblement moindre. C'est à cette conclusion que conduira également, je l'espère, le rapport entre la quantité totale d'eau absorbée et celle éliminée par les diverses voies.

Voie cutanée. — L'élimination de l'eau par cette voie peut se faire dans deux conditions différentes. Le plus souvent, elle a lieu à notre insu et sans que rien ne la révèle : c'est la *transpiration insensible ;* et, dans d'autres cas, elle devient facilement apparente : c'est la *moiteur* ou la *sudation*.

Cette dernière n'est que passagère et accidentelle, au moins pour le plus grand nombre de personnes et aussi dans les pays tempérés et les pays froids. Cependant, pour certaines personnes, surtout pendant la saison chaude des pays tempérés et dans les pays chauds, elle est presque constante.

Mais, dans les conditions que j'ai précisées, pays tempérés et saisons intermédiaires, l'élimination ne se fait guère que par la transpiration insensible, la sueur surtout, je l'ai dit, n'étant qu'accidentelle. Or, dans ces conditions, c'est la transpiration insensible qui est la plus importante. Elle atteindrait même des proportions réellement faites pour nous étonner. La quantité d'eau ainsi perdue, sans que rien ne la révèle, ne resterait pas au-dessous de 1.000 gr., et pourrait s'élever jusqu'à 2.000 gr. Mais, je crois devoir de nouveau présenter ici les mêmes observations que pour la voie pulmonaire, et même en leur donnant encore plus d'importance. Je suis bien convaincu que les quantités indiquées ont été observées, et que les expériences dont elles résultent sont exactes. Mais je considère comme probable, que ces quantités élevées étaient la conséquence d'une ingestion d'eau, qui dépassait les besoins. On pourrait peut-être augmenter encore davantage cette élimination, en augmentant la quantité ingérée. Mais probablement aussi on doit pouvoir restreindre cette quantité; et cela sans que l'organisme ait à en souffrir. Je reviendrai, du reste, sur cette question, quand, après avoir parlé de la sécrétion urinaire, je rapprocherai les quantités d'eau mises à la disposition de l'organisme avec les quantités éliminées.

En acceptant, au moins d'une manière provisoire, le chiffre de 1.000 grammes pour l'homme moyen de 65 kilogrammes, nous arriverions à une moyenne de 15 grammes par kilogramme, et à une moyenne de 8 grammes par décimètre carré de sa surface cutanée. Mais, pour les raisons que je développerai plus tard, nous devrons descendre cette quantité à 600 grammes; nos moyennes ne seraient donc plus que de 10 grammes pour le kilogramme de poids, et de 5 grammes pour le décimètre carré de surface.

On verra, quand je parlerai de la ration de croissance, l'avantage qu'il y a à envisager les dépenses de l'évaporation, en rapport, non avec le poids, mais avec la surface, comme je l'ai déjà fait pour l'évaporation pulmonaire.

Voie urinaire. — C'est incontestablement la plus importante ; et, de plus, si pour les deux précédentes j'ai du m'en tenir à quelques appréciations en somme peu nombreuses, et qui prêtaient au doute par le manque de précision des conditions dans lesquelles elles ont été faites, il n'en est plus de même pour la voie urinaire. Pour celle-ci, je puis m'appuyer sur de nombreuses observations, et dont toutes les conditions ont été bien déterminées.

Je viens de donner les observations faites sur les hommes soumis *au régime lacté ;* et, pour ces sujets, on l'a vu, dès 2 litres, j'obtenais de 1.000 à 1.200 grammes d'urine, qui étaient largement dépassés avec 2 litres et demi, donnant un total, avec l'eau formée dans l'organisme, environ de 2.500 grammes.

Or, je l'ai dit, toutes les fonctions s'exécutaient normalement chez ces hommes, si bien que leur poids augmentait. On doit donc en conclure, que cette élimination est au moins suffisante pour entraîner les produits urinaires résultant de ce régime. Elle laissait osciller la densité des urines entre 1.015 et 1.020, à la fin du régime lacté ; et permettait, par conséquent, à l'organisme d'éliminer sans fatigue, par ses organes urinaires, les 30 ou 40 grammes de matières solides représentant le total des déchets organiques et minéraux de cette alimentation. Or, la moyenne approximative des urines, avec cette quantité de lait, étant de 1.300 grammes pour les hommes de 60 kilogrammes, nous arrivons à une moyenne de 22 grammes par kilogramme.

Je dois, en outre, faire remarquer, ainsi qu'on l'a vu, que, dès 2 litres, j'obtenais au moins 1.000 à 1.200 grammes d'urine ; et que déjà, avec cette quantité, l'élimination des déchets était également assurée. Or, pour le poids de ces hommes, cette quantité d'urine ne donne que 18 grammes à 20 grammes.

Cette proportion d'urine est, du reste, celle que j'obtiens souvent chez les malades que je soumets au régime lacté légèrement insuffisant de 2 litres ; et je n'ai jamais rien constaté qui pût me faire supposer que la sécrétion urinaire fût ainsi insuffisante.

Je passe maintenant au dosage de l'urine pendant le *régime ordinaire*. Voici une expérience faite exactement dans les conditions que j'étudie. Elle a été faite en octobre et novembre 1890, et a compris 26 jours du premier de ces mois et 23 jours du second, soit un total de 49 jours. Pendant ce temps, mon régime a été réglé à 1^{gr}50 de substances azotées et à 6 grammes d'aliments ternaires, répartis, comme je l'ai indiqué précédemment. J'ai pris le demi-litre de vin pur, mais j'ai absorbé un demi-litre d'eau avec le café. Mon poids, pendant ces deux mois, est resté à 59 kilogrammes en moyenne ; enfin, la totalité des urines a été recueillie, et celles-ci ont été examinées tous les jours. On en a pris la densité, et l'urée a été dosée par M. Saloz (1). Or, les résultats ont été les suivants ; je les donne par décades.

DATES	QUANTITÉ	DENSITÉ	MATIÈRES SOLIDES	URÉE	DIFFÉRENCE
Mois d'Octobre 1890					
Du 5 au 10 ..	833	1024.5	40.81	15.66	19.48
Du 11 au 20 ..	960	1020.9	40.12	16.84	23.31
Du 21 au 31 ..	986	1020.9	42.72	16.36	26.36
	926	1022.10	41.22	16.28	23.05
Mois de Novembre 1890					
Du 1 au 10 ..	1010	1020.9	42.21	16.10	26.11
Du 11 au 20 ..	1038	1020.7	43.05	16.60	26.45
Du 21 au 23 ..	1150	1020.3	46.69	19.50	27.19
	1066	1020.6	43.98	17.40	26.58
Moyenne des 2 mois.	996	1021.35	42.60	16.84	24.81

(1) Conditions d'une bonne nutrition. — Congrès pour l'avancement des sciences de Bordeaux, Médecine. 1895.

— Influence de l'alimentation sur l'excrétion de l'urée. *Archives de médecine expérimentale et d'anatomie pathologique*, 1900, p 66.

Ainsi, pendant ces 49 jours, la quantité moyenne des urines émises a été de 926 centimètres cubes en octobre et de 1066 en novembre ; ce qui nous donne, mon poids ayant été de 59 kilogrammes, 16 grammes par kilogramme pendant le premier mois et 18 pendant le second, soit une moyenne de 17 grammes ; et, comme ma santé s'est maintenue excellente pendant toute cette expérience, ainsi qu'après, je me crois autorisé à conclure que cette quantité d'urine est suffisante pour assurer l'élimination des déchets de l'organisme, et, circonstance importante, dans les conditions de la ration moyenne d'entretien que j'étudie.

On peut voir, du reste, par les moyennes de la densité par décades, que ces moyennes, sauf pendant les quelques premiers jours, n'a jamais dépassé 1.021 ; et que, par conséquent, cette quantité d'eau a été largement suffisante pour dissoudre les 40 grammes environ de matières solides, y compris les 17 grammes d'urée que donne cette ration (1).

Les résultats du régime ordinaire concordent donc d'une manière complète avec ceux du régime lacté ; et, de leur ensemble, je pense donc que l'on peut conclure d'une manière sûre, que, dans les conditions indiquées, une diurèse de 17 grammes environ par kilogramme, est suffisante pour assurer l'élimination des déchets qui sortent de l'organisme par la voie urinaire ; et, en interprétant ces expériences plus largement, nous arrivons à la conclusion telle que je l'avais formulée dans mes précédentes publications, que la quantité d'urine émise dans les vingt-quatre heures doit être comprise entre 15 grammes et 20 grammes par kilogramme de poids.

Influence des quantités d'eau ingérées sur celles éliminées par la voie urinaire. — C'est là un fait qui n'est plus à démontrer, que, d'uné manière générale, la quantité d'eau éliminée par les urines est fonction de celle ingérée. L'eau, en effet, ne saurait faire exception à la loi générale qui fixe les rapports des ingesta et des excreta. Mais dans quelles proportions l'élimination urinaire est-elle augmentée par l'exagération de l'eau ingérée ?

(1) Les matières solides ont été obtenues en multipliant seulement les deux derniers chiffres de la densité par le coefficient 2.

C'est là, je crois, une **question** jusqu'à présent peu étudiée ; et je **vais essayer de** donner à son sujet quelques indications, **en** m'appuyant, en même temps, sur des faits *expérimentaux* et sur des faits *cliniques*.

Faits expérimentaux. — Déjà, dès le mois de septembre 1896, je m'étais occupé de l'influence que peut avoir l'exagération de l'eau ingérée sur celle éliminée ; et, dans ces expériences, pour être sûr d'écarter l'influence de tout autre agent, je m'étais adressé à l'eau distillée. Or, les deux expériences que je fis à l'époque furent des plus démonstratives.

Un lapin dont l'alimentation était bien dosée et qui n'avait pas d'eau à sa disposition, rendit les 7 et 8 septembre 1896 une moyenne de 77 centimètres cubes d'urine par kilogramme de son poids. Puis le 9 et le 11, je lui injecte par la voie hypodermique 50 grammes d'eau distillée par kilogramme de son poids, qui est de 2 kilogrammes environ ; et les quantités d'urines deviennent les suivantes par kilogramme : 171 centimètres cubes du 9 au 10 ; 133, du 10 au 11 ; 152, du 11 au 12 et 74, du 12 au 13. C'est donc une moyenne de 132 grammes pour les quatre jours, et de 151, si je ne prends que les jours de l'injection.

Le moyenne des deux jours qui ont suivi, était de 103 centimètres cubes.

Les injections étant suspendues le 11, les urines du 13 au 14 et du 14 au 15, tombaient à une moyenne de 108 centimètres cubes. Cette moyenne réunie, à celle des jours qui ont précédé les injections, est de 92 centimètres, comme on le voit, sensiblement inférieure à celle des quatre jours d'expérience, soit 132, et surtout à celle des jours d'injections, soit 161 centimètres cubes.

En même temps j'opérais sur un autre animal.

Pendant les deux jours, le 7 et 8 septembre 1896, qui ont précédé les injections, celui-ci me donne une moyenne de 67 centimètres cubes pár kilogrammes.

Dans les matinées du 9 et du 11, j'injecte 30 centimètres cubes d'eau distillée par kilogramme ; et la moyenne des 9, 10, 11 et 12, devient de 166 centimètres cubes ; celle du 9 et du 11 de 176.

Enfin du 13 au 19, la moyenne est de 144 centimètres cubes.

La différence est moins marquée, mais il faut tenir compte que je n'ai injecté que 30 centimètres cubes au lieu 50 centimètres cubes, comme dans la première expérience.

Ainsi, dès cette époque, ces faits m'avaient bien démontré l'influence des quantités d'eau reçues par l'organisme sur la sécrétion urinaire.

Mais, de plus, ils pouvaient déjà me donner quelques indications sur l'importance que jouent les différentes voies d'élimination dans les cas d'ingestion d'eau en quantités exagérées.

Dans la première de ces expériences, l'animal a reçu 50 grammes d'eau de plus; et son excrétion urinaire s'est accrue de 40 grammes. Ce sont donc les 4/5 de l'eau ingérée en excès qui prennent la voie urinaire.

Dans la seconde, pour une augmentation d'eau ingérée de 30 grammes, l'excrétion urinaire s'est accrue de 22 grammes, soit également, sensiblement des 4/5.

Il faut donc conclure, que dans les conditions dans lesquelles ces expériences ont été faites, sur les quantités d'eau ingérée en excès, les quatre cinquièmes s'éliminent par la voie urinaire, l'autre cinquième prenant les autres voies.

C'était là des premiers résultats intéressants : mais, en outre, j'ai repris la question en 1906, d'une manière beaucoup plus complète; et je vais résumer cette longue expérience.

Du 18 juillet au 12 décembre 1906, j'ai suivi un lapin à ce point de vue. L'animal a été pesé tous les matins, ainsi que son alimentation de tous les jours; et cette dernière m'a permis d'évaluer la quantité d'eau qu'elle contenait. Ce lapin ayant été nourri pendant toute la durée de l'expérience avec les mêmes aliments (son, carottes et queues de carottes) et donnés sensiblement dans les mêmes proportions, les erreurs relatives à la composition admise pour ces divers aliments sont négligeables; puisqu'elles restent les mêmes pour chaque aliment, et qu'en outre, il ne s'agit ici que de données comparatives.

De plus, dans le cours de cette longue expérience, pendant dix périodes, l'animal a reçu, par la voie gastrique une quantité supplémentaire de liquide, soit de l'eau distillée soit de l'eau de Capvern, ayant varié de 30 à 75 grammes, ce qui donne de 15 grammes à 30 grammes par kilogramme. Ces quantités pour l'homme de 60 kilogrammes s'élèveraient donc de 900 grammes à 1.800 grammes.

Pendant douze autres périodes, l'animal a été soumis à un régime sec, c'est-à-dire qu'il a été privé d'eau; ce qui, du reste, laissait ce lapin dans les conditions ordinaires de son existence. Il ne recevait donc que l'eau contenue dans ses aliments.

J'ai réuni les principaux éléments de cette expérience dans le tableau suivant en les groupant par périodes, et j'y ai joint les quantités totales d'eau et les quantités d'urines émises, les deux étant ramenées au kilogramme d'animal (1).

Comme on peùt le voir dans le tableau suivant :

1° Pendant les périodes pendant lesquelles l'animal a reçu de l'eau par la voie gastrique, les quantités d'eau ingérées ont toujours dépassé celles des périodes qui les ont précédées ou suivies. En faisant les moyennes de ces deux périodes respectives et en les comparant à la période intermédiaire, on trouve les différences suivantes que je place au-dessous des augmentations d'eau correspondantes par kilogramme.

Eau augmentée par kilogramme...   12 18 18 18 18 30 30 30 30 30
Augmentation de l'urine.... ....   10 15 12 17 32 30 35 40 63 37

Ce premier fait général découle donc d'une manière indiscutable de cette longue expérience, ayant compris vingt-une périodes de longueurs différentes, que d'une manière constante à une quantité plus grande d'eau ingérée a correspondu une plus grande quantité d'urine émise. On ne trouve pas une exception sur les dix périodes d'expériences.

(1) On trouvera cette observation relevée, jour par jour, dans la thèse de Bonnemaison. Toulouse 1907.

Influence des quantités d'eau ingérées sur celles éliminées par la voie urinaire.

| DATES | TEMPÉRATURES MOYENNES | | QUANTITÉS D'EAU PRISES | | | TOTAL | POIDS | EAU TOTALE | URINES | URINES | DIFFÉRENCE |
| | | | AVEC | AJOUTÉES | | | | par kilogramme | | par kilogramme | avec l'eau ingérée totale |
1906	DÉCADES.	MOIS.	LES ALIMENTS.	Distillée.	Capvern.		MOYENS DE L'ANIMAL	d'animal.	TOTALES.	d'animal.	par kil. d'animal.
Juillet											
18-28			266	»	»	266	2.333	114	79	34	80
29-2			257	»	30	287	2.377	120	98	41	79
Août											
3-8	22.9		252	»	»	252	2.375	106	62	26	80
9-12	20.5		244	»	50	294	2.380	123	76	32	91
13-21		21·9	234	»	»	234	2.354	99	74	31	68
22-27	22.3		211	50	»	261	2.377	110	87	36	84
28-17	22.3		239	»	»	239	2.465	97	71	29	68
Septembre											
18-23	18.3		239	»	50	289	2.527	117	101	40	87
24-30	16.4	18 66	253	»	»	253	2.541	103	84	34	69
1er-5			262	50	»	312	2.606	130	161	68	62
Octobre											
6-13	18.9		244	»	»	244	2.582	94	82	32	62
14-18	14.3		233	»	75	308	2.586	120	166	64	56
19-23		15.61	233	»	»	233	2.558	87	82	32	55
24-28	16.2		233	75	»	308	2.658	117	170	64	53
29-2			233	»	»	233	2.603	80	100	42	38
Novembre											
3-8	12.2		246	»	75	321	2.555	126	154	60	66
9-13	10.3		241	»	»	241	2.586	93	106	49	44
14-18		10.9	392	75	»	467	2.630	179	281	103	76
19-26	10.4		377	»	»	377	2.707	139	219	81	58
27-2			409	»	75	484	2.748	179	299	108	71
Décembre											
3-12	9.5	9.5	409	»	»	409	2.819	145	205	73	72

2° L'influence de la quantité d'eau ingérée sur les quantités d'urine ressort également de la statistique suivante : En totalisant les quantités d'eau prises par l'animal pendant le régime sec, et en groupant ces périodes par mois on trouve comme moyenne 111 grammes par kilogramme, et comme quantité d'urine, 44 grammes.

DATES		EAU TOTALE ingérée par kilo.	URINE PAR KILO.	PROPORTIONS AVEC L'EAU INGÉRÉE	
MOIS 1906	JOURS			Voie rénale	Autres voies
Juillet.	18-28	114 g.	34 g.	29 %	71 %
Août	3-8 13-21	103 g.	28 g	27 %	73 %
Septembre ...	28 août-17 24-30	100 g	31 g.	31 %	69 %
Octobre.......	6-13 19-23 29-2	87 g.	35 g.	40 %	60 %
Novembre. ...	9-13 9-26	116 g	65 g	56 %	44 %
Décembre.....	3-12	145 g.	73 g.	50 %	50 %
Moyenne.	»	111 g	44 g.	39 %	61 %

Or, les mêmes calculs, pour les périodes pendant lesquelles l'animal a reçu de l'eau par la voie gastrique, nous donnent les résultats, que je réunis dans le tableau ci-après (p. 208).

Comme moyenne de l'eau ingérée nous trouvons, 134 grammes ; et pour l'urine, 61 grammes par kilogramme. A une quantité de 23 grammes d'eau ingérée a correspondu une augmentation de 17 grammes d'urine.

3° Ce fait, plus précis, se dégage également du premier tableau que ces deux augmentations sont sensiblement proportionnelles. Avec une augmentation de 12 grammes d'eau ingérée, l'urine n'augmente que de 10 grammes ; mais avec 18 grammes ensuite, pendant quatre périodes, elle s'élève à 15, 12, 17 et 32 grammes ; et enfin avec une augmentation de 30 grammes dans cinq périodes, l'augmentation de l'urine arrive à 30, 35, 40, 63 et 37 grammes.

4° Pendant les quatre dernières périodes, les augmentations de l'urine ont même dépassé celles de l'eau ajoutées aux aliments. Mais, évidemment, ces grandes augmentations de l'urine ne doivent pas être expliquées seulement par l'ingestion d'eau ajoutée aux aliments, mais aussi et peut-être surtout par l'influence de la température ambiante, traduisant ainsi des suppléances dont je vais avoir à m'occuper.

DATES		EAU TOTALE ingérée par kilo.	QUANTITÉ D'URINE par kilo.	PROPORTIONS AVEC L'EAU INGÉRÉE	
MOIS 1906	JOURS			Voie rénale	Autres voies
Juillet	29-2 août	120 g.	41 g.	34 %	66 %
Août	9-12 22-27	116 g.	34	29 %	71 %
Septembre ...	18-23	117 g	40	34 %	66 %
Octobre.	1-5 14-18 24-28	122 g.	65	53 %	47 %
Novembre. ...	3 8 14-18	152 g.	81	53 %	47 %
Décembre. ...	27 n.-2 d	179 g.	108	60 %	40 %
Moyenne.	»	134 g.	61	44 %	56 %

5° Enfin, l'influence de la quantité d'eau ingérée sur la quantité d'urine ressort aussi de la comparaison des rapports de l'urine émise à l'eau ingérée. Tandis que l'animal ne recevait que 111 grammes d'eau par kilogramme. il n'en perdait que 39 % par la voie urinaire ; et pendant qu'il en recevait 134 grammes, il en perdait, par la même voie, 44 %.

Il faut donc en conclure que non seulement l'urine est augmentée par l'augmentation de l'eau ingérée, mais aussi, fait nouveau, que l'élimination par la voie urinaire est augmentée encore plus que les autres.

Cette expérience nous fournira d'autres inductions utiles pour l'étude des suppléances ; mais déjà, en ce qui concerne l'influence des quantités ingérées, elle me paraît des plus démonstratives pour ces deux points :

1° *Que la quantité d'urine émise est en rapport avec la quantité d'eau ingérée ;*

2° *Que ces deux augmentations sont sensiblement proportionnelles.*

Voyons maintenant les indications demandées aux faits cliniques.

Faits cliniques. — Les expériences cliniques, comme les
précédentes, d'ordre tout à fait expérimental, ont été faites
dans un but différent de celui pour lesquels je vais les utiliser.
Elles ont été instituées pour étudier l'action de certains médicaments sur la diurèse.

Ces expériences cliniques ont été faites à l'hôpital maritime
de Cherbourg, la plupart en janvier, février et mars 1879 (1).
Elles ont eu pour but d'étudier l'action des divers diurétiques.
Le procédé a été le suivant : Avant de donner un diurétique,
les urines ont été recueillies en totalité et leur densité prise
habituellement pendant cinq jours ; puis le diurétique était
administré pendant le même temps ; et, enfin, après qu'il
était suspendu, je continuais à prendre les urines pendant
une période de cinq jours. Une expérience complète avait
donc une durée de quinze jours. et était divisée en trois périodes : deux d'épreuve, la première et la troisième, et une d'expérience, la deuxième. Pendant ces trois périodes, les quantités
de liquide ingérées restaient exactement les mêmes. Ce sont
donc les premières et les troisièmes périodes, que je vais utiliser pour cette étude.

Les hommes que j'ai choisis étaient tous sans fièvre et dans
un état de convalescence assez avancée, pour être sûr que
l'affection qui les avait conduits à l'hôpital, ne pouvait plus
avoir d'action sur la diurèse. Ils n'ont été soumis à ces expériences, le plus souvent, du reste, utiles à leur santé, qu'avec
leur consentement. Beaucoup même les suivaient avec intérêt;
et j'ai eu bien souvent la preuve du soin scrupuleux avec lequel
ils en remplissaient les obligations.

Mon choix a porté sur des sujets ayant toutes les apparences
de solides constitutions, dont le poids moyen était de 70 kilogrammes, et ayant pour la plupart de 22 à 25 ans. Quelques-

____

(1) Etude de clinique expérimentale sur les diurétiques (*Société de thérapeutique*, 9 juillet 1879 ; *Bulletin général de thérapeutique*, 16 février 1880,
et numéros suivants).

uns étaient au *quart de la ration*, mais le plus grand nombre recevaient la *demi-ration* des hôpitaux de la marine. Du reste, quel que fût le régime, il est toujours resté le même pendant toute la durée de l'expérience ; et, autant que possible aussi, les aliments sont également restés sensiblement les mêmes.

Telles sont les conditions générales de ces expériences. Or, cherchons d'abord à évaluer la quantité de liquide que prenaient ces hommes, et aussi quelle était la valeur de ce régime.

Le *quart de la ration* comprend : 250 grammes de pain environ ; 120 grammes de viande rôtie (volailles ou poisson); un plat de légumes de la saison à chaque repas ; le potage le soir ; 200 grammes de lait, le matin ; un plat de laitage et du fruit ; enfin, 15 centilitres de vin. Mais il est d'un usage fréquent, qu'avec le quart des aliments, on donne la quantité de vin qui correspond à la demi-ration, soit 25 centilitres.

La *demi-ration* comprend : 450 grammes de pain ; 180 grammes de viande de boucherie, servie le plus souvent en ragoût et donnée la moitié à chaque repas ; un plat de légumes secs, le plus souvent le matin ; un plat de légumes frais à l'autre repas ; un dessert composé avec du fromage et un fruit ; et enfin, pour la plupart, 40 centilitres de vin, quantité correspondant aux trois quarts de la ration.

En outre, presque tous ces sujets recevaient 100 grammes de vin de quinquina et une tisane, le plus souvent de la tisane vineuse.

Or, voici la *quantité d'eau* contenue dans ces deux rations : Les quelques hommes qui étaient au *quart de la ration*, trouvaient 80 grammes d'eau dans le pain ; 170 grammes dans le lait ; 80 grammes dans la viande ; 150 grammes dans le potage ; 180 grammes dans les deux plats de légumes ; 100 grammes environ dans le dessert ; 240 grammes dans le vin qui, coupé avec son volume d'eau, donne 480 grammes.

C'est donc en tout, pris au repas, 1.240 grammes d'eau. Si, à cette eau, nous en ajoutons 90 grammes contenus dans le vin de quinquina, environ 110 grammes contenus au moins dans une potion et enfin 600 centimètres cubes de tisane vineuse, nous arrivons ainsi à un total de 2.040 grammes. De plus, en tenant compte des 250 grammes d'eau résultant de l'oxydation de l'hydrogène des aliments, nous arrivons à un total de 2.300 gr., soit sensiblement 33 gr. par kilog.

La valeur de cette ration est approximativement la suivante : au point de vue des *azotés*, le pain en donne 20 grammes ; la viande, 25 grammes ; le lait du matin, 9 grammes ; le laitage, 9 grammes également ; enfin, les légumes, environ 7 grammes ; ce qui nous fait un total de 70 grammes, soit, toujours approximativement, 1 gramme par kilogramme.

Au point de vue des *calories* : le pain en fournit 600 ; la viande, 240 ; les légumes, 200 ; le lait, 200 ; le laitage, 100 ; le dessert, 100 ; le vin, 175 ; enfin, il faut compter environ 20 grammes de corps gras servant à la préparation des divers aliments, soit 180 calories ; ce qui nous donne un total de 1.800 calories environ pour les repas. Mais à ces calories, il faut ajouter celles provenant du vin de quinquina, du sucre de la tisane et du vin servant à faire la tisane vineuse, s'élevant sensiblement à 200 ; ce qui conduit à 2.000 calories environ. C'est donc en somme, pour un homme de 70 kilogrammes, approximativement 29 calories.

Comme on le voit, cette ration est sur la limite des quantités suffisantes, aussi bien par la richesse en azotés que par le nombre des calories. Aussi est-elle toujours considérée comme une ration passagère, et destinée à préparer les organes digestifs à une alimentation plus riche.

Seuls les hommes pesant peu naturellement ou ceux dont le poids a été fortement diminué par la maladie, peuvent augmenter sous son influence. Toutefois, il y a lieu de tenir compte que les hommes qui la reçoivent, quoique dans un état de convalescence avancée, passent encore de longues heures au lit et les autres dans la salle ou dans les préaux souvent chauffés ; et que, par conséquent, leurs dépenses sont ainsi grandement amoindries. Cette ration est donc fort bien appropriée à ces conditions.

Mais, dès que les organes digestifs peuvent supporter une plus grande quantité d'aliments et aussi des aliments de digestion moins facile, les malades sont mis à la *demi-ration* qui constitue le régime ordinaire du plus grand nombre. Beaucoup conservent cette alimentation jusqu'à la fin de leur séjour, et font avec elle toute leur convalescence. Ce qui la fait préférer, c'est que, tout en étant suffisante, elle est mieux composée que celles qui sont plus abondantes, au double point de vue de la nature des aliments et de leur préparation.

Comme *azotés*, elle en contient : dans le pain, 36 grammes ; dans la viande, 32 grammes ; dans les légumes secs, 14 grammes ; dans les légumes frais, 6 grammes ; dans le dessert, 6 grammes ; dans le lait, 7 grammes ; enfin dans le potage, 4 grammes ; ce qui fait un total de 103 grammes. C'est donc pour un homme de 70 kilogrammes, 1^{gr} 47 d'azotés.

Au point de vue des *calories*, elle en fournit environ : 1.000, pour le pain ; 360, pour la viande ; 130, pour les légumes secs ; 100, pour les légumes frais ; 160, pour le dessert ; 200, pour le lait sucré ; 175, pour le potage ; 180, pour les corps gras servant à la préparation des aliments ; 280, pour le vin ; et environ 125 pour les tisanes et le sucre pris avec elles ou dans les potions. C'est donc en tout 2710 calories, donnant 38 calories par kilogrammes.

Enfin au *point de vue de l'eau*, cette ration en contient : 150 grammes, dans le pain ; 130 grammes, dans la viande ; 80 grammes, dans les légumes secs ou qui s'y sont ajoutés pendant la cuisson ; 90 grammes, dans les légumes frais ; 100 grammes, dans le dessert ; 170 grammes, dans le lait ; 180 grammes, dans le potage ; et 600 grammes avec le vin, qui n'est que faiblement coupé à cette période de la convalescence. C'est donc déjà un total de 1.600 grammes. Si, à cette quantité, nous ajoutons 800 grammes pris en dehors du repas, les tisanes étant également négligées en ce moment, nous arrivons à 2.400 grammes, qui, avec les 350 grammes fournis par l'oxydation de l'hydrogène, nous donnent environ 2.750 grammes, soit approximativement 39 grammes par kilogramme.

Ces explications, qui paraîtront peut-être un peu longues, m'ont semblé cependant indispensables. On ne saurait, en effet, sans elles, utiliser ces expériences pour la comparaison des quantités d'eau ingérées avec celles éliminées par la voie urinaire.

Mais sachant maintenant que la quantité d'eau absorbée par ces hommes ou formée dans leur organisme était d'environ 2.300 grammes pour ceux qui étaient au quart, et 2.750 grammes pour ceux qui étaient à la demi-ration, comparons ces quantités avec celles des urines éliminées sous leur influence.

Ces recherches ont porté sur dix-huit sujets, sur lesquels

cinq ne recevaient que le quart de la ration, et je vais commencer par leurs observations. Je les résume dans le tableau suivant :

NOMS	DATES 1879	DURÉE JOURS	QUANTITÉS D'EAU ingérée	QUANTITÉS D'URINE	DIFFÉRENCES
Dubois.....	1er au 5 février	5	2300	1250	1050
Dumay.....	3 au 6 juin	4	2300	1417	883
Mallet	11 au 15 février	5	2300	1310	990
	21 au 24 —	5	2300	1540	760
	2 au 6 mars	5	2300	1560	740
	12 au 16 —	5	2300	1510	790
		20	2300	1480	860
Darthenay .	27 mars-1er avril	5	2300	1170	1130
Remy......	7 au 9 juin	3	2300	1433	867
Moyenne et totaux		37	2300	1353	947

Ainsi, ces cinq sujets, qui recevaient approximativement 2.300 grammes d'eau, en éliminaient environ 1.350 grammes par les urines, soit sensiblement plus de la moitié. Mais il faut tenir compte, que sur une durée totale de 37 jours, il y en a 30 pendant les mois froids, période pendant laquelle la sécrétion urinaire atteint son maximum.

Vu le poids moyen de ces hommes, de 70 kilogrammes, nous trouvons donc, pour un de leur kilogramme, 19 grammes d'urine.

Les malades suivants étaient à la demi-ration pour les aliments, mais presque tous avaient les trois-quarts de la ration pour le vin ; et, de plus, quelques-uns avaient de la tisane vineuse. Or, voici quels ont été les résultats pour les diverses périodes. Je reproduis, comme pour les autres, les moyennes des quantités d'urine émises.

			gr. d'urine.
Noet........	18 au 23 février..	5 jours.	1.970
	1 au 4 mars....	4 jours.	1.762
Total et Moyenne.....		9 jours.	**1.866**
Manach.....	5 au 9 janvier..	5 jours.	1.380
	13 au 18 janvier..	5 jours.	920
	23 au 28 janvier..	5 jours.	1.380
	5 au 9 février..	5 jours.	1.380
	24 au 28 février..	5 jours.	1.630
	6 au 11 mars....	5 jours.	1.570
Total et Moyenne.....		30 jours.	**1.377**
Marie......	17 au 22 janvier..	6 jours.	2.200
	28 janv. au 1 fév.	5 jours.	2.200
	7 au 11 février..	5 jours.	1.900
	17 au 22 février..	5 jours.	2.100
Total et Moyenne.....		21 jours.	**2.112**
Poiret......	10 au 14 janvier..	5 jours.	1.820
	20 au 23 janvier..	4 jours.	1.900
	31 janv. au 4 fév.	5 jours.	1.600
	11 au 13 février..	3 jours.	1.533
Total et Moyenne.....		17 jours.	**1.714**
Pittez......	18 au 22 février..	5 jours.	1.540
	28 fév. au 4 mars.	5 jours.	1.540
Total et Moyenne.....		10 jours.	**1.540**

			gr. d'urine.
Blot........	14 au 17 février..	4 jours.	**1.560**
Leriche.....	29 janv. au 2 fév.	5 jours.	1.620
	8 au 12 février..	5 jours.	1.680
Total et Moyenne.....		10 jours.	**1.650**
Bruneau....	13 au 17 février..	5 jours.	**1.640**
Leroulley...	20 au 23 février..	4 jours.	1.887
	1 au 4 mars....	5 jours.	1.600
Total et Moyenne.....		9 jours.	**1.743**
Langelain...	7 au 9 juin....	3 jours.	**1.660**
Pichard.....	9 au 13 février..	5 jours.	1.320
	19 au 23 février..	5 jours.	1.630
	29 fév. au 5 mars.	6 jours.	1.500
	11 au 13 mars....	3 jours	1.600
Total et Moyenne.....		19 jours.	**1.512**
Amouroux...	7 au 9 juin....	3 jours.	**1.500**
Quinquemal..	15 au 19 janvier..	5 jours.	1.740
	25 au 31 janvier..	8 jours.	1.780
	10 au 13 février..	4 jours.	1.700
Total et Moyenne.....		17 jours.	**1.742**
Total général et moyenne générale.		157 jours.	**1.663**

Ces 13 sujets, qui recevaient, je l'ai dit, d'une manière approximative 2.750 grammes d'eau, en éliminaient donc 1.663 grammes par la voie urinaire, et seulement 1.087 par les autres voies. En ramenant ces quantités totales au kilogramme de leur poids, nous trouvons : 39 grammes pour l'eau reçue par l'organisme, 23^{gr}50 pour l'urine et 15^{gr}50 pour les autres voies.

Je résume les moyennes de ces deux groupes de sujets dans le tableau suivant :

NOMS	DURÉE	MOYENNE DE L'URINE	MOYENNE PAR KILOGRAMME d'urine
Hommes au quart de la ration *(33 gr. 7 d'eau par kilogramme.)*			
Dubois	5	1.250	18
Dumay	4	1.417	20
Mallet	20	1.480	20
Darthenay	5	1.170	17
Remy	3	1.433	20
	37	1.353	19
Hommes à la demi-ration *(39 gr. 3 d'eau par kilogramme.)*			
Noet	9	1.866	27
Manach	30	1.377	20
Marie	21	2.112	30
Poiret	17	1.714	24
Pittez	10	1.540	22
Blot	4	1.560	22
Leriche	10	1.650	24
Bruneau	5	1.640	23
Leroulley	9	1.743	25
Langelain	3	1.660	23
Pichard	19	1.542	22
Amouroux	3	1.500	21
Quinquemal	17	1.742	25
Totaux moyennes	157	1.663	23.54

Comme on le voit par ce tableau, les hommes qui recevaient le quart de la ration et qui utilisaient environ 33 grammes d'eau par kilogramme, ont rendu environ 19 grammes d'urine par kilogramme, et cela sans que cette quantité ait beaucoup varié, puisque le maximum a été 20 grammes et le minimum 17 grammes.

Les hommes du second groupe, au nombre de 13, ont fourni un total de 157 jours. La quantité d'eau dont a disposé leur organisme, on l'a vu, a été de 39 gramme par kilogramme au lieu de 33 grammes ; mais aussi, la quantité d'urine émise, une seule fois est descendue à 20 grammes ; et si le plus souvent elle est restée au-dessous de 25, deux fois cette quantité a été atteinte, et deux fois elle a été dépassée avec 27 et 30 grammes. La moyenne a été de 23^{gr}54.

Le rapport entre les quantités absorbées et celles éliminées se vérifie donc ici d'une manière complète.

A une quantité plus considérable d'eau ingérée a correspondu une élimination plus élevée : 33 grammes d'eau ingérée ont donné 19 grammes d'urine, et 39 grammes d'eau ingérée en ont donné 23^{gr}50.

Or, je me permets de faire remarquer que ces expériences, que j'utilise en ce moment pour étudier l'influence de l'eau ingérée sur celle éliminée par la voie urinaire, ont été faites dans un tout autre but et qu'elles sont publiées maintenant depuis 28 ans. Elles ont donc été faites, au moins à cet égard, sans parti pris.

Les quantités correspondant au kilogramme ont, dans ces observations, un peu dépassé celle que j'ai considérée comme suffisante. Elle est, en effet, de 23^{gr}50 ; et j'ai considéré 20 grammes comme représentant un maximum nécessaire. Mais, je dois rappeler que ce maximum de 20 grammes a été fixé pour les saisons intermédiaires ; et que ces expériences, au contraire, ont été faites presque exclusivement en hiver. Sur 157 jours, 151 appartiennent aux mois de janvier, février et mars ; et nous savons que pendant cette période la sécrétion urinaire augmente au détriment des autres.

Le relevé rétrospectif de ces observations cliniques, ayant un caractère tout à fait expérimental, non seulement vient à l'appui de cette proposition, que les quantités d'urine émises sont en rapport avec celles de l'eau ingérée ; mais, de plus, il confirme d'avance les idées que je vais exposer en ce qui concerne la suppléance des diverses voies d'élimination de l'eau.

Enfin, dans un but tout à fait expérimental, M. Bonnemaison, pour ajouter cette observation à son travail inaugural, s'est soumis lui-même à l'expérience suivante (1) :

Il s'est soumis pendant toute sa durée au régime suivant, pour la totalité de la journée : 250 grammes de riz cuit, 200 grammes de viande en alternant le bœuf, le veau et le mouton, 300 grammes de pain, 20 grammes de fromage, et 1 litre 1/2 d'un mélange de vin et d'eau.

En tenant compte de l'eau contenue dans ces aliments, soit 250 grammes dans le riz cuit, 145 grammes dans la viande, 100 grammes dans le pain et 5 grammes dans le fromage, nous arrivons donc à un total de 500 grammes qui, réunis aux 1.500 grammes de la boisson, nous donnent 2 litres.

Enfin, en y ajoutant les 300 grammes résultant de l'oxydation de l'hydrogène des aliments, nous trouvons un total de 2.300 grammes d'eau; et le poids de M. Bonnemaison étant de 70 kilogrammes, nous avons 33 grammes par kilogramme.

L'expérience a compris quatre périodes de cinq jours, étant chacune séparée par deux jours, pour être sûr qu'elles ne s'influençaient pas les unes les autres.

Pendant la première période, ce jeune confrère n'a pris que la quantité d'eau indiquée ci-dessus; et il a uriné 1.285 grammes en moyenne, soit 18 grammes environ par kilogramme, pendant que son organisme recevait 33 grammes d'eau.

Dans la période suivante, à cette même quantité d'eau, il a ajouté 2 litres et demi d'eau ordinaire, ce qui porte la quantité totale d'eau à 4^{lit}800, soit à près de 70 grammes par kilogramme; et ses urines se sont élevées à 3^{lit}810, soit à près de 55 grammes par kilogramme.

Après quelques jours de repos, il a ajouté à ce même régime également 2 litres et demi d'eau de Capvern (Hount caoute), soit de nouveau 70 grammes par kilogramme en tout; et il a uriné 3^{lit}360, soit 48 grammes par kilogramme.

Enfin, après un nouveau repos, il revient à son régime ordinaire de 2^{lit}300 grammes d'eau; et ses urines tombent à 1.300 grammes, soit à 18^{gr}50.

____

(1) BONNEMAISON. — Action diurétique de l'eau de Capvern. Thèse de Toulouse, 1907.

L'influence de la quantité d'eau ingérée sur celle éliminée ne pouvait donc être plus évidente.

Mais, de plus, ce fait, comme les précédents, vient à l'appui des suppléances.

Pendant les deux périodes de l'eau ordinaire et de l'eau de Capvern, M. Bonnemaison augmentait l'eau ingérée de 35 grammes environ par kilogramme, et ses urines n'ont augmenté que de 23 grammes. Il faut donc en conclure, que 12 grammes s'éliminaient en plus par les autres voies.

De ces faits expérimentaux et de ces faits cliniques, je conclus donc :

1º Que d'une manière générale, la quantité d'urine émise dépend de la quantité d'eau ingérée ;

2º Que jusqu'à un certain point, ces deux quantités sont proportionnelles : l'augmentation des urines suit celle de l'eau ingérée ;

3º Que, toutefois, l'augmentation de l'urine ne représente qu'une partie de celle de l'eau ingérée, mais que le plus souvent, elle en représente la plus grande partie ;

4º Enfin, que, d'après ce qui précède, l'ingestion d'une quantité d'eau qui dépasse la normale, quelle que soit la provenance de cette eau, se traduit par une augmentation de plusieurs, sinon de toutes ses voies d'élimination.

Les SUPPLÉANCES peuvent se produire en deux sens. L'urine peut être diminuée, parce qu'une partie de l'eau qui lui était destinée s'élimine autrement ; et, d'autre part, elle peut être augmentée, parce qu'elle reçoit une partie de l'eau destinée à une autre voie.

L'urine est surtout diminuée, lorsque la voie intestinale est augmentée, soit sous l'influence d'une cause pathologique, soit dans un but thérapeutique. C'est ce que l'on constate dans les inflammations chroniques et aiguës de l'intestin, dans le choléra, dans les accès paludéens à forme dysentérique, dans la fièvre typhoïde, etc.

Enfin, c'est également ce que l'on voit sous l'influence des purgatifs. J'ai indiqué précédemment que l'urine descendait à 600 grammes sous l'influence de l'ipéca à la brésilienne, du lait manné ou du sulfate de soude.

Dans ces cas, c'est l'exagération de l'élimination intestinale qui diminue celle de la voie urinaire.

Dans d'autres cas, cette diminution est due à l'exagération de la voie cutanée, et probablement aussi de la voie pulmonaire. C'est ce qui a lieu sous l'influence de l'élévation de la *température ambiante,* pendant la saison chaude de nos climats, et à plus forte raison dans les pays chauds.

Je puis fournir à cet égard des expériences les plus convaincantes.

Depuis le mois de juillet 1884 jusqu'au mois de juillet 1895, je me suis soumis quatre fois, pendant la saison chaude, à l'expérience d'un régime exactement réglé, aussi bien au point de vue des aliments que des boissons : en juillet 1884, à Cherbourg, pendant 4 jours ; en août 1886, à Cherbourg également, pendant 3 jours ; les deux dernières à la fois, à Toulouse, en juillet et août 1890, pendant 45 jours ; et, enfin, en juillet 1895, pendant 26 jours, soit un total de 72 jours. Or, les résultats ont été les suivants (1) :

DATES		LIEU	DURÉE	QUANTITÉ	DENSITÉ	MATIÈRES SOLIDES	URÉE	Différence
ANNÉES	MOIS	D'OBSERVATION	JOURS					
1884	Juillet	Cherbourg.	4	975	1030	58gr00	16gr06	41gr94
1886	Août	Cherbourg.	3	933	1027	50 22	17 71	32 51
1890	Août	Toulouse..	18 } 45	852	1022	37 40	15 16	22 24
	Septembre.	Toulouse..	27 }	910	1024	40 04	15 85	24 19
1895	Juillet	Toulouse..	20	776	1020	30 80	14 37	16 43
MOYENNES GÉNÉRALES......			72	889	1024.2	43gr29	15gr83	27gr46

Pendant toutes ces expériences, les azotés ont été réglés à 1gr25 et les ternaires à 5 grammes, soit une diminution d'un sixième de la ration moyenne d'entretien.

On doit estimer que l'eau contenue dans les aliments l'a été dans ces mêmes proportions ; c'est donc une diminution de 150 grammes environ. Mais, par contre, une quantité d'eau, au moins égale, a été prise en plus dans l'intervalle des repas,

(1) Pour *toutes* ces expériences, voir dans les *Archives de médecine expérimentale et d'anatomie pathologique* le travail déjà cité.

sous forme d'une infusion légère de café. Or, quoique la quantité de liquide reçue par l'organisme ait été plutôt augmentée, l'urine a été moins abondante. Elle est tombée à 889 centimètres cubes pour mon poids moyen pendant ces diverses périodes de 5S kilog, soit environ 15 grammes par kilog. Or, qu'on le remarque, la quantité des matières solides n'a pas été diminuée pendant ces diverses périodes. Elles sont même plus élevées, 43^{gr}39 au lieu de 41^{gr}96. Mais la densité s'est élevée à 1.024 au lieu de 1.021.

Remarquons aussi, ce qui est important, que l'augmentation n'a pas porté sur l'urée. Les azotés ayant été diminués, l'urée l'a été également. Nous trouvons 15^{gr}83 au lieu de 16^{gr}84, comme avec la ration moyenne d'entretien. Il est probable que l'augmentation est due à celle des chlorures, pris en plus grande quantité comme excitant de l'appétit pendant la saison chaude, aux phosphates contenus dans le café et qui a été pris en plus grande quantité, et aussi à la potasse, par la prédominance des légumes et des fruits dans l'alimentation.

Quant à la diminution de l'eau contenue dans l'urine, il me paraît évident qu'elle doit être expliquée par l'exagération de la sécrétion cutanée.

La quantité d'urine a même pu descendre plus bas, dans les pays chauds. Voici, en effet, les résultats d'une expérience sur moi-même, à Saïgon, en mars 1885.

Cette période de l'année correspond à Saïgon, à peu près à nos mois les plus chauds ; et l'alimentation a été réglée comme précédemment à 1^{gr}25 d'azotés et 5 grammes de ternaires. Or, pendant une période de 8 jours, la quantité moyenne d'urine a été seulement de 781 grammes et la densité 1021. Les matières solides n'ont donc été que 32^{gr}76 et l'urée de 14^{gr}01 ; ce qui laisse 18^{gr}75 pour les autres matières. Comme mon poids était tombé, en ce moment, à 57 kilog. c'est tout au plus 14 grammes d'urine par kilog que je perdais, dans ces conditions. Comme j'ingérai la même quantité d'eau, il est probable que je perdais 100 grammes de plus surtout par l'évaporation cutanée.

Pendant les mois froids de nos climats, au contraire, la suppléance de ces deux grandes voies d'élimination, la voie cutanée et la voie urinaire, s'établit en faveur de cette dernière. Les urines augmentent et la transpiration insensible diminue.

Voici, en effet, les résultats des expériences faites de 1884 à 1901, et comprenant un total de 115 jours.

Ces expériences ont eu lieu dans les divers mois de novembre, décembre, janvier, février et mars. Pendant leurs cours, l'alimentation à toujours été réglée, ainsi qu'il suit par kilog : azotés, 1ᵍʳ75 ; graisse, 1 gramme ; alcool du vin, 0ᵍʳ50 ; substances amylacées, 5ᵍʳ50 ; donnant en tout environ 43 calories.

La nature des aliments était la même que pendant les saisons intermédiaires, et l'alimentation n'en différait que par les quantités, qui étaient augmentées d'un sixième. Or, l'eau contenue dans les aliments des saisons intermédiaires s'élevant à 920 gr., c'est donc une augmentation de 150 gr. environ que je trouvais dans cette ration, et probablement une augmentation semblable provenant de la combustion de l'hydrogène, soit en tout environ 200 grammes.

Mais, par contre, j'ajoutais moins d'eau à mon vin, et les légumes secs qui remplaçaient souvent les légumes frais. m'en donnaient également moins. De sorte que, je suis sûr que la quantité totale d'eau qui était mise à la disposition de mon organisme, était inférieure pendant ces expériences à celles faites pendant les saisons intermédiaires et surtout pendant la saison chaude. Or, malgré cette diminution, la quantité d'urine, dans toutes ces expériences, est restée supérieure.

Je réunis ces divers résultats dans le tableau suivant :

| DATES | | LIEU | DURÉE (JOURS) | QUANTITÉ TOTALE | DENSITÉ | MATIÈRES SOLIDES | URÉE | Différence |
ANNÉES	MOIS	D'OBSERVATION						
1884	Novembre.	Cherbourg.	5	1053	1028	64	18.91	45.09
1886	Novembre Décembre.	Cherbourg	6 7	1150	1026	55	19.42	35.58
1888	Février ... Mars	Toulouse..	7	1028	1023	48	19.83	27.17
1889	Janvier ...		6	1150	1022	50	19.72	30.28
	Février ...	Toulouse..	17	1164	1023	58	21.10	36.90
	Mars		27	1113	1020	45	19.57	35.45
1890	Février ...	Toulouse..	12	1200	1022	53	20.63	32.37
1900	Décembre.	Toulouse..	25	1050	1025	45	19.59	25.45
1901	Janvier ...	Toulouse..	3	1100	1023	51	20.75	30.25
MOYENNES ET TOTAUX......			115	1112	1023	52	19.95	33.28
QUANTITÉ PAR KILOG.......			» »	18.84	» »	0.88	0.338	0.564

Ainsi, pendant ces six expériences, le résultat est toujours resté sensiblement le même. La moyenne minimum a été dé 1028 grammes en 1888, et le maximum de 1200 en février 1890. La moyenne générale est de 1112 gr., ce qui donne pour mon poids de 59 kilog., 18^{gr}84 par kilog., soit sensiblement 19 grammes. Or, étant donné, ainsi que je l'ai dit, que la quantité d'eau ingérée était plutôt moindre que pendant les saisons inter·médiaires, cette conclusion s'impose, que l'élimination cutanée devait être largement diminuée, puisque cette diminution fait plus que compenser les 200 grammes d'eau que mon organisme trouvait en plus, soit dans les aliments, soit dans la combustion de leur hydrogène.

A ces faits tirés des expériences faites sur moi-même, et dont quelques-unes sont déjà un peu anciennes, je puis joindre ceux tous récents tirés des expériences que je viens de résumer sur le lapin.

Dans ces dernières recherches, faites avec plus de précision, l'influence des suppléances des différentes voies d'élimination est des plus évidentes. On peut même évaluer assez exactement, celle de la voie urinaire en rapport avec l'ensemble des autres.

Cette suppléance, se produisant sous·l'influence de la température ambiante, va ressortir, je pense, du tableau suivant :

		Juillet	Août	Septembre	Octobre	Novembre	Décembre
Température moyenne ..		22	22.9	18.66	15.61	10.9	6.6
Proportion de l'eau éliminée par l'urine	Régime sec...	29 %	27 %	31 %	40 %	56 %	50 %
	Addition d'eau..	34 %	29 %	34 %	53 %	53 %	60 %

Comme on le voit, de la manière la plus nette, et même avec une exactitude surprenante, quand on tient compte que ces moyennes résultent d'observation d'ordre divers et relevées chaque jour, la proportion d'eau ingérée, et s'éliminant par la voie urinaire est régulièrement en raison inverse de la température ambiante. Ces températures, en effet, sont celles de l'appartement dans lequel vivait le lapin soumis à ces expériences.

Or, aussi bien pendant les périodes, pendant lesquelles il ne recevait que l'eau de ces aliments, que pendant celles pendant lesquelles il en recevait en plus une certaine quantité en nature par la voie buccale, les résultats sont restés aussi nets. Tandis que la proportion n'était que de 29 et 34 % en juillet, et que par conséquent la proportion d'eau éliminée par les autres voies dans le même temps était respectivement de 71 et de 66 %, les proportions pour l'urine ont atteint ou dépassé 50 % en novembre et décembre. L'élimination par cette voie, étant ainsi devenue égale à l'ensemble de toutes les autres, tandis qu'en juillet, août et septembre même, elle n'en était que le tiers.

Ces dernières proportions, observées sur le lapin, ne peuvent pas, bien entendu, nous être appliquées avec la même précision. Ces faits, tout en démontrant les suppléances de la manière la plus indiscutable, ne peuvent, en ce qui concerne les proportions, les fixer pour les autres espèces animales. Mais cependant, je suis frappé d'une certaine concordance entre ces proportions et celles observées sur moi-même.

Tandis, en effet, qu'avec la température ambiante de Saïgon, je n'éliminais que 781 grammes, j'en éliminais 1112 pendant nos hivers. Or, en admettant qu'à Saïgon les 781 grammes d'urine représentaient le tiers de l'eau ingérée, j'arrive à 2.343 grammes et à 41 grammes par kilogramme ; et en supposant aussi que les 1.112 d'urine de l'hiver représentent la moitié de l'eau ingérée, j'arrive à 2.224 grammes soit à 39 grammes par kilogrammes. On ne peut demander, vraiment, plus de précision à de semblables évaluations.

Ainsi, d'une manière approximative, nous pouvons arriver à cette conclusion, que, pendant nos saisons chaudes, un tiers de l'eau ingérée s'élimine par les urines ; et que, pendant nos hivers, c'est environ seulement la moitié de l'eau ingérée qui prend cette voie.

Telles sont les quantités d'eau éliminées par l'organisme, en supposant qu'il en reçoive 35 à 40 grammes par kilog de son poids normal, quantités que, d'autre part, nous avons reconnues suffisantes pour faire face à ses besoins, et qui sont aussi contenues dans une alimentation correspondant à la ration type.

Mais, dira-t-on, est-ce bien utile de fixer ainsi la quantité d'eau que nous devons ingérer et éliminer ? L'organisme, grâce à cette admirable élasticité et aux suppléances dont il dispose, ne peut-il nous dispenser de calculer ainsi ses besoins, et de ne mettre à sa disposition que les quantités suffisantes pour couvrir ces derniers ? Ne voit-on pas constamment des hommes bien se porter, sans s'être jamais occupés de ces soins ? On peut encore comprendre qu'à la rigueur le dosage soit utile pour les aliments organiques ; mais n'est-ce pas exagérer que de vouloir porter la même précision dans l'alimentation, quand il s'agit de l'eau ?

A la condition d'y mettre une certaine mesure, je ne le pense pas. Je crois, au contraire, fermement qu'il n'est pas indifférent à l'organisme de recevoir trop d'eau ou pas assez ; et je vais essayer de l'établir de mon mieux.

Envisageons successivement les deux cas de l'*insuffisance* ou de l'*excès* d'eau.

Insuffisance. — J'ai dit que 35 à 40 grammes d'eau suffisent à l'organisme ; et il est évident que ce chiffre est approximatif et moyen. Il est approximatif en ce sens que l'on doit admettre des variations de quelques grammes ; et, en outre, il est moyen en ce sens que les quantités peuvent varier d'un jour à l'autre, pourvu qu'elles puissent se compenser. Mais cependant je ne crois pas que l'on puisse comme moyenne, descendre de beaucoup au-dessous de 30 grammes.

Je rappelle, en effet, que sur les 2.500 gr. d'eau, qui correspondent à peu près au poids de 60 kilogrammes, 1.200 grammes environ proviennent soit de la combustion de l'hydrogène, soit de nos aliments, et que 1.200 grammes doivent être pris avec les boissons : c'est donc 15 à 20 grammes par kilogramme. Une diminution de 10 grammes par kilogramme ramènerait donc celle-ci à 10 grammes, soit 600 grammes seulement au lieu de 1.200 grammes. Or, il est à craindre qu'une diminution semblable, et surtout si elle était dépassée, ne rendît la quantité d'eau mise à la disposition de l'organisme insuffisante pour assurer les diverses fonctions de l'élimination.

Cette diminution, en portant, par exemple, sur la sécrétion

urinaire et en la faisant descendre au-dessous de 15 grammes, rendrait presque sûrement cette voie insuffisante pour assurer l'élimination des produits usés ou introduits inutilement dans l'organisme.

Ce sont parmi les premiers : surtout les déchets des albuminoïdes soit usés soit utilisés pour la combustion, urée, acide urique, composés leucomaïques, etc., dont il est indispensable de débarrasser l'économie, non seulement quand ils sont arrivés dans les diverses voies d'élimination, mais aussi dans la totalité des tissus, partout où ils se produisent et au fur et à mesure de leur formation. Parmi les seconds, je dois citer les substances minérales souvent introduites en trop grande abondance, et aussi certains produits irritants provenant des épices, poivre, moutarde, piment, etc.

En admettant même que la quantité d'eau éliminée par cette voie soit encore suffisante pour dissoudre et entraîner ces produits, n'est-il pas à craindre que, le titre de ces substances augmentant par la diminution de l'eau et la quantité des matières solubles à éliminer restant la même, cette urine devienne irritante pour les organes qui doivent l'élaborer et l'éliminer? Enfin, si cette diminution de l'eau éliminée est poussée trop loin, n'est-ce pas logique d'admettre qu'elle pourra favoriser le dépôt des matières solides soit dans les reins soit dans la vessie? N'est-ce pas à craindre également que le défaut d'eau, ne favorise les autres lithiases?

En ce qui concerne la voie cutanée, n'est-ce pas à prévoir qu'en restreignant trop la quantité d'eau qu'elle doit éliminer, on enlèverait à la peau une partie de sa souplesse et de sa sensibilité, qualités qui sont nécessaires à ses fonctions? N'est-ce pas à craindre enfin que les matières organiques ou minérales qui prennent cette voie ne lui arrivent à un degré de concentration qui l'irrite?

Ce sont là les troubles relevant de l'élimination. Mais l'eau, nous le savons, ne sert pas seulement à l'élimination; elle joue aussi un rôle des plus importants dans la nutrition. Nos tissus ont besoin d'elle pour fonctionner normalement, et des expériences toutes récentes sont venues me prouver cette extrême importance.

En soumettant des grenouilles à la ventilation, elles perdent rapidement par l'évaporation une partie de leur eau.

Dès qu'elles ont perdu 10 % de leur poids, leur vivacité commence à diminuer; à 20 %, elles ne se déplacent plus que lentement; à 25 %, elles sont inertes et n'ont plus le sens de l'équilibre; enfin entre 30 et 35 %, elles succombent. Or, dans ces conditions, c'est seulement l'eau qui leur fait défaut; et ce qui le prouve, c'est que si l'on s'arrête vers 15 à 25 %, il suffit de les mettre dans l'eau pendant quelques heures pour qu'elles reprennent toute leur vivacité. Evidemment, on ne saurait, dans ces expériences, invoquer une intoxication due à la rétention des produits usés. La perte d'eau de 25 %, surtout pour les grenouilles ne dépassant pas 30 grammes, est obtenue dans quatre à cinq heures, temps bien insuffisant pour produire une intoxication par les produits usés, surtout chez des animaux dont les échanges sont si peu actifs.

On ne put donc trouver la cause de ces accidents et de la mort que dans la suppression des fonctions des éléments anatomiques par défaut d'une hydratation suffisante.

L'eau est donc une des substances les plus indispensables à notre organisme; et on ne saurait la diminuer trop, sans compromettre son existence.

Du reste, n'est-ce pas ce qu'avaient déjà prouvé les succès des injections de sérum artificiel, dans les affections entraînant une grande déperdition de liquide, comme le choléra, et même après les grandes hémorragies? Dans les premiers cas, le nombre des hématies n'est que faiblement diminué; et ce qui fait défaut à l'organisme, c'est la partie liquide du sang. Mais le rôle de l'eau dans la guérison est encore plus évident après les hémorragies. Dans ces cas, en effet, les hématies sont grandement diminuées en même temps que la partie liquide; or, les injections de sérum artificiel ne peuvent remplacer que cette dernière. Elles n'augmentent pas le nombre des hématies; et, cependant, on voit souvent sous leur influence les tissus et les organes reprendre leur fonction et la guérison avoir lieu.

La véritable cause de la mort dans ces hémorragies, celle qui agit de la manière la plus prochaine, semble donc être le manque d'eau.

La suite de mes expériences sur les grenouilles est venue me donner une autre preuve du danger qu'il peut y avoir à restreindre la quantité d'eau contenue dans l'organisme. Des recherches poursuivies dans ce but spécial m'ont prouvé ce fait important au point de vue clinique, que l'action des toxiques *est en rapport avec le titre auquel les met la quantité d'eau contenue dans l'organisme.* Ce sont des recherches sur la strychnine qui m'ont conduit à cette conclusion (1).

Dans une première série d'expériences que je viens de rappeler, j'avais trouvé que la ventilation peut dans quelques heures faire perdre à des grenouilles 40 % de leur poids; que jusqu'à 20 % elles conservent presque leur vivacité normale, que celle-ci diminue avec une perte de 25 %; et, qu'enfin, les animaux succombent, lorsque leur poids est diminué de 35 %.

Mais comme, au moins jusqu'à 25 %, il suffit de les placer pendant quelques heures dans l'eau pour les voir reprendre en même temps et leur poids et leur vivacité, cette conclusion s'impose, je l'ai déjà dit, que la diminution de leur vivacité dépend de la diminution des liquides de l'organisme; et que, si après une diminution de 30 ou de 40 %, même après avoir repris leur poids dans l'eau, elles succombent, c'est que sous l'influence de cette diminution considérable de l'eau, certains éléments anatomiques ont subi des altérations irréparables.

Mais, de plus, après avoir constaté ces faits, dans une autre série d'expériences, j'ai soumis des grenouilles, après avoir diminué leur poids, dans les environs de 25 %, à des injections de strychnine, en procédant par des doses non convulsivantes de 0^{gr}0002 par kilog. d'animal et en les poursuivant jusqu'à la production des convulsions.

Or, d'une manière constante et des plus marquées, les convulsions ont apparu plus rapidement et ont duré plus longtemps sur les grenouilles ventilées que sur celles du même poids leur servant de témoins et qui avaient reçu la strychnine à la même dose.

Dans ces expériences, les grenouilles ventilées et celles qui leur servaient de témoins recevaient bien la strychnine à la même dose par kilog, d'animal, mais pour les ventilées, dont l'organisme contenait moins d'eau, cette quantité de strychnine se trouvait à un titre plus élevé.

L'action du toxique n'était donc pas en rapport avec le

---

(1) Action de la ventilation sur les grenouilles. — Action comparée de la strychnine sur les grenouilles normales et sur celles dont le poids a été diminué par la ventilation *(Société de biologie*, 5 déc. 1903, pp. 1543 et 1545*).*

poids de l'animal, mais avec le titre auquel le mettait la quantité d'eau contenue dans son organisme.

Cela étant, on conçoit l'importance que peut acquérir la diminution des liquides de l'organisme sur l'action des toxiques. Un de ces agents, qui resterait sans action avec la quantité normale de ces liquides, pourrait devenir dangereux, si sa quantité restant la même, celle des liquides venait à diminuer.

Evidemment, il s'agit ici de cas extrêmes, et cela aussi bien dans ces faits cliniques que dans mes expériences ; mais ne peut-on pas admettre que sous l'influence d'un apport d'eau insuffisant, l'organisme devant toujours dans une certaine mesure satisfaire à ses excrétions, la quantité de liquide contenue dans l'organisme puisse diminuer assez pour que les fonctions des tissus et organes en soient gênées, et que certains produits, inoffensifs jusque-là, puissent devenir dangereux ? Ce sont là des hypothèses, que tout ce qui précède, rend au moins très probables (1).

Enfin je me permets de rappeler les considérations dans lesquelles je suis entré à propos de l'isotonie, et dont je me suis attaché à faire ressortir l'importance. Or, il est évident que cette isotonie peut être menacée tout aussi bien par l'excès ou le défaut des matières salines, que par l'insuffisance ou l'exagération de l'eau qui doit les dissoudre.

Nous devons donc conclure :

1° Qu'il est nécessaire que l'organisme contienne une quantité donnée de liquide ;

2° Que l'insuffisance de ce dernier peut présenter pour lui des inconvénients et même des dangers ;

3° Que, par conséquent, malgré les facilités qu'a l'organisme de maintenir l'équilibre de ce liquide par les suppléances, il est indispensable de lui en fournir le plus exactement possible la quantité nécessaire à ses fonctions.

Excès. — Il me semble donc résulter de tout ce qui précède qu'on ne saurait sans inconvénient pour l'organisme et même sans danger, diminuer la quantité d'eau qui lui est nécessaire. surtout d'une manière un peu prolongée. Il y a donc un mini-

---

(1) Pour les détails de ces expériences et les conséquences qui en découlent au point de vue pratique, voir les résumés que j'en ai donnés à la *société de Biologie*, d'après les indications ci-dessus.

mum au dessous duquel nous ne pouvons descendre, En est-il de même pour *l'exagération* ? Peut-il y avoir des inconvénients ou même des dangers à dépasser d'une manière sensible la quantité d'eau que je viens de fixer comme correspondant aux besoins de l'organisme ?

Un certain nombre de recherches faites par divers expérimentateurs, et quoique entreprises dans des buts différents, vont me permettre de répondre à ces questions.

Magendie et Oré ont injecté de l'eau dans les veines d'un rabique ; et Lorain guérit un cholérique en injectant, par la même voie 400 grammes d'eau pure. L'homme peut donc supporter une injection correspondant environ au quinzième de la masse totale de son sang. Toutefois, il est important de remarquer, que, dans ce dernier cas, cette injection arrivait peut-être tout au plus à donner à l'organisme la quantité de liquide qu'il avait perdue sous l'influence des vomissements et des selles profuses du choléra.

En 1884 (1), Bouchard, ainsi que je l'ai déjà dit, étudia l'action de l'eau distillée injectée par la voie veineuse. « L'eau « distillée, dit Bouchard, injectée dans les veines du lapin « à la dose de 90 centimètre cubes par kilog. est inoffensive ; « cette dose représente 117 grammes d'eau pour 100 grammes « de sang. Or, de là on voit survenir des secousses muscu- « laires. A partir de 122 centimètres cubes par kilogramme, « la mort survient. Cette dose mortelle représente 157 gram- « mes d'eau pour 100 grammes de sang ».

Mais dans ces recherches, Bouchard cherchait les doses suffisantes pour produire la mort *immédiate* ; et nous verrons bientôt que l'eau peut-être nuisible à une dose bien plus faible.

Un an après, Hayem faisait connaître le résultat de ces recherches sur le même sujet (2).

Ce savant expérimentateur a opéré sur des chiens, dont les uns étaient préalablement saignés et les autres ne l'étaient pas. Or, ses conclusions sont que pour les premiers « on peut doubler la masse totale du sang avec de l'eau sans produire autre chose que des troubles reinaux passagers (hémoglobinurie) sans importance » ; et pour les seconds « qu'il a fallu

<hr>

(1) *Société de Biologie*, 20 décembre 1884, p. 732.
(2) **MASSON**. — *Traitement du choléra*, 1885, p. 41 et 42.

injecter en une heure, une quantité d'eau représentant deux fois et demie la masse totale du sang, pour entraîner la mort immédiate ».

En 1891, Mairet et Bosc (1) reprennent la question ; mais, de nouveau, comme Bouchard et Hayem, ils s'occupent sur tout de fixer les doses immédiatement mortelles. Leurs expériences ont porté sur les chiens ; et ils ont employé comparativement l'eau distillée et l'eau de source.

« Nous avons expérimenté, disent ces deux expérimentateurs, « l'eau distillée et l'eau de source.

« Pour produire la mort immédiate, il faut, chez le chien, « porter la quantité de ces deux espèces d'eau à 158 centimè- « tres cubes par kilogramme du poids du corps. Dans ces cas, « à l'autopsie des animaux qui ont succombé, on trouve des « lésions qui prouvent que la mort est due à des phénomènes « mécaniques ».

Constatons que les résultats obtenus par Mairet et Bosc chez le chien se confondent presque avec ceux obtenus par Bouchard chez le lapin. Pour ce dernier, en effet, le lapin succombe quand il a reçu 157 grammes d'eau pour 100 grammes de sang ; et pour Mairet et Bosc, le chien meurt, quand il a reçu 150 grammes par kilog. ; or, on sait que, chez ces deux animaux, la quantité de sang est sensiblement de 100 grammes par kilog.

Quelques années après, Bosc revient sur cette question avec Vedel (2) ; et, cette fois, ces expérimentateurs ne se contentent plus de fixer les doses *immédiatement* mortelles, mais aussi celles qui ne le sont que *tardivement ;* et, de plus, ils comparent l'eau distillée et l'eau ordinaire.

D'après leurs recherches, l'*eau distillée* tue le chien *immédiatement* à une dose de 170 centimètres cubes par kilogramme environ, et le lapin à la dose de 90 à 102 centimètres cubes.

Pour ces quantités immédiatement mortelles, les résultats sont sensiblement les mêmes avec *l'eau ordinaire.* Le lapin succombe avec 90 centimètres cubes par kilog. et le chien entre *150 et 161* centimètres cubes.

Mais les résultats deviennent différents, quand il s'agit des doses seulement mortelles *tardivement.*

(1) *Cause de la toxicité de l'urine normale,* 17 janv. 1891, p. 29.
(2) Bosc et Vedel. — *Société de biologie,* 13 juin et 4 juillet 1896.

L'eau distillée est plus dangereuse que l'eau ordinaire.

L'eau distillée tue encore le chien, il est vrai, seulement dans quelques jours, à la dose de 70 à 80 centimètres cubes par kilog. Quant au lapin, il succombe déjà aux doses de 30 et de 25 centimètres cubes par kilog.; parfois même 20 centimètres cubes suffisent.

Avec l'eau ordinaire, au contraire, on peut arriver aux chiffres énormes de 100, 120 et même 130 grammes sans tuer le chien ; et il en est de même du lapin avec les doses de 30, 45 et 50 grammes, qui sont le double de celles qui sont mortelles pour l'eau distillée.

Pour compléter ces recherches, je dois ajouter, d'après Bosc et Vedel (1), que « Munk et Falck ont tué des chiens avec une dose d'eau (ordinaire) égal au 1/5 du poids du corps » et que Picot (1874) a tué des lapins avec une dose égale au 1/10 du poids du corps, sans convulsions, et des chiens avec une dose égale au 1/5 du poids du corps..... « aux doses inférieures à 1/10 du poids du corps, l'animal se rétablit en 24 heures... »

Enfin, que « Charbonnel-Salles a injecté le 1/3 de la masse du sang sans entraîner d'accident ».

Ce sont là, je crois, les principaux travaux ayant trait aux dangers de l'eau pour l'organisme, avant ceux qui m'appartiennent, et que je vais résumer. Mais, avant, quelques observations me paraissent nécessaires.

1° Toutes ces expériences ont été faites par la voie intraveineuse; et, dans toutes, par conséquent, l'eau, distillée ou ordinaire, a été directement en contact avec le sang. Or, comme on le verra, si quelques-unes de mes expériences ont été faites par cette même voie, d'autres l'ont été par la voie hypodermique, de sorte que l'eau dans ces dernières n'est arrivée au contact du sang, qu'après s'être chargée d'une quantité de matières salines au moins égale à celles que contiennent les eaux de source. Ces quantités, en effet, n'atteignent pas $0^{gr}05$ %. Ainsi disparaît donc la différence établie d'abord par Mairet et Bosc et ensuite par Bosc et Vedel, entre l'eau distillée et l'eau ordinaire, cette dernière étant beaucoup moins dangereuse.

Mes expériences faites par la voie hypodermique avec l'*eau*

(1) *Société de biologie*, 4 juill. 1896, p. 734.

distillée peuvent donc, je pense, être assimilées, *au point de vue du titre*, à celles faites avec l'eau ordinaire par la voie intraveineuse.

2° Les expériences précédentes, si l'on s'en tenait aux quantités d'eau *immédiatement mortelles*, sembleraient devoir éloigner tout danger, au moins tant que l'on resterait dans les limites de l'alimentation. Il faudrait, en effet, ajouter à l'organisme et par la voie veineuse une quantité d'eau égale à la masse totale du sang, soit 6 litres pour un homme de 60 kilogrammes, pour voir naître le danger.

Mais les expériences faites pour déterminer les doses ne provoquant la mort qu'à une époque éloignée, ont déjà modifié ces conclusions.

Pour les chiens, des quantités de 90 à 80 grammes d'eau ordinaire provoquent déjà certains troubles; et, pour les lapins, des doses de 50, 40 et 30 grammes produisent une action suffisante sur le sang pour donner des urines d'abord rosées, puis hémoglobinuriques.

3° Enfin, autant que j'ai pu le comprendre, la plupart des expérimentateurs se sont contentés d'une seule injection. Or, étant donné la facilité qu'a l'organisme de se débarrasser de l'eau, et aussi la tendance qu'ont les tissus et les liquides de conserver la même teneur en matières salines, il en résulte qu'à moins d'une atteinte profonde portée à l'organisme, celui-ci devra triompher des troubles qui ont été imposés par cette exagération de ses liquides, puisque ceux-ci, à partir du premier moment, vont toujours en se rapprochant de la normale.

Les conditions sont bien différentes, quand la cause de ces troubles devient persistante, ou du moins, quand elle se reproduit un certain nombre de fois à courts intervalles.

C'est dans ces conditions, si différentes des précédentes sous ce rapport, qu'ont été faites mes expériences.

Mes injections ont été faites en séries; et c'est ainsi que je m'explique que j'ai obtenu des résultats très marqués avec des doses relativement faibles.

De plus, et j'insiste sur ce point, mes investigations ont porté sur l'état du sang, qui n'avait que peu attiré l'attention des autres expérimentateurs; et, grâce à ces recherches, j'ai pu constater des modifications très importantes sur des animaux, qui, cependant sous les autres rapports, avaient conservé l'apparence de la meilleure santé.

Mes expériences faites en 1896 ont porté sur des lapins. Quatre d'entre elles ont été faites par la voie intraveineuse et quatre par la voie hypodermique (1).

Sur les quatre premières, trois faites aux doses de 30, 25 et 20 centimètres cubes ont été suivies de mort. Dans la quatrième, la quantité d'eau ayant été descendue à 10 centimètres cubes par kilogramme, l'animal a résisté ; et j'ai pu répéter l'injection plusieurs fois. Voici le résumé de ces premières expériences :

Dans l'après-midi du 21 août 1896, j'injecte 70 grammes d'eau distillée bouillie et filtrée dans la veine marginale de l'oreille d'un lapin de $2^{kil}400$ gr., soit 30 gr. environ par kilog.

Cette injection s'achève dans 15 minutes environ. Elle a lieu sans que l'animal donne aucun signe de souffrance. Mais à peine un quart d'heure après, l'animal étant encore dans l'appareil à contention, pendant que je me dispose à examiner son sang par le procédé de l'immersion, il a des frissons, puis des convulsions et il succombe assez rapidement.

Je prends néanmoins le sang ; et son examen, par le procédé de l'immersion, me fait constater :

1° Que le sérum est plus teinté que d'ordinaire ;

2° Qu'un certain nombre d'hématies sont décolorées et diffluentes ;

3° Que les leucocytes sont fort peu nombreux ;

4° Mais que ceux qui sont dans la préparation ont conservé leurs déplacements, et que leurs granulations ne sont pas agitées du mouvement brownien.

Cet animal n'a donc pas survécu à une injection intra-veineuse de 30 centimètres cubes environ d'eau distillée par kilogramme de poids, c'est-à-dire à l'addition à son sang d'environ 1/3 de son volume total.

Or, je dois signaler que l'examen de sang, fait dans de bonnes conditions, puisque les leucocytes avaient conservé leurs déplacements, a fait constater les mêmes altérations, que

(1) Action de l'eau distillée sur le sang et sur l'organisme (*Société de biologie,* 14 et 28 novembre 1896, et *Archives médicales de Toulouse,* 1er et 25 décembre 1896 et 1er janvier, 15 février et 15 mars 1897).

lorsque, dans les expériences par le procédé de l'immersion, expériences faites en même temps (19 et 23 août), je mélangeais deux tiers de sang et un tiers d'eau distillée.

Le 23 août 1896, je reproduis la même expérience sur un lapin de 1.500 grammes seulement ; et je descends la quantité d'eau distillée, bouillie et filtrée, à 25 centimètres cubes par kilogramme de poids, soit 38 centimètres cubes.

De même que dans l'expérience précédente, l'animal ne donne aucun signe de souffrance pendant l'injection ; mais, dix minutes après, il a quelques convulsions et il meurt dans moins de cinq minutes.

L'examen du sang fait par le procédé de l'immersion, c'est-à-dire en le maintenant à l'abri de l'air et à sa température normale, me fait constater les mêmes résultats que précédemment. Le sérum est plus teinté, les hématies décolorées et les leucocytes, peu nombreux, ont une activité presque normale.

Séance tenante, je passe à un autre animal de 1.500 grammes ; et j'injecte seulement 20 centimètres cubes d'eau distillée par kilogramme de poids, soit en tout 30 centimètres cubes. De plus, je ralentis l'injection ; et je mets 20 minutes pour injecter ces 30 centimètres cubes, soit à peu près 1 centimètre cube par minute et par kilogramme.

L'animal ne donne aucun signe de souffrance, ni pendant l'injection, ni immédiatement après. Remis dans sa cage vers 4 heures 30, il mange aussitôt et avec appétit. Mais à 6 heures, il est un peu abattu ; il est couché ; et à 6 heures 1/2, je le trouve mort.

L'examen du sang n'a pas été fait.

Ainsi dans ces trois expériences. qui, on le voit, sont tout à fait confirmatives de celles de Bosc et Vedel, j'ai fait descendre la quantité d'eau distillée injectée dans les veines successivement de 30 centimètres cubes à 25 centimètres cubes, puis enfin à 20 centimètres cubes ; et les trois animaux ont succombé : les deux premiers, 15 et 10 minutes après l'injection ; et le second, tout au plus 2 heures après.

Je pense que pour ces deux derniers, il faut tenir compte que c'étaient des animaux jeunes et par conséquent moins résistants. Cependant ces faits ne s'en dégagent pas moins :

1° Que d'une manière approximative, le lapin ne survit pas aux injections intra-veineuses d'eau distillée faites au titre de 1/3, 1/4 et même de 1/5 de la quantité totale de sang ;

2° Que l'eau distillée mélangée au sang dans ces mêmes proportions et dans des conditions de température qui conservent aux éléments figurés du sang du lapin leurs caractères normaux, ne permet pas aux hématies de retenir leur hémoglobine ;

3° Qu'à ce titre cependant l'eau distillée laisse leurs déplacements aux leucocytes ;

4° Que ces mêmes altérations des hématies, et cette même conservation des leucocytes, je les ai retrouvées, après leur mort, dans le sang des animaux qui succombent aux injections d'eau distillée.

Les expériences précédentes, confirmant, du reste, celles de Bosc et Vedel, m'ayant bien prouvé, que les doses de 30 à 20 centimètres cubes par kilogramme de poids sont au moins souvent dangereuses pour le lapin, dans celle qui va suivre, je suis descendu à 10 grammes par kilogramme de poids ; c'est-à-dire d'une manière approximative à 1/10 du sang total, soit 1 % du poids de l'animal. Or, on va le voir, le résultat de cette expérience présente un véritable intérêt, peut-être même au point de vue pratique.

Action de l'eau distillée sur le lapin par la voie intra-veineuse à la dose de 10 centimètres cubes par kilogramme de poids. — Sur un lapin vigoureux de 2.600 gr., le 24 août 1896, j'injecte, par la veine marginale de l'oreille, de l'eau distillée, bouillie et filtrée, à la dose de 10 grammes par kilogramme de poids. Cette eau, pendant l'injection, est maintenue autant que possible à la température de 38°. Pendant l'injection, l'animal ne donne aucun signe de souffrance ; et il mange immédiatement après avoir été remis dans sa cage. Rien, non plus, dans son état, ne paraît changé le lendemain. L'appétit s'est maintenu ; l'animal conserve sa vivacité. Aussi, le 26, je renouvelle l'injection d'eau distillée à la même dose ; et il en est de même le 28 et le 30 août, ainsi que le 2 septembre. Le 4 septembre toutes les veines de l'oreille ayant perdu leur perméabilité, je n'ai pu injecter que 15 grammes d'eau distillée, soit environ 6 grammes par kilogramme de poids.

L'injection intra-veineuse d'eau distillée, à 10 grammes par kilogramme de poids, a donc été répétée d'une manière régulière cinq fois à deux jours d'intervalle et une fois à 6 grammes.

Pendant tout le temps des injections, et aussi après, l'animal a conservé son appétit et sa vivacité. Il n'a donné aucun signe de souffrance. Son alimentation, pendant tout le temps de l'expérience est restée la même. Elle a été composée par du son et de l'avoine à volonté et par 150 grammes d'herbes par kilog. de poids. Ces herbes elles-mêmes ont été composées par des choux, des céléris et des tiges de carottes. Cependant les pesées successives, faites tous les deux jours, et les hématimétries également répétées tous les deux jours. m'ont fait constater les faits importants suivants :

Les *pesées* ont toujours été faites le matin, à jeun, et avant de faire l'injection. Or, les résultats de ces pesées ont été les suivants :

24 août 1896...	2.600	30 août.........	2.510
26 — ...	2.585	1er septembre...	2.475
28 — ...	2.550	5 — ..	2.630

Ainsi, quoique l'animal n'eut donné aucun signe de souffrance, et quoique il eut été largement alimenté, son poids, du 24 août au 1er septembre, était tombé de 2.600 grammes à 2.475 ; c'est-à-dire qu'il avait perdu 125 grammes en huit jours, soit plus de 15 grammes par jour ; et, au contraire, son poids a augmenté après les injections.

Du reste, l'explication de cette perte de poids va nous être donnée par un autre fait qui me paraît encore plus intéressant ; c'est la modification subie par le *sang* sous l'influence de ces mêmes injections. Avant de faire la première injection, le 24 août, j'avais fait une première hématimétrie et les résultats avaient été les suivants :

Hémat. 4.309,000. Leucocy. 2,480. Rapp. 1,748. Val. 3,099,333.

Or, en répétant les hématimétries tous les deux jours, avant de faire l'injection, j'ai trouvé les chiffres suivants :

	Hématies.	Leucocytes.	Rapports des leucocytes aux hématies.	Valeur en hémoglobine.
26 août.......	3.131.000	6.500	1/481	3.099.333
28 —	2.883.000	8.370	1/344	2.789.200
30 —	2.604.000	10.230	1/254	2.324 500
2 septembre..	2 759.000	6.200	1/445	2.615.000
4 — ..	2.790.000	9.610	1/290	1.549.000

Comme on le voit, depuis le commencement des injections, le 24 août jusqu'au 30 août, le nombre des *hématies* est toujours allé en diminuant. De 4.309.000, il est tombé à 2.604.000 le 30 août, soit de 1.705.000 en six jours, près de 300.000 par jour. Cette diminution a été constante et graduelle, toutefois étant plus marquée au début qu'à la fin. ·

A partir du 30 août, au contraire, le nombre des hématies, quoique lentement, a eu de la tendance à se relever, et nous allons voir sous quelles influences.

Tandis que le nombre des hématies diminue, celui des *leucocytes* augmente. Partis de 2.480, ces éléments arrivaient successivement à 6.500, à 8.370 et à 10.230, le 26, le 28 et le 30 août.

Dans ces quelques jours, il s'est constitué une véritable crise leucocytique ; et cette crise se retrouve avec les mêmes caractères que je lui avais déjà vus après les fièvres, après les saignées, et aussi après les révulsifs. C'est du quatrième au sixième jour, après la diminution des hématies, qu'elle arrive à son maximum ; puis le nombre des leucocytes diminue tout en restant au-dessus du chiffre normal ; 6.200 le 2 septembre et 9.610 le 4. C'est qu'en effet, jusqu'au 30 août, les leucocytes de nouvelle formation n'avaient pas encore achevé leur évolution pour donner naissance aux hématies ; et que tous ceux nouvellement formés s'ajoutaient ainsi à ceux existant déjà.

Les principaux faits qui se dégagent de cette expérience, que j'ai dû exposer un peu longuement, sont les suivants :

1° Que l'eau distillée peut être injectée au lapin par la voie veineuse dans la proportion de 10 c. cub. par kilog. de poids; et que cette injection peut être répétée un certain nombre de fois, à quarante-huit heures d'intervalle, sans entraîner de graves accidents ;

2° Que néanmoins, ces injections font baisser le poids de l'animal, et diminuer la richesse de son sang;

3° Que ce sont les hématies qui diminuent et qu'au contraire les leucocytes augmentent ;

4° Que cette hyperleucocytose représente l'effort fait par la nature pour réparer la destruction des hématies ;

5° Enfin, que, dans cette reconstitution du sang, la nature suit la même marche que j'avais déjà constatée après les fièvres, après les hémorragies et la saignée.

Action de l'eau distillée, en injections hypodermiques, à la dose de 50 centimètres cubes par kilogramme de poids. — Cette expérience a été faite sur un lapin adulte, mais très amaigri. Les injections ont été commencées un jour plus tôt, le 23 août ; mais depuis, elles ont été faites les mêmes jours que les précédentes, les 24, 26, 28, 30 août, puis les 2 et 4 septembre. L'eau distillée a été bouillie, filtrée et injectée à 38°.

Ces injections n'ont jamais provoqué aucune souffrance de la part de l'animal ; et, de même que pour l'autre, seul un examen attentif a pu faire connaître les modifications produites par ces injections. J'examinerai ces modifications au point de vue du *poids* et du *sang*.

La marche des *pesées* a été sensiblement la même que pour l'animal précédent. Celui-ci pesait 2.400 grammes le 23 août, avant la première injection. Or, après les injections successives faites tous les deux jours, les pesées pratiquées immédiatement avant injection, c'est-à-dire le plus loin possible de l'injection précédente, ont donné les résultats suivants : le 28 août, 2.140 grammes ; le 30 août, 2.050 grammes et le 1er septembre, 1.985 grammes. L'animal a donc perdu le 1/5 de son poids, du 23 août au 1er septembre. Le minimum de poids a été obtenu le 1er septembre au lieu du 30 août, ce qui ne fait qu'une différence minime. A partir de ce moment, le poids, quoique légèrement, a augmenté. Il était à 2^{kil}215 le 5 septembre, et à 2^{kil}280, le 7.

Les modifications du *sang* ont été également sensiblement les mêmes que dans l'expérience précédente.

Avant la première injection, le nombre des hématies était de 4.030.000 ; et je l'ai trouvé de 3 875.000 avant la deuxième, et de 3.348.000 avant la troisième, le 26 août. Ce n'est qu'à partir de ce moment, que j'ai compté les leucocytes et fait la colorimétrie ; mais depuis, les résultats ont été les suivants :

	Hématies.	Leucocytes.	Rapports des leucocytes aux hématies.	Valeur en hémoglobine.
26 août.........	3.348.000	4.650	1/720	2.324.500
28 août.........	2.958.000	8.060	1/367	2.324.500
30 août.........	2.573.000	11.160	1/215	1.549.116
2 septembre...	3.007.000	3.410	1/881	1.859.600
4 septembre ...	3.131.000	8.990	1/347	?

De nouveau, nous voyons ici le nombre des hématies diminuer jusqu'au 30 août, puis augmenter, mais faiblement, le 2 et 4 septembre.

Il en est de même, du reste, pour les *leucocytes*. Leur nombre va en augmentant jusqu'au 30 août. Ce chiffre maximum se rapproche sensiblement de l'autre, 11.950. Puis, au fur et à mesure que le nombre des hématies augmente, celui des leucocytes diminue; il tombe à 3.410, pour se relever avec 8.990.

Les conclusions sont donc les mêmes que précédemment.

1° Que le lapin résiste à une injection hypodermique d'eau distillée de 50 centimètres cubes par kilog. de poids, même en répétant cette injection pendant quelque temps tous les deux jours;

2° Que les hématies sont rapidement diminuées par ces injections;

3° Qu'au contraire le nombre des leucocytes est augmenté;

4° Que l'action des injections hypodermiques à cette dose, de 50 centimètres cubes par kilog. de poids, se rapproche autant que possible de celle des injections intra-veineuses à 10 grammes par kilog. de poids.

5° Enfin, comme conclusion pratique, qu'à la condition de tenir compte des proportions ci-dessus, les injections hypodermiques peuvent remplacer celles faites par la voie veineuse.

Action de l'eau distillée, en injections hypodermiques, à la dose de 30 grammes par kilog. de poids. — Les faits saillants signalés dans les deux expériences précédentes vont se retrouver dans celle-ci.

Cette expérience a été faite sur un lapin jeune, en période de croissance, mais vigoureux. L'alimentation est restée la même.

Les injections hypodermiques ont été faites en même temps que pour les deux animaux précédents, à la dose de 30 centimètres cubes par kilog. de poids. Elles ont eu lieu le 24, le 26, le 28, le 30 août, le 2 et le 4 septembre. Comme pour les deux animaux précédents, ces injections n'ont provoqué aucun signe de souffrance. La vivacité et l'appétit de l'animal sont restés les mêmes, et ses fonctions digestives n'ont subi aucune altération. Pendant toute la durée de ces injections, il n'y a donc eu aucune modification apparente. Mais, cependant, comme pendant les autres, cet animal a perdu de son poids et le nombre des hématies a diminué.

La première *pesée* a été faite le 26 août seulement avant la deuxième injection, et elle a donné 1.460 grammes. Puis, les autres ont été faites le 30 août, les 1ᵉʳ et 5 septembre, et leurs résultats successifs ont été de 1.340, 1 370 et 1.330 grammes. En somme, c'est une diminution réelle, dont le maximum se trouve le 5 septembre, le lendemain de la sixième et dernière injection, mais avec des oscillations insignifiantes depuis le 30 août.

La première *hématimétrie* a été faite le 24 août, avant la première injection; et elle a donné 4.774.000 hématies et 6,820 leucocytes. Les autres ont toujours été faites avant l'injection, c'est-à-dire le plus loin possible de la précédente. Leurs résultats ont été les suivants :

	Hématies.	Leucocytes.	Valeur en hémoglobine
26 août..................	4.061.000	4.340	3.437.500
28 août..................	2.852.000	16.740	?
30 août..................	3.937.000	.5.270	4.066.000
2 septembre...........	4.650.000	13.950	3.437.500
4 septembre...........	3.739.000	8.010	2.900.000

De ces trois expériences faites avec l'eau distillée, l'une par la voie intraveineuse à la dose de 10 centimètres cubes par kilogramme de poids, et les deux autres par la voie hypodermique, aux doses de 50 centimètres cubes et de 30 centimètres cubes par kilogramme de poids, on peut donc conclure :

1º Qu'à ces doses, sur cet animal, et dans les conditions précédentes, l'eau distillée exerce une action puissante sur l'organisme; mais que cependant on ne peut pas la considérer comme rapidement toxique;

2º Que, dans les mêmes conditions, elle diminue le poids de l'animal d'une manière sensible;

3º Quelle est également déglobulisante;

4º Mais que la nature réagit et tend à réparer les pertes faites par l'organisme par son procédé ordinaire, celui de l'hyperleucocytose;

5º Que sous l'influence de cet effort de la nature, après quelques jours, le poids et le nombre des hématies tendent à se relever;

6º Que les injections hypodermiques de 30 et 50 centimètres cubes par kilogramme de poids ont conduit aux mêmes résultats, et, semble t-il, sensiblement dans les mêmes proportions, que les injections intraveineuses à 10 centimètres cubes par kilogramme de poids.

Après avoir continué les injections sur ces trois animaux, du 24 août au 4 septembre, et avoir suivi leurs résultats par les pesées et les examens du sang, j'ai voulu voir ce que ces animaux devenaient ensuite; et je les ai examinés, pendant quelques jours, par les mêmes procédés.

Leur alimentation. du reste, n'a pas été modifiée. Elle a été constituée, comme précédemment, par du son et de l'avoine à volonté et par 150 grammes d'herbes diverses par kilogramme de poids. Or, les résultats ont été les suivants :

Le 5 septembre, le lendemain de la dernière injection, le *premier* animal pesait 2.630 grammes; le 7, il restait au même poids; le 9. il arrivait à 2.650; le 11, à 2.785, et le 13 à 2.860 grammes; c'est-à-dire qu'il avait gagné 230 grammes en six jours, soit près de 40 grammes par jour.

Du reste, la reconstitution de son sang ne marchait pas moins vite. J'ai trouvé, en effet :

	Hématies.	Leucocytes.	Valeur en hémoglobine.
Le 4 septembre	2.790.000	9.610	2.549.000
11 —	4.185.000	12.090	1.859.600
14 —	4.495.000	7.440	2.090.000

Le nombre des hématies avait donc considérablement augmenté, et celui des leucocytes restait supérieur à la normale. Seule la valeur en hémoglobine avait continué à diminuer.

Pour les deux autres animaux, je n'ai fait que les pesées; mais, pour les deux, j'ai trouvé une augmentation.

Le *deuxième* animal, qui pesait 2^{kil} 215 grammes le 5 septembre, arrivait à 2^{kil} 280 grammes le 7 ; et le *troisième*, qui pesait 1^{kil} 330 grammes le 5, arrivait à 1^{kil} 450 grammes également le 7.

Cette réparation rapide de l'organisme, on le comprend, a son importance. Elle indique, d'une manière manifeste, que l'eau distillée, à ces doses, ne porte pas une atteinte profonde à l'organisme. Son action est passagère et presque localisée sur les hématies. Mais la fonction hématopoïétique n'est pas touchée; elle se retrouve même plus active qu'avant; et cela même pendant les injections, de sorte que les pertes de l'organisme peuvent ainsi être rapidement réparées.

Concluons donc, que si l'eau distillée diminue le poids de l'organisme et détruit une partie de ses hématies, il le laisse dans des conditions suffisantes pour se réparer rapidement.

Comme on le voit, si les expériences de Magendie et Oré, de Bouchard, d'Hayem, de Mairet et Bosc et de Bosc et Vedel nous laissaient un peu loin de notre sujet, les miennes, au contraire, nous en ont rapprochés sensiblement.

Elles nous ont montré d'une manière indiscutable :

1° Qu'on ne saurait impunément élever d'une manière marquée la quantité d'eau contenue dans notre organisme et notamment dans le liquide sanguin ;

2° Pour le lapin, elles nous prouvent, qu'il suffit, pour la voie veineuse, d'une injection de 10 centimètres cubes d'eau distillée par kilogramme pour faire baisser son poids et aussi d'une manière marquée sa richesse en hématies ;

3° Que le même résultat est obtenu par la voie hypodermique avec des doses de 50 et même seulement de 30 centimètres cubes par kilogramme de poids.

Ce sont là les faits applicables directement au lapin ; mais, de plus, l'action comparée de l'eau distillée sur les éléments figurés du sang du lapin et sur ceux du nôtre, nous permettent d'en faire pour nous une application, qui, quoique approximative, a bien encore son importance.

Mes expériences sur l'action directe de l'eau distillée sur les éléments figurés du sang du lapin, m'ont montré qu'il y a une réelle concordance, entre les proportions d'eau distillée qui altèrent les hématies *in vitro* et dans son organisme.

D'autre part, les mêmes expériences *in vitro*, répétées sur le sang humain, m'ont montré, que si nos hématies résistent mieux à l'eau distillée que celles du lapin, cette plus grande résistance ne dépasse pas un tiers.

Les effets obtenus chez le lapin avec 10 cent. cubes par 100 gr. de sang, le seraient donc chez nous avec 15 centimètres cubes.

Cela étant, il est permis de supposer qu'une injection hypodermique de 45 centimètres cubes par kilogramme de notre poids, soit un peu plus de 2 litres et demie tous les deux jours, pour un homme de 60 kilogrammes, produirait sur lui des effets aussi marqués et aussi rapides que sur le lapin.

Or, si des effets aussi rapides peuvent être obtenus avec ces doses, ne doit-on pas admettre aussi que des doses moindres, surtout à la condition de les prolonger, pourraient également produire des effets assez marqués pour être nuisibles ?

Ces faits viennent donc encore à l'appui de cette conclusion, qu'il ne serait pas sans inconvénient, que l'eau fut ingérée sans compter; et qu'il est prudent de s'en tenir au moins à un dosage approximatif, en tenant compte des données qui viennent d'être fixées.

De toutes les expériences et les observations cliniques que je viens de rappeler, je pense donc que l'on doit arriver aux conclusions générales suivantes :

1° *Quantités.* — Dans les conditions de la ration moyenne d'entretien, le kilogramme d'homme adulte a besoin environ de 35 à 40 grammes d'eau. Cette quantité, dans ces conditions, est sûrement suffisante. Je considère comme au moins inutile de la dépasser; mais je ne crois pas, d'autre part. qu'on puisse la faire descendre au-dessous de 30 gr. sans inconvénient.

2° *Provenance.* — Sur ces 35 à 40 grammes, 5 grammes environ proviennent de la combustion de l'hydrogène des trois catégories d'aliments; et on doit admettre que, d'une matière générale, cette quantité reste proportionnelle à la quantité totale de ces aliments. Cette proportion est forcément encore mieux assurée, si l'alimentation reste réglée d'après les diverses relations nutritives que j'ai données.

Dans ces conditions, en effet, le rapport entre les trois catégories d'aliments restant le même, il en est forcément ainsi de celui du carbone et de l'hydrogène que ces aliments contiennent.

Par contre, on le conçoit, la quantité d'eau formée dans l'organisme augmentera, au fur et à mesure que les aliments contiendront proportionnellement plus d'hydrogène; et elle diminuera, si c'est le carbone qui l'emporte. On peut donc présumer, que pour une quantité de ternaires donnant le même nombre de calories, la quantité d'eau formée sera plus considérable, si ces ternaires sont constitués par des corps gras, que s'ils le sont par des hydrates de carbone.

Les autres 30 à 35 grammes d'eau doivent être mis à la disposition de l'organisme par les aliments et les boissons.

Dans la ration-type moyenne, on le verra, d'une manière approximative, un peu moins de la moitié de cette eau (1.000 grammes environ) est contenue dans les aliments, et, par conséquent, prise à notre insue ; et l'autre moitié, ou un peu plus, doit être prise à l'état de boisson. Pour un homme de 65 kilog., c'est donc environ 1.200 grammes d'eau qu'il doit prendre dans les 24 heures, soit aux repas, comme boisson de table soit en dehors d'eux. En somme, sur ces 30 à 35 grammes, 15 grammes sont contenus dans les aliments, et 15 ou 20, doivent être pris sous forme liquide ; et, si l'on tient compte, en outre, que l'hydrogène des aliments fournit 5 grammes d'eau, on verra que les 35 à 40 grammes d'eau nécessaires sont réellement divisés en deux parties sensiblement égales. sur lesquelles une doit être prise à l'état liquide.

Au point de vue pratique, c'est évidemment cette quantité qui doit le plus attirer notre attention, parce que c'est la seule sur laquelle s'exerce facilement notre volonté. Les deux autres, celle résultant de la combustion de l'hydrogène, et celle faisant partie de la composition de nos aliments, sont moins facilement soumises à notre appréciation.

Il est donc important de retenir que la quantité de liquide, boissons de table, café, etc., prise dans les 24 heures doit atteindre environ 15 à 20 grammes par kilog. du poids normal, sans les dépasser trop. Je considérerai une quantité de 25 grammes au moins comme inutile ; et si cette quantité était dépassée, j'ai lieu de croire qu'elle deviendrait nuisible. Je vais revenir, du reste, sur cette question

3° *Élimination.* — Sur les 35 à 40 grammes d'eau utilisée par l'organisme, nous l'avons vu, à peu près 15 à 20 grammes passent par les *voies urinaires* ; et cette quantité est largement suffisante pour assurer l'élimination de tous les produits, qui doivent quitter l'organisme par cette voie.

Environ 1^{gr}50 à 2 grammes s'éliminent par la *voie intestinale.* Il ne reste donc que 18 grammes en moyenne pour la voie pulmonaire et la voie cutanée ; ce qui pour l'homme moyen de 65 kilog., ne donne que 1.200 grammes environ. Si donc nous admettons une perte de 400 ou 500 grammes pour la *voie pulmonaire,* il ne reste que 800 à 700 grammes pour la *voie cutanée.* Les éliminations précédentes restant aux chiffres auxquels je les avais fixées, il est impossible de porter ces deux dernières plus haut. Du reste, cette élimination de 1.200 grammes pour ces deux voies, pulmonaire et cutanée, me paraît être un chiffre suffisant.

Ces quantités sont forcément approximatives ; et, du reste, je reviens à cette idée, ces différentes voies, par les conditions mêmes dans lesquelles notre organisme réagit contre les influences atmosphériques, sont condamnées à se suppléer ; de telle sorte que chacune d'elles étant variable, leur total seul reste sensiblement le même.

4° *Influence des quantités ingérées.* — Les quantités éliminées sont fonction de celles ingérées. Ce sont ces dernières quantités qui règlent celles éliminées par les diverses voies.

D'une manière générale, l'exagération de l'eau reçue par l'organisme retentit sur toutes les voies d'élimination. Selon les conditions dépendant du sujet ou de son milieu, l'exagération de l'élimination porte tantôt sur l'une et tantôt sur l'autre.

En général, la voie intestinale compte trop peu dans l'élimination totale, pour qu'on puisse lui attribuer un rôle important dans le maintien de l'équilibre et dans le jeu des compensations. Chacune des trois autres voies, au contraire, peut, selon les circonstances, prendre la prépondérance.

Dans un milieu à température élevée, c'est par la voie cutanée que s'éliminent surtout les quantités ingérées en excédant. Pour les basses températures, c'est le contraire qui a lieu, ce sont les voies urinaire et pulmonaire qui sont chargées de ce soin ; j'en ai donné de nombreuses preuves. La voie cutanée se trouve ainsi en opposition avec la voie rénale ; et enfin la voie pulmonaire semble marcher de pair avec la voie urinaire. Ces deux voies éliminent plus en hiver qu'en été ; et, c'est le contraire, pour la voie cutanée.

5° *Suppléances.* — Sans qu'il y ait exagération de l'eau dans l'organisme, lorsque la température extérieure s'élève, qu'elle qu'en soit la cause, l'élimination pulmonaire diminue. L'air inspiré, en effet, arrive dans le poumon avec un degré d'humidité plus élevé ; et il n'a pas besoin d'une quantité aussi grande d'eau pour se saturer à 34°. La quantité d'eau éliminée par la surface pulmonaire doit donc diminuer dans ces conditions. Mais, par contre, dans ces mêmes conditions, l'élimination par la voie cutanée augmente forcément.

Il y a donc compensation ; et il en est de même dans des

états atmosphériques contraires. Dans ces derniers cas, l'air qui entre dans les voies respiratoires, même en le supposant assez chargé de vapeur d'eau à la température extérieure, aura besoin d'une autre quantité d'eau encore assez considérable, pour se saturer à la température de 34° ; et, à plus forte raison, s'il pénètre avec un faible degré d'humidité. Dans ces conditions, l'évaporation pulmonaire sera donc fortement augmentée. Mais, au contraire, nous le savons, la transpiration insensible sera tout aussi fortement diminuée.

Les deux éliminations, pulmonaire et cutanée, sont donc forcées de se compenser et de se suppléer l'une l'autre.

Nous pouvons donc les envisager ensemble ; et, cela étant, si nous admettons que 15 à 20 grammes d'eau s'éliminent par la voie urinaire, nous devons admettre, ainsi que je l'ai dit, que 18 grammes s'éliminent par ces deux autres voies. Mais comment se répartissent, entre elles deux, ces 18 grammes?

La voie pulmonaire étant d'une appréciation plus facile, et les divers expérimentateurs étant arrivés aux chiffres approximatifs de 500 grammes pour un homme moyen, de 65 kilogrammes, nous trouvons, comme je l'ai déjà dit, environ 8 grammes par kilogramme. Ce serait donc 10 grammes qui resteraient, comme correspondant à l'élimination cutanée, soit 650 grammes pour un homme moyen.

J'ai déjà établi un rapport entre la quantité d'eau éliminée par la voie pulmonaire et la section thoracique. Cette dernière doit avoir 8 centimètres carrés par kilogramme de poids; et je viens de le dire, la voie pulmonaire élimine également 8 gr. d'eau par ce même kilog. Quoique ces rapports, soient assez éloignés l'un de l'autre, étant donné cependant que la surface pulmonaire doit augmenter avec la section thoracique, il peut y avoir quelque intérêt à rapprocher ces deux chiffres. D'une manière approximative, on peut dire que l'organisme *élimine par la voie pulmonaire un gramme d'eau, par centimètre carré de sa section thoracique.*

Ce n'est là, bien entendu, qu'un rapport indirect. Mais un autre, bien plus direct, peut être établi entre la surface cutanée et l'élimination qui se fait par cette voie. Cette surface, en effet, nous le savons, peut être évaluée à $1^{m}20$ centimètres carrés. Or, étant donné que la peau élimine 10 grammes par kilogramme, soit 650 grammes pour un homme de 65 kilogrammes, l'élimination ramenée à la surface, est de 5 *grammes par décimètre carré*. Nous verrons l'utilité de cette indication, quand il s'agira de la ration de croissance.

Ainsi, en laissant de côté la voie intestinale, qui est peu importante et dans l'état normal sensiblement constanste, il faut savoir que les trois autres sont, non seulement appelées, mais condamnées à se suppléer. Elles sont donc susceptibles de varier dans d'assez grandes proportions, même en restant, bien entendu, dans les conditions normales. Ce qu'il y a de plus constant, c'est leur total. Celui-ci varie peu. L'organisme, par ses diverses voies, élimine environ 35 à 40 grammes d'eau par kilogramme. Voilà le point important; et il répartit ces 35 à 40 grammes entre ces quatre voies d'élimination dans des proportions, qui, le plus souvent dépendent surtout des conditions atmosphériques.

Mais cependant, dans les conditions ordinaires de température, d'état hygrométrique et d'alimentation, on peut admettre que sur 40 grammes, une moyenne de 20 grammes s'élimine par la voie urinaire, 2 grammes au maximum s'éliminent par la voie intestinale, 8 grammes par la voie pulmonaire et 10 grammes par la voie cutanée.

6° *Utilité du dosage*. — Enfin, mes dernières considérations me semblent ne laisser aucun doute sur ce point, qu'il peut y avoir de sérieux dangers à ne fournir à l'organisme qu'une quantité insuffisante d'eau; et qu'il y en aurait presque d'aussi sérieux à lui en fournir trop. D'où découle, comme dernière conséquence, la nécessité de connaitre la quantité qui lui est nécessaire, pour pouvoir la lui donner selon ses besoins.

QUANTITÉS DE CHLORURE DE SODIUM NÉCESSAIRES
A NOTRE ORGANISME
DANS LES CONDITIONS DE LA RATION MOYENNE D'ENTRETIEN.

Importance du chlorure de sodium dans la ration des matières salines (1).

Les considérations dans lesquelles je suis entré, au commencement de l'étude de la ration minérale, ont déjà fait ressortir l'importance qu'a le chlorure de sodium parmi les diverses matières salines. La plupart des observations générales présentées au sujet de ces dernières concernent, en effet, principalement ce chlorure. Il en est surtout ainsi des chapitres consacrés au *rôle des matières salines*, *à la fixation de leur quantité minima* et *à l'isotonie*. Enfin quelques-uns de ces chapitres lui sont même exclusivement consacrés; ce sont ceux de *l'hydratation et de la chloruration*, et celui de *l'élimination à l'état normal et pathologique*.

L'importance du chlorure de sodium ressort donc déjà de cette étude générale de la ration minérale; mais, sauf dans quelques points spéciaux, c'est l'ensemble des matières salines que j'ai dû envisager dans cette première partie; et, par conséquent, je n'ai pu mettre aucune précision en ce qui concerne chacune d'elles. Or, c'est ce que je me propose de faire dans les différentes études qui vont suivre.

Pour le chlorure de sodium, son importance au point de vue de la fixation de la ration, outre celle de son rôle dans

---

(1) Voir dans le PREMIER VOLUME :

1° Pages 126 et 131   - Quantités de soude et de chlore contenues dans les aliments d'origine végétale.

2° Pages 182 et 188. — Quantités de soude et chlore contenues dans les aliments d'origine animale

3° Pages 237 et suivantes et 257. — Quantités de soude et de chlore contenues dans l'alimentation de la France.

4° Voir aussi les indications données précédemment à propos des matières salines en général.

l'organisme et sur laquelle j'ai déjà insisté, découle de cette considération que de toutes les matières salines, c'est la seule que nous devions ajouter ou du moins que l'usage nous fait ajouter, à nos aliments. Tandis, en effet, qu'ainsi que nous le verrons, la chaux, la magnésie et même le fer se trouvent contenus en quantité suffisante dans nos divers aliments pour faire face à nos besoins en ces mêmes matières, le chlorure de sodium seul semble avoir ou a réellement besoin d'être ajouté à nos aliments ordinaires. De là découle donc la nécessité de savoir, d'abord s'il est nécessaire d'augmenter la quantité contenue naturellement dans nos aliments ; et, en second lieu, s'il en est ainsi, de fixer cette quantité.

Examinons successivement ces deux questions :

Nécessité du chlorure de sodium dans notre alimentation.

Le chlorure de sodium est une des matières salines le plus richement représenté dans notre organisme.

Il existe dans tous nos liquides, dans tous nos organes et dans tous nos tissus. Le plasma de notre sang en contient environ $0^{gr}55$ %, soit, pour un homme de 65 kilogrammes et en acceptant la proportion suffisamment exacte de 100 grammes de sang par kilogramme vivant. environ 30 à 35 grammes.

C'est donc le chlorure de sodium, qui, parmi les matières salines, l'emporte, et de beaucoup. dans le plasma sanguin.

La totalité de ces matières, en effet, dans le plasma, n'atteint pas $0^{gr}80$ %. De plus, grâce à la facilité avec laquelle il exosmose, nous en perdons toujours par les différentes voies d'élimination, même quand la quantité ingérée est diminuée autant que possible.

On verra que même en supprimant le chlorure de sodium servant à la préparation de nos aliments, j'en ai éliminé encore plus de 3 grammes dans les 24 heures le troisième jour. Forster de son côté a montré que l'homme, même après être resté 6 jours et 10 jours sans en prendre, en élimine encore une quantité notable : $0^{gr}58$ le 6e jour pour un sujet ; et chez un autre, $0^{gr}85$ le 10e jour.

Plus récemment, enfin, nous le verrons bientôt, Ambard et Mayer ont cité des faits confirmatifs de ceux de Forster et des miens.

Bien entendu, dans les conditions de notre alimentation habituelle, la quantité éliminée est beaucoup plus élevée. Elle atteint et dépasse même souvent 10 grammes rien que dans les urines.

L'existence de ce sel dans toutes les parties de notre organisme et son élimination rapide rendent donc déjà probable la nécessité de le voir compris dans notre alimentation. Mais, de plus, l'ethnographie, les observations cliniques et l'expérimentation ont fait, de cette probabilité, une certitude.

Chez tous les peuples civilisés, le sel est ajouté aux aliments. En Europe, en particulier, on connaît la place qu'il a prise dans nos habitudes, et même dans nos lois. Il figure sur toutes les tables, celle du pauvre comme sur celle du riche ; sa réglementation est une des plus anciennes (1) ; et nos mœurs l'ont placé, comme importance, à côté de l'aliment que nous considérons comme le plus indispensable, à côté du pain : *Une bonne hospitalité veut que l'on partage le pain et le sel.*

Le même besoin de ce sel se retrouve, du reste, également chez la plupart des peuples dont la civilisation est la moins avancée.

Liebig a raconté que chez les Gallas et chez les habitants de la Côte d'Or une poignée de sel se payait deux esclaves. Je pense que le prix, depuis, a dû diminuer. Mais, il n'est pas moins vrai que pour beaucoup de ces peuples, il contitue un article d'échanges des plus fréquents et des plus estimés. Dans le centre Afrique, il est même devenu presque une monnaie.

Ce besoin est, du reste, tout aussi vivement senti par des peuples très éloignés des précédents.

C'est ainsi que Lapicque a fait connaître qu'à Florès, petite île de l'Archipel indien, les indigènes, constituant une population essentiellement agricole, et dont l'industrie est fort peu avancée, ont cependant trouvé une méthode assez perfectionnée pour extraire le sel marin (2).

Ainsi donc la nécessité ou tout au moins la grande utilité d'ajouter du sel à nos aliments devient déjà des plus probables

---

(1) Les premiers édits sur la gabelle remontent en effet au treizième siècle, sous Louis IX.

(2 L. LAPICQUE. Documents ethnographiques sur l'alimentation minérale, *Anthropologie*, 1896.

par la généralisation de cet usage chez tous les peuples, quelque soit leur degré de civilisation. Mais, de plus, elle nous est prouvée d'une manière encore plus ferme. par les conséquences qui suivent sa privation.

D'après John Marschall (1818), en effet, les habitants du comté de Cornwald, qui, par pauvreté, avaient manqué de sel, présentèrent de l'affaiblissement, des œdèmes et de l'anémie (1). Il en avait été de même, et pour la même raison, en Saxe, à la fin du dix-huitième siècle.

Barbier d'Amiens (2) (1838) nous apprend également que les mêmes accidents se présentèrent chez les serfs russes, qui, vu la cherté du sel, en avaient été privés par leurs seigneurs.

Plus récemment Verder a écrit qu'au Brésil, la privation de sel rend les troupeaux inféconds ; et ces faits ont été confirmés par Roulin d'abord, et. plus récemment, par Bouchardat, en ce qui concerne les pigeons.

A propos d'une communication que j'ai faite récemment à la Société de médecine de Toulouse (3), le Pr Jeannel a rappelé qu'au siège de Médéah (Algérie). en 1841 et plus tard au siège de Metz en 1871, la provision de sel ayant été épuisée, la garnison fut atteinte de fatigue et d'anémie ; et que son père, pharmacien militaire, ayant eu l'idée de se servir de salpêtre pour remplacer le chlorure de sodium, et il obtint de ce dernier les meilleurs résultats.

Ces deux faits acquièrent, pour la question que j'étudie, une double importance. D'abord, ils nous prouvent les conséquences fâcheuses qu'entraîne la privation du chlorure de sodium sur l'organisme ; et, ensuite, fait sur lequel je vais insister, la possibilité de le remplacer par certaines autres matières salines. comme Jeannel l'a fait avec l'azotate de potasse.

Enfin Wundt et Rosenthal ont constaté expérimentalement que la privation de ce sel chez l'homme produit l'albuminurie. Wundt s'étant soumis à cette expérience vit l'albuminurie apparaître le troisième jour.

(1) *Bulletin de l'Académie de médecine.* t. LXIV. pp. 1021 et 1077.

2) *Gazette médicale de Paris*, 1838, p. 301.

(3) Explication plausible de l'usage si répandu du chlorure de sodium (Mémoires et procès-verbaux de la Société de médecine de Toulouse, p 42° et 43°). Séance du 11 décembre 1906.

A ces divers faits, je dois ajouter que pendant deux fois, pour des raisons différentes, ayant manqué de sel ; et quoique ayant une alimentation largement suffisante sur tous les autres points, j'ai éprouvé une grande fatigue, qui disparut, la première fois sous l'influence des sels de potasse et la seconde fois sous celle du chlorure de sodium lui-même.

Ces divers faits d'ordres différents, ethnographiques, cliniques et expérimentaux nous prouvent donc, d'une manière désormais indiscutable :

1° Que notre organisme a besoin d'une certaine quantité de chlorure de sodium ;

2° Que le plus souvent, tout au moins, celui qui est contenu normalement dans nos aliments est insuffisant ;

Et 3° enfin que, par conséquent, il est nécessaire d'en ajouter une certaine quantité à ces derniers.

Action multiple du chlorure de sodium dans notre organisme.

Des faits récents, venant appuyer une opinion de Bunge (1), semblent devoir ramener les besoins réels du chlorure de sodium à des proportions moindres qu'on ne l'avait cru. Pour ce physiologiste, le besoin réel ou créé par l'habitude de ce sel serait d'abord bien différent selon qu'il s'agit des herbivores ou des carnivores ; et, pour l'homme, d'après les mêmes idées, selon que ses aliments sont de nature surtout végétale ou surtout animale. Dans les cas d'alimentation végétale, les dépenses en chlorure seraient augmentées, parce que les sels de potassium dont les végétaux sont riches, en s'éliminant, augmenteraient la sortie du chlorure de sodium. Les herbivores et l'homme, s'alimentant surtout de végétaux, auraient donc besoin d'une plus grande quantité de ce sel, seulement parce que l'alimentation riche en potasse exagérait son élimination.

Bunge appuyait cette opinion sur une expérience faite sur lui-même ; et pendant laquelle il avait vu que l'élimination du chlorure de sodium était augmentée par l'ingestion des sels potassiques.

Mais Munk ou ses traducteurs, après avoir cité l'opinion de Bunge, font remarquer que cette expérience n'a duré qu'un

____

(1) Bunge, Zeitschr.. 1, *Physiol. élém.*, Bd, 9, p. 60.

jour ; et que, vu cette courte durée, elle n'est peut-être pas concluante. D'autres faits, du reste, semblent être en opposition avec l'expérience de Bunge ; et je vais y revenir. Mais, si l'interprétation donnée par Bunge reste à démontrer, ou même si elle doit être écartée, il n'en ressort pas moins ce fait général, qu'il a bien su mettre en lumière, que ce sont surtout les herbivores et l'homme nourri de végétaux, qui ont l'appétance la plus prononcée pour le sel de cuisine.

Cette loi de Bunge étant admise, nous pouvons y faire entrer certains faits concernant l'homme ; et que nous devions considérer comme des exceptions, quand pour apprécier le besoin de l'organisme en chlorure de sodium, nous ne tenions pas compte du genre d'alimentation. C'est ce qui avait lieu pour certains peuples, qui, contrairement aux autres, n'ajoutaient pas de sel de cuisine à leurs aliments, tels que les Samoyèdes et les Ostiaks. Or, la première de ces deux peuplades étant surtout ichtyophage et la seconde carnivore, rentrent désormais dans la loi de Bunge, limitée à ce fait général qu'avec une alimentation·animale les besoins du chlorure de sodium sont beaucoup moindres.

Quant à l'explication de cette différence de l'appétance pour ce sel, nous allons voir que l'opinion de Bunge sur ce point doit être probablement modifiée.

Remplacement du chlorure de sodium pris en nature par d'autres matières salines. — Certains faits sur lesquels Dybowsky d'abord, le Dr Herr ensuite, et enfin L. Lapicque ont appelé l'attention, ne semblent plus permettre, en effet, d'accepter l'explication que Bunge, en s'appuyant sur sa propre expérience, avait cru pouvoir donner.

Sur les rives de l'Oubanghi (centre Afrique) existent des peuplades assez nombreuses, qui remplacent, pour la préparation des mets, le chlorure de sodium par des sels de potasse. Ces peuplades préparent les sels de potasse, en brûlant certaines herbes qui poussent le long du fleuve. Parmi ces indigènes, ceux qui habitent les rives se procurent ce sel non seulement pour leur propre consommation ; mais aussi, en assez grande quantité pour en faire le commerce avec les villages de l'intérieur.

Ces faits m'ont été de nouveau confirmés par le Dr Pujol, médecin des troupes coloniales, et par M. Léotard lui-même qui a acquis cette région à la France. Tous les deux m'ont même affirmé que ces peuplades ne préferaient pas notre sel au leur. Quand on leur donne du nôtre, elles l'acceptent et le consomment; mais elles le recherchent si peu que l'on n'a pas pu en faire un article d'échange, comme dans d'autres régions du centre de l'Afrique. Or, les échantillons apportés par M. Dibowsky et dont il a communiqué l'analyse à l'Académie des sciences (1893) étaient exclusivement composés par des sels de potasse. Il en a été de même d'un autre échantillon remis à M. Lapicque par le Dr Herr et recueilli sur la haute Sangha.

Son examen a prouvé qu'il ne contenait pas un vingtième de sel de soude. La potasse est combinée surtout avec le chlore et l'acide sulfurique, et dans des proportions beaucoup moindres avec les acides carbonique et phosphorique (1).

Or, comme le fait remarquer Lapicque, un usage aussi répandu et aussi ancien des sels de potasse, ne saurait se concilier avec l'opinion de Bunge sur le rôle de ces sels sur l'élimination des chlorures.

Si les sels de potasse augmentaient l'élimination des chlorures, l'organisme de ces peuplades serait bientôt épuisé de ces sels. C'est là une première conséquence, qui découle de la constatation de ces faits.

Mais, de plus, tout en admettant que ces peuplades, surtout celles qui habitent les rives de l'Ogoué et de la Sangha, et qui vivent de poissons au moins en partie, trouvent encore une certaine quantité de chlorure de sodium dans leur nourriture, il est évident que cette quantité doit être bien faible; et, qu'en outre, le sel de potasse qu'ils ajoutent à leurs aliments, doit remplacer une partie du chlorure de sodium que nous mettons dans les nôtres.

Je viens, en outre, de rappeler les faits relatifs aux garnisons de Médéa et de Metz, qui purent, pour la préparation de leurs aliments, remplacer le chlorure de sodium par l'azotate de potasse.

Remarquons, de plus, que ce qu'il y a de plus constant pour ces divers sels, qui ont pu remplacer le chlorure de sodium, c'est que tous contiennent de la potasse. Il a pu s'agir de

---

(1) Sur l'explication de l'usage du sel comme condiment. *Société de biologie*, 30 mai 1896, p. 532.

chlorures, de sulfates, de carbonates et de phosphates, comme pour ceux analysés par Lapicque, ou d'azotate comme pour les garnisons de Médéa et de Metz ; mais, au moins, la prédominance de la potasse a été constante.

Nous sommes donc conduits à cette autre conclusion que le chlorure du sodium, qui entre dans la composition de nos aliments ou que nous leur ajoutons, doit servir au moins à deux fins. Une partie entre dans nos tissus, nos liquides, et notamment dans le sang, pour remplacer les chlorures perdus ; et, pour celle-ci, je pense que le chlorure de sodium ne saurait être remplacé par aucune autre substance. L'autre partie, au contraire, doit avoir un autre but ; et quelque soit ce but, elle peut être remplacée par d'autres matières salines, et notamment par divers sels de potasse.

Quel peut être le but de cette seconde partie, qui presque sûrement est la plus forte ?

Pour Lapicque, acceptant sur ce point l'opinion de Bunge, les sels de soude et de potasse auraient pour but de relever le goût des aliments, et aussi de favoriser leur digestion. Or, comme les aliments végétaux sont naturellement plus fades que ceux d'origine animale, ainsi s'expliquerait l'appétence plus grande pour ces sels, de la part des peuples surtout végétariens que de la part des carnivores.

Cette explication doit contenir une partie de la vérité ; mais je ne crois pas quelle la contienne toute entière. Il est incontestable que l'absence de toute matière saline dans la préparation de nos aliments, les rends fades et peu engageants. Je l'ai constaté deux fois. La première fois, ce fut malgré moi. Dans une excursion que je faisais dans le Maroni, je perdis ma provision de sel en passant un rapide ; et je dus manger le riz et le poisson de rivière bouillis sans sel.

Or, malgré l'appétit que devaient me donner l'attrait et les fatigues du voyage, c'était surtout par raison que je prenais mes repas. Il en a été de même une seconde fois, quand, dans un but expérimental, j'ai supprimé le sel de mon alimentation. Il est donc incontestable que l'addition des chlorures dans nos aliments les rend plus sapides, et probablement aussi de plus facile digestion. Mes observations confirment donc pleinement sur ce point l'opinion de Bunge et de Lapicque. Mais je crois qu'à cette action, il faut en ajouter une autre, celle d'avoir sur l'organisme une action *excitante et tonique*. Pendant les deux fois que j'ai été privé de chlorure, j'ai constaté chez moi une diminution marquée de l'énergie ; et aussi une moindre résistance à la fatigue. Or, les deux fois, j'ai vu l'une et l'autre revenir, dès que j'ai repris, la seconde fois, du chlorure de sodium ; et la première fois, circonstance qui a une réelle importance pour le fait que je discute en ce moment, le résultat a été le même avec des sels de potasse et de magnésie.

Le nègre bosch qui me conduisait dans le Maroni (1876). m'ayant entendu déplorer plusieurs fois la perte de mon sel de cuisine, s'offrit de m'en préparer. Il prit les feuilles d'un palmier vivant sur le bord du fleuve, et les fit brûler dans le creux d'une roche. Puis, toute la cendre fut jetée dans un vase contenant un peu d'eau ; et, tandis que les sels se dissolvaient, les parties charbonneuses venues à la surface, furent enlevées. Enfin, la solution fut évaporée à un feu doux dans notre marmite en fonte. Le résidu de cette opération fut constitué par une poudre grisâtre, non cristallisée et ayant une amertume très prononcée. Mais ajouté à nos aliments, ce sel les rendit très acceptables comme goût, d'une digestion plus facile ; et, en même temps, me rendit l'énergie qui semblait devoir m'abandonner.

Or, à mon retour, je fis faire l'analyse de la petite quantité de ce sel qui me restait ; et le pharmacien de la marine que j'avais chargé de ce soin, me répondit qu'il s'agissait d'un mélange de sels de potasse et de magnésie. Dans ce cas, on le voit, ces sels avaient remplacé le chlorure de sodium au moins à ces deux points de vue : la sapidité des aliments et le retour de l'énergie.

Les résultats ont été les mêmes, lorsque j'ai supprimé ces chlorures intentionnellement. Dès que je les ai fait ajouter à mes aliments, ceux-ci ont été pris plus volontiers et la lassitude et même un certain état d'abattement ont disparu.

Ainsi donc, à l'action indiquée par Lapicque s'en ajoute une autre : les chlorures auraient une action *excitante et tonique ;* et fait que je considère comme important et qui ressort nettement de tous les faits précédents. pour ces deux actions, sapidité des aliments et action excitante, certains sels de potasse (faits de Jeannel), et peut-être de magnésie donnent les mêmes résultats que le chlorure de sodium.

Un fait plus récent vient apporter une nouvelle preuve à cette opinion, en la généralisant encore davantage.

Dans des recherches que je faisais pour connaître les quantités minima des matières minérales nécessaires à notre organisme, je diminuais toutes ces matières, potasse, chaux, magnésie, acides phosphorique et sulfurique, tout en conservant le chlorure de sodium pour lequel j'avais fait les mêmes recherches précédemment (1). Or, je retrouvais sous l'influence de la diminution de ces divers sels les mêmes symptômes, sauf le manque d'appétit, que sous l'influence de la privation du chlorure de sodium. Mon énergie diminua, et il en fut de même de la résistance à la fatigue, même pour le travail intellectuel. Or, je le répète, dans cette expérience, la quantité de chlorure de sodium était restée sensiblement la même.

Il résulterait donc que cette atonie se produit non seulement sous l'influence de la diminution du chlorure de sodium, mais aussi sous celle des matières salines en général. Du reste, Forster a déjà démontré expérimentalement qu'un animal adulte, même recevant une alimentation suffisante pour les matières organiques, ne résiste guère plus d'un mois, lorsque ces substances minérales sont ingérées en quantités inférieures à celles éliminées ; et les symptômes signalés, à l'intensité près, sont les mêmes que ceux que j'ai éprouvés : indifférence, faiblesse musculaire, paresse intellectuelle, etc.

Ces substances auraient donc une action excitante et tonique sur notre organisme ; et leur diminution entraînerait une insuffisance fonctionnelle au moins de la plupart de nos éléments anatomiques.

Chacune de ces différentes substances a sûrement dans l'organisme un rôle qui lui est propre, et pour lequel elle ne peut être remplacée par aucune autre. Mais, en outre, il est possible que, pour quelques-unes d'entre elles, la quantité qui dépasse celle qui est indispensable, puisse agir comme excitant ; et que, pour cette quantité, plusieurs puissent se suppléer. Les chlorures jouiraient tout spécialement de cette propriété.

Le chlorure de sodium pourrait donc déjà nous être utile à trois titres : comme *faisant partie constitutive de nos tissus,*

(1) Voir *Société de biologie*, 7 novembre 1903, p. 1282 ; 30 avril 1904, p. 706 ; 7 mai et 14 mai 1904, pp. 751 et 796.

18

comme *relevant la saveur de nos mets*, et comme *excitant*. Mais, de plus, des expériences personnelles m'ont fait connaître une autre action, celle sur les organes hématopoiétiques ; et, vu son importance, je demande à m'y arrêter quelques instants.

Action du chlorure de sodium sur les organes hématopoiétiques. — J'ai fait à cet égard trois expériences sur des lapins, qui avaient été, au préalable, anémiés par des injections d'eau distillée (1).

Sur ces trois expériences, deux ont été faites avec des solutions étendues de chlorure de sodium à 7 p. 1.000, soit la solution dite physiologique, et la troisième avec une solution dix fois plus forte, à 7 p. 100. Mais, dans les trois, la quantité de chlorure de sodium injectée est restée la même, $0^{gr}28$ par kilogramme d'animal. Voici le résumé de ces expériences :

Action du chlorure de sodium à 7 °/oo sur le sang et l'état général (septembre 1896). — Le lapin qui fait le sujet de cette expérience, avait été anémié, je l'ai dit, par des injections d'eau distillée. Ces injections, faites par la voie intra-veineuse à la dose de 10 grammes par kilogramme d'animal, avaient été répétées six fois, du 24 août au 4 septembre

Sous l'influence de ces injections. son poids était tombé d'abord de 2.600 grammes à 2.475 grammes le 1er septembre ; mais il avait regagné 2.630, le 5 septembre, le lendemain de la dernière injection. Puis, les injections étant supprimées, les pesées avaient donné successivement : 2.650 grammes, le 9 ; 2.785, le 11 ; 2.860, le 13 ; et 2.875, le 14.

A cette même date, je commence les injections hypodermiques d'une solution de chlorure de sodium à 7 °/oo. à la dose de 30 grammes d'abord, et ensuite 50 grammes par kilogramme de poids ; et je les répète tous les deux jours, du 14 au 25. Or, les pesées, faites également tous les deux jours avant l'injection, ont donné le :

14 septembre,	30^{gr}........	2.875	23 septembre,	30^{gr}..... .	2.930
16	—	·30........	2.890	25	—	50.........	3 010
18	—	30........	2.900	27	—	pas d'inject.	2.955
20	—	50.	2.905			

(1) Voir l'étude de l'eau qui précède.

Après les injections, le poids est resté sensiblement stationnaire. Il a été, en effet : de 2.935 grammes, le 30 septembre ; de 3.045, le 2 octobre ; de 2.980, le 5 et de 3.025, le 10.

Les injections de chlorure de sodium ont donc eu une influence marquée sur l'état général, se traduisant par l'élévation du poids.

Leur influence sur le sang est encore plus nette. Les injections d'eau distillée avaient fait tomber chez cet animal le nombre des hématies de 4.309.000, à 2.790.000 ; pendant que, pour réparer ces pertes, les leucocytes passaient de 2.480 à 9.610 (1).

Du 5 au 14 septembre, le nombre des hématies se relève par les seuls efforts de nature, se traduisant par une forte poussée leucocytique. Le 14, en effet, avant la première injection de la solution de chlorure, je trouve : 4.185.000 hématies et 12.090 leucocytes. Puis, sous l'influence des injections de chlorure, les hématimétries, faites tous les deux jours avant l'injection, donnent les résultats suivants :

14 sept.,	30^{gr} par kilogr.,	Hémat.	4.495.000,	Leuc.	7.440
16 —	30 —	—	4.526.000,	—	4.340
18 —	30) —	—	4.619.000,	—	6.200
20 —	50 —	—	4.836.000,	—	6.200
23 —	30 —	—	4.805.000,	—	9.080
25 —	50 —	—	5.022.000,	—	11.160
27 —	pas d'inject.	—	4.867.000,	·	7.130
5 oct.	—	—	4.991.000,	—	12.710

Ainsi sous l'influence des injections de chlorure, à ce titre et à cette dose, nous avons vu le nombre des hématies augmenter rapidement, passant en 9 jours, du 14 au 25, de 4.495.000 à 5.022.000.

L'expérience suivante est la répétition de la précédente. Les injections hypodermiques ont été faites également avec une solution à 7 pour 1.000, et à la dose de 30 grammes par kilog. d'animal. Comme les précédents, ce lapin avait été anémié par les injections d'eau distillée, faites à la dose de 30 centimètres cubes par kilog., et répétées 6 fois du 24 août au 14 septembre

(1) Contribution à l'étude de l'origine et de l'évolution des éléments figurés du sang (Congrès pour l'avancement des sciences de Besançon, section de physiologie, août 1893).

1896. Sous leur influence, cet animal, qui pesait 1.460 grammes, était descendu à 1.340 grammes; et les hématies de
- 4.061.000, à 3.379.000.

Après avoir cessé les injections d'eau distillée et avant de
commencer celles de chlorure, du 11 au 21 septembre, le
poids arrive à 1 490 grammes; et les hématies à 3.906.000, le
16, et à 4.557.000. le 21. Or, sous l'influence des injections de
chlorure, faites dans les conditions indiquées, les 21, 23, 25,
le 27 et le 30 septembre, le poids de l'animal passe, de
1.490 grammes, à 1760 grammes; et les hématies à 4.681.000.

L'influence des injections est encore mise en relief par ce fait,
que l'augmentation du poids, naturelle ici, puisque c'est un
animal dans la période de croissance, s'est ralentie dès qu'on
les a cessées. Le 10 octobre, l'animal ne pesait que 1.827
grammes; et le nombre des hématies était même descendu le
11 octobre à 4.030.000.

*Action du chlorure de sodium à 7 pour 100 sur l'état
général et le sang* (septembre 1896). — Dans les expériences
précédentes, j'avais employé des solutions faibles à 7 p. 1.000,
et j'avais injecté de 30 grammes à 50 grammes de cette
solution. Or, dans ces conditions, l'action excitante du chlorure sur les éléments anatomiques, et plus spécialement sur
les organes hématopoiétiques, était en partie contrebalancée
par celle de l'eau qui lui servait de véhicule, et qui a, je
l'ai dit, une action contraire sur les mêmes éléments. L'eau,
en effet, est anémiante et déglobulisante. On peut même
constater, dans une des précédentes expériences, que les deux
injections faites à 50 grammes par kilog. ont été suivies d'une
diminution des globules. Dans l'expérience suivante, au contraire, j'ai employé le chlorure en solution à 7 pour 100 grammes, à la dose de 3 grammes.

Mais, qu'on le remarque, la quantité de chlorure injecté est
restée la même, soit 0,20 environ par 1 kilog. d'animal.
Dans ce cas, il s'agit d'un lapin déjà très amaigri, et dont
le poids avait encore diminué sous l'influence des injections d'eau distillée. Ces injections faites à 50 grammes par
kilog. d'animal et répétées 5 fois à deux prises d'intervalle,
avaient fait baisser son poids de 2.400 à 2.215, le 11 septembre 1896, jour de la dernière injection; et, sous leur influence,

le nombre des hématies était tombé de 4.030.000 à 3.131.000.

Du 11 au 21 septembre, période pendant laquelle je ne fais aucune injection, le poids ne s'élève que faiblement, arrivant à 2.360 grammes; et le nombre des hématies, augmente d'une manière un peu plus sensible, arrivant à 3.937.000 le 16, et à 4.247.000, le 21.

Le 21, je commence les injections, et je les répète le 23. le 25, le 27, le 30 septembre et le 2 octobre. Or, les résultats sont les suivants : Le poids s'élève d'une manière constante ; et le 5 octobre, 3 jours après la dernière injection, il atteint 2.610 grammes ; et, fait important, les injections suspendues, l'accroissement s'arrête. Le poids n'est que 2.664 le 10 octobre.

En ce qui concerne le sang, le 11, avant la première injection, j'avais trouvé, je l'ai dit, 4.247.000 hématies Et, à partir de ce moment, les hématimétries, faites tous les deux jours avant l'injection, me donnent :

23 septembre :	hématies	3.999.000	leucocytes	5.270
25	—	—	4.712.000	—	5.870
27	—	—	4.960.000	—	19.530
30	—	—	4.684.000	—	18.290
5 octobre	—	5.015.000	—	5.270
10	—	—	4.712.000	—	4.230

Le nombre des hématies s'était donc augmenté de plus d'un million en 12 jours ; et nous constations, de nouveau ici, qu'après la cessation des injections, le nombre des hématies avait légèrement baissé.

Ces trois observations, qui, comme on le voit, ont été suivies avec le plus grand soin, au point de vue du poids et de l'état du sang, ne peuvent laisser aucun doute sur l'action du chlorure de sodium sur la rénovation sanguine, et sur la nutrition générale, se traduisant par l'augmentation du poids. Je dois ajouter, que tandis que ces trois animaux avaient vu sous l'influence des injections d'eau distillée, leur activité diminuer et leurs poils devenir rudes et secs ; sous l'influence du chlorure, ils avaient, au contraire, repris leur vivacité naturelle, leur œil était devenu plus vif, et leurs poils plus lisses et plus soyeux.

Depuis 1896, du reste, frappé de cette action puissante et

rapide du chlorure de sodium sur des animaux que l'eau
distillée avait si fortement amaigris et déprimés, j'ai souvent
administré le chlorure de sodium à des convalescents et des
anémiques ; et j'ai toujours constaté une amélioration sensible
dans l'état général et l'état du sang. Dans quelques cas même,
les résultats ont été réellement surprenants. Je m'en suis servi,
également avec succès contre la chlorose. Dans ces divers cas,
je donne environ 5 grammes de chlorure de sodium, en plus
de la quantité servant à la préparation des aliments. Ce chlorure est pris soit pendant les repas, soit dans du lait, soit
incorporé à du beurre étendu sur du pain.

Le chlorure de potassium et les autres sels pourraient-ils
remplacer le chlorure de sodium dans ce dernier but ?

Je n'ai fait aucune expérience à cet égard. Mais les hématies
étant riches surtout en potasse, il est possible qu'au moins
le chlorure de potassium puisse donner, à cet égard, les
mêmes résultats :

Ces faits cliniques s'ajoutant aux expériences précédentes
sont donc bien démonstratifs, au moins pour ce point, *que le
chlorure de sodium, donné en solution concentrée, favorise
la reconstitution des hématies.*

Mais devons-nous confondre cette action sur la reconstitution
du sang avec l'action excitante et tonique que j'ai signalée précédemment ? Certes, il paraît logique d'admettre que la reconstitution des hématies doit contribuer à relever l'énergie et à
augmenter la résistance à la fatigue. Mais l'action excitante et
tonique due au chlorure de sodium et aux sels de potasse,
est-elle due seulement à l'augmentation des hématies ? Je suis
porté à croire le contraire. En ce qui me concerne, l'action de
sels de potasse pendant mon excursion dans le Maroni, celle de
chlorure de sodium après en avoir été privé, et enfin celle du
retour à une quantité normale de diverses matières salines,
après une expérience d'alimentation minérale insuffisante, a
été si rapide, que je ne crois pas qu'on puisse la rapporter
d'une manière exclusive à la reconstitution de mes hématies.

Je puis ajouter, que les effets du manque de chlorure ou des
divers sels se sont également fait sentir si rapidement, chez
moi, que je ne puis les expliquer par la déglobulisation.
Celle-ci ne se produit pas dans quelques jours, étant donné,
du reste, que, dans le Maroni, ainsi que dans mes expériences,

mon alimentation au point de vue des substances organiques, était restée en quantité normale. Je pense donc que le chlorure de sodium et aussi les divers sels de potassium ont une action excitante et tonique, en dehors de leur action reconstituante, et qui se fait sentir dès leur injection, de même que la faiblesse physique et intellectuelle se fait sentir dès leur diminution.

A ces différentes actions, déjà importantes du chlorure de sodium, je dois ajouter les deux suivantes.

D'après Cahn (1), cité par Munk (2), après une privation prolongée de chlorure de sodium, le suc gastrique ne renferme plus d'acide chlorhydrique, qui, on le sait, est indispensable à la digestion des albuminoïdes dans l'estomac.

Ainsi s'expliquerait donc la meilleure et la plus facile utilisation de ces aliments sous son influence, et leur digestion pénible quand il fait défaut. Pour cette action, on le conçoit, le chlorure du sodium ne peut être remplacé, tout au plus, que par un autre chlorure.

Enfin, j'ai été conduit à supposer que l'addition d'une certaine quantité de chlorure de sodium à nos aliments, pourrait avoir une autre utilité, et justifier ainsi cet usage général, soit pour le chlorure, soit pour les autres matières salines par lesquelles on peut le remplacer.

Nous avons déjà vu que la quantité d'eau que nous prenons ou que nous trouvons dans nos aliments est environ de 35 à 40 grammes par kilogramme de notre poids ; et, d'autre part, nous verrons bientôt que la quantité totale de matières salines contenues dans notre ration ne dépasse pas 0,20 à 0,25 également par kilogramme. Or, cela étant, en tenant compte du déchet intestinal pour les matières salines, qui, nous l'avons vu, atteint facilement 20 °/₀. celles de notre ration seraient réduites à 0ᵍʳ16 ou 0ᵍʳ20. Les quantités de matières salines absorbées seraient donc à peines suffisantes pour mettre l'eau de notre ration au titre de 4 à 5 °/₀, soit un titre très éloigné de celui du sérum physiologique (3).

<hr>

(1) A Cahn-Zeitschr. *Physiologie élémentaire*. Bd, 10, p. 522.

(2) *Traité de Diététique*, par Munk et Ewald, p. 90. Traduction de Egmans et Masoin.

(3) Explication plausible de l'usage si répandu du chlorure de sodium

L'addition de 0^{gr}20 à 0^{gr}25 de chlorure de sodium, déduction faite du déchet qu'il subit comme les autres matières salines, met au contraire l'eau de notre ration, sensiblement au titre de 8 %. C'est au moins là un rapprochement qui m'a paru mériter d'être signalé ; et il se pourrait que l'absorption des divers aliments digérés dans le tube digestif, fut ainsi favorisée.

Le chlorure de sodium contribuerait donc d'abord à l'élaboration de l'acide chlorhydrique indispensable à la digestion stomacale; et, ensuite, il favoriserait l'absorption, après la transformation de nos aliments en produits assimilables. Mais pour cette dernière action, je considère comme probable, qu'il peut être remplacé par d'autres matières salines, et notamment celles qui entrent dans la constitution de notre sérum.

Ainsi de tout ce qui précède, je pense pouvoir conclure.

1° Que le chlorure de sodium est indispensable à notre organisme ; et, qu'étant donné que ce dernier en perd chaque jour une certaine quantité, même quand il n'en reçoit pas, il est nécessaire qu'il en reçoive aussi une quantité, en rapport avec ses besoins, soit ses dépenses minima. Le chlorure de sodium doit donc faire partie de notre ration minérale.

2° D'après les faits nombreux que j'ai cités, on doit accorder au chlorure de sodium les utilités suivantes : *a)* Il fait partie constitutive de la totalité de nos liquides et de nos protoplasmas; *b)* Il augmente la sapidité de nos aliments; *c)* Il favorise la formation de l'acide chlorhydrique, et par conséquent la digestion stomacale ; *d)* Peut-être met-il les aliments digérés dans de meilleures conditions d'absorption ; *e)* Il a une action tonique et excitante ; *f)* Enfin, il favorise la reconstitution du sang, en excitant les organes hématopoiétiques.

3° Mais, d'après ces mêmes faits, parmi ces différentes actions, la première seule appartient, d'une manière exclusive, au chlorure de sodium. Il en est peut-être également ainsi de la quatrième, de celle sur les organes hématopoiétiques. Mais, quant aux deux autres, l'action sur la sapidité des aliments et

(Société de médecine de Toulouse. Séance du 11 decembre 1906. Comptes rendus de ces séances, p. 42, Marqués, Toulouse.

l'action tonique et excitante, les faits que j'ai cités établissent aussi nettement que le chlorure de sodium peut être remplacé par divers sels de potasse et peut-être de magnésie.

4° Enfin ces différentes constatations me conduisent à cette conclusion, que le chlorure de sodium que nous ingérons, doit être divisé en deux parties : l'une qui est indispensable à notre organisme, et une autre qui peut être remplacée par d'autres matières salines.

Il nous reste maintenant à déterminer d'abord quelle est la quantité totale de chlorure de sodium nécessaire pour satisfaire à ces divers besoins, en admettant qu'il soit appelé à tous les satisfaire ; et, ensuite, à déterminer quelle est la quantité de ce sel dont l'organisme ne peut se passer. La détermination de cette dernière quantité, nous donnera ainsi, du reste, celle qui peut être remplacée par d'autres matières salines.

Quantité totale de chlorure de sodium nécessaire à notre organisme.

D'après Munk et Ewald, en se basant sur les statistiques, la consommation journalière de sel de cuisine serait de 17 grammes par tête.

D'autre part, Lapicque et Richet, en calculant la ration de l'adulte parisien, sont arrivés à un total de 14 grammes de chlorure de sodium, y compris celui des aliments.

En ce qui concerne la soude, ils estiment que ces aliments en contiennent 1^{gr}198, et que la quantité que nous leur ajoutons, sous forme de chlorure, est de 6^{gr}45 : soit un total de 7^{gr}65.

D'autre part, ils estiment que le chlore contenu dans nos aliments est de 0^{gr}63 ; que 1^{gr}35 sont ajoutés au pain et 6^{gr}60 avec le chlorure de sodium ajouté à nos aliments ; soit un total de 8^{gr}58.

Or, en partant de ces quantités, et en les combinant entr'elles, dans les proportions dans lesquelles la soude et le chlore se réunissent, soit 0^{gr}607 de chlore et 0^{gr}393 de sodium pour 1 gramme de chlorure de sodium, nous voyons qu'une partie seulement de cette soude peut se combiner avec le chlore.

Pour se combiner en totalité, la soude exigerait 10^{gr}50 environ de chlore, et nous n'en avons trouvé que 8^{gr}58. Ces 8^{gr}58 de chlore, d'autre part, n'exigeant que 5^{gr}89 de soude pour donner 14^{gr}47 de chlorure de sodium, il faut en conclure que 1^{gr}11 de soude entre dans d'autres combinaisons. Enfin, comme une certaine quantité de chlore est unie au potassium, nous pouvons admettre que la quantité de chlorure de sodium est approximativement de 14 grammes.

Sur ces 14 grammes environ, 3 grammes seraient contenus dans les aliments, 2 seraient ajoutés au pain ; et, par conséquent, 9, le seraient aux autres aliments pendant ou après leur préparation.

Cette quantité me paraît un peu faible. La ration du soldat français comprend 16 grammes de sel, en plus de la quantité contenue dans les aliments : c'est donc au moins 20 grammes.

Mes recherches personnelles me conduisent à des chiffres intermédiaires, approximativement à 16 ou 18 grammes, sur lesquels 4 à 5 grammes contenus dans les aliments et le reste pris en nature, soit pendant les repas, soit ajouté aux aliments pendant leur préparation. C'est donc approximativement environ 0^{gr}30 par kilog. de mon poids. Mais, c'est là une quantité que je trouve largement suffisante. Mon régime, en effet, comprend beaucoup de végétaux ; et je viens de dire que ces aliments tendent à augmenter les dépenses en chlorure.

Il se pourrait donc que ces quantités fussent le résultat plutôt de nos habitudes que d'un réel besoin. Nous savons, en effet, que les goûts à cet égard sont des plus différents, les uns aiment les aliments salés, et les autres, au contraire, trouvent souvent qu'ils le sont trop.

Toutefois, je ne crois pas que dans l'alimentation ordinaire, c'est-à-dire comprenant des aliments végétaux et animaux, on puisse descendre au-dessous de 0^{gr}25 par kilog. en y comprenant les 4 ou 5 grammes qui sont contenus dans les aliments.

En résumé, j'estime que la quantité totale de chlorure de sodium, qui doit être comprise dans la ration d'entretien, doit être comprise entre 0^{gr}25 et 0^{gr}30 par kilog. du poids, sur lesquels environ 0^{gr}05 se trouvent dans les aliments.

Quantité de chlorure de sodium réellement indispensable à notre organisme.

La quantité que je viens de fixer est celle qui correspond à la totalité des besoins auxquels peut satisfaire le chlorure de sodium. Mais, je l'ai dit, une partie de ces besoins peut être satisfaite par d'autres matières salines; or, cela étant, essayons de déterminer quelle est la quantité que ces dernières matières ne peuvent pas remplacer.

Comme nous allons le voir, cette quantité est de beaucoup la plus faible.

Examinons d'abord ce qui a lieu pendant *l'allaitement*. Pendant toute cette période, qui est celle où l'activité des tissus est à son maximum, puisque, outre son entretien, l'organisme doit faire face à la croissance, l'enfant doit recevoir, nous le verrons dans la suite, une moyenne de 100 grammes de lait par kilogramme de son poids. Or, 100 grammes de lait de femme contiennent $0^{gr}04$ de chlore et $0^{gr}03$ de soude; et en admettant que tout le chlore se combinât avec la soude, nous aurions ainsi $0^{gr}066$ de chlorure de sodium, environ $0^{gr}004$ de soude restant libre. Mais, comme une petite partie du chlore se combine avec le potasium, nous devons estimer que 100 grammes de lait de femme ne contiennent guère que $0^{gr}05$ de chlorure de sodium. Nous sommes loin, on le voit, des $0^{gr}25$ à $0^{gr}30$ que prend l'adulte; et, cependant, cette quantité est sûrement suffisante pour l'enfant, puisque c'est avec ces 100 grammes de lait, qu'il assure le mieux son développement.

Cette première conclusion s'impose donc, que, pendant la période de l'allaitement, l'enfant ne reçoit guère que $0^{gr}05$ à $0^{gr}06$ de chlorure de sodium par kilogramme de son poids; et que cette quantité est sûrement suffisante, non seulement pour son entretien, mais aussi pour sa croissance.

Quant aux autres matières minérales, nous trouvons : $0^{gr}07$ de potasse; $0^{gr}03$ de chaux; $0^{gr}01$ de magnésie; $0^{gr}006$ de fer et $0^{gr}05$ d'acide phosphorique, soit en tout, en y comprenant le chlore et la soude : $0^{gr}236$. Cette quantité, nous le verrons, est de nouveau bien inférieure à celle que nous trouverons pour l'adulte; et, néanmoins, nous devons, de nouveau, conclure que cette quantité est suffisante. Pourtant, parmi ces matières salines, quelques-unes, comme la chaux et l'acide phosphorique, jouent un rôle des plus importants dans la croissance. Il se pourrait donc, qu'une étude plus scientifique de notre alimentation minérale en vînt à nous montrer, que nous pourrions diminuer sensiblement les substances qui la composent, sans nuire à notre nutrition et peut être même à son grand bénéfice. Le besoin des substances minérales, dans des proportions si élevées, n'est-il pas seulement factice, ne résulte-t-il pas seulement de l'habitude? Il se pourrait qu'il en fût ainsi.

Examinons maintenant ce qui a lieu avec le lait de vache. Celui-ci est sensiblement plus riche en chlore et en sodium.

Il contient $0^{gr}07$ du premier et $0^{gr}11$ du second; et en supposant, comme précédemment, que tout le chlore soit utilisé pour donner du chlorure de sodium, nous arrivons à un maximum de $0^{gr}116$, $0^{gr}064$ de sodium restant disponibles pour d'autres combinaisons. Mais, en tenant compte, comme je l'ai dit, de la petite quantité de chlore qui se combine avec le potassium, nous pouvons supposer que ce lait contient environ $0^{gr}10$ de chlorure de sodium par 100 grammes, soit le double de celui de la femme. En ce qui concerne l'allaitement du nourrisson, la quantité de lait de vache qui lui est nécessaire étant la même que pour le lait de femme, l'allaitement artificiel avec ce lait conduit donc à donner au nourrisson environ $0^{gr}10$ de chlorure de sodium.

Or, le lait de vache étant constamment employé pour l'allaitement, et aucune observation n'ayant fait constater son insuffisance au point de vue des chlorures, nous trouvons, dans ce large usage, cette preuve que cette quantité est au moins suffisante.

Quant aux autres matières salines, elles sont également bien supérieures à celles du lait de femme. Si, en effet, la plupart des auteurs ne lui accordent que $0^{gr}40$ comme total des matières salines, d'autres arrivent à $0^{gr}70$. Voici, par exemple, d'après une de ces analyses la répartition des matières salines pour 100 grammes de lait : potasse, $0^{gr}18$; chaux, $0^{gr}16$; magnésie, $0^{gr}02$; fer, $0^{gr}004$; acide phosphorique, $0^{gr}20$; soit en tout, en y joignant le chlore $0^{gr}07$ et la soude $0^{gr}11$, un total de $0^{gr}744$.

Cette quantité ne doit pas, du reste, paraître trop exagérée, car Munk et Ewald, après avoir donné la composition du lait de femme ci-dessus, déclarent que les matières salines du lait de vache sont 2 à 3 fois plus élevées; et même que la quantité de chaux, l'est 5 fois plus.

Nous arrivons donc à ces conclusions qu'au moins pendant les périodes de l'allaitement, le kilogramme d'enfant ne reçoit que $0^{gr}10$ de chlorure de sodium, s'il est nourri avec du lait de vache, et même seulement $0^{gr}05$ s'il est nourri au sein ; et que pourtant ces quantités lui suffisent, non seulement pour son entretien, mais aussi pour sa croissance.

Voyons maintenant ce qui a lieu pour *l'adulte ;* et commençons par le *régime lacté.*

L'adulte du poids moyen de 65 kilog., nous l'avons vu, se suffit avec 2 litres 3/4. et, au maximum, avec 3 litres de lait.

Or, d'après ce qui précède. ces trois litres de lait ne lui fournissent que 3 grammes de chlorure de sodium, et environ de 12 à 18 grammes de matières salines ; et, cependant, quelques personnes restent à ce régime pendant des mois et sans s'affaiblir.

Beaucoup même, je l'ai dit, se contentent de moins. Mais, admettons cette ration, sûrement suffisante de 3 litres, et de 3 grammes de chlorure de sodium ; et nous arrivons, pour un kilogramme, à $0^{gr}046$, soit très sensiblement $0^{gr}05$, quantité que nous avons trouvée pour le nourrisson élevé au sein.

Nous devons donc conclure de nouveau, qu'au moins la plupart des adultes peuvent se suffire avec $0^{gr}05$ de chlorure de sodium par kilog. de leur poids ; et avec un total de $0^{gr}20$ à $0^{gr}30$ de matières salines, soit 12 à 18 grammes pour un homme de 60 kilog.

Qu'il me soit permis de faire remarquer, que de toutes les alimentations suffisantes, c'est sûrement celle par le lait, qui contient le moins de matières salines ; et, si l'on tient compte que les azotés du lait ne donnent guère que 22 grammes d'urée, on verra que la quantité de matières solides qui doivent être éliminées par le rein, n'atteignent pas en moyenne 40 grammes. N'est-ce pas là une des conditions qui expliquent le bénéfice du régime lacté, toutes les fois qu'il s'agit d'une lésion du rein, pouvant entraîner son insuffisance fonctionnelle ?

Ainsi, le régime lacté ne fournit au kilogramme d'adulte que $0^{gr}05$ de chlorure, et un total maximum de $0^{gr}30$ de matières salines ; et, je l'ai dit, ces faibles quantités ont pu suffire à la plupart des personnes soumises à ce régime. Toutefois, je dois avouer qu'un certain nombre de ces personnes se sont plaintes, au début du régime lacté, d'une faiblesse extrême et d'une tendance presque invincible au repos physique et intellectuel. Ces symptômes ont disparu chez quelques-unes après un certain temps de régime lacté ; mais, chez d'autres, ils ont persisté. Chez quelques malades, il suffit de trois ou quatre jours de régime lacté pour les abattre profondément ; et, cependant, la quantité de lait paraît suffisante au point de vue des azotés et des ternaires, puisqu'ils ne perdent pas de leur poids.

Le lait, du reste, étant utilisé par l'organisme, ainsi que l'analyse des urines le prouve, d'où peut venir cet état d'atonie ? Chez certains malades, j'ai pu l'expliquer, au moins en partie, **par la dilatation de l'estomac, qui existait avant** le régime lacté.

Il ne s'agit pour eux que d'une sensation purement physique : celle de la vacuité de la cavité stomacale ; et, dans ce cas, le malaise et la faiblesse disparaissent au fur et à mesure que l'estomac revient sur lui-même. Mais, pour d'autres, j'ai dû chercher une autre explication ; et, d'une part, me rappelant avoir éprouvé moi-même cette atonie sous l'influence du manque de chlorure de sodium ; et, d'autre part, frappé de la faible minéralisation du régime lacté, j'en suis arrivé à penser que cette dernière pourrait bien au moins intervenir dans la production de ces troubles. Or, la pratique est, en effet, venue confirmer cette hypothèse. Je me suis bien trouvé, dans ces cas, de faire additionner le lait de 2 à 3 grammes de chlorure de sodium par litre, quantité de sel que le lait supporte très bien ; et, grâce à cette addition, cette atonie, cette paresse physique et intellectuelle a disparu. Pour quelques sujets aussi, le lait est ainsi mieux accepté. Plusieurs fois, des malades, soumis au régime lacté depuis un certain temps, et qui en étaient fatigués, ont pu le continuer en salant le lait à mon insu. Ils me l'ont avoué ensuite.

Ces divers faits m'ont donc conduit, depuis assez longtemps, je viens de le dire, à faire additionner le lait de 2 grammes à 3 grammes de chlorure de sodium, toutes les fois que je constate l'atonie que je viens de signaler ; et, de plus, vu l'action si marquée du chlorure de sodium sur les organes hématopoïétiques, je ne manque jamais de faire saler le lait, dans les proportions indiquées ci-dessus, toutes les fois que je dois établir un régime lacté chez une personne dont la richesse sanguine me paraît laisser à désirer.

Je n'ai eu jusqu'à présent qu'à m'applaudir de cette pratique. Mais comment agit le chlorure de sodium dans ces divers cas ? A-t-il seulement une action qui lui est commune avec d'autres substances minérales, comme les sels de potassium ?

Ou bien, au contraire, est-ce en tant que chlorure de sodium qu'il agit, et dans des conditions telles qu'aucun autre substance minérale ne pourrait le remplacer ? J'accepterai plus volontiers la première hypothèse. Ce que nous avons vu chez l'enfant nourri au sein, et aussi les expériences faites sur moi-même et que je vais résumer, me portent à croire, que réellement une quantité approximative de ce sel de 0^{gr}05 est probablement suffisante pour les besoins de l'organisme en chlorure de sodium ; et que la quantité qu'il reçoit en plus, n'agit que, comme nous avons vu certaines autres matières salines pouvoir le faire, et par lesquelles, par conséquent, il pourrait être remplacé. Je ne ferais de réserve, je l'ai déjà dit, que pour l'action sur les organes hématopoïétiques.

L'examen du régime lacté chez l'adulte me conduit donc à cette conclusion qu'il est probable, qu'au moins la plupart des organismes peuvent se suffire avec 0^{gr}05 de chlorure de sodium par kilog. de leur poids normal ; mais que également, pour quelques uns d'entr'eux, les matières salines totales du lait sont insuffisantes.

Je passe maintenant aux expériences faites sur moi-même : et dont je me suis du reste, déjà servi. J'ai appliqué au chlorure de sodium, la méthode de *l'alimentation partielle insuffisante* (1), comme je l'avais fait pour les azotés.

Du 8 au 12 novembre 1899, mon alimentation étant dosée à 1^{gr}50 de substances azotées et à 6 grammes de ternaires répartis comme je l'ai indiqué, je laisse le chlorure de sodium dans les conditions ordinaires, c'est-à-dire à environ 12 à 14 gr. par jour, en plus de celui entrant dans la composition des substances alimentaires. Or, les moyennes de cinq jours sont les suivantes :

Quantité	Densité	Urine	Acide urique	Chlorure
1.248^{gr}	1.014,6	13,32	0,11	13,08

Puis, pendant les 3 jours suivants, je descends les azotés à 0^{gr}50 par kilog, et le total de la ration à 1.500 calories environ,

---

(1) Influence des variations de l'alimentation sur les quantités d'acide phosphorique et de chlorures contenus dans l'urine, *Société de Biologie*, 20 avril 1901, p. 430.

en demandant ces dernières à des aliments peu riches en chlorures ; et en ayant soin surtout de supprimer tout chlorure de sodium dans la préparation de mes aliments. Or, voici les résultats :

DATES 1899	QUANTITÉ	DENSITÉ	URÉE	ACIDE URIQUE	CHLORURE
novembre 13	2080	1007	12.99		9.28
14	1520	1008	10.18	0.07	4.50
15	1400	1009	9.80		3.33
Moyennes.	1660	1008	10.96	0.07	5.70

Ainsi, en supprimant les chlorures ajoutés à mes aliments ; et ceux contenus dans l'alimentation restreinte que je prenais, n'atteignant pas sûrement 3 grammes, les chlorures tombent à 9^{gr}28 le premier jour, à 4^{gr}50 le second et à 3^{gr}33 le troisième.

Pendant la première journée, j'éliminais évidemment les chlorures provenant de l'alimentation de la veille ; et ceux-ci s'élevaient encore à 9^{gr}28. Mais, dès le second jour, les chlorures en retard étant éliminés en grande partie, je n'en trouvais que 4^{gr}50 le second jour, et seulement 3^{gr}33 le troisième jour. Or, je viens de le dire, sûrement la quantité contenue dans mes aliments n'arrivait pas à 3 grammes ; j'éliminais donc plus de chlorure que je n'en prenais. On peut donc considérer ces 3^{gr}33, comme correspondant sensiblement à la quantité minima de chlorures urinaires éliminés par l'organisme pendant son plein fonctionnement.

Or, si nous tenons compte des quantités qui s'éliminent par la voie cutanée et aussi de celles qui restent dans le bol intestinal, on verra que le total de ces quantités ne doit pas dépasser 5 grammes pour un organisme moyen, soit environ 0^{gr}07 par kilog ; et qu'en portant cette quantité à 0^{gr}10, on peut être sûr d'assurer d'une manière complète tous les besoins de notre organisme en chlorure de sodium. Mais, par contre, je ne crois pas que pour l'adulte, on puisse descendre au-dessous de 0^{gr}07 et surtout au-dessous de 0^{gr}05 par kilog.

Il est bien vrai que Forster avant moi, et après moi, Ambard ainsi que Mayer ont pu faire descendre les chlorures urinaires beaucoup plus bas ; mais c'est en prolongeant la suppression du chlorure pendant un temps assez long, pour ne plus pouvoir considérer l'organisme comme fonctionnant, à l'égard de ce sel, dans des conditions normales. Il est évident qu'avec le temps, les réserves de l'organisme en chlorures doivent s'épuiser, et qu'alors l'élimination doit descendre très bas ; mais cette élimination restreinte ne peut plus être considérée comme correspondant aux besoins. On ne peut donc pas se baser sur ces pertes si réduites pour évaluer ces derniers. Ces besoins ne peuvent correspondre, d'une manière assez approximative, qu'aux pertes qui sont faites dans les premiers jours qui suivent la suppression. Or, examinons les faits que je viens de citer, en nous inspirant de ces idées.

Forster (1), cité par Munk (2), a trouvé que pendant l'inanition chlorurée, la quantité de chlorures urinaires diminue très notablement dès le troisième jour. Chez un sujet, elle a pu tomber à 1 gramme, et $0^{gr}85$ le dixième jour ; et, chez un autre, à $0^{gr}58$, dès le sixième.

Mais, on le voit, ces fortes diminutions n'ont été atteintes, en somme, qu'assez longtemps après le début de la réduction des chlorures alimentaires, c'est-à-dire à une époque où déjà l'organisme devait avoir épuisé ses réserves en cette matière saline, et où, par conséquent, il ne pouvait plus en dépenser en satisfaisant ses besoins.

C'est, du reste, ce qui va ressortir des deux expériences suivantes, qui, quoique entreprises dans un autre but, sont aussi confirmatives que possible de la mienne.

M. Ambard (3), en ne prenant en totalité que $1^{gr}75$ de chlorure de sodium, voit les chlorures urinaires tomber successivement à $4^{gr}90$, $4^{gr}15$, $3^{gr}35$, $3^{gr}20$, $2^{gr}25$, $2^{gr}75$, $2^{gr}25$, pendant les sept premiers jours ; et, pendant les six jours suivants, la moyenne descend à 2 grammes. Mais, comme ses aliments n'en contenaient que $1^{gr}75$; et que, de plus, il en trouvait environ

---

(1) *Zeitsch, f. Biolog.*, Bd, 9, p. 297.

(2) *Traité de diabétique*, p. 89.

(3) Ambard. — Régime hypochloruré durant 51 jours. — Equilibre chlorure. — Effets de l'adjonction So^4, Na^2 et Azo^3K, à ce régime sur l'élimination NaC^4, *Société de Biologie*, 25 février 1905, p. 375.

$0^{gr}10$ dans les matières fécales, il en résulte que la quantité absorbée n'était que de $1^{gr}65$. La quantité éliminée, rien que par les urines, était donc supérieure à celle absorbée.

Il faut donc tirer cette première conclusion de cette expérience, que les besoins de l'organisme en chlorure dépassent sûrement $1^{gr}65$.

Or, je le répète, il me paraît logique d'admettre, que si pendant les six derniers jours de la première période de son expérience, M. Ambard ne perdait que 2 grammes de chlorure, c'est que son organisme avait épuisé ses réserves ; et que s'il n'en dépensait pas davantage, c'est qu'il n'en avait plus de disponible. La même observation s'applique aux autres périodes, pendant lesquelles l'expérimentateur n'ajoutait pas d'autres matières salines à son alimentation.

On peut supposer, au contraire, que pendant les premiers jours qui ont suivi la suppression du chlorure dans l'alimentation, l'organisme utilisait ses réserves ; et que, tout en les économisant, il a dû faire face à ses besoins à peu près dans des conditions normales. En supprimant le premier jour de l'expérience ayant donné $4^{gr}90$, nous trouvons encore pendant les trois suivants : $4^{gr}15$, $3^{gr}35$, $3^{gr}20$, soit une moyenne de $3^{gr}67$; ce qui, pour les 72 kilog. de M. Ambard, nous donne sensiblement $0^{gr}05$ par kilog., comme je l'avais trouvé sur moi-même.

Je me permets de faire remarquer également, que si le premier jour de la suppression du chlorure, M. Ambard n'en a trouvé que $4^{gr}90$ dans ses urines, tandis que j'en avais trouvé $9^{gr}28$, dans les miennes, c'est que déjà, avant de commencer cette période, M. Ambard avait un régime *hypochloruré*, tandis que la veille de mon expérience, je recevais encore 18 grammes de chlorure, soit une quantité normale. Mais, dès les jours suivants, nos quantités s'égalisent d'une manière étonnante : $4^{gr}50$ et $4^{gr}15$ pour le premier ; et pour le second : $3^{gr}35$ pour M. Ambard, et $3^{gr}33$ pour moi.

Cette expérience me paraît donc d'abord confirmer tout à fait les quantités que j'ai données, comme quantités minima nécessaires.

Mais, de plus, elle vient à l'appui des idées que j'ai émises à propos des faits relatifs à celle de Forster.

Au moins à partir du septième jour, les quantités éliminées ne peuvent plus être considérées comme correspondant aux besoins de l'organisme ; elle ne font que traduire l'insuffisance des quantités contenues dans ses tissus ou liquides, résultant d'un apport trop faible et trop prolongé.

Enfin. cette expérience me semble confirmer mon opinion, en ce qui concerne l'action excitante du chlorure de sodium sur les actes digestifs et nutritifs.

Pendant les 50 jours pendant lesquels M. Ambard a réduit les chlorures alimentaires des 9/10 environ. il a perdu près de 2 kilogrammes de son poids, de 72 kilog. à 70^{kil}100 ; et, cependant, en calculant sa ration, d'après les indications données dans ce traité, je trouve que ses azotés dépassaient par kilog. 1^{gr}60, et que ces calories arrivaient encore à 32 par kilog.

C'est donc là une ration probablement suffisante ; et, si son poids a diminué dans ces proportions, il me semble qu'on pourrait l'expliquer par la mauvaise utilisation de cette ration. Je sais bien, qu'on pourrait aussi expliquer cette diminution du poids par la diminution des liquides de l'organisme, due elle-même à la diminution des chlorures ; et je suis tout prêt à accorder à cette influence une partie de ce résultat ; mais il me semble également, qu'une autre partie doit en rester au défaut d'excitation par insuffisance des chlorures, ou peut-être plus exactement à l'insuffisance des matières salines. M. Ambard a bien ajouté, pendant 15 jours sur 51, soit du sulfate de soude, soit de l'azotate de potasse, mais ces quantités de matières salines paraîtront sûrement insuffisantes pour faire face à tous les besoins habituels en ces matières, si l'on tient compte d'abord que les aliments choisis par M. Ambard sont pauvres, tout aussi bien en ce qui concerne les autres matières salines, qu'en ce qui concerne le chlorure de sodium ; ensuite que, même quand il prenait des sels de soude ou de potasse, les quantités restaient inférieures, même à celles du chlorure de sodium seul dans notre ration ordinaire ; et, qu'enfin, ces sels n'ont été pris que 15 jours sur 51.

Toutes ces raisons, je le répète, me portent donc à penser que la diminution de poids de M. Ambard est due, au moins en partie, à un défaut d'excitation des actes digestifs et nutritifs, dû lui-même à une insuffisance des matières salines.

L'examen de l'expérience de M. André Mayer (1) va nous

(1) MAYER. — Observations sur l'urine de l'homme sain soumis à une alimentation pauvre en chlorure de sodium. *Société de Biologie*, 25 février 1905, p. 377.

conduire sensiblement aux mêmes résultats, en ce qui concerne les dépenses en chlorures urinaires sous l'influence des chlorures alimentaires.

Cet expérimentateur adopte une alimentation ne contenant guère que $1^{gr}25$ de chlorure de sodium ; mais pendant les trois premiers jours de son expérience, il y ajoute 10 grammes de ce sel. Or, la moyenne des deux premiers jours pour le chlorure urinaire est de $12^{gr}96$, et descend à 10^r38, le troisième. A partir du quatrième jour, le chlorure alimentaire reste à $1^{gr}25$; et si, le lendemain, le chlorure urinaire, sous l'influence de celui pris les jours précédents, se maintient à $10^{gr}92$, il tombe les jours suivants successivement à $6^{gr}85$, à $3^{gr}90$, à $2^{gr}82$ et à $2^{gr}55$. Puis, il reste sensiblement au-dessous de 2 grammes pendant les 7 jours suivants avec $1^{gr}20$ comme moyenne.

Or, de nouveau, je crois qu'on doit admettre, qu'au moins pendant ces 7 derniers jours, si l'organisme n'a perdu que $1^{gr}20$ de chlorure, c'est parce qu'il n'en avait plus à perdre. Cette quantité doit donc être considérée comme sûrement inférieure à ses besoins ; et, au contraire, si nous prenons les premiers jours qui ont suivi la réduction des chlorures alimentaires à $1^{gr}25$, et si nous supprimons les deux premiers pour lesquels nous devons supposer que les chlorures urinaires étaient encore influencés par les alimentaires des jours précédents, nous trouvons pour le troisième jour $3^{gr}90$, quantité aussi rapprochée que possible, pour le même jour de suppression du chlorure, du mien, $3^{gr}33$, et de celui de M. Ambart $3^{gr}36$.

Ces expériences, celle de M. Mayer et celle de M. Ambart, quoique n'étant pas destinées à nous fixer sur les besoins minima de notre organisme en chlorure, nous conduisent donc l'une et l'autre aux mêmes conclusions que la mienne faite surtout dans ce but.

Toutes les trois nous permettent de considérer la quantité de 3 à 4 grammes de chlorures urinaires comme correspondant aux pertes que l'organisme doit en faire par cette voie, en dépensant le chlorure d'après le jeu régulier de ses tissus et organes. Or, comme c'est presque exclusivement par cette voie que s'éliminent les chlorures utilisés par l'organisme ; et que, d'autre part, dans le cas de faible ingestion de sel, son déchet intestinal est minime ($0^{gr}10$ dans le cas de M. Ambart), nous arrivons à cette dernière conclusion, que les besoins, d'un homme moyen en chlorure de sodium, doivent pouvoir être satisfaits avec environ 5 grammes de chlorure alimentaire, soit moins de $0^{gr}10$ par kilogramme de son poids.

. Tout ce qui précède nous conduit donc à ces conclusions :

1° *Que si notre ration, dans les conditions habituelles de notre alimentation, doit comprendre de $0^{gr}25$ à $0^{gr}30$ de chlorure de sodium par kilogramme de notre poids normal, nos besoins réels de ce sel ne sont guère que de $0^{gr}07$, et qu'on peut considérer la quantité de $0^{gr}10$ comme sûrement suffisante;*

2° *Que pour la différence, soit environ de $0^{gr}15$ à $0^{gr}25$, le chlorure de sodium semble pouvoir être remplacé, au moins par quelques sels de potasse, si bien que certaines peuplades donnent même la préférence à ces derniers ;*

3° *Mais qu'il paraît au moins très utile de mettre à la disposition de notre organisme cette quantité de $0^{gr}25$ à $0^{gr}30$ de matières salines, soit de chlorure de sodium seul, soit seulement $0^{gr}10$ environ de ce sel, en complétant les quantités ci-dessus par des sels de potasse.*

Cette quantité paraît nécessaire à notre organisme pour assurer le jeu régulier de ses divers tissus et organes, et notamment pour maintenir ses divers liquides au titre salin qui leur convient le mieux.

Elimination du chlorure de sodium. — Je crois à peine utile de rappeler que pour le chlorure de sodium, et, d'une manière générale pour toutes les matières minérales, ainsi, du reste, que je l'ai déjà établi pour les matières organiques, *qu'à l'état normal, les quantités éliminées sont fonction de celles ingérées, et, d'une manière plus exacte, de celles absorbées.*

J'ai déjà dû le faire remarquer à propos de la ration minérale du parisien établie par Lapicque et Richet, les quantités éliminées, dans les conditions de cette ration, correspondent non aux besoins de l'organisme, mais aux quantités qu'il reçoit. Je puis, du reste, citer à cet égard l'expérience personnelle dont je viens de donner la première partie; et qui est, je crois, des plus démonstratives (1).

En dosant le chlorure de sodium pris avec mes aliments à 18 grammes par jour environ, et pendant cinq jours, j'en avais trouvé, ainsi que je l'ai dit, comme moyenne dans les urines· 13^{gr}08. Puis, j'avais supprimé celui qui est normalement ajouté pour la préparation des aliments, soit environ 14 grammes ; et, pendant les jours suivants, les chlorures urinaires tombèrent successivement à 9^{gr}28 le premier jour, à 4^{gr}30 le second et à 3^{gr}33 le troisième. C'est là, je l'ai déjà dit, la quantité que j'ai considérée comme se rapprochant au moins approximativement de nos besoins réels; puisque, par la voie urinaire seule, j'en perdais déjà cette quantité, quoique la quantité ingérée fut cependant probablement inférieure. En y ajoutant la faible quantité restant dans le bol intestinal et celle perdue par la voie cutanée, on arrive tout au plus à 5 grammes; ce qui ne donne guère que 0^{gr}08 par kilogramme de mon poids.

Mais quoi qu'il en soit de cette évaluation, sur laquelle je me suis déjà longuement étendu, il n'en résulte pas moins, de cette première partie de cette expérience, *que les quantités éliminées avaient suivi les quantités ingérées.*

Mais, de plus, pour fournir une preuve en sens inverse du même rapport, le lendemain du jour où mes chlorures urinaires étaient descendus à 3^{gr}33,. outre que je revins à la quantité habituelle de chlorure de sodium pour la préparation de mes aliments, soit 18 grammes, j'en pris 20 grammes de plus, c'est-à-dire en tout 38 grammes.

Or, dès le lendemain, les chlorures urinaires s'élevaient à 25 grammes; et les trois jours suivants encore à 16^{gr}12, 13^{gr}95 et 13^{gr}92. Ce ne fut que le quatrième jour, que je revins à 13 grammes.

Ainsi, pendant les quatre jours qui suivirent la prise en excédant de 20 grammes, j'ai éliminé, en tout 17 grammes en plus que je ne l'aurai fait dans les conditions ordinaires, c'est-à-dire une quantité presque égale à celle que j'avais ingérée en plus de mes habitudes. Il est probable, du reste, que les 3 grammes qui manquent, n'avaient pas été absorbés ou

(1) *Société de Biologie*, 20 avril 1901, p. 430.

ont complété la quantité dont mon organisme s'était appauvri pendant les trois jours d'abstinence de ce sel.

Mais sans ajouter plus d'importance à cette concordance plus ou moins exacte, ce fait bien démonstratif résulte de l'ensemble de cette expérience, que, dans quelques jours, j'avais pu, en variant les quantités ingérées, faire passer mes chlorures urinaires, d'abord, de 13 grammes à 3 grammes, ensuite de 3 grammes à 25 grammes, et enfin de 25 grammes, les faire revenir à 13 grammes, leur point de départ.

Ces premières conclusions s'imposent donc, d'abord que les quantités de chlorures éliminées par la voie urinaire, sont fonction de celles ingérées; et ensuite, fait qui ressort aussi de mes expériences, que ce rapport s'établit rapidement pour remettre les liquides de l'organisme à leur titre normal.

Mais, de plus, cette seconde conclusion se dégage également de ces faits, que pour apprécier les quantités qui doivent s'éliminer par les différentes voies, il faut connaître celles ingérées. Or, c'est en tenant compte de cette dernière condition, que j'ai cherché à fixer l'élimination des chlorures urinaires, dans les deux expériences suivantes.

La *première expérience* a duré 28 jours, mais elle doit être divisée en trois périodes. Pendant la première, de 6 jours, j'avais une alimentation ordinaire, fournissant environ 2.300 calories, et à laquelle j'ajoutais environ 12 à 15 grammes de chlorure de sodium. Or, l'analyse des urines, comme moyennes, donna les résultats suivants : chlore, $7^{gr}298$; soude, $5^{gr}720$. En admettant donc que tout le chlore se combine avec la soude, nous trouverions sensiblement 12 grammes de chlorure; et il resterait $0^{gr}86$ de soude, pour se combiner avec les acides phosphorique et sulfurique.

La troisième période a duré 15 jours, et elle a été marquée par une légère suralimentation, destinée à me faire gagner environ $1^{kil}500$, que j'avais perdus pendant la deuxième. Pendant cette troisième période, la quantité de chlorure de sodium a été ingérée en quantité un peu plus grande; et l'analyse a donné comme moyenne : chlore, $7^{gr}960$ et soude $6^{gr}280$; qui, en se combinant, fournissent $13^{gr}09$ de chlorure de sodium, et $1^{gr}15$ de soude restant pour d'autres combinaisons

Enfin, pendant la deuxième période, j'ai choisi des aliments contenant peu de matières minérales, sauf pour le chlorure de sodium ; et, en plus, j'ai diminué la quantité de ces aliments, pour restreindre encore davantage les autres matières minérales ingérées. La totalité des aliments ne donnait que 1.600 calories.

Or, évidemment, à mon insu, trouvant probablement mes aliments trop fades, je leur ai ajouté du chlorure de sodium en quantité encore assez élevée, puisque l'analyse a constaté, comme moyenne des 6 jours qu'a duré cette expérience, 7^{gr}222 de chlore et 5^{gr}548 de soude ; ce qui donne 12 grammes de chlorure de sodium, et laisse disponibles 0^{gr}73 de soude.

Dans ces calculs, j'ai admis que la totalité du chlore se combinait avec le sodium. Evidemment, il n'en est pas ainsi ; une partie se combine avec le potassium. Les chiffres que j'ai donnés, doivent donc être considérés comme représentant seulement la totalité des chlorures. Mais, d'une part, les faits que j'ai cités semblent établir que ces deux chlorures peuvent se remplacer ; et, ensuite, la proportion des chlorures de potassium contenue dans les urines étant réellement très faible, on doit admettre que la quantité de chlorure de sodium arrive dans les 11 à 12 grammes, ce qui donne sensiblement 0^{gr}20 par kilogramme.

La deuxième expérience a été faite pendant que j'étais soumis à une alimentation insuffisante, équivalant de nouveau seulement à 1.640 calories ; mais, pendant laquelle je ne restreignais pas les matières minérales. Or, pendant cette expérience qui a duré cinq jours, la moyenne des chlorures a été de 9^{gr}30, ce qui, mon poids étant en ce moment de 58 kilogrammes, nous donne 0^{gr}16 par kilogramme.

On peut donc admettre, qu'en fixant la quantité de chlorure de sodium ingéré à une totalité de 18 grammes, soit approximativement 14 grammes pris en nature et 4 grammes contenus dans nos aliments, la quantité qui s'élimine par la voie urinaire est dans les environs de 12 à 13 grammes pour la totalité des chlorures et 11 ou 12 grammes pour celui de sodium. C'est donc à peu près les deux tiers.

Pour l'autre tiers, une partie, c'est probablement la plus importante, reste dans le bol intestinal sans être absorbée. Nous savons, en effet, que le déchet intestinal pour les matières salines est très élevé, et qu'il peut atteindre 30 %. Une autre partie enfin, qui peut, dans certaines conditions, dépasser un gramme, s'élimine par la voie cutanée avec la sueur et la sécrétion sébacée.

Tout ce qui précède, je crois devoir y revenir, concerne l'état normal. C'est à cet état que s'appliquent les rapports sur les quantités ingérées et celles éliminées, et surtout en ce qui a trait à la rapidité de ce rapport. A l'état pathologique, au contraire, ces rapports peuvent perdre de leur régularité. Cette dernière, en effet, exige au moins un état suffisant de la fonction rénale, fonction qui, nous le savons, est souvent atteinte dans de nombreuses maladies. C'est là, du reste, une question qui sera traitée dans le volume suivant.

Conclusions générales. — Cette étude sur le chlorure de sodium nous conduit donc à ces conclusions :

1° Notre organisme ne peut pas se passer d'une certaine proportion de chlorure de sodium ; et, comme il en élimine forcément une certaine quantité, il est également forcé qu'il en trouve dans son alimentation une proportion au moins égale à ses besoins minimum.

2° Ce sel remplit dans l'organisme de nombreux rôles ; *a)* Il augmente la sapidité de nos aliments ; *b)* Il semble favoriser l'absorption des substances alimentaires rendues dialysables, en les mettant dans le bol alimentaire au titre du sérum physiologique ; *c)* Il favorise la digestion stomacale en contribuant à l'élaboration de l'acide chlorhydrique ; *d)* Il fait partie constitutive de nos liquides et des divers éléments anatomiques ; *e)* Il a une action excitante et tonique sur ces mêmes éléments ; *f)* Enfin il a une action excitante des plus marquées sur les organes hématopoïétiques.

3° Mais parmi ces diverses actions, il y en a au moins deux, celle sur la sapidité des aliments et celle de l'excitation de l'organisme, pour lesquelles le chlorure de sodium peut être remplacé par d'autres matières salines, et notamment par les sels de potasse et peut-être de magnésie.

4° Dans les conditions de la vie ordinaire, la quantité totale de chlorure de sodium mise à la disposition de l'organisme, en ne le remplaçant par aucune autre matière saline, doit être environ de 0^{gr}25 à 0^{gr}30 par kilogramme de poids, ce qui donne de 16 à 20 grammes pour l'homme de 65 kilog.

5° Sur cette quantité, on peut estimer, d'une manière approximative, que $0^{gr}05$ à $0^{gr}10$, sont indispensables à l'organisme ; et que le reste, peut, au contraire, probablement être remplacé par des sels de potasse.

6° Sur ces mêmes quantités totales nécessaires, $0^{gr}25$ à $0^{gr}30$ par kilogramme, seulement $0^{gr}05$ font partie de la composition de nos aliments, et le reste doit être pris en nature.

7° Il se pourrait que sur cette quantité totale, de $0^{gr}25$ à $0^{gr}30$, celle qui peut être remplacée par d'autres matières salines, pût être diminuée, sans que notre organisme ait à en souffrir.

8° Enfin sur les $0^{gr}25$ et $0^{gr}30$ de chlorure de sodium, reçus par l'organisme, par kilogramme de son poids, en moyenne $0^{gr}17$ à $0^{gr}18$ s'éliminent par les urines ; environ $0^{gr}06$ restent dans le bol intestinal, et enfin à peu près $0^{gr}015$ s'éliminent par la surface cutanée.

QUANTITÉ DE POTASSE NÉCESSAIRE DANS LES CONDITIONS DE LA RATION MOYENNE D'ENTRETIEN (1).

Lapicque et Richet, qui ont calculé la quantité de potasse qui entre dans la ration du parisien adulte, sont arrivés aux résultats suivants : pour 550 grammes de pain et de pâte, $0^{gr}014$; pour 280 grammes de viande, 1,33 ; pour 125 grammes de lait, 0,22 ; pour 35 grammes d'œuf, 0,07 ; pour 600 grammes de fruits et de légumes frais, 1,65 ; pour 30 grammes de légumes secs, 0,40 ; et pour 100 grammes de féculents, 0,60 ; soit un total de $4^{gr}89$ pour la ration entière. Pour l'homme de 65 kilogrammes, c'est donc environ $0^{gr}07$ par kilogramme.

(1) Voir dans le PREMIER VOLUME : 1° Page 125. — Quantités de potasse contenues dans les aliments d'origine végétale ;

2° Page 182. — Quantités de potasse contenues dans les aliments d'origine animale ;

3° Page 237 et suivantes — Quantités de potasse contenues dans l'alimentation de la France ;

4° Voir aussi les indications données à propos des matières salines en général.

Mais, je l'ai déjà fait remarquer, la ration du parisien, telle que l'ont calculée ces auteurs, indique seulement la quantité prise par l'homme adulte de Paris ; mais rien ne prouve que cette quantité ne soit pas exagérée. Or, c'est ce qui me paraît résulter de mes propres recherches (1).

D'après les calculs de A. Gautier (2), les quantités d'acide sulfurique et d'acide phosphorique formés dans notre organisme aux dépens du soufre et du phosphore contenus dans nos aliments organiques exigeraient $2^{gr}30$ de potasse, ou la quantité correspondante de soude pour les saturer, comme ils le sont dans nos liquides. Mais évidemment ce n'est là, ainsi que l'indique Gautier, qu'une indication minima de nos besoins, et ceux-ci sont forcément supérieurs à cette évaluation.

La quantité à laquelle Lapicque et Richet sont arrivés, soit environ 5 grammes, doit être considérée, je l'ai dit, comme sûrement suffisante ; mais cette quantité ne pourrait-elle pas être diminuée, tout en restant suffisante ? Les évaluations suivantes vont nous fixer à cet égard, au moins d'une manière suffisamment approximative.

Le lait de vache contient en moyenne $1^{gr}80$ de potasse ; les 3 litres de lait, qui constituent une ration sûrement suffisante, en contiennent donc $5^{gr}40$; et les 2 litres trois quarts qui souvent suffisent, $4^{gr}95$.

Ces chiffres, qui viennent ainsi confirmer ceux de Lapicque et Richet, nous montrent aussi que le régime lacté assure une quantité de potasse suffisante, même avec 2 litres trois quarts.

Nous savons aussi que le kilogramme d'enfant se suffit avec une moyenne de 100 grammes de lait, soit de vache, soit également de femme. Le lait de vache assure donc à ce kilogramme $0^{gr}18$ de potasse, soit une quantité deux fois supérieure à celle de l'adulte soumis au régime lacté ou à l'adulte parisien.

Mais le lait de femme n'en contient que $0^{gr}70$ par litre. Les 100 grammes de lait ne fournissent donc au nourrisson que $0^{gr}07$ de potasse ; et, cependant, comme nous savons que 100 grammes de ce lait suffisent à l'enfant, nous devons en

---

(1) Evaluation approximative de la quantité minima de potasse urinaire et de la quantité minima de cette substance nécessaire à l'organisme dans les conditions de la ration moyenne d'entretien (*Société de biologie*, 7 nov. 1903 p. 1282).

(2) *Alimentation et régimes*, 2ᵉ édition, p. 384.

conclure que cette quantité de 0^{gr}07 de potasse est suffisante non seulement pour son entretien, mais aussi pour sa croissance.

Cette autre évaluation nous confirme donc dans cette opinion, que 0^{gr}07 de potasse par kilog. suffisent pour l'adulte.

Mais, de nouveau, ne pourrait-on pas se suffire avec une quantité moindre ? Mes recherches personnelles, sans m'éloigner beaucoup de ces chiffres, me permettaient déjà de le croire ; puisque ma ration moyenne d'entretien ne dépasse pas 3^{gr}50 de potasse, soit environ 0^{gr}06 par kilogramme ; et que cependant je dois la considérer comme permettant de couvrir tous nos besoins.

Mais, de plus, j'ai voulu étudier cette question avec plus de précision ; et, en la soumettant au procédé de l'alimentation partielle insuffisante, je suis arrivé aux résultats suivants, qui, en même temps que sur les quantités ingérées. nous fixent sur celles éliminées par la voie urinaire.

Pendant une période de six jours, du 23 au 28 mars inclus (1903), pendant laquelle mon alimentation contenait 81 grammes d'azotés, 315 grammes d'hydrates de carbone, 40 grammes d'alcool et 49 grammes de corps gras, donnant ainsi un total de 2.386 calories, la quantité de potasse ingérée a été seulement de 3^{gr}347, sans que rien ne m'ait prouvé que cette quantité fût insuffisante. C'est donc seulement 0^{gr}055 par kilogramme.

Dans une autre période de quinze jours, du 4 au 20 avril, et qui cependant a été véritablement une période de suralimentation, cette quantité ne s'est élevée qu'à 4^{gr}005. Pendant cette période mon alimentation a compris 99 grammes d'azotés, 305 grammes d'hydrates de carbone, 40 grammes d'alcool et 55 grammes de corps gras, donnant un total de 2.490 calories ; et elle m'a fait gagner environ 1.200 grammes en quinze jours. Or, même avec cette forte ration, la potasse, tout en s'approchant du chiffre donné par Lapicque et Richet, ne l'atteignait pas. Elle restait à 4 grammes, soit à 0^{gr}068.

Ainsi, des calculs de Lapicque et Richet, de l'examen du régime lacté chez l'adulte et chez le nourrisson, de l'évaluation de ma ration moyenne d'entretien, et enfin de ces deux expériences qui me sont personnelles, on doit donc conclure qu'il n'est, au moins, pas nécessaire que la potasse dépasse 0^{gr}07 par kilogramme, et qu'il est déjà probable qu'elle peut descendre à 0^{gr}06 sans devenir insuffisante, puisque une ration d'entretien, qui maintenant a fait ses preuves, n'en contient que 0^{gr}055.

Les résultats suivants vont, du reste, je pense, enlever tous les doutes à cet égard :

Entre les deux périodes que je viens de résumer, du 29 mars au 3 avril, je me suis soumis, pendant six jours à une alimentation insuffisante surtout au point de vue minéral.

Mon alimentation comprenait seulement 28 grammes d'azotés, 240 grammes d'hydrates de carbone, 20 grammes d'alcool et 5 grammes de corps gras. Elle donnait un total de 1,285 calories. J'ai fait descendre ainsi la quantité de potasse ingérée à 1^{gr}961. Or, tandis que la quantité contenue dans mes aliments n'était ainsi que 1^{gr}961, soit 0^{gr}033 par kilogramme, la quantité éliminée par les urines a été de 2^{gr}682 pendant les trois premiers jours et de 2^{gr}695 pendant les deux derniers (1), soit 0^{gr}045 par kilogramme.

Si à cette élimination par les urines, nous ajoutons 0^{gr}25 éliminés par la voie intestinale et 0^{gr}50 par la voie cutanée, nous arrivons à une élimination totale de 3^{gr}435, tandis que la quantité ingérée n'était pas de 2 grammes.

Il faut donc conclure que cette quantité de 3^{gr}435 représente sensiblement la quantité de potasse forcément dépensée par l'organisme dans les 24 heures, puisqu'il les élimine, même quand il ne les reçoit pas.

Je réunis ces trois périodes de mes expériences dans le tableau suivant :

Recettes et dépenses en potasse ramenées au kilog. du poids normal.

PÉRIODES	DURÉE	DÉPENSES en CALORIES.	POTASSE ALIMENTAIRE.	POTASSE URINAIRE.	DÉCHET INTESTINAL et autres voies d'élimination.
Première....	6 jours (23 au 28 mars).	40	0,055	0,048	0,007
Deuxième....	5 jours 30 mars au 3 avril).	22	0,033	0,046	0,013
Troisième....	15 jours (4 au 18 avril).	42	0,068	0,059	0,009

(1) Les urines du jour qui a suivi la première période, n'ont pas été gardées pour ne pas influencer le résultat de la période d'insuffisance.

Ces considérations nous fixent donc sur les points suivants :

1° Que $0^{gr}07$ de potasse par kilogramme sont sûrement suffisants ;

2° Qu'elle ne saurait descendre à $0^{gr}045$, sans être insuffisante ;

3° Que dans les conditions de la ration moyenne d'entretien, nos besoins ne doivent pas dépasser $0^{gr}06$ par kilogramme du poids normal ;

4° Que la quantité de potasse nécessaire à notre organisme se trouve contenue naturellement dans la ration moyenne d'entretien, telle que je l'ai constituée en la laissant composée avec nos aliments habituels.

Élimination de la potasse. — Voyons maintenant comment s'élimine la potasse.

D'après Lapicque et Richet, sur les $4^{gr}89$ de potasse contenues dans la ration du parisien adulte, environ $0^{gr}50$ s'élimineraient par la voie cutanée ; $0^{gr}25$ par la voie intestinale ; et le reste, soit un peu plus de 4 grammes, par la voie urinaire.

Or, dans mes recherches, les résultats à cet égard ont été les suivants :

Pendant la première période, les quantités ingérées étant d_ $3^{gr}347$, celles éliminées par les urines ont été de $2^{gr}835$; soit seulement une différence de $0^{gr}512$.

De cette quantité, il faut d'abord déduire une partie qui n'est pas absorbée ; et c'est forcément seulement la différence qui s'éliminait par les deux voies cutanée et intestinale.

Pendant la troisième période, tandis que la quantité ingérée était de $4^{gr}005$, celle contenue dans les urines était de $3^{gr}024$, soit une différence de $0^{gr}981$. Mais il faut tenir compte qu'une partie a été immobilisée, puisque, je l'ai dit, j'ai recouvré 1.200 grammes, que j'avais perdus pendant la deuxième.

En ce qui concerne l'élimination, on peut donc admettre que sur $3^{gr}50$ à 4 grammes de potasse ingérée, environ $0^{gr}50$ à $0^{gr}70$ ou bien ne sont pas absorbés ou bien s'éliminent par la sueur et les selles, et qu'environ $2^{gr}80$ à 3 grammes s'éliminent par la voie urinaire.

Et, si nous ramenons ces chiffres qui me sont personnels au kilogramme d'adulte nous trouvons, que sur $0^{gr}06$ de potasse, représentant l'élimination totale, environ $0^{gr}05$ s'éliminent par la voie urinaire, et que seulement $0^{gr}01$ reste dans les selles ou quitte l'organisme par les deux autres voies.

QUANTITÉ DE CHAUX CORRESPONDANT A LA RATION MOYENNE D'ENTRETIEN DE L'HOMME ADULTE (1).

La chaux, après l'acide phosphoriqne, est la substance minérale la plus largement représentée dans l'organisme.

D'après Lawes et Gilbert, cités par Grandeau, sur 100 grammes de cendres des divers animaux de boucherie, y compris les os, il y a $40^{gr}22$ de chaux. Or, étant donné que l'ensemble des matières salines représente sensiblement les 4,7 % du poids du corps, en assimilant la composition de l'homme à celle de ces animaux, dont il se nourrit en partie, on trouve que l'homme moyen de 65 kilogrammes a $3^{kil}055$ de matières salines, sur lesquelles $1^{kil}228$ de chaux.

Au lieu des 44,22 % des matières salines que représente la chaux, l'acide phosphorique représente les 46,02 ; mais le chlore, la soude et la potasse, respectivement seulement a 1.24, 3.08 et 4.41 %. Lapicque et Richet font remarquer qu'en comparant les trois bases, chaux, potasse et soude contenues dans l'organisme, et en prenant la chaux comme égale à 1, la potasse est représentée par 0,10 et la soude par 0,07.

D'après les mêmes auteurs, les quantités de chaux contenues dans la ration de l'homme adulte parisien s'élèveraient à $1^{gr}30$ dont la provenance serait la suivante : pain, 0,13 ; viande, 0,09 ; lait, 0.20 ; œufs, 0.04 ; fruits et légumes, 0,49 ; légumes secs, 0,05 ; féculents, 0.03 ; vin, 0,15 ; eau, 0,12 ; soit un total de $1^{gr}30$, c'est donc $0^{gr}02$ par kilogramme.

(1) Voir le PREMIER VOLUME: 1o Page 127. — Quantités de chaux contenues dans les aliments d'origine végétale ;

2o Page 183. — Quantités de chaux contenues dans les aliments d'origine animale, p. 237 et suivantes;

3o Page 257. — Quantités de chaux contenues dans l'alimentation de la France;

4o Voir aussi les indications données à propos des matières salines en général. p.   .

Or, cette quantité, nous allons le voir, peut être diminuée, et dans de grandes proportions, tout en restant suffisante pour couvrir les dépenses de l'organisme (1).

Voyons d'abord les indications que peut nous donner le régime lacté, en nous basant sur cette idée, démontrée par l'expérience, que 3 litres de lait de vache suffisent à tous nos besoins, aussi bien pour ceux en substances organiques que pour ceux en matières minérales.

En ce qui concerne la chaux, le régime lacté par le lait de vache ne peut nous fournir aucune indication sur nos besoins. Ce régime, nous fournit une quantité de chaux bien supérieure, même à celle contenue dans la ration du parisien.

Le lait de vache, en effet, contient 1^{gr}599 de chaux par litre ; les 3 litres nous en fournissent donc 4^{gr}797, soit par kilogramme de l'homme adulte 0^{gr}07, soit au moins trois fois plus que dans la ration du parisien.

On peut donc être sûr de trouver dans le régime lacté la quantité de chaux nécessaire et même supérieure à nos besoins; mais nous ne pouvons rien en conclure en ce qui concerne nos besoins réels.

Il en est de même, du reste, pour ce dernier point, du régime lacté chez l'enfant nourri au sein.

Le lait de femme, quoique moins riche en chaux que celui de vache, contient encore 0^{gr}343 de chaux par litre. Le nourrisson qui prend 100 grammes de ce lait par kilogramme reçoit donc 0^{gr}0343 de chaux.

Cette quantité suffit donc, d'une manière moyenne à l'enfant. non seulement pour son entretien, mais aussi pour sa croissance ; qui, on le sait, immobilise une partie encore importante de cette matière minérale.

L'allaitement par le lait de vache, du reste, en assure encore une quantité bien supérieure, soit 0^{gr}159, soit cinq fois plus environ que le lait de femme.

Ce sont là, évidemment, des données utiles à connaître ; mais qui, contrairement à ce que nous avons vu pour d'autres substances, ne peuvent pas nous fixer sur nos besoins.

(1) Evaluation approximative des quantités minima de chaux et de magnésie urinaires et des quantités de ces substances nécessaires à l'organisme dans les conditions de la ration moyenne d'entretien (*Société de biologie*, 30 avril 1904, p. 706).

Mais pour apprécier ces derniers, outre les évaluations de Lapicque et Richet, je puis m'appuyer d'abord sur la ration moyenne d'entretien telle que je l'ai calculée, et ensuite sur les expériences faites par le procédé de l'alimentation partielle insuffisante.

La chaux contenue dans la ration moyenne d'entretien, en variant les aliments destinés à la constituer, ne dépasse pas $0^{gr}80$, et elle reste souvent au-dessous. Mon poids oscillant entre 58 et 60 kilogrammes, cette ration pour l'homme de 65 kilogrammes arriverait donc à peu près à $0^{gr}90$, soit sensiblement à $0^{gr}015$ seulement par kilogramme, au lieu de $0^{gr}02$.

Voyons maintenant quels ont été les résultats de mon expérience faite par le procédé de l'alimentation partielle insuffisante.

C'est dans la même expérience, je l'ai déjà dit. que j'ai dosé la potasse, la chaux, la magnésie et aussi le phosphore et le soufre. — Or, voici les quantités auxquelles je suis arrivé en ce qui concerne la chaux :

Pendant la première période, dont l'alimentation a été réglée à 2,386 calories, la quantité de chaux ingérée n'a été que $0^{gr}659$; et pendant la troisième période, qui pourtant, je l'ai dit, a été une période de surnutrition, la quantité de chaux ingérée n'a pas dépassé $0^{gr}759$. Or, d'abord l'alimentation de la première période est la moyenne de celle que je suis d'une manière constante; et ensuite l'autre, je le répète, est une ration de surnutrition. Il faut donc conclure : *que ces quantités qui dépassent de peu, comme quantités ingérées, $0^{gr}01$ par kilogramme de mon poids, sont cependant suffisantes.*

Enfin pendant la période d'alimentation minérale insuffisante, la quantité de chaux ingérée est descendue à $0^{gr}285$ et celle éliminée par l'urine est restée à $0^{gr}271$, soit environ $0^{gr}005$ par kilogramme de mon poids.

Or, dans ces dernières conditions, quelque restreinte que nous supposions la quantité de chaux éliminée par la voie intestinale, nous devons admettre que la quantité éliminée est supérieure à celle ingérée; et que, par conséquent, la quantité ingérée ne saurait descendre plus bas. Elle doit même forcément lui être supérieure.

Il résulte donc de ces derniers faits :

1° Qu'une quantité de $0^{gr}70$ de chaux environ est suffisante pour satisfaire les besoins en chaux d'un adulte moyen, soit un peu plus de 0^{gr}01 et au maximum 0,015 par kilog.;

2° Que ses besoins doivent dépasser 0^{gr}005 par kilogramme, puisque l'adulte élimine cette quantité rien que par la voie urinaire, même quand il ne la trouve pas dans ses aliments;

3° Enfin qu'étant donné que la presque totalité de la chaux utilisée par l'organisme s'élimine par la voie urinaire, que les besoins réels en cette substances ne doivent guère dépasser cette élimination.

C'est, du reste, ce qui va ressortir de l'examen des quantités éliminées.

Elimination de la chaux. — Lapicque et Richet ont donné les résultats suivants. Les quantités de chaux éliminées par les urines ont été de 0^{gr}260 pour Soborow, de 0^{gr}330 pour Neubauer et de 0^{gr}375 pour Schetelig.

Comme on le voit, ces quantités sont en somme peu éloignées les unes des autres; et, comme on peut en juger, il en est de même de celles que j'ai trouvées.

Pendant la première période, représentant une ration moyenne d'entretien, et dans laquelle je trouvais dans mes aliments 0^{gr}659 de chaux, j'en éliminais par les urines 0^{gr}265; 0,394 étant donc éliminés autrement.

Pendant la troisième période, correspondant à une légère surnutrition, mes aliments contenaient 0^{gr}759 de chaux, et mes urines en contenaient 0^{gr}315; 0,446 s'éliminaient donc par l'intestin.

Pendant cette période, il y a donc eu une légère augmentation de l'excrétion urinaire, tenant évidemment à l'exagération de mes aliments. C'est donc, vu mon poids : 0^{gr}0044 pendant la première période, et 0^{gr}0054 pendant la troisième.

Enfin pendant la deuxième période, correspondant à l'alimentation minérale insuffisante, je n'ai pris que 0^{gr}285 de chaux; et j'en ai cependant encore éliminé 0^{gr}271. Or, étant donné que dans les deux autres périodes, plus de la moitié de la chaux ingérée restait dans l'intestin, on doit considérer comme probable que cette quantité de 0^{gr}271 éliminée, même quand l'organisme n'en recevait qu'une quantité inférieure, doit rester au-dessous des besoins de l'organisme, une partie de la chaux ingérée restant forcément dans l'intestin.

Je réunis mes expériences dans le tableau suivant, en ramenant ces quantités à un kilogramme de notre poids.

PÉRIODES	DURÉE	DÉPENSES en CALORIES.	CHAUX ALIMENTAIRE.	CHAUX URINAIRE.	DÉCHET INTESTINAL et autres éliminatoires.
Première.....	6	40	0,011	0,0045	0,0065
Deuxième.....	5	22	0.005	0,0047	0,0003
Troisième....	15	42	0,013	0,0054	0,0076

Des chiffres donnés par ces différents expérimentateurs, aussi bien au point de vue des quantités ingérées que de celles éliminées, et auxquels je me permets de joindre les miens, on peut donc conclure :

1° Que pour l'adulte, les dépenses en chaux doivent être supérieures à $0^{gr}005$ par kilogramme, puisque l'urine en contenait encore cette quantité, même quand l'organisme ne la reçoit pas ;

2° Que quoiqu'il semble que l'organisme doit pouvoir se suffire avec environ $0^{gr}01$ par kilogramme, il est préférable d'élever légèrement cette quantité en la portant à $0^{gr}015$;

3° Qu'enfin il est sûr que $0^{gr}02$ par kilogramme sont largement suffisants ;

4° Que la ration moyenne d'entretien telle que je l'ai calculée, et en la composant avec les aliments habituels de notre population, contient une quantité de chaux entre $0^{gr}01$ et $0^{gr}015$ par kilogramme d'adulte ; et, par conséquent, suffisante pour les besoins de ce dernier ;

5° Que la chaux absorbée s'élimine presque en totalité par la voie urinaire ;

6° Que la chaux urinaire ne descend guère au-dessous de $0^{gr}005$ par kilogramme, même quand l'organisme ne reçoit pas cette quantité ;

7° Mais que, dans les conditions d'alimentation moyenne, elle n'atteint pas $0^{gr}01$, même quand la chaux alimentaire dépasse sensiblement celle nécessaire à l'entretien.

QUANTITÉ DE MAGNÉSIE CORRESPONDANT A LA RATION MOYENNE D'ENTRETIEN (1).

La magnésie est d'une manière constante réunie à la chaux, et cela aussi bien dans nos tissus que dans nos aliments. Le plus souvent, elle est en proportions plus faibles. C'est ce qui a lieu dans le lait, les œufs, les légumes frais et le vin. Pour d'autres, au contraire, comme la viande et le pain, c'est la magnésie qui l'emporte, mais toujours avec de faibles différences.

De sorte que sa quantité totale contenue dans nos aliments, pris dans leur ensemble, est inférieure à celle de la chaux; et d'après mes recherches, il en est de même de la quantité éliminée par les urines.

Pour Lapicque et Richet, la quantité de magnésie contenue dans la ration du parisien ne s élève qu'à $0^{gr}66$; tandis que la quantité de chaux contenue dans les mêmes aliments, nous l'avons vu, est de $1^{gr}30$.

Ces $0^{gr}66$ de magnésie, d'après ces auteurs, proviennent : pour $0^{gr}14$, du pain ; pour $0^{gr}11$, de la viande; pour $0^{gr}023$, du lait; pour $0^{gr}004$, des œufs; pour $0^{gr}18$, des fruits et légumes ; pour $0^{gr}05$, des légumes secs; pour $0^{gr}05$, des féculents; et pour $0^{gr}10$, du vin.

La quantité contenue dans le régime lacté de l'adulte s'éloigne peu de celle de la ration du parisien. Le lait de vache, en effet, contient $0^{gr}21$ de magnésie, ce qui donne $0^{gr}63$ pour les 3 litres de lait. Si nous rapportons ces quantités au kilogramme d'adulte, nous trouvons donc sensiblement $0^{gr}01$ par kilogramme.

---

(1) Voir dans le PREMIER VOLUME :

1° Page 128. — Magnésie contenue dans les aliments d'origine végétale.

2° Page 185. — Magnésie contenue dans les aliments d'origine animale.

3° Pages 237 et suivantes et 257. — Magnésie contenue dans l'alimentation de la France.

4° Voir aussi les indications données à propos des matières salines en général.

Cette quantité est encore moindre dans la ration de l'enfant. Le lait de femme, en effet, n'en contient que 0^{gr}0065 dans les 100 grammes, qui, nous le savons, constituent sa ration. Or, je fais remarquer, de nouveau, que cette quantité étant suffisante pour l'enfant, non seulement pour son entretien, mais aussi pour sa croissance, il est probable qu'elle doit l'être pour l'adulte.

Dans mes recherches, en effet, j'ai encore trouvé une quantité plus faible que celle de la ration de l'enfant (1).

Dans la ration moyenne d'entretien, que j'ai suivie pendant la première période de mes expériences, la magnésie n'y figure que pour 0^{gr}315 ; et si pendant la troisième période j'ai trouvé 0^{gr}476, c'est que cette période a représenté, on le sait, une ration de surnutrition. C'est donc sensiblement 0^{gr}005 par kilogramme pendant la ration moyenne d'entretien, et je ne suis arrivé à 0^{gr}008 que pendant la surnutrition. Or, qu'on le remarque, cette quantité supérieure à la ration de l'enfant est encore inférieure à celle du parisien.

Enfin pendant la période d'alimentation minérale insuffisante, la magnésie ingérée est tombée à 0^{gr}176. Or, la quantité éliminée dans les urines seulement pendant cette période ayant été de 0^{gr}166, quantité qui, additionnée de celle qui reste dans l'intestin, doit être supérieure à celle ingérée, on doit conclure que ces 0^{gr}166 sont inférieurs aux besoins de l'organisme, puisque celui-ci perd cette quantité rien que par les urines, même quand la quantité ingérée reste au-dessous.

Ainsi d'une part cette quantité de 0^{gr}176 doit être considérée comme insuffisante pour l'ingestion ; et, d'autre part, celle de 0^{gr}315 doit être considérée comme sûrement suffisante peut-être même comme dépassant nos besoins. Nous arrivons donc à cette moyenne approximative de 0^{gr}005 par kilogramme.

Élimination. — Quant aux voies d'élimination de la magnésie, la plus importante paraît être la voie urinaire.

Pendant la première période, celle qui correspond à la ration moyenne d'entretien, sur 0^{gr}315 de magnésie ingérée, 0^{gr}176 s'éliminaient par les urines ; et c'est seulement 0^{gr}139 qui s'éliminaient par les autres voies, notamment par l'intestin.

(1) Voir l'indication bibliographique précédente relative à la chaux (*Société de biologie*, 30 avril 1904, p. 706).

Mais, de plus, il est probable que sur ces $0^{gr}139$, une bonne partie n'a pas été absorbée. Ce qui s'élimine par les autres voies, me paraît donc négligeable.

Pendant la période de surnutrition, $0^{gr}260$ se sont éliminés autrement que par les urines, celles-ci n'en contenant que $0^{gr}216$. Mais, comme je viens de le dire, c'est que la quantité non absorbée a dû augmenter sous l'influence de l'exagération des quantités ingérées.

Le tableau suivant résume mes expériences ramenées au kilogramme de poids :

PÉRIODES	DURÉE en JOURS.	VALEUR en CALORIES.	MAGNÉSIE ALIMENTAIRE.	MAGNÉSIE URINAIRE.	DÉCHET INTESTINAL, autres éliminatoires.
Première.	6	40	0,005	0,003	0,002
Deuxième.	5	22	0,003	0,0029	0,0001
Troisième	15	42	0,008	0,0036	0,0044

Ainsi, en ce qui a trait à la magnésie on peut donc conclure, que dans les conditions de la ration moyenne d'entretien :

1° L'adulte peut se suffire avec $0^{gr}005$ de magnésie par kilogramme de son poids normal ;

2° Que cette quantité est contenue dans les aliments ordinaires suffisants pour composer la ration moyenne d'entretien telle que je l'ai fixée ;

3° Que sur ces $0^{gr}005$, environ, la moitié s'élimine par les urines et que l'autre moitié s'élimine par la voie intestinale soit après avoir été absorbée soit sans l'avoir été ;

4° Qu'en augmentant les quantités ingérées, on peut augmenter celles éliminées par les urines, mais dans de faibles proportions, la plus grande partie du surcroit ingérée n'étant probablement pas absorbée.

QUANTITÉ DE FER NÉCESSAIRE A L'ORGANISME DANS LES CONDITIONS DE LA RATION MOYENNE D'ENTRETIEN (1).

Le fer, nous le savons, quoique jouant dans l'organisme un rôle important, n'y figure que dans de faibles proportions. D'après Lawes et Gilbert, cités par Lapicque et Richet, le kilogramme de bœuf, pris dans son ensemble, ne contiendrait que 0^{gr}29 de peroxyde de fer, soit seulement 0^{gr}19 de fer métallique ; et d'après Boussingault, le kilogramme de mouton ne contiendrait que 0^{gr}15 de fer métallique ou 0^{gr}23 de peroxyde de fer. La moyenne de ces deux animaux est donc 0^{gr}26 de peroxyde de fer ; et si nous appliquons cette moyenne à l'homme, nous trouvons 11 grammes environ de fer métallique et 17 grammes de peroxyde pour un poids de 65 kilogrammes.

D'après Lapicque et Richet, la ration du Parisien contiendrait les quantités suivantes de peroxyde de fer :

550 grammes de pain et de pâte, 0,011 ; 280 grammes de viande, 0,018 ; 125 grammes de lait, 0,003 ; 35 grammes d'œufs, 0,002 ; 600 grammes de fruits et de légumes frais, 0,090 ; 50 grammes de légumes secs, 0,008 ; et 100 grammes de féculents, 0,011 ; soit un total de 0^{gr}143 pour le Parisien de 65 kilogrammes et sensiblement 0^{gr}002 par kilogramme de son poids.

Mais cette quantité est bien supérieure à celle que donne le régime lacté chez l'adulte. D'après Bunge, en effet, le lait de vache ne contiendrait que 0^{gr}004 de fer métallique par litre, soit 0^{gr}006 de peroxyde de fer. Les 3 litres, constituant la

---

(1) Voir le PREMIER VOLUME : 1° Page 128. — Quantités de fer contenues dans les aliments d'origine végétale ;

2° Page 185. — Quantités de fer contenues dans les aliments d'origine animale ;

3° Page 237 et suivantes et 257. — Quantités de fer contenues dans l'alimentation de la France ;

4° Voir aussi les indications données précédemment à propos des matières salines en général.

ration, ne donnent donc que 0^{gr}018 ; c'est presque dix fois moins. Cette quantité, si minime, est-elle suffisante ? Ne faut-il pas lui attribuer en partie le sentiment de faiblesse qui se manifeste parfois pendant ce régime, et dont j'ai déjà parlé ?

La faible proportion de fer s'unirait donc peut-être à la faible proportion de chlorure de sodium contenue dans le lait. Les 0^{gr}018 des 3 litres ne nous donnent, en effet, que 0^{gr}0003 par kilogramme d'adulte. Or cette quantité est bien inférieure à celle que reçoit le nourrisson. Le lait de femme, en effet, contient 0^{gr}009 de peroxyde de fer par litre ; et le nourrisson, en recevant 100 gr. par kilogramme de son poids, c'est donc 0^{gr}0009 qu'il en trouve dans sa ration, soit trois fois plus que l'adulte soumis au régime lacté. Cette quantité de 0^{gr}0003 de peroxyde de fer par kilogramme d'adulte me paraît donc réellement très faible ; et il se pourrait qu'elle fût, au moins parfois, insuffisante. C'est là une question qui doit rester à l'étude.

Dans ma ration, la quantité de peroxyde de fer se rapproche sensiblement de celle de l'adulte de Paris, quoique lui étant un peu inférieure.

Le peroxyde de fer contenu dans le pain, la viande, les œufs, le lait, le fromage, les légumes et les fruits, arrive à un total de 0^{gr}120 ; ce qui me conduit à peu près à 0^{gr}002 par kilogramme de poids.

Dans les conditions ordinaires de la vie, nous pouvons donc considérer cette quantité de 0^{gr}002 de peroxyde de fer par kilogramme comme suffisants ; et probablement, étant donné que le nourrisson peut faire sa croissance avec une quantité la moitié moindre, 0^{gr}0009, elle pourrait être descendue sans gêner aucune de nos fonctions. J'ai déjà dit que je conservais quelques doutes en ce qui concerne le régime lacté de l'adulte, qui ne lui fournit qu'une quantité trois fois moindre.

Elimination. — Le fer ingéré s'élimine par trois voies : par les urines, par la voie intestinale et avec les produits cornés. Bien entendu, il en est du fer comme pour toutes les autres substances, les quantités éliminées dépendent de celles ingérées. Mais il est probable que la quantité qui s'élimine avec les produits cornés, ongles, cheveux, cellules épithéliales, varie peu ; et que, dès lors, c'est celle de la voie intestinale qui subit les plus grandes variations. Celle-ci, en effet, et sans que nous puissions l'apprécier, est composée par le fer contenu dans les liquides digestifs qui se déversent dans l'intestin, et aussi par celui qui n'est pas absorbé, ce dernier étant peut-être le plus considérable.

Quant au fer urinaire, dosé à l'état de peroxyde, il peut être évalué à peu près à $0^{gr}006$, soit environ $0^{gr}0001$ par kilogramme. Ce serait donc tout au plus 1/20 de la quantité ingérée, les 19/20 s'éliminant avec les produits cornés, les liquides digestifs ou n'étant pas absorbés.

Vu cette très faible élimination urinaire, il se pourrait que la quantité fournie par le régime lacté de l'adulte fût suffisante, puisqu'en somme la quantité ingérée est encore trois fois supérieure à celle éliminée par cette voie. Seules des expériences précises et faites dans ce but spécial pourront permettre de se prononcer sur cette question ; et, jusqu'à présent, je ne l'ai pas étudiée.

De ce qui précède, il résulte donc :

1° Que la quantité de $0^{gr}002$ de peroxyde de fer par kilogramme doit être considérée comme sûrement suffisante pour l'adulte ;

2° Qu'il est probable que cette quantité pourrait être diminuée sans nuire à nos diverses fonctions, puisque le nourrisson fait sa croissance avec une quantité la moitié moindre ;

3° Que cette quantité de $0^{gr}002$ de peroxyde de fer est contenue non seulement dans la ration de l'adulte de Paris, mais aussi dans ma ration moyenne d'entretien, qui est sensiblement inférieure à la précédente ;

4° Qu'il est possible que la quantité de peroxyde de fer fournie à l'organisme par le régime lacté chez l'adulte, soit à peine suffisante et parfois même insuffisante ;

5° Que le fer s'élimine par trois voies ; mais que la quantité qui sort de l'organisme par les urines, ne représente guère chez l'adulte que $0^{gr}0001$ par kilogramme de son poids, soit seulement 1/20 de la quantité ingérée avec la ration d'entretien ; et que c'est donc surtout avec les produits cornés et par la voie intestinale qu'il est éliminé.

QUANTITÉ D'ACIDE PHOSPHORIQUE NÉCESSAIRE A L'ORGANISME
DANS LES CONDITIONS
DE LA RATION MOYENNE D'ENTRETIEN (1).

L'acide phosphorique est la substance minérale la plus largement représentée dans l'organisme — Je rappelle que pour les divers animaux de boucherie, les os compris, cet acide représente les 46 °/₀ de la totalité des cendres. C'est dans les os, que l'acide phosphorique existe en plus grande quantité ; mais comme proportions, c'est encore lui qui l'emporte même dans les parties molles. Pour la viande des divers animaux de boucherie, il représente encore les 41 °/₀ de la totalité des cendres.

Cette prédominance de l'acide phosphorique parmi nos matières minérales, suffirait déjà pour faire prévoir l'importance du rôle qu'il doit y jouer. Mais cette présomption est, en outre, appuyée par la quantité réellement importante qui est contenue dans nos tissus.

Les matières minérales représentent les 4ᵍʳ70 °/₀ du poids total de l'animal. C'est donc 3ᵏⁱˡ055 pour l'homme de 65 kilogrammes ; et l'acide phosphorique représentant les 46 °/₀ de ces matières, nous arrivons à un total de 1ᵏⁱˡ405. Enfin, le phosphore étant le 43 °/₀ de l'acide phosphorique, nous sommes conduits à ce dernier résultat, que l'homme moyen de 65 kilogrammes contient 605ᵍʳ55 de phosphore.

L'acide phosphorique est contenu surtout dans les aliments d'origine animale. Les viandes de boucherie en général en

(1) Voir le PREMIER VOLUME :

1º Page 128. — Quantités d'acide phosphorique contenues dans les aliments d'origine végétale.

2º Page 186. — Quantités d'acide phosphorique contenues dans les aliments d'origine animale.

3º Pages 237 et suivantes et 257. — Quantités d'acide phosphorique contenues dans l'alimentation de la France.

4º Voir aussi les indications générales données précédemment à propos des matières salines en général.

contiennent 0^{gr}50 pour 100 grammes ; le porc, 0^{gr}44 ; le poisson de rivière, 0^{gr}57, et le lait de vache arrive à 0^{gr}20. Toutefois, parmi les aliments végétaux, les légumes secs en renferment encore 1 gramme en moyenne. Mais le pain n'en contient que 0^{gr}16 ; et les légumes frais, ainsi que les fruits, environ 0^{gr}10.

Cherchons maintenant à nous rendre compte de la quantité qui nous est nécessaire dans les conditions que nous étudions.

D'après Lapicque et Richet, la ration de l'homme adulte de Paris en contiendrait : dans le pain, 0^{gr}90 ; dans la viande, 1^{gr}47 ; dans le lait, 0^{gr}25 ; dans les œufs, 0^{gr}15 ; dans les légumes et fruits frais, 0^{gr}58 ; dans les légumes secs, 0^{gr}32 ; dans les féculents, 0^{gr}17 ; et enfin dans le vin, 0^{gr}18.

C'est donc un total de 4^{gr}02 pour l'ensemble de la ration, et et 0^{gr}063 par kilogramme de poids.

Mais, comme nous allons le voir, il est probable que cette quantité pourrait être diminuée sans inconvénient.

Si, en effet, le régime lacté assure à l'adulte environ 0^{gr}10 d'acide phosphorique par kilogramme, puisque le lait de vache en contient 2 grammes, le lait de femme ne fournit au nourrisson que 0^{gr}05 d'acide phosphorique par 100 grammes. Or, fait important, avec ces 0^{gr}05 d'acide phosphorique par kilogramme de son poids, le nourrisson, non seulement suffit à son entretien, mais aussi à sa croissance. On peut donc affirmer que cette quantité est sûrement suffisante pour le nourrisson ; mais, en plus, il devient aussi probable, que cette même quantité doit l'être également pour l'adulte. C'est, du reste, ce qui va ressortir des faits suivants.

Je me suis soumis trois fois à des expériences pour comparer les quantités d'acide phosphorique ingérées avec celles éliminées par les voies urinaires, et voici le résultat de ces expériences (1).

Première expérience (2). — Pendant les mois d'août et de septembre 1890, comprenant une période de quarante-cinq jours

(1) Conditions d'une bonne nutrition et moyens cliniques pour les reconnaître (Congrès de Bordeaux pour l'avancement des sciences, 1895, p 345'.

(2) Influence des variations de l'alimentation sur les quantités d'acide phosphorique et de chlorure de sodium contenues dans l'urine (*Société de Biologie*, 1901, 20 avril, p. 429 et 430).

consécutifs, soit dix-huit en août et vingt-sept en septembre,
mes urines ont été recueillies en totalité et on a dosé tous les
jours, en même temps, l'urée et l'acide phosphorique. Pendant
ces deux mois, mon alimentation était réglée, par kilogramme
de poids, à 1^{gr}25 d'azotés et à 5 grammes de ternaires, sur
lesquels, comme toujours, 1 gramme de corps gras environ et
0^{gr}50 d'alcool. La quantité moyenne et approximative d'acide
phosphorique ingéré était de 2^{gr}400. Or, pendant le mois d'août,
les moyennes ont été de 15^{gr}61 pour l'urée, et de 1^{gr}62 d'acide
phosphorique ; et pendant le mois de septembre la moyenne de
l'urée a été de 15^{gr}65, et celle de l'acide phosphorique de
1^{gr}59. Pour ces quarante cinq jours, l'élimination moyenne de
l'acide phosphorique par la voie urinaire a donc été de 1^{gr}58
sur une quantité ingérée de 2^{gr}400. C'est donc seulement
0^{gr}795 qui s'éliminaient autrement que par la voie urinaire.

Mon poids étant à l'époque de 58 kilogrammes, la quantité
d'acide phosphorique absorbée n'était donc que 0^{gr}041 par
kilogramme, celle éliminée par les urines de 0^{gr}027, et celle
éliminée autrement de 0^{gr}014. Or, cette quantité de 0^{gr}041
d'acide phosphorique est sûrement suffisante, puisque c'est celle
contenue dans la ration d'été, qui a pour elle l'expérience du
temps.

Pendant la *deuxième expérience*, faite en 1899 (1), je me
suis proposé de déterminer la dépense minima d'acide phosphorique par le procédé de l'alimentation partielle insuffisante,
c'est-à-dire en diminuant autant que possible la quantité
ingérée.

Cette expérience faite en novembre 1899 comprend trois
périodes.

Pendant la première qui a duré cinq jours, du 8 au 12 novembre inclus, mon alimentation a été réglée à 1^{gr}50 d'azotés,
6 grammes de ternaires, y compris 1 gramme de corps gras
et 0^{gr}50 d'alcool ; le tout donnait 38 calories. Cette ration
contenait environ 2^{gr}600 d'acide phosphorique, soit 0^{gr}043 par
kilogramme ; la quantité éliminée par les urines fut de 1^{gr}260 ;
et 1^{gr}340 s'éliminaient donc autrement.

(1) Evaluation approximative de la quantité minima d'acide phosphorique
urinaire et de la quantité minima de cette substance nécessaire à l'organisme
dans les conditions de la ration moyenne d'entretien (*Société de Biologie*,
7 mai 1904, p. 751).

Pendant la deuxième période, mon alimentation fut fortement diminuée. Les azotés furent descendus à $0^{gr}50$ par kilogramme, et l'ensemble des aliments ne donna plus que 25 calories par kilogramme. Enfin, en même temps, je choisis ceux pauvres en phosphates, tels que beurre, huile et sucre. Sur 1.500 calories résultant de la totalité de ma ration, 690 provenaient des corps gras, du sucre et de l'alcool ; la viande n'était représentée que par 50 grammes de poulet. Le reste était constitué par 50 grammes de pain, 40 grammes de vermicelle et 150 grammes de riz.

Ces aliments ne me donnaient guère que $0^{gr}90$ d'acide phosphorique : $0^{gr}15$ pour le pain et le vermicelle ; $0^{gr}25$ pour la viande ; $0^{gr}41$ pour le riz ; et $0^{gr}09$ pour le vin. Mais, de plus, je prenais du café en assez grande quantité ; et, vu sa richesse en phosphates, j'évalue qu'il contenait environ $0^{gr}30$, c'est donc en tout $1^{gr}20$ d'acide phosphorique.

Or, avec cette alimentation, l'acide phosphorique urinaire resta à $1^{gr}27$ le premier jour, mais descendit à 1 gramme et à $0^{gr}99$ les deux jours suivants. La moyenne de ces trois jours fut de $1^{gr}08$; mais en supprimant le premier jour qui évidemment était encore influencé par le régime précédent, on peut estimer que la quantité d'acide phosphorique passant dans les urines, dans ces conditions, était sensiblement de 1 gramme, soit $0^{gr}017$ par kilogramme de mon poids.

La quantité maximum d'acide phosphorique que je prenais dans ces conditions n'étant que de $1^{gr}20$, la différence n'était que de $0^{gr}20$; et nous savons que l'acide phosphorique qui s'élimine par les autres voies que celles des urines, est bien supérieure à cette quantité. Il faut donc en conclure que la quantité ingérée était inférieure à la totalité de celles éliminées ; et que, par conséquent, une partie de ce gramme d'acide phosphorique était demandé à mes réserves. De là découle également cette conclusion, que cette quantité de 1 gramme est sûrement inférieure aux besoins de l'organisme, puisque celui-ci l'élimine, rien que par les urines, même quand il n'en reçoit qu'une quantité inférieure.

Après ces trois jours, pendant lesquels j'avais également diminué autant que possible mes chlorures, je portais mon alimentation à $1^{gr}25$ de substances azotées et à $32^{cal}500$; et, en même temps que je prenais mes aliments habituels, j'y ajoutais

20 grammes de sel en plus de la quantité servant à leur préparation. Cette expérience ne dura qu'un jour. Or, je ne sais sous quelle influence, mais je vis en même temps l'acide phosphorique s'élever à 1^{gr}54 le jour même, et à 1^{gr}53 le lendemain. Cette augmentation de l'excrétion de l'acide phosphorique coïncida avec celle des chlorures. Elle commença et finit en même temps.

Dès le jour suivant, en effet (18 novembre), les chlorures étant redevenus à peu près normaux dans l'urine, 13^{gr}14; l'acide phosphorique le redevint aussi ; et, dans les 3 jours que dura encore l'expérience, la moyenne fut de 1^{gr}31.

Pendant ces trois jours (18-19 et 20 nov.), mon alimentation fut celle de la saison intermédiaire, comprenant 1^{gr}50 de substances azotées, 6 grammes de ternaires et 38 calories; c'est-à-dire celle que j'avais suivie pendant les 5 jours d'épreuve du 8 au 12 novembre. La quantité d'acide phosphorique contenue dans cette ration fut sensiblement la même, c'est-à-dire 2^{gr}600. Or, sur cette quantité, je l'ai dit, 1^{gr}310 s'élimina par la voie rénale et 1^{gr}290 par les différentes autres voies.

Cette expérience nous conduit donc à ces conclusions :

1° Que notre organisme élimine par la voie urinaire au moins 1 gramme d'acide phosphorique, même quand la quantité contenue dans l'alimentation est insuffisante pour couvrir les dépenses totales de l'organisme ; et que, par conséquent, nos aliments doivent en contenir davantage.

2° Mais qu'il est suffisant pour couvrir les dépenses totales en acide phosphorique, pendant les saisons intermédiaires de nos climats, que nos aliments en contiennent 2^{gr}600, soit sensiblement 0,045 par kilog. ; puisque c'est cette quantité qui est comprise dans ma ration moyenne, et que cette ration a maintenant, pour elle, l'épreuve du temps.

3° Qu'il est même possible, que même pendant les saisons intermédiaires cette quantité puisse être légèrement diminuée sans inconvénient.

C'est dans le même but qu'a été faite la troisième expérience en mai et avril 1903 (1). Celle-ci, comme la précédente, a présenté trois périodes. La première et la troisième ont été

---

(1) Cette expérience est également résumée dans la note à la *Société de Biologie* du 7 mars 1904, p. 752.

des périodes d'épreuve, et la deuxième une période d'alimentation insuffisante.

Pendant la première période (23 au 28 mars), mon alimentation comprenait $1^{gr}35$ d'azotés et donnait 2386 calories. Elle contenait $2^{gr}619$ d'acide phosphorique; et j'en éliminais par les urines $1^{gr}383$. C'est donc $1^{gr}236$ qui s'éliminaient autrement. Cette période a duré 6 jours. Puis dans la deuxième, qui a duré 5 jours seulement (29 mars au 3 avril), les azotés ont été descendus à $0^{gr}47$ et les calories à 1285 ; et comme j'avais diminué autant que possible les matières minérales, ne faisant exception que pour le chlorure de sodium, l'acide phosphorique a été ramené à $1^{gr}538$. Comme on le voit, je suis descendu moins bas que dans la précédente expérience, quoique le nombre de calories fut sensiblement le même, parce que le café a été augmenté. Aussi la quantité éliminée est-elle restée, elle aussi sensiblement au-dessus : $1^{gr}274$ au lieu de 1 gramme. La quantité, pouvant être éliminée par les autres voies, n'a donc été que de $0^{gr}264$. Or, cette quantité me paraît réellement bien faible pour représenter tout l'acide phosphorique qui reste dans le bol alimentaire sans être absorbé, et celui qui s'élimine autrement; de sorte que je suis porté à croire que dans ce cas, comme dans le précédent, la quantité ingérée a été encore insuffisante pour couvrir toutes les dépenses de l'organisme.

Toutefois, l'acide phosphorique urinaire étant supérieur au minimum que j'ai trouvé dans l'expérience précédente, je pense que l'on doit considérer comme probable, que cette quantité de $1^{gr}538$, ne doit pas être très éloignée de celle qui est suffisante.

La troisième période a correspondu à de la surnutrition. Les azotés étaient de $1^{gr}66$ et le nombre des calories à 2490 soit 42 par kilog. La quantité d'acide phosphorique s'est élevée à $3^{gr}051$. Or, sous cette influence, l'élimination par les urines est redevenue ce qu'elle était sous la première période $1^{gr}368$, sans la dépasser. La différence s'est élevée à 1,683. Mais j'ai lieu de supposer, qu'une partie a été immobilisée par mon organisme. Pendant les 15 jours qu'a duré cette période, en effet, j'ai augmenté de 1500 grammes, soit, environ 100 grammes par jour, ce qui nous donne à peu près 20 grammes de substances organiques et 62 à 75 grammes d'eau. Or, les viandes

des animaux, dont la composition se rapproche le plus de la nôtre, contenant environ $0^{gr}50$ d'acide phosphorique pour 100 grammes, ce serait donc environ $0^{gr}125$ qui ont pu être utilisés pour l'accroissement de mon poids. Sur $1^{gr}683$ d'acide phosphorique, constituant la différence entre la quantité ingérée et celle éliminée par la voie urinaire, environ $0^{gr}125$ ont donc été immobilisés et $1^{gr}558$ ont été éliminés par les différentes autres voies ou n'ont pas été absorbés.

Mais, qu'elle que soit la répartition de ces $3^{gr}051$ d'acide phosphorique ingéré, il doit au moins rester de cette expérience, que cette quantité est plus que suffisante pour l'entretien, puisqu'elle a suffi même à un accroissement très rapide de 100 grammes par jour.

On peut donc considérer cette quantité comme une véritable ration de convalescence. Or, ces $3^{gr}051$, pour mon poids moyen de 59 kilog. pendant cette période, donne $0^{gr}052$ par kilog.

Tableau récapitulatif des dosages de l'acide phosphorique.

DATES	DURÉE en JOURS.	CALORIES par kilogramme	AZOTÉS par kilogramme	Acide Phosphorique PAR KILOGRAMME		Différences de l'alimentaire et de l'urinaire
				Alimentaire	Urinaire.	
1890. Août.......	18	32	1^g25	0^g041	0^g027	0^g014
— Septembre..	27			0 041	0 027	0 014
1899. Novembre..	5	38	1^g50	0^g043	0^g021	0^g022
	2¹	**25**	**0 50**	**0 020**	**0 017**	**0 003**
	2	32	1 25	0 041	0 026 [2]	0 015
	3	38	1 50	0 044	0 022	0 022
1903. Mars.......	6	40	1^g35	0^g045	0^g023	0^g022
— Avril......	**5**	**21**	**0 47**	**0 026**	**0 021**	**0 025**
	15	43	1 66	0 052	0 023	0 029

(1) Les périodes d'alimentation partielle insuffisante pour l'acide phosphorique sont marquées en caractères gras.

(2) Influence de l'excrétion des chlorures.

De tout ce qui précède, sur la ration du parisien, sur le régime lacté et de mes expériences répétées trois fois, on peut donc conclure :

1° Qu'une quantité de $0^{gr}045$ à $0^{gr}05$ d'acide phosphorique par kilog. de notre poids normal est sûrement suffisante pour couvrir les dépenses de notre organisme dans les conditions de la ration moyenne d'entretien ; et que cette quantité est contenue dans cette ration, telle que je l'ai fixée ;

2° Que la quantité de 0^{gr}05 par kilog. peut suffire pour une ration de croissance pour l'enfant, et d'accroissement de poids pour l'adulte convalescent ;

3° Que la quantité de 0^{gr}017 par kilog. est sûrement insuffisante ; et que probablement il en est de même pour des quantités encore sensiblement au-dessus ;

4° Que sur ces 0^{gr}04 ou 0^{gr}05 d'acide phosphorique environ, 0^{gr}025 à 0^{gr}03 s'éliminent par les urines, et que le reste s'élimine par les autres voies ou n'est pas absorbé ;

5° Que pendant les périodes d'accroissement, cette dernière quantité est diminuée de celle qui est immobilisée ; l'élimination par l'urine, représentant l'usure d'entretien, étant peu modifiée ;

6° Que d'une manière générale, avec les rations telles que l'expérience me les a fait établir, la quantité d'acide phosphorique éliminée par les urines est sensiblement le dixième de celle de l'urée ;

7° Que sans pouvoir l'expliquer, il semble résulter d'une de mes expériences que l'exagération de l'excrétion du chlorure de sodium a augmenté celle de l'acide phosphorique ;

8° Enfin, que pour l'acide phosphorique, comme pour les autres aliments, cette loi se vérifie toujours : que les quantités éliminées dépendent sensiblement de celles ingérées.

QUANTITÉ D'ACIDE SULFURIQUE NÉCESSAIRE A L'ORGANISME DANS LES CONDITIONS DE LA RATION MOYENNE D'ENTRETIEN (1).

L'acide sulfurique est une des matières minérales les plus faiblement représentées dans l'organisme animal. Il y figure pour une quantité environ 40 fois moindre que l'acide phosphorique. Sur 100 grammes de cendres des divers animaux de boucherie, les os compris, il n'y a que $0^{gr}86$ d'acide sulfurique. Sur 100 grammes de cendres provenant de la viande des mêmes animaux, il y en a $0^{gr}98$. Enfin 100 grammes de viande de bœuf ne contiennent guère plus de $0^{gr}01$ d'acide sulfurique à l'état de sulfates.

Les végétaux n'en contiennent pas davantage. Dans les cendres des céréales, l'acide sulfurique n'arrive pas à 2 grammes % avec l'orge, et tombe à $0^{gr}86$ % avec le riz. Dans les légumes secs, cette quantité se relève. Elle est de $3^{gr}49$ pour les pois, de $3^{gr}89$ pour les fèves et de $4^{gr}05$ pour les haricots ; cette proportion augmente encore dans les légumes et les fruits frais.

Mais la richesse de ces aliments en matières minérales est si faible, que malgré l'élévation de la proportion, pouvant atteindre à près de 13 % avec les choux, la quantité de cet acide que nous prenons avec les aliments, ne se chiffre même pas à $0^{gr}05$ pour 100 grammes.

Ces quantités sont celles qui correspondent à *l'acide sulfurique à l'état minéral*. Mais une autre partie de l'acide sulfurique utilisé pour l'organisme provient du soufre mis en liberté par la désagrégation de la molécule albuminoïde, que celle-ci soit usée ou qu'elle serve à faire du calorique. Cette

---

(1) Voir le PREMIER VOLUME :

1o Page 130. Quantités d'acide sulfurique contenues dans les aliments d'origine végétale.

2o Page 187. Quantités d'acide sulfurique contenues dans les aliments d'origine animale.

3o Page 237 et suivantes et 257. Quantités d'acide sulfurique contenues dans l'alimentation de la France.

4o Voir aussi les indications générales données précédemment à propos de l'alimentation de la France.

quantité de soufre varie avec les diverses substances albuminoïdes ; et, d'après Lapicque et Richet, on pourrait admettre les proportions suivantes pour les principaux albuminoïdes servant à notre alimentation : pour 100 grammes de matières azotées sèches, on trouve : $1^{gr}80$ de soufre, pour l'albumine de sang et la syntonine musculaire; $1^{gr}55$, pour l'albumine de blé ; $0^{gr}70$, pour le gluten de la même céréale ; et $0^{gr}40$ seulement pour la légumine des pois.

C'est en partant de ces données, que ces auteurs ont calculé la ration de l'homme adulte de Paris, qui comprendrait les quantités de soufre suivantes, ramenées à *l'état d'acide sulfurique* : pour 55 gr. de pain ou de pâtes, $0^{gr}02$; pour 280 grammes de viande, $0^{gr}04$; pour 125 grammes de lait, $0^{gr}03$; pour 600 grammes de fruits et de légumes frais, $0^{gr}27$; pour 30 grammes de légumes secs, $0^{gr}03$; enfin pour 100 grammes de féculents, $0^{gr}06$; soit un total de $0^{gr}45$ d'acide sulfurique, à l'état de sulfates, et à peu près $0^{gr}15$ de soufre.

Mais, de plus, dans cette même ration, le parisien en trouverait à l'*état de soufre :* $0^{gr}34$ dans le pain ; $0^{gr}90$ dans la viande ; $0^{gr}07$ dans le lait ; $0^{gr}10$ dans les œufs ; $0^{gr}05$ dans les légumes frais ; $0^{gr}03$ dans les légumes secs ; $0^{gr}05$ dans les féculents ; et $0^{gr}12$ dans le fromage ; soit en tout $1^{gr}66$ de soufre ; ce qui nous donne, avec celui à l'état de sulfates, $1^{gr}81$ de soufre ou approximativement $5^{gr}43$ d'acide sulfurique.

Cette ration mettrait donc à la disposition de l'adulte parisien une quantité de soufre, qui, en passant à l'état d'acide sulfurique, forme sous laquelle le soufre s'élimine en grande partie, donnerait $5^{gr}43$ de cet acide, soit $0^{gr}083$ par kilog. de son poids. Sur cette quantité d'acide sulfurique, $1^{gr}65$ s'élimineraient par les urines à l'état de sulfates ; et $3^{gr}78$ s'élimineraient par les autres voies, et notamment par la voie intestinale, sous forme de sulfates ou d'acide sulfhydrique.

Ce sont là les quantités ingérées et éliminées avec la ration de l'adulte de Paris. Voyons maintenant, si ce sont celles qui répondent exactement aux besoins de l'organisme, et si celui-ci ne pourrait pas se contenter de moins (1).

---

(1) Evaluation approximative de la quantité minima de soufre urinaire et de la quantité minima de cette substance nécessaire à l'organisme dans les conditions de la ration moyenne d'entretien (*Société de biologie*, 14 mai 1904, p. 794).

Le lait de vache contient 0^{gr}24 d'acide sulfurique par litre à l'état de sulfates. Mais, de plus, les 36 grammes de caséine fournissent 0^{gr}60 de soufre, soit approximativement 1^{gr}80 d'acide sulfurique, qui, réunis aux 0^{gr}24 à l'état de sulfates, donnent 2^{gr}04 d'acide sulfurique par litre. Les trois litres donneront donc 6^{gr}12 ; soit 0^{gr}094 par kilog. d'adulte, quantité encore supérieure à celle de la ration de l'adulte de Paris.

Le lait de femme ne contient guère que 0^{gr}15 d'acide sulfurique par litre, soit 0^{gr}015 par 100 grammes de lait, à l'état de sulfates. De plus, sa richesse en caséine n'étant que de 1^{gr}8 pour 100 grammes de lait, cette caséine ne contient que 0^{gr}03 de soufre, soit 0^{gr}09 d'acide sulfurique, qui, réunis au 0^{gr}015 précédents, portent ce total à 0^{gr}105 d'acide sulfurique pour 100 grammes de lait. Or, cette quantité étant sûrement suffisante pour l'âge de la plus grande croissance, nous devons en conclure qu'elle doit l'être également pour l'adulte.

Je passe maintenant à mes expériences faites en mars et avril 1903, et qui ont compris trois périodes.

Pendant la première, du 23 au 28 mars, je prenais 81 grammes de substances azotées, 49 grammes de substances grasses, 315 grammes d'hydrates de carbone et 40 grammes d'alcool dans le vin ; ce qui donnait un total de 2.386 calories. Or, cette ration, qui était sûrement suffisante, contenait 0^{gr}245 d'acide sulfurique à l'état de sulfates et 1^{gr}314 de soufre dans les 81 grammes d'azotés, soit 3^{gr}120 d'acide sulfurique.

C'est donc en tout 3^{gr}365 d'acide sulfurique, ce qui donne seulement 0^{gr}056 par kilogramme de mon poids.

Or, sur cette quantité, j'en éliminais 1^{gr}512 par les urines ; c'est donc 1^{gr}853 ou bien qui n'étaient pas été absorbés ou bien qui s'éliminaient par les autres voies.

Pendant la deuxième période, du 29 mars au 3 avril, les azotés furent ramenés à 28 grammes, les corps gras à 5 grammes, les hydrates de carbone à 240 grammes, et l'alcool de vin à 20 grammes ; le tout ne donnait qu'un total de 1.285 calories.

Ces aliments contiennent environ 0^{gr}047 d'acide sulfurique à l'état de sulfates ; et les 28 grammes d'azotés, fournis surtout par le gluten du blé, ne donnent que 0^{gr}196 de soufre, soit 0^{gr}589 d'acide sulfurique. Réunis au 0^{gr}047 précédents, ce dernier donne un total 0^{gr}636.

Or, pendant cette période, quoique ne recevant que $0^{gr}636$ d'acide sulfurique, j'en perdais encore $1^{gr}254$ rien que par les urines.

Il faut donc en conclure que la quantité contenue dans nos aliments ne saurait descendre, même à ce chiffre de $1^{gr}254$; puisque sûrement une partie de l'acide sulfurique ingéré est éliminé autrement, et qu'une autre partie n'est pas absorbée.

Cette quantité, $1^{gr}254$, représente donc la dépense minima s'éliminant par les urines. Cette quantité, du reste, je crois devoir le faire remarquer, est peu inférieure à celle de la période précédente, qui était de $1^{gr}512$.

La troisième période, contrairement à la deuxième, a été marquée par de la surnutrition, pour reprendre les 1.500 grammes que j'avais perdus. Elle a compris 99 grammes d'azotés, 55 grammes de corps gras, 305 grammes d'hydrates de carbone et 40 grammes d'alcool; donnant un total de 2.490 calories.

Cette alimentation contenait $0^{gr}325$ d'acide sulfurique à l'état de sulfates, et $1^{gr}353$ de soufre dans les albuminoïdes soit $4^{gr}053$ d'acide sulfurique. C'est donc un total de $4^{gr}378$; et $0^{gr}074$ par kilogramme de mon poids moyen, qui, pendant cette période, a été de 59 kilogrammes.

Ainsi, pendant cette troisième période, pendant laquelle non seulement j'ai dû satisfaire à mon entretien, mais aussi pendant laquelle, je l'ai dit, j'ai augmenté de 100 grammes par jour, cette quantité de $0^{gr}074$ a été suffisante. Quant à la quantité passant dans les urines, elle a été de $1^{gr}680$; tandis que $2^{gr}698$ ou bien n'étaient pas absorbés, ou bien étaient immobilisés, ou bien enfin s'éliminaient autrement.

DATES	DURÉE en JOURS.	CALORIES par kilogramme	AZOTÉS par kilogramme	ACIDE SULFURIQUE PAR KILOGRAMME		Différences.
				Alimentaire	Urinaire.	
1903. Mars et avril.						
Première période..	6	40	$1^{g}35$	$0^{g}056$	$0^{g}026$	$0^{g}031$
Deuxième — ..	**5¹**	**21**	**0 47**	**0 011**	**0 021**	**0 010**
Troisième — ..	15	43	1 66	0 074	) 28	0 046

(1) La période d'alimentation insuffisante pour l'acide sulfurique est marquée en chiffres gras.

De ce qui précède, on peut donc conclure :

1° Que, dans les conditions auxquelles correspond la ration moyenne d'entretien, une quantité de 0^{gr}06 (0.056) d'acide sulfurique est sûrement suffisante pour couvrir les dépenses d'un kilogramme de notre poids ;

2° Qu'il est probable qu'on pourrait descendre cette quantité au moins jusqu'à 0^{gr}05 sans inconvénient ;

3° Mais qu'une quantité qui ne dépasserait pas 0^{gr}02 serait sûrement insuffisante ;

4° Que dès 0^{gr}070, la quantité peut être considérée comme une ration de croissance ou de convalescence ;

5° Que la quantité suffisante à l'organisme est contenue dans la ration moyenne d'entretien, telle que je l'ai fixée ;

6° Qu'il en est de même du régime lacté, fait avec le lait de vache pour l'adulte, puisque les trois litres donnent 0^{gr}094 d'acide sulfurique par kilogramme et 2 litres et demi en donnent encore 0^{gr}08 ;

7° Qu'il en est également de même, et à plus forte raison, pour la ration du nourrisson telle que je l'ai fixée à 100 grammes de ce lait; puisque cette quantité lui assure 0^{gr}105 d'acide sulfurique. C'est donc là sûrement une ration de croissance ;

8° Que l'acide sulfurique utilisé par l'organisme provient pour la plus grande partie du soufre des albuminoïdes ;

9° Que ce soufre, quelle que soit sa provenance, s'élimine par la voie urinaire sous forme d'acide sulfurique ; et en plus grande partie encore par la voie intestinale soit à l'état de sulfates non absorbés soit à l'état d'hydrogène sulfuré ;

10' Que la quantité s'éliminant par les urines, quand· celle ingérée est suffisante, est en somme peu variable, et quelle oscille dans les environs de 0^{gr}025 par kilogramme ;

11° Que l'exagération de quantités ingérées se traduit surtout par l'augmentation des quantités non absorbées ;

12' Mais que cependant pour l'acide sulfurique, comme pour toutes les autres substances, les quantités éliminées sont fonction de celles absorbées.

RÉSUMÉ DE LA RATION MOYENNE D'ENTRETIEN POUR UN KILOGRAMME D'HOMME ADULTE.

D'après tout ce qui précède, un kilogramme d'homme adulte, placé dans les conditions que j'ai fixées pour la ration moyenne d'entretien, devrait recevoir, pour répondre sûrement à tous ses besoins, les quantités suivantes de *substances organiques* et de *substances minérales*.

A : *Substances organiques*. Ces substances doivent comprendre :

1° D'abord de 1ᵍʳ30 à 1ᵍʳ50 de substances albuminoïdes.

2° Une quantité de substances ternaires pouvant donner, par leur retour complet à l'état minéral et leur combinaison avec la quantité voulue d'oxygène, 30ᶜᵃˡ500 environ ; qui, réunies aux 7ᶜᵃˡ500 fournies par les azotés, complètent un total maximum de 38 calories.

Ces substances ternaires, en tenant compte des habitudes de la généralité de la population française, peuvent être réparties ainsi qu'il suit : corps gras, 1 gramme ; alcool, 0ᵍʳ50 ; et hydrates de carbone, 4ᵍʳ50.

Mais ces proportions peuvent changer. L'alcool peut être remplacé, peut être avec avantage même, soit par des corps gras, soit par des hydrates de carbone ; et il en est de même de chacune de ces deux dernières catégories de principes immédiats, pourvu que l'ensemble des ternaires donne toujours 30ᶜᵃˡ500.

3° Ces quantités des divers aliments sont celles que nous devons *ingérer ;* mais, j'ai longuement insisté sur ce point, ces aliments ne sont pas absorbés en totalité ; et j'ai estimé environ à leur dixième, la partie qui n'est pas absorbée (déchet intestinal).

4° La même observation doit être faite, par conséquent, pour le nombre total de calories. Les 38 calories, correspondent à la totalité des aliments ingérés ; mais le nombre réel de calories mis à la disposition de notre organisme doit être diminué de celles qui seraient produites par les aliments non absorbés, soit déjà environ un dixième.

De plus, une partie des albuminoïdes s'éliminant avant leur minéralisation, c'est une nouvelle déduction qu'il faut faire subir au nombre total de 38 calories, déjà ramenées à 34 par le déchet intestinal.

Les quantités d'albuminoïdes qui s'éliminent en cet état, pouvant être estimées approximativement à $0^{gr}50$, les 34 calories sont ramenées entre 31 et 32 calories.

Les aliments ingérés, pouvant donner 38 calories, n'en fournissent donc en réalité à l'organisme que 31.500.

5° Les produits ultimes de la minéralisation des aliments utilisés sont l'eau et l'acide carbonique pour les trois catégories d'aliments, et, en plus, l'urée pour les albuminoïdes. La totalité des aliments ingérés donnerait 5 grammes d'eau, $12^{gr}93$ d'acide carbonique, $0^{gr}50$ d'urée et $0^{gr}06$ d'acide sulfurique.

6° La minéralisation complète de ces aliments demanderait environ 14 grammes d'oxygène, sur lesquels 3 sont contenus dans les aliments.

Mais, de nouveau, ces quantités doivent subir les déductions dues au déchet intestinal et aux albuminoïdes non minéralisés.

B. *Substances minérales.* — 1° Outre ces matières organiques et cette quantité d'oxygène, ce kilogramme d'adulte doit également avoir à sa disposition pour répondre à ses besoins : 35 ou 40 grammes d'eau sur lesquels 5 grammes, je viens de le dire, proviennent de l'oxydation de l'hydrogène de ses aliments ; environ $0^{gr}25$ ou $0^{gr}30$ de chlorure de sodium, sur lesquels peut-être une partie importante pourrait être remplacée par certaines autres matières salines ; $0^{gr}06$ de potasse ; $0^{gr}015$ de chaux ; $0^{gr}005$ de magnésie ; $0^{gr}002$ de péroxyde de fer ; $0^{gr}05$ d'acide phosphorique ; et $0^{gr}06$ d'acide sulfurique, dont une partie importante provient du soufre des albuminoïdes.

2° Si maintenant nous totalisons les matières minérales, nous arrivons à un total de $0^{gr}442$; en ne fixant le chlorure de sodium qu'à $0^{gr}25$, et $0^{gr}495$, si nous le portons à $0^{gr}30$ par kilogramme. Or, si nous tenons compte que la quantité d'eau que nous avons évaluée comme nécessaire à nos besoins, est de

40 grammes par kilogramme, nous trouvons que cette eau arriverait à un titre de $11^{gr}05$ pour 1000 dans le premier cas et à $12^{gr}30$ dans le second, c'est-à-dire à un titre sensiblement supérieur à celui du sérum sanguin et des divers liquides normaux de l'organisme.

Mais il faut nous rappeler que ces quantités sont celles ingérées. Or, étant donné que les matières minérales subissent un déchet intestinal arrivant souvent à 20 °/₀ et pouvant même atteindre 30 °/₀; les quantités réellement absorbées, en admettant un déchet moyen de 25 °/₀, seraient donc ramenées à $0^{gr}33$ dans le premier cas, et à $0^{gr}37$ dans le second, pour 40 grammes d'eau; soit approximativement à 8 ou 9 par 1000, titre se rapprochant sensiblement de celui de nos liquides organiques.

3° Enfin, outre les $0^{gr}33$ ou $0^{gr}37$ de matières minérales, les 35 grammes d'eau contenus dans nos aliments ou pris en nature, devraient dissoudre dans l'intestin, au moment de l'absorption, environ $1^{gr}50$ de substances albuminoïdes dans des états de peptonisation plus ou moins avancée, mais tous solubles; $4^{gr}50$ de glucose, $0^{gr}50$ d'alcool, et soit émulsioné, soit saponifié 1 gramme de corps gras. Pour 1.000 grammes d'eau, ce serait donc 8 à 9 grammes de matières minérales, 45 grammes de produits peptonisés, 130 grammes de glucose, 15 grammes d'alcool, et 30 grammes de corps gras. Il est vrai qu'à l'eau alimentaire viennent s'ajouter les divers liquides digestifs et aussi probablement une certaine quantité d'eau exosmosée des vaisseaux sanguins et lymphatiques. Mais cependant, on le voit, c'est encore sur un liquide riche en matières minérales et organiques que doit s'exercer l'absorption.

C. *Elimination des produits des substances organiques.* — 1° Les 5 grammes d'eau environ, résultant de l'oxydation de l'hydrogène des substances organiques, se réunissent aux 30 grammes ou 35 grammes pris en nature avec les aliments; et s'éliminent, ainsi que je vais le dire en résumant l'élimination des substances minérales.

2° La presque totalité de l'acide carbonique s'élimine par la voie pulmonaire, et une faible quantité à l'état de carbonates, par la voie urinaire.

3° L'urée s'élimine, à l'état normal, par une seule voie, la voie urinaire. Chaque gramme de substance albuminoïde utilisée, doit en donner environ 0^{gr}33 centigrammes; et, dans les conditions de la ration moyenne d'entretien, chaque kilogramme de notre poids en dépense environ 0^{gr}30, ce qui correspond à un peu moins d'un gramme d'albuminoïdes.

4° Sur les 38 calories que pouvaient donner la totalité des aliments organiques ingérés, nous devons retrancher d'abord 4 calories correspondant à la partie de ces substances qui n'est pas absorbée, et ensuite 2 calories à 2^{cal}500, correspondant aux albuminoïdes qui, quoique absorbés, quittent l'organisme sans être minéralisés.

5° Sur les autres 32 calories environ, on peut admettre approximativement qu'une calorie correspond au travail mécanique; 0^{cal}500, à l'échauffement des boissons et aliments; 1 calorie, à l'échauffement de l'air inspiré; 4^{cal}500, à l'évaporation d'eau par la peau; 2 calories à l'évaporation d'eau par le poumon; 20 calories, à la radiation cutanée; 1^{cal}500, à l'augmentation de la radiation cutanée, ainsi qu'à l'évaporation pulmonaire et cutanée dans les conditions de la ration moyenne d'entretien; et enfin 1^{cal}500, au travail intérieur, et notamment aux contractions du cœur.

D. *Élimination des matières minérales.* — 1° Sur les 35 à 40 grammes d'eau, reçus par l'organisme, 18 à 20 grammes s'éliminent par la voie urinaire; 10 grammes par la voie cutanée, 8 grammes par la surface pulmonaire et 2 grammes par la voie intestinale.

2° Enfin, en ce qui concerne les matières salines, étant donné que les quantités ingérées seraient : de 0^{gr}30 de chlorure de sodium; 0^{gr}06 de potasse; 0^{gr}010 de chaux; 0^{gr}005 de magnésie; 0^{gr}002 de fer; 0^{gr}05 d'acide phosphorique et 0^{gr}06 d'acide sulfurique, nous trouverons dans les urines : 0^{gr}25 de chlorure de sodium; 0^{gr}05 de potasse; 0^{gr}005 de chaux; 0^{gr}003 de magnésie; 0^{gr}0001 d'oxyde de fer; 0^{gr}025 d'acide phosphorique, et 0^{gr}025 d'acide sulfurique.

3° Sur 0^{gr}50 de matières salines ingérées, environ 0^{gr}35 passeraient dans les urines.

4° Sur la différence, environ 0^{gr}10 ne seront pas absorbés, et les autres 0^{gr}05 s'élimineraient par la surface cutanée.

DÉPENSES DE L'ORGANISME DE LA FEMME ADULTE
VIVANT DANS LES CONDITIONS
DE LA RATION MOYENNE D'ENTRETIEN.

Ainsi que je viens de le faire pour l'homme, je vais avoir en vue, dans cette étude. la femme adulte, à l'état de santé, dans des conditions d'existence qui n'exigent d'elle aucun travail manuel, et vivant dans la température moyenne des saisons intermédiaires des pays tempérés. Enfin, de même que pour l'homme, pour éviter les différences de taille et de poids, je m'en tiendrai également à la dépense d'un kilog. du poids normal.

De plus, et c'est là un point important, j'écarterai, pour le moment, les périodes de *gestation*, d'*allaitement* et de *ménopause*, qui seront étudiées plus tard. Je ne comprendrai dans cette étude que l'influence de la *menstruation*, qui est inséparable de la vie de la femme à l'état adulte. La ménopause, au contraire, fixe, et avec une importance qui s'impose, la fin de cette période ; et quant à la gestation et à l'allaitement, ce sont deux influences qui, quoique normales, ne sont pas absolument obligatoires pour la femme.

Cette étude étant ainsi bien délimitée, voyons quelles peuvent être les modifications que le sexe apporte aux dépenses que nous venons de fixer pour l'homme.

RATION ORGANIQUE. -- *Azotés.* — Sans que mes recherches aient pu être suivies comme pour l'homme. l'observation clinique, et surtout l'examen des analyses d'urine, ne me laissent aucun doute sur ces deux points : le premier, c'est que 1ᵍʳ50 de substances azotées ingérées suffisent sûrement pour la femme ; et le second que. de même que pour l'homme, on pourrait faire descendre cette quantité sensiblement au-dessous, jusque dans les environs seulement de 1 gramme.

Dans nos villes, cette première quantité est souvent dépassée, mais rien ne prouve qu'il y ait nécessité à le faire. A la campagne, au contraire, les azotés, pour la femme, restent presque toujours, j'en ai fait le calcul bien souvent, au-dessous de 1^{gr}50 ; et la femme ne s'en porte que mieux.

Ainsi donc l'observation de l'alimentation de la femme dans les conditions qui assurent le mieux sa santé, nous montre déjà que la quantité des azotés ingérés peut rester sensiblement au-dessous de 1^{gr}50 par kilogramme de son poids normal. Mais, de plus, ce résultat est confirmé pour l'examen des urines.

Dans les cas, où cet examen a été fait après une alimentation bien dosée, et notamment après les régimes lactés, j'ai pu constater que les quantités d'urée restaient plutôt dans les environs de 0^{gr}25 par kilogramme, que de 0^{gr}30, dernier chiffre qui, on le sait, correspond aux dépenses de l'homme. Or, les quantités de lait ayant été fixées, autant que possible, par rapport au poids normal, cette diminution de l'urée, rend probable que la quantité des albuminoïdes usés par la femme est un peu inférieure à celle de l'homme ; et, par conséquent, que la quantité de 1^{gr}50 que j'ai considérée comme un maximum pour ce dernier, l'est encore plus sûrement pour la femme.

Du reste, les habitudes de la femme, telles qu'elles résultent de nos mœurs, en la considérant dans des conditions d'existence tout-à-fait comparables à celles de l'homme, devaient le faire prévoir. D'une manière très générale, le repos au lit, qui diminue nos dépenses. est, pour elle, plus prolongé. Il en est de même du séjour dans l'habitation, qui, de de nouveau, épargne les dépenses ; et enfin, il en est également ainsi des efforts musculaires. Outre que la femme marche moins que l'homme à l'extérieur, elle reste à l'intérieur plus longtemps assise ; et l'homme lui épargne tout le travail pénible, qui incombe à leur vie en commun. Toutes ces différences pouvaient donc faire prévoir que l'usure des albuminoïdes chez la femme, doit être diminuée : et nous avons vu que cette prévision est confirmée par l'observation directe et le dosage de l'urée.

Mais reste la question de la *menstruation*, qui tout d'abord semblerait conduire à des conclusions contraires. Cette fonction, en effet, fait perdre à la femme, chaque mois, une quantité de sang qui varie de 100 à 200 grammes, soit environ 150 grammes. Or, il est évident que c'est là une perte à réparer ; et que l'alimentation de la femme, outre son entretien, doit assurer cette réparation.

Cette perte sanguine a frappé quelques auteurs qui l'ont trouvé suffisante pour leur faire conseiller une alimentation plus azotée, plus animalisée. Or, examinons la question de près; et voyons quelle est réellement l'augmentation qu'exige cette perte pour être réparée.

La perte sanguine, je viens de le dire, peut être évaluée en moyenne à 150 gr.; et le sang contenant environ 10 % de substances albuminoïdes, c'est donc une perte de ces substances de 15 gr. par mois. Ces 15 grammes, répartis sur les 30 jours en moyenne, qui séparent chaque hémorragie menstruelle, donnent $0^{gr}50$ par jour; et eufin, le poids moyen de la femme étant également dans les environs de 50 kilogrammes, c'est $0^{gr}01$ d'azotés à ajouter par jour à sa ration d'un kilogramme, ce qui, on le voit, est tout-à-fait négligeable, cette ration étant au moins de 1 gramme et pouvant atteindre $1^{gr}50$.

Cette conclusion en découle donc, que l'hémorragie menstruelle est insuffisante pour modifier la ration de la femme en azotés; et, dès lors, nous arrivons après ce qui précède à cette autre conclusion, que cette ration doit probablement pouvoir être descendue à $1^{gr}25$, et qu'en tous cas, la quantité de $1^{gr}50$ est sûrement suffisante.

Calories. — Les mêmes raisons, qui tendent à diminuer les dépenses en azotés chez la femme, se retrouvent, quand on cherche à apprécier ses dépenses en calories. Celles-ci, je crois inutile d'y revenir, en outre de celles qui sont produites par les albuminoïdes usés, sont fournies indifféremment par les corps gras et les hydrates de carbone. En maintenant $1^{gr}50$ d'azotés pour la femme, comme pour l'homme, ce qui équivaut à $7^{cal}500$, c'est donc $31^{cal}500$ qu'il faudra demander aux autres aliments. Mais c'est là une quantité qui, probablement déjà supérieure aux besoins de l'homme, doit sûrement dépasser encore plus ceux de la femme. Je rappelle que la femme reste plus longtemps au lit, qu'elle vit plus longtemps dans l'intérieur de nos appartements qu'au dehors, qu'elle marche moins et que les gros travaux lui sont épargnés. La radiation cutanée et le travail musculaire sont donc sérieusement diminués chez elle. Enfin j'ajoute que la radiation cutanée est également souvent diminuée par l'embonpoint que présentent la plupart des femmes même à l'état de santé.

Nous arrivons donc, de nouveau, à cette conclusion que dans les conditions indiquées ci-dessus, le kilogramme de femme ne dépense pas 38 calories ; et qu'en lui donnant une ration qui les lui assure, on est au moins sûr de ne pas rester au-dessous de ses besoins.

Je ne vois également aucune raison physiologique ou pratique pour modifier la composition des ternaires auxquels doivent être demandés les 32^{cal}50 devant compléter la ration en calories. J'admets donc que, comme pour l'homme, les 32^{cal}50 seront demandées à 1 gramme de corps gras, à 0^{gr}50 d'alcool et à 4^{gr}50 d'hydrates de carbone.

En résumé, en ce qui concerne les substances organiques, la ration de la femme sera composée exactement comme celle de l'homme. Elle n'en différera que par le total ; qui, lui, est déterminé par le poids. Nous allons voir, du reste, qu'il en est de même pour les matières minérales.

RATION MINÉRALE. — *Eau.* — Nous avons vu que le kilogramme d'homme a besoin de trouver dans son alimentation 30 à 35 grammes d'eau environ, qui augmentés des 5 grammes provenant de la combustion de l'hydrogène de ces derniers, portent cette quantité à 35 ou 40 grammes. Or, de nouveau, les conditions d'existence qui sont particulières à la femme, ne peuvent que diminuer ses besoins. L'exercice, toujours un peu plus marqué pour l'homme que pour la femme, exagère, en effet, les pertes d'eau par la voie respiratoire et la voie cutanée ; et nous savons, que ce sont là deux voies importantes d'élimination de l'eau. Ces deux voies d'élimination étant diminuées, cette conclusion en découle, que les besoins en eau doivent l'être forcément. Enfin, les quantités des produits azotés s'éliminant par la voie urinaire, urée, acide urique, etc., étant plutôt diminués chez la femme, et, comme nous le verrons, les quantités de matières minérales restant sensiblement les mêmes, l'organisme doit pouvoir se contenter des mêmes quantités d'eau pour assurer cette fonction. De sorte que nous arrivons à cette conclusion, que la femme doit pouvoir se suffire avec 30 grammes d'eau par kilogramme de son poids normal.

Oxygène. — Nous avons vu que la totalité des aliments ingérés par l'homme, exige, pour être transformée en urée, en acide carbonique et en eau, 14^{gr}048 d'oxygène; mais que les aliments en contenant 3^{gr}018, ce n'est que 11^{gr}030 que l'organisme doit demander à l'absorption pulmonaire.

Or, les aliments exigeant forcément la même quantité d'oxygène pour se minéraliser, dans l'organisme de la femme que dans celui de l'homme, nous devons donc considérer ces quantités d'oxygène indispensables pour elle. Mais, bien entendu, pour elle, comme pour l'homme, ces quantités doivent être diminuées, en proportion des aliments ingérés et non minéralisés. J'ajoute enfin que mes recherches m'ont fait constater que la section thoracique sterno-syphoïdienne de la femme lui permet de recevoir très largement ces quantités (1).

Matières salines. — L'étude de la ration chez l'homme nous a montré que son kilogramme a besoin dans les 24 heures, de 0^{gr}06 de potasse, 0^{gr}015 de chaux, 0^{gr}005 de magnésie, 0^{gr}002 de fer, 0^{gr}05 d'acide phosphorique, 0^{gr}06 d'acide sulfurique en y comprenant celui qui provient du soufre albuminoïde, et enfin environ 0^{gr}25 de chlorure de sodium sur lesquels seulement 0^{gr}05 sont indispensables et dont les autres 0^{gr}20 peuvent probablement être remplacés dans l'organisme par d'autres sels notamment par ceux de potassium. Or, sans qu'aucune étude ait été faite à cet égard, on doit considérer comme très probable que ces mêmes quantités doivent suffire à la femme. Parmi les conditions de son existence, en effet, on n'en voit aucune qui puisse augmenter ses dépenses pour une quelconque de ces substances. L'hémorragie menstruelle qui, nous l'avons vu, est tout à fait négligeable en ce qui concerne les azotés, et qui ne l'est pas moins au point de vue des ternaires puisque le sang n'en contient pas, l'est tout autant en ce qui concerne les matières salines. Les 150 grammes de sang en contiennent, en effet, environ 10 grammes ; or, ces 10 grammes constitués surtout par du chlorure de sodium, répartis sur les 30 jours du mois, donnent environ, 0^{gr}33 de matières salines par jour, soit pour une femme de 50 kilogrammes environ 0^{gr}006 par kilogramme ; et nous savons,

(1) Maurel, Traité de l'hypohématose; et Durand, Thèse de Toulouse 1888.

qu'en y comprenant tout le chlorure de sodium, le kilogramme reçoit environ 0^{gr}30 de ces matières. Pour ce total, l'augmentation de 0^{gr}006 est donc négligeable.

De toutes ces considérations sur lesquelles j'ai tenu à m'arrêter un peu longuement, parce qu'il m'a semblé que les auteurs n'avaient pas été assez explicites sur ces divers points, on peut conclure :

1° Que la quantité de 1^{gr}50 de substances azotées, reconnue suffisante pour l'homme, l'est à plus forte raison pour la femme ; mais que de même que pour l'homme la quantité minima ne doit pas descendre à 1 gramme ;

2° Que la quantité de 38 calories, résultant de la minéralisation de la ration admise pour l'homme, est également sûrement suffisante pour la femme ; et que, vu les conditions de son existence, il est probable que cette quantité pourrait descendre entre 30 et 35 calories ;

3° Qu'elle doit pouvoir se suffire avec 30 grammes d'eau et 11 grammes d'oxygène extérieur par kilogramme ; et que cette quantité d'oxygène lui est assurée, à l'état normal, par sa section thoracique sterno-xyphoïdienne ;

4° Que les quantités de matières salines suffisantes pour l'homme, le sont à plus forte raison pour la femme ;

5° Que ces quantités, sauf pour le chlorure de sodium, lui sont assurées par les aliments composant sa ration d'entretien ;

6° Enfin que la menstruation n'augmente les besoins de la femme, aussi bien pour les azotés que pour les matières salines, que d'une manière tout à fait négligeable.

APPLICATIONS PRATIQUES DES DONNÉES PRÉCÉDENTES

Tout ce qui précède, on le sait, ne concerne qu'un *kilo-gramme d'adulte ;* et, de plus, dans les calculs qui ont servi à évaluer ses besoins, on a supposé que les principes immédiats, azotés et ternaires, ainsi que les produits minéraux, étaient isolés. Toutes les données qui résultent de ces recherches, tout en conservant leur grand intérêt scientifique, restent donc encore, on le voit, bien éloignées de la pratique ; et elles seraient exposées à demeurer inutiles pour elle, si on les laissait dans cet état. On pourrait, certes, les besoins d'un kilogramme d'adulte étant connus, évaluer facilement ceux d'une adulte de 60 ou de 70 kilogrammes. On trouverait ainsi les quantités de chacune de ces substances organiques et minérales qui leur sont nécessaires ; mais comment saurions-nous ensuite, la quantité d'aliments ordinaires, pain, viande, légumes, etc., pouvant contenir les quantités voulues de ces substances organiques et minérales ?

Etant donné la grande diversité des substances que nous avons fait entrer dans notre alimentation, le nombre réellement élevé de viandes, de légumes et de fruits qui nous servent d'aliments ; étant donné aussi les manières variées dont nous les préparons ; enfin, étant donné également la richesse variable en ces substances nutritives de chacun de ces aliments si multiples, comment arriver à calculer exactement la quantité de chacun d'eux qu'il faut ingérer, pour trouver exactement les quantités non seulement d'azotés, de ternaires, mais aussi celles des matières salines qui sont nécessaires pour tel ou tel organisme ?

C'est là un calcul qui tout d'abord paraît bien difficile, même quand il ne s'agit que de le faire une fois et pour une personne donnée ; et qui peut même paraître impraticable, s'il s'agit de le renouveler tous les jours. et pour chacun des sujets dont l'hygiène nous est confiée.

Or, je tiens à rassurer tout de suite ceux de mes confrères qui ne seraient pas encore familiarisés avec ces dosages de l'alimentation. Il faut qu'ils sachent, que, grâce à quelques données générales, ces dosages peuvent être faits facilement et rapidement.

Il leur faudra, certes, apprendre la teneur des principaux aliments en principes immédiats, et aussi leur richesse en matières salines ; mais ce sont là des connaissances d'une acquisition facile. Si, en effet, on examine les tableaux que j'ai donnés dans le premier volume, on verra que les divers aliments peuvent être réunis par groupes, dont la composition, en principes organiques, ne présente que peu de différences. Les diverses viandes, ne descendent guère à 17 °/₀ de substances azotées et fort peu dépassent 20°/₀. Le pain. qui entre pour une partie importante de notre alimentation, a une composition, qu'en pratique on peut considérer comme sensiblement constante. La valeur calorifique du vin nous est donnée par son degré en alcool ; les principaux légumes secs, lentilles, haricots, pois secs, peuvent être considérés comme ayant la même composition ; et il en est de même pour un certain nombre de légumes verts, ainsi que pour les fruits frais.

Or, il faut le savoir, d'une part, grâce aux facilités qu'a notre organisme, surtout pour augmenter ses pertes si les apports sont trop considérables, une certaine marge nous est laissée, dans la pratique, pour nos dosages ; et, d'autre part, avec l'habitude, certaines compensations s'établissant dans nos appréciations, on peut approcher de l'exactitude avec une précision tout à fait suffisante, et qui souvent même nous étonne.

Grâce à ces conditions, le dosage des principes immédiats se fait, on le voit, encore assez facilement. Quant aux substances minérales, dont le dosage paraît tout d'abord encore plus difficile, parce que nous connaissons encore moins les quantités qu'en contiennent les divers aliments. le calcul pour celles qui nous sont nécessaires, perd beaucoup de son intérêt, par cette considération, qu'ainsi que je l'ai déjà dit, ces matières entrent dans la composition des aliments dans de telles proportions, qu'elles sont prises en quantité suffisantes, si ces aliments suffisent au point de vue des substances organiques. Sauf des cas exceptionnels, en effet, les aliments d'origine animale, et même ceux d'origine végétale, contiennent les mêmes matières salines qui nous sont nécessaires ; et cela, je le répète, avec des quantités suffisantes pour répondre à nos besoins.

Le dosage de l'alimentation, grâce à ces diverses conditions, devient donc très abordable dans la pratique ; et, comme on va le voir, il deviendra même facile, si l'on veut tenir compte de quelques indications pratiques que je vais exposer.

COMPOSITION PRATIQUE DE LA RATION MOYENNE D'ENTRETIEN

DIVISION. — Pour aborder la composition de cette ration, en commençant par les dosages les plus faciles, j'exposerai successivement ces dosages par le régime *lacté*, le régime *lacté mitigé*, le *régime lacto et lacto-ovo-végétarien*, et, enfin, je terminerai par le régime *ordinaire* avec toute sa complexité.

De plus, pour éviter des redites, et cependant sans que cet exposé perde de sa clarté, j'embrasserai dans cette étude le dosage de la ration de la femme adulte, en même temps que celui pour l'homme. Je viens de le montrer, en effet, les dépenses de la femme, par kilogramme de poids, sont les mêmes, au moins avec l'exactitute qu'exige la pratique, que celles de l'homme.

Comme au point de vue pratique, il importe de fixer des quantités correspondantes à un sujet et non plus seulement à un kilogramme de poids, je prendrai, comme exemples, des sujets d'un poids moyen, soit 65 kilogrammes pour l'homme et 55 kilogrammes pour la femme.

Du reste, comme on va le voir, les quantités étant fixées pour l'homme pour chacun de ces régimes, celles concernant la femme, le seront facilement, puisqu'il ne s'agit plus que d'une différence de poids. A poids égal, en effet, les rations de l'homme et de la femme sont les mêmes.

Dosage de la ration moyenne d'entretien par le régime
lacté exclusif.

La valeur du lait varie forcément avec sa composition ; et celle-ci, outre qu'elle présente des différences, il est vrai, assez fixes d'après les espèces animales, en offre également pour la même espèce, selon la race, l'alimentation et d'autres causes assez nombreuses, dont la plupart sont connues des physiologistes et des éleveurs. Mais, en s'en tenant au lait de vache, de beaucoup le plus utilisé, on peut connaître, pour chaque région, une composition moyenne qui doit nous servir de point de départ. Cette composition régionale est fixée dans la plupart des grandes villes par le minimum de beurre que doit présenter le lait, pour que la vente en soit autorisée. C'est, en effet, surtout par le mouillage que le lait est ramené au minimum accepté par les municipalités ; et ce procédé, en diminuant le beurre, diminue forcément aussi la teneur en caséine, en lactose et en matières salines.

Pour chaque région, c'est donc le minimum qui servira de base aux calculs ; mais ici, je vais continuer à prendre, comme base de mes évaluations, la composition de lait de vache qui a servi à mes premières expériences.

Cette composition est la suivante, pour un litre : Pour les *matières organiques* : substances albuminoïdes, 36 grammes ; beurre, 40 grammes ; lactose, 55 ; ce qui nous donne, avec les coefficients calorifiques que j'ai adoptés ; 180 calories pour les azotés, 360 pour le beurre et 220 pour la lactose, soit, en tout, 760 calories pour un litre de lait.

Pour les matières minérales. ce litre de lait contient : eau, 860 grammes ; chlorure de sodium, 1 gramme ; potasse, $1^{gr}80$; chaux, $1^{gr}60$; magnésie, $0^{gr}21$; peroxyde de fer, $0^{gr}006$; acide phosphorique, 2 grammes ; acide sulfurique. $2^{gr}04$, y compris le soufre des albuminoïdes ; soit un total de $8^{gr}656$ pour 860 grammes d'eau, soit très sensiblement 10 grammes de matières salines par litre d'eau.

Le titre de la solution dans le lait de vache, d'après ces chiffres, se rapproche donc autant que possible de celui de l'eau alimentaire pendant le régime ordinaire. Mais tandis qu'une partie, la plus importante, revient au chlorure de sodium dans ce dernier régime, avec le lait ce sel ne représente que le dixième des matières salines totales.

Cette composition étant acceptée, voyons maintenant combien il faudrait de ce lait pour répondre à tous les besoins d'un adulte de 65 kilogrammes, et nous le verrons ensuite pour la femme de 55.

Homme adulte moyen de 65 kilogrammes. — Calculons d'abord cette quantité pour les matières organiques.

Le lait devrait fournir 1^{gr}50 *d'azotés*, multipliés par 65 kilogrammes, soit 97^{gr}50 de substances albuminoïdes ; et le total des matières organiques devrait donner 38 *calories* multipliées par 65 kilogrammes, soit 2.470 calories. Or, chaque 100 grammes de ce lait contenant 3^{gr}60 d'albuminoïdes et fournissant en tout 76 calories, nous verrons que pour satisfaire à ces deux besoins, il faudra : d'abord $\dfrac{97,50}{3,60} = 2^{lit}\,700$ de ce lait pour obtenir les azotés en quantité suffisante, et $\dfrac{2.470}{76} = 3^{lit}\,250$ pour obtenir le calorique suffisant.

D'après ces calculs, il faudrait donc 3^{lit}250 pour obtenir les 2.476 calories nécessaires. Mais cette quantité fournirait 117 grammes d'azotés, soit sensiblement 1^{gr}80 par kilogramme, au lieu de 1^{gr}50 seulement.

Mais, si l'on veut bien se rappeler que le chiffre de 38 calories est un chiffre maximum, on verra que l'on peut se contenter de 3 litres de ce lait, ce qui assurerait à chaque kilogramme 35 calories, quantité suffisante, et 1^{gr}66 d'azotés, quantité qui ne dépasse pas sensiblement celle que j'ai admise.

En ce qui concerne ce lait ou du moins un lait fournissant environ 70 calories par 100 grammes et arrivant à 30 grammes de caséine par litre. on peut admettre qu'il faut approximativement dans les conditions de la ration moyenne d'entretien, dans laquelle nous restons toujours, 50 grammes de lait par kilogramme d'adulte. Ces 50 grammes donnent, en effet, 35 calories et 1^{gr}50 d'azotés.

Au point de vue des substances organiques, 3 litres de lait peuvent donc suffire pour un homme de 65 kilogrammes ; et je rappelle qu'en effet, dans mes expériences de 1881, avec ces 3 litres, la plupart de mes hommes, dont le poids moyen était de 60 kilogrammes seulement, augmentaient. Voyons maintenant si cette même quantité suffit au point de vue des matières minérales.

En supposant au lait la même composition que précédemment. ces 3 litres nous donneront : *eau*, 2.580, soit 40 grammes par kilogramme, quantité largement suffisante ; *chlorure de sodium,* 3 grammes, soit seulement 0,046 par kilogramme, quantité qui doit être sur la limite de la suffisance ; *potasse,* 5^{gr}40, soit 0,083 par kilogramme, quantité suffisante puisque nous n'en dépensons que 0,06 ; *chaux,* 1^{gr}60, soit 0,074 par kilogramme, quantité qui dépasse nos besoins et de beaucoup ; *magnésie,* 0,63, soit sensiblement 0^{gr}01 par kilogramme, c'est-à-dire le double de nos besoins ; peroxyde de fer, 0^{gr}006, soit environ 0^{gr}0015 par kilog., quantité qui est peut-être insuffisante ; acide phosphorique. 6 grammes, soit 0^{gr}092 par kilogramme, quand 0^{gr}05 pourraient nous suffire ; et, enfin, 6^{gr}12 d'acide sulfurique, soit 0^{gr}094 par kilogramme, quand notre dépense n'est que de 0^{gr}06.

En somme, nous le voyons donc, avec ces 3 litres de lait, sauf pour le chlorure de sodium et pour le fer, qui peut-être sont légèrement insuffisants, toutes les autres matières salines sont largement suffisantes. Il serait donc facile de remédier à l'insuffisance de chlorure de sodium et du fer, si elle était réellement constatée. On peut donc affirmer, sauf ce léger doute, que l'adulte moyen trouvera dans ces 3 litres de lait de cette composition, toutes les substances nécessaires pour satisfaire à ses divers besoins.

On peut même généraliser d'avantage et admettre qu'avec un lait de vache moyen, contenant de 30 à 36 grammes de caséine, et donnant par la totalité de ses matières organiques de 730 à 760 calories par litre, *tous les besoins de l'adulte peuvent être satisfaits en lui donnant 50 grammes de ce lait par kilogramme de son poids normal* (1).

Cette première manière de calculer la ration me paraît donc des plus simples, et conduit déjà à un résultat suffisamment exact. Mais, comme on l'a vu, elle présente cependant un inconvénient, qui s'aggrave encore si le lait est riche en caséine. Pour arriver au nombre voulu de calories, on doit exagérer les albuminoïdes. Aussi, pour éviter cet inconvénient, et en même temps pour faciliter les calculs, depuis longtemps ai-je adopté un autre procédé, qui consiste à additionner le lait d'une quantité de sucre suffisante pour conduire la valeur du litre à 1000 calories. Ce procédé, du reste, m'a été inspiré

(1) Voir le premier volume. page 49.

par la pratique elle-même, et il m'a suffi de lui donner de l'exactitude. Le plus souvent, en effet, le lait est pris avec du sucre ; et pour le faire dans les conditions voulues, il suffit d'en ajouter une quantité suffisante pour élever à 1000 calories la valeur réelle du lait. Si nous prenons comme exemple le lait précédent, donnant 760 calories par litre, il suffira de le sucrer avec 60 grammes de sucre, qui donnent 240 calories, pour arriver à 1.000. Or, 60 grammes de sucre sont représentés par 10 à 12 morceaux de sucre, tels que nous les offre le commerce ; et comme avec le régime lacté, le litre de lait est pris en 5 ou 6 fois, il suffira de joindre à chaque prise de 2 à 3 morceaux de sucre, ce que, du reste, on fait le plus habituellement. On arriverait à 75 grammes de sucre par litre de lait, soit à 300 calories, si ce lait ne donnait que 700 calories. Dès lors, avec un lait dont la valeur est ainsi élevée à 1000 calories par litre, rassurés que nous sommes par les calculs précédents, en ce qui regarde les azotés et les matières salines, le calcul devient des plus faciles. Pour l'adulte moyen de 65 kilogrammes, exigeant environ 2.500 calories, il suffira de donner 2 litres et demi de lait sucré. Si nous supposons à ce lait la même composition que précédemment, les 2 litres et demi nous donnerront, 90 grammes de caséine, soit 1^{gr}38 par kilog., quantité. nous le savons, sûrement suffisante ; et, comme matières salines : eau, 33 grammes ; chlorure de sodium ; 0^{gr}038 ; potasse, 0^{gr}07 ; chaux, 0^{gr}06 ; magnésie, 0^{gr}008 ; peroxyde de fer, 0^{gr}0011 ; acide phosphorique, 0^{gr}077 ; acide sulfurique, 0^{gr}078.

Comme on le voit, si nous nous reportons aux quantités de ces matières qui nous sont nécessaires, on constate que de nouveau, sauf pour le chlorure de sodium et peut-être pour le fer, toutes les autres matières sont largement suffisantes. Or, si l'on voulait se donner toute garantie pour ces deux substances, il suffirait d'additionner le lait de 1 gramme de chlorure de sodium et 0^{gr}10 de fer par litre, ce qui donnerait 0^{gr}077 par kilogramme du premier et 0^{gr}0015 du second, quantités, qui, dès lors, sont capables de répondre sûrement à nos besoins.

On conçoit combien il serait facile, en connaissant la composition des autres laits, de calculer la quantité qui est nécessaire pour couvrir nos dépenses. C'est, du reste, là une question qui trouvera tout naturellement sa place, et avec tous les développements qu'elle comporte, quand j'étudierai le régime lacté comme agent thérapeutique.

Je tiens cependant à faire remarquer. dès maintenant. la faible teneur de ce régime en matières salines. Le total de ces matières, en effet, même en portant le chlorure de sodium à $0^{gr}077$ et le fer à $0^{gr}015$, n'arrive qu'à $0^{gr}37$ pour les 33 gr. d'eau, soit sensiblement à 10 pour 1.000, en admettant que toutes ces matières soient absorbées. Mais si nous tenons compte du déchet intestinal de 25 %, nous arrivons à $7^{gr}50$ pour 1.000 comme titre, et seulement à $22^{gr}50$, pour 3 litres, pour la quantité totale de matières salines qui seront absorbées.

On voit donc par ce qui précède. avec quelle facilité peut être établie une ration par le régime lacté.

Le poids normal du sujet étant connu, on le multiplie par 38, nombre de calories que la ration doit donner par kilogramme; et le produit représente le nombre de centimètres cubes de lait sucré correpondant à cette ration ; soit, par exemple, un sujet de 60 kilogrammes ; $60 \times 38 = 2280$ calories, ce qui nécessite une ration de $2^{lit}300$ en chiffres ronds. Pour un sujet de 75 kilogrammes, nous aurons : $75 \times 38 = 2870$ calories, soit approximativement 3 litres de lait sucré.

Or, je rappelle qu'ainsi que je viens de l'expliquer, avec le lait sucré, remplir la condition des calories, c'est être sûr de remplir toutes les autres.

Femme adulte moyenne de 55 kilos. — On voit aussi avec quelle facilité, grâce à ce qui précède, on peut arriver au dosage de la femme adulte.

On peut y arriver avec le *lait non sucré*, en partant de ce principe que 50 grammes d'un lait moyen couvrent les dépenses d'un kilogramme. Pour la femme de 55 kilogrammes, il faudra donc $55 \times 50 = 2\,750$, soit 2 litres 3/4 de ce lait moyen.

Avec le *lait sucré*, qui est préférable, parce qu'il permet de donner une relation nutritive qui se rapproche davantage de notre ration. et en admettant que nous nous en tenions à 35 calories par kilogrammes, nous aurons $55 \times 35 = 1.925$. soit environ 2 litres de lait sucré.

Ces deux litres de lait assureront à la femme de 55 kilogrammes, par kilogramme de son poids : 1ᵍʳ38 de caséine, environ 30 grammes d'eau, 0ᵍʳ036 de chlorure de sodium, 0ᵍʳ065 de potasse, 0ᵍʳ058 de chaux, 0ᵍʳ007 de magnésie, 0ᵍʳ0002 de péroxyde de fer, 0ᵍʳ073 d'acide phosphorique, et 0ᵍʳ074 d'acide sulfurique.

De même que pour l'homme, il ne peut y avoir de doute que pour le fer et le chlorure de sodium ; et nous l'avons vu, il serait facile d'y remédier.

Le régime lacté exclusif comporte le plus souvent une modification dans les heures de repas. Les bénéfices qu'il peut donner, sont accrus par ce mode d'administration.

Le lait, quelle que soit sa quantité, doit être réparti en 6 prises égales, espacées de 3 heures, et autant que possible donné aux heures suivantes : 6 et 9 heures du matin, midi, 3, 6 et 9 heures du soir.

Ces heures laissent entre chaque prise un temps suffisant pour la digestion du lait, et aussi un temps de repos pour les organes digestifs. De plus, elles conservent les heures des deux principaux repas, midi et 6 heures du soir ; ce qui permet de passer facilement du régime lacté pur au régime ovo-lacté, en ajoutant un œuf à chacun de ces deux repas, et en diminuant le lait sucré environ de 100 grammes.

Dosage par le régime lacté mitigé.

Je comprendrai sous ce nom les régimes composés de *lait*, de *pain* et d'*œufs*, mais dans lesquels le lait conserve la prépondérance. C'est, du reste, je crois, la signification que donnent à cette expression la plupart des auteurs. J'emploie souvent ce régime comme période de transition. entre le régime lacté exclusif et le régime ordinaire. Presque exclusivement lacté d'abord. j'augmente graduellement les œufs et le pain jusqu'à une valeur des 2/5 de la ration totale, soit de 1.000 calories pour celle de l'adulte moyen. qui est de 2.500.

Le dosage de l'alimentation, dans ce régime, est également des plus faciles à la condition d'utiliser un lait sucré à 1000 calories par litre, comme précédemment.

S'agit-il, par exemple, de permettre une certaine quantité de pain avec le régime lacté ? Il suffit de savoir que 100 grammes de pain, donnent approximativement 250 calories, et contiennent 8^{gr}50 de substances albuminoïdes. Pour conserver la même valeur à la ration, il suffira donc de diminuer le lait de 250 grammes. Cette diminution laisse ainsi, on le voit, à la ration d'abord la même valeur en calories ; et, de plus, cette substitution ne la modifie pas sensiblement au point de vue des azotés. Car les 250 grammes de lait contiennent 9 grammes de caséine si le litre en contient 36 grammes, et 7^{gr}50, si le litre n'en contient que 30 grammes.

S'agit-il ensuite de combiner les œufs avec le régime lacté ? Commençons par le jaune d'œufs que l'on réunit souvent au lait. Un jaune d'œuf pèse en moyenne 15 grammes, contient 4^{gr}80 de corps gras, 2^{gr}40 d'albumine, et donne, par conséquent, 55 calories. Un jaune d'œuf équivaut donc sensiblement, comme valeur calorifique et azotée, à 50 grammes de lait sucré. L'addition au régime lacté de deux jaunes d'œuf fera donc diminuer la quantité de lait de 100 grammes.

Veut-on donner l'œuf complet ? Un œuf contient, en moyenne, 5 grammes de corps gras, et 6^{gr}50 d'albumine, ce qui donne 77^{cal}500. — On devra donc diminuer de lait sucré de 80 grammes environ pour chaque œuf qui sera introduit dans le régime. Trois œufs complets équivalent sensiblement à 250 grammes de lait. Il est vrai que, surtout pour l'œuf complet, les substances azotées seront un peu plus élevées, soit de 3 grammes pour chaque œuf ; mais ce sont là des variations qui ne modifient que fort peu le total des azotés, et sûrement négligeables dans la pratique.

Pour l'adulte de 65 kilogrammes, dont la ration équivaut à 2.500 calories environ, si son régime lacté mitigé comprend 300 grammes de pain et 3 œufs. ce qui lui fournit déjà 750 calories pour le premier et 250 pour le second, il suffira de donner 1.500 grammes de lait pour compléter les 2.500 calories qui lui sont nécessaires. Quant aux azotés, je viens de montrer que ceux du pain et des œufs dépasseront même ceux de la quantité de lait que ces aliments remplacent ; et enfin, en ce qui concerne les matières salines, l'examen de la composition du pain et des œufs, nous montre que si ces derniers sont plus pauvres que le lait en ces matières, le pain, au contraire, l'est beaucoup plus, et qu'il compense largement la légère insuffisance des œufs.

Régime lacté mitigé pour la femme. — L'application des données précédentes au régime lacté mitigé de la femme, est si facile que je crois inutile de m'y arrêter.

S'il s'agit de celle de 55 kilog., dont la ration en lait est de 2 litres, et que l'on veuille donner 2 œufs et 100 gr. de pain, il faudra diminuer son lait de 150 gr. pour les œufs et de 250 gr. pour le pain, soit 400 gr. en tout; ce qui ramène le lait sucré à 1.600 gr.

Le régime lacté mitigé peut être suivi de deux manières On peut conserver les prises espacées de 3 heures, comme avec le régime lacté exclusif, en ajoutant les œufs et le pain aux prises qui coïncident avec les heures de repas : midi et 6 heures du soir; et cette manière de procéder est préférable, quand c'est le lait qui l'emporte de beaucoup sur le pain et les œufs. Dans les cas contraires, on peut suivre la distribution habituelle des repas et en faire quatre : un premier déjeuner avec du lait seul ; le deuxième déjeuner, à midi. avec du lait, du pain et des œufs ; un goûter avec du lait pur ; et, un dîner à 7 heures, pour lequel on joint de nouveau au lait, des œufs et du pain.

Ce dernier régime a l'avantage de conduire aux deux régimes suivants : lacto-végétarien et lacto-ovo-végétarien, ainsi qu'au régime ordinaire.

Dosage de l'alimentation par le régime lacto-végétarien et lacto-ovo-végétarien.

Voilà donc déjà deux régimes, pour lesquels le dosage méthodique et réellement scientifique de l'alimentation, est des plus faciles. Je vais, avant de montrer que celui du régime ordinaire l'est presque autant, m'arrêter quelques instants sur deux autres, qui prennent de plus en plus d'importance : ce sont le *régime lacto-végétarien* et le *régime lacto-ovo-végétarien.*

Pour le premier, seuls les végétaux sont unis au lait ; et le second comprend en même temps des œufs. Toutefois, je ne crois pas que l'on puisse considérer comme relevant de ces régimes une alimentation quelconque, pourvu qu'elle ne comprenne que ces aliments, quelle que soit leur proportion. J'estime que l'on ne doit considérer comme relevant d'un de ces deux régimes, que ceux dans lesquels d'abord il n'entre aucun autre aliment et aussi ceux dans lesquels le lait conserve au moins la moitié de la valeur totale de l'alimentation, soit 1.250 calories, pour la ration de l'homme adulte moyen. Les autres, 1.250 calories pourront être fournies pour les végétaux dans le lacto-végétarien ; et, par les œufs et les végétaux réunis, dans le lacto-ovo-végétarien.

Ce dernier est le plus souvent utilisé. La pratique, en effet, nous a conduit à réunir fréquemment les œufs au lait et aux végétaux.

Ce que j'ai déjà dit pour les régimes précédents, va rendre le dosage, pour ces deux derniers, tout aussi facile.

Si nous supposons que ce dernier comprenne déjà 300 grammes de pain et 2 œufs, valant 750 calories d'une part et 160 de l'autre, soit en tout 900 calories, il restera 350 calories pour les autres végétaux. Or, 100 grammes de pommes de terre donnent environ 100 calories et contiennent 2 grammes d'albumine ; et en y joignant 5 grammes de corps gras pour les assaisonner, nous arrivons à 150 calories. De plus, 100 grammes de petits pois ou de haricots verts en grains, ou de carottes, donnent tous environ 50 calories ; et en joignant également 5 grammes de corps gras, nous arrivons à 100 calories. Pour les choufleurs, les haricots verts sans grains et les épinards, les 100 grammes ne donnent que 25 calories, et les 5 grammes de corps gras qui servent à les préparer, leur donnent une valeur de 75 calories environ. L'endive, la chicorée et la laitue, même avec l'assaisonnement, n'arrivent pas à ce chiffre.

Pour chacun de ces légumes, on peut considérer la quantité de 100 grammes comme suffisante pour une ration ; en la portant à 125, elle l'est sûrement. Pour les 350 calories qui restent à compléter, on peut donc prendre un légume pour chacun des deux principaux repas l'un de 150 calories et l'autre de 100 ; et il nous restera 100 calories pour les fruits devant constituer le dessert. Or, 100 gr. de pommes, de poires ou de cerises donnent un peu plus de 50 calories ; la prune et surtout l'orange un peu moins. Seul, le raisin dépasse 100 calories pour 100 gr.

Je me réserve de revenir sur ces régimes et d'en discuter les indications et les contre indications, quand j'aurai à l'appliquer aux cas pathologiques. Mais ce qui précède doit suffire pour montrer avec quelle facilité on peut le doser scientifiquement.

On peut même voir combien facilement, grâce à quelques connaissances rapidement acquises, on peut le varier, d'un jour à l'autre. Avec ce fond constant, lait, pain et œufs, on peut, en tenant compte de leur valeur en calories, changer les légumes et les fruits tous les jours, et enlever ainsi à ce régime l'inconvénient de sa monotonie.

Cette monotonie sera, du reste, d'autant plus facilement évitée, que le lait peut être pris autrement qu'en boisson, et qu'il peut être utilisé pour faire des potages ou même des plats de laitage, flans, crèmes, etc. Dans ces cas, le lait des repas sera remplacé par une décoction végétale aromatique ou simplement par de l'eau bouillie ou une eau minérale. Il en est de même des œufs, qui peuvent être préparés au gré du sujet.

Grâce aux indications que je viens de donner, l'application de ce régime à l'alimentation de la *femme*, ne présente aucune difficulté. Les mêmes régles lui sont applicables.

Ces deux régimes, comportent la distribution ordinaire des repas, en y comprenant le goûter. Le premier déjeuner aura lieu vers 7 heures, le second à midi, le goûter vers 4 heures, et le dîner à 7 heures. Le premier déjeuner et le goûter ne devront être composés que de lait, et, au plus, d'une faible quantité de pain, soit 50 grammes environ.

Ces deux régimes peuvent donc, on le voit, être dosés de la manière la plus facile et en même temps suffisamment exacte pour la pratique; mais, pour eux, comme pour les deux précédents, je crois devoir rappeler les faits suivants :

1º Pour tous, lacté exclusif, lacté mitigé, lacto et lacto-ovo-végétarien, deux conditions sont d'abord indispensables : *la valeur en calories* et *la quantité d'azotés*.

2º Le lait, dont la valeur calorifique est élevée à 1.000 calories par litre, outre qu'il rend aussi facile que possible le dosage d'un régime exclusivement lacté, au point de vue des calories, donne également toute garantie en ce qui concerne les azotés; et aussi, sauf peut-être pour le chlorure de sodium et le fer, pour toutes les autres matières minérales, y compris l'eau.

3º Le régime mitigé, réglé ainsi que je l'ai indiqué, donne également les mêmes garanties sur tous les points, sauf pour les deux mêmes exceptions.

4° Il en est de même des deux régimes lacto-végétarien et lacto-ovo-végétarien.

L'entrée des légumes et des fruits dans l'alimentation ne peut qu'augmenter la quantité de matières salines contenues dans cette dernière. D'une part, en effet, d'une manière générale, les substances végétales sont plus riches que les animales, en potasse, chaux, magnésie, phosphore de soufre; et, d'autre part, leur préparation conduit à l'addition naturelle du chlorure de sodium dont nous avons craint l'insuffisance dans le lait et dans les œufs. On peut donc conclure que ces deux régimes donnent une garantie complète à tous les égards.

Dosage de l'alimentation par le régime ordinaire.

J'aborde maintenant l'application des idées théoriques que j'ai longuement exposées, au dosage du régime ordinaire.

La question, il est vrai, est moins simple que pour les précédents; mais cependant j'espère montrer qu'on peut arriver à ce dosage encore assez facilement.

Comme les précédents, ce régime, malgré sa grande diversité, doit toujours, pour les deux sexes, satisfaire aux conditions suivantes :

1° Il doit assurer de 35 à 38 calories par kilogramme du poids normal, pour l'ensemble de ses matières organiques.

2° Il doit contenir de 1^{gr}25 à 1^{gr}50 de matières azotées.

3° Il doit fournir, y compris celle de la boisson, de 30 à 40 grammes d'eau par kilogramme.

4° Enfin, il doit assurer, comme matières salines, les quantités que j'ai fixées : soit par kilogramme : 0^{gr}25 à 0^{gr}30 de chlorure de sodium, 0^{gr}06 de potasse, 0^{gr}01 de chaux, 0^{gr}005 de magnésie, 0^{gr}002 de peroxyde de fer, 0^{gr}05 d'acide phosphorique, 0^{gr}06 d'acide sulfurique, en y comprenant celui qui provient des albuminoïdes ; et, par leur réunion, fournir un total de 0^{gr}40 à 0^{gr}50 de matières salines, permettant, après le fort déchet intestinal que subissent ces matières, de mettre l'eau d'alimentation à un titre s'approchant de 8 pour 1.000.

Ce sont là les conditions indispensables au point de vue scientifique. Mais, de plus, comme il s'agit ici du régime qui doit répondre aux conditions ordinaires de la vie, il est forcé qu'il s'inspire également de certaines autres conditions au point de vue pratique.

A cet égard, les principales règles à suivre me paraissent être les suivantes :

1° Adopter trois repas par jour, ce qui a lieu pour la grande majorité des adultes vivant dans les conditions de la ration moyenne d'entretien. De ces trois repas, le premier doit être le plus léger. Des deux autres, la prépondérance peut être donnée au repas de midi ou du soir, suivant les occupations professionnelles.

2° Tenir compte, comme nature des aliments, des habitudes de la population pour laquelle on fixe la ration et aussi des productions alimentaires de la région.

Cette considération nous conduit, pour la population française, d'abord à suivre la répartition des ternaires telle que je l'ai fixée; ensuite, à faire une place importante au froment, à en faire une également importante aux aliments d'origine animale; et enfin à comprendre aussi dans le régime une liqueur fermentée.

Dans le régime type que j'ai adopté, on trouve 60 grammes environ de corps gras et 40 grammes d'alcool. Un tiers des calories est fourni par le pain; celles fournies par les substances d'origine animale restent un peu au-dessous d'un autre tiers; et les végétaux, autres que le pain, mais en y comprenant les boissons fermentées, complètent le total, en dépassant toujours le dernier tiers. En somme, avec le pain, dans ce régime, plus des deux tiers des calories sont demandées aux végétaux. Par contre, en ce qui concerne les azotés, ces derniers n'en fournissent qu'un tiers.

3° Répartir les aliments, animaux et végétaux, dans des proportions telles, que chacune de ces deux catégories d'aliments figurent dans les deux principaux repas, aussi bien au point de vue des calories qu'à celui des azotés, avec l'importance qu'elles ont dans la totalité de la ration.

C'est pour remplir cette condition que j'ai admis, comme principe invariable de toute alimentation bien dosée, que chaque repas doit comprendre deux plats, dont l'un tiré du règne animal et l'autre du règne végétal ; et c'est aussi pour la même raison qu'autant que possible, j'ai admis le même principe pour le dessert. Celui-ci, autant qu'on le peut, doit comprendre un mets animal, fromage, laitage, etc., et un mets végétal, fruits frais ou un fruit cuit, compote, confiture, etc.

Telles sont les principales règles scientifiques et pratiques qui me paraissent devoir inspirer ces divers régimes pour les deux sexes. Ce sont celles que je suis depuis longtemps, et aussi celles que j'ai suivies pour l'établissement du régime-type que je donne à la page suivante.

C'est là le régime type que j'ai adopté pour me servir de guide. Il remplit pour moi le rôle d'un cadre, dont je puis faire varier chacun des casiers selon les besoins ; et aussi, dans une certaine mesure, selon les désirs de la personne dont je règle l'alimentation.

Je pense que sa lecture pourrait suffire pour l'utiliser ; cependant, autant pour le justifier que pour expliquer son mode d'emploi, je crois devoir le faire suivre des *indications* et des *observations* suivantes :

Valeur seulement approximative. — Je crois devoir faire remarquer que dans les différentes évaluations comprises dans ce tableau, j'ai, autant que possible, arrondi les chiffres, dans le but de les rendre plus faciles à retenir, et aussi de faciliter les calculs. Ce ne sont donc là que des évaluations seulement approximatives.

Les quantités des divers aliments que j'ai données, pour les viandes, les légumes et les fruits, résultent de mes observations personnelles souvent répétées, et que l'on trouvera, du reste, à la fin du volume suivant. Je puis les donner comme suffisamment exactes pour la pratique

Pour la valeur en calories et pour la teneur en principes immédiats, outre que j'ai arrondi les chiffres, j'ai négligé ces principes, quand ils n'existent dans un aliment qu'en petite quantité. C'est ainsi que je n'ai pas tenu compte des corps gras contenus dans le pain, ni des azotés contenus dans les fruits. Je me suis contenté de majorer les autres principes immédiats, de manière que le total des calories se rapprochât de la réalité. Enfin, je me suis servi également, pour calculer les calories des coefficients arrondis, tels que je les ai adoptés.

Ainsi, dans ce tableau, tout n'est qu'approximatif ; et cependant la pratique m'a prouvé, qu'il est beaucoup plus exact qu'il ne semblerait devoir l'être. C'est que probablement, au milieu de toutes ces évaluations restant au-dessous ou dépas-

RÉGIME-TYPE DE LA RATION MOYENNE D'ENTRETIEN

HOMME DE 65 KILOS

COMPOSITIONS APPROXIMATIVES

NATURE des ALIMENTS	QUANTITÉ TOTALE	QUANTITÉS DES				CALORIES PAR	
		Azotés	Graisse	Alcool	Hyd. de carb.	Aliments	Repas
PREMIER DÉJEUNER							
Pain	50 gr.	4 gr.	»	»	25 gr.	120	
Café	10 »	»	»	»	2 gr.5	10	245
Lait	100 »	3 gr.5	4 gr.	»	5 gr 5	75	
Sucre	10 »	»	»	»	10 gr.	40	
DEUXIÈME DÉJEUNER							
Pain	150 gr.	12 gr.	»	»	75 gr.	360	
Vin	0 l. 25	»	»	20 gr.	»	140	
1er Plat¹ { Œufs... préparés	2	15	11			180	
ou Poissons préparés	100 gr	18 } 17	10 } 12	»	»	180 } 200	
ou Viande. préparés	100 »	18	15			250	995
2me Plat { Légumes frais. pr.	100 »	3 »	10	»	10	145	
Dessert { Fromage	30 »	9 »	5	»	»	90	
Fruits frais	100 »	» »	»	»	5	60	
DINER							
Pain	150 gr.	12 gr.	»	»	75 gr.	360	
Vin	0 l. 25	»	»	20 »	»	140	
Potage² { Pain	2	6	5	»	25		
ou Pâtes	200 gr.	6 } 6	5 } 5	»	25 } 25	175	
ou Légumes	200 »	6	5	»	25		
1er Plat¹ { Volailles... ou Viandes pr.	100 »	18 »	10 »	»	5 »	200	1 205
2me Plat { Légumes frais. pr.	100 »	3 »	15 »	»	10 »	190	
Dessert { Fromage	30 »	9 »	5 »	»	»	90	
Fruits frais	100 »	»	»	»	12 »	50	
Totaux		96 50	66	40	270	2 435	2.445

(1) Le régime ne comporte qu'un de ces plats à la fois.
(2) Le bouillon compris.

sant la réalité, il s'établit une véritable compensation qui rend le résultat final suffisamment exact.

Cette compensation, toutefois, je dois le dire, pour s'établir d'une manière complète, ne doit pas être limitée aux divers aliments d'un seul repas, ou même à la totalité de ceux pris dans une journée ; elle doit porter sur un certain nombre de jours. Elle gagne avec la durée ; mais, à cette condition, elle peut offrir de réelles garanties.

Enfin, même en admettant que les évaluations fussent moins exactes que je les ai trouvées moi-même, notre alimentation a été jusqu'à présent tellement abandonnée au hasard, que je considèrerais déjà comme un grand progrès, si l'on en venait à la régler d'après ces données ; et c'est dans la pensée de faciliter au corps médical l'entrée dans cette voie, que j'ai sacrifié l'exactitude à la simplicité et à la rapidité des calculs.

Nombre de repas. — D'une manière générale, l'homme adulte ne goûte pas ; il se contente de trois repas. Mais pour certaines professions qui exigent un travail intellectuel dans les premières heures de l'après-midi, j'accepterais volontiers de voir alléger le deuxième déjeuner, et de suppléer à la diminution de ce repas, par un goûter fait vers les 4 heures. Ce petit repas supplémentaire trouverait même tout à fait sa raison d'être, si le deuxième déjeuner était fait assez tôt, tel que 11 heures du matin.

Ainsi donc, quoique dans ce régime type je n'ai prévu que trois repas, je ne suis nullement opposé, dans certaines conditions données, à en ajouter un quatrième ; mais, bien entendu, en diminuant de la même quantité d'aliments soit le deuxième déjeuner, soit le diner.

Importance des repas. — Dans le régime type, le repas le plus important est le diner ; mais, ainsi que je l'ai dit, dans certaines conditions, il peut se faire qu'il y ait avantage à faire autrement. C'est ainsi que la pratique a conduit les professions manuelles à donner la prépondérance au repas de midi. C'est à la pratique, éclairée par l'hygiène, qu'il appartiendra de nous fixer sur ce point, et probablement ce sera une question d'espèces.

Composition des repas. — *Premier déjeuner*. — J'ai pris comme type de ce repas, le *café au lait*. C'est, en effet, un déjeuner des plus usités. En modifiant la proportion des deux aliments qui le composent, on peut d'abord satisfaire des goûts très variés. Mais, on peut le remplacer par tel autre aliment que l'on préférera. Néanmoins, j'estime d'abord que sa valeur en calories ne doit guère dépasser le dixième de la valeur totale de la journée ; et, ensuite, qu'il y a tout avantage à demander la plus grande partie de ces dernières aux ternaires.

Tel que je l'ai proposé, ce premier déjeuner comprend : 50 grammes de pain, soit sensiblement la moitié d'un pain de $0^{kil}05$: 10 grammes de café ; 100 grammes de lait et 10 grammes de sucre, ce qui représente environ deux morceaux tels que nous les trouvons dans le commerce. Il contient $7^{gr}50$ d'azotés, 4 grammes de corps gras, environ 40 grammes d'hydrates de carbone et fournit 245 calories.

Deuxième déjeuner. — Le deuxième déjeuner se compose de 150 grammes de pain ; de 25 centilitres de vin ; de deux plats, l'un d'origine animale et l'autre d'origine végétale, et d'un dessert demandé également en partie à chacun des deux règnes. Dans mon régime-type le dessert est représenté par 30 grammes de fromage et 100 grammes de fruits frais.

Le *premier plat*, je l'ai dit, doit être demandé au règne animal : œufs, poissons, viandes de basse-cour ou de boucherie. Il doit fournir en moyenne 100 grammes de parties molles, déduction faite, par conséquent, des os, arêtes, etc. On trouvera des indications pratiques sur les pertes que subissent de ce chef les principaux de ces aliments, dans le volume suivant. Qu'il me suffise de dire ici que deux œufs produisent sensiblement moins de calories et contiennent moins de substances azotées que 100 grammes de poisson ou de viande. On les réservera donc pour les jours où l'on estime devoir faire un repas léger. Vu le déchet considérable que donnent les petits poissons, on reste souvent avec eux, au-dessous des 100 grammes jugés nécessaires. Il en est, du reste, également fréquemment ainsi avec les animaux de basse-cour. Au contraire, les 100 gr. sont presque toujours dépassés avec la viande de boucherie. Mais à la condition d'alterner ces divers aliments, la compensation s'établit. Il faut demander à ce plat de 15 à 20 grammes de substances azotées ; et, avec les corps gras qu'il contient naturellement ou qui servent à sa préparation, il doit donner environ 200 calories.

Le *second plat* doit toujours être fourni par le règne végétal; et pour la ration moyenne, à l'état frais. Les légumes secs, beaucoup plus riches, doivent être réservés pour l'hiver.

La quantité sera également de 100 grammes en moyenne, après avoir été épluchés et pesés avant la cuisson. Dans ces conditions, qu'il s'agisse des haricots verts, des fèves, des petits pois, des carottes, ou d'épinards, cette quantité est suffisante. Par eux-mêmes, ces légumes, je l'ai déjà dit, ne donnent guère que 40 à 60 calories. Mais, grâce au corps gras qui sert à leur assaisonnement, leur valeur en calories arrive souvent dans les environs de 150 à 200.

Dessert. — Comme les deux plats qui constituent la partie importante du repas, le dessert, autant que possible, doit être demandé aux deux règnes. Il doit comprendre, le plus souvent un plat de laitage, comme le fromage, et un fruit. Pour les fromages secs, 30 grammes suffisent, et ils donnent environ 100 calories. Quant aux fruits, ce seront ceux de la saison. Ils doivent, par conséquent, être pris frais, et à la dose de 100 gr. environ, non compris le déchet; et dans ces conditions, ils fournissent en moyenne de 50 à 60 calories.

Comme on peut le voir, avec ce régime type, l'ensemble de ce repas, fournit environ 40 grammes de substances azotées, 20 grammes d'alcool, 30 grammes de corps gras, 100 grammes de glucose et un total de 1000 calories environ; soit les 2/5 de la valeur totale de la ration. Son volume est de 700 à 750 centimètres cubes, qui, même avec 250 grammes d'eau ajoutés au vin, ne dépasse pas 1 décimètre cube.

Goûter. — Ce petit repas n'a pas été prévu dans mon régime type, qui concerne l'homme adulte; et j'en ai déjà donné les raisons. Cependant, si pour des obligations professionnelles ou par l'habitude, on voulait l'adopter, il ne devrait guère dépasser une valeur de 250 calories, comme le premier déjeuner. Son pain, soit 100 grammes environ, serait pris par moitié sur chacun des deux principaux repas; et on pourrait le compléter soit par un plat de laitage soit par des fruits, retranchés d'un des deux desserts. La valeur totale du régime resterait ainsi la même.

Dîner. — Ce repas, le plus important dans mon régime

type, se compose de 150 grammes de pain, de 25 centilitres de vin, d'un potage gras ou maigre ; et, de même que le deuxième déjeuner, de deux plats et de deux desserts.

Certaines familles prennent le potage à midi ; et ce changement suffit souvent pour changer l'ordre d'importance des repas.

Ce potage peut être fait avec du bouillon ou seulement avec des légumes et un corps gras. Il faut savoir que, dans les deux cas, la valeur en calories est à peu près la même. Le potage, à ce point de vue, vaut surtout par les corps gras, le pain ou les légumes qu'il contient.

Le *premier plat*, comme pour le repas de midi, doit être demandé au règne animal, et comprendre une centaine de grammes de parties molles. Il fournira donc de 15 à 20 grammes de substances azotées ; et sa valeur moyenne en calories, avec les corps gras qui souvent servent à le préparer, arrivera à 200 calories environ. Elle restera un peu au-dessous, s'il s'agit d'un rôti ; et, au contraire, dépassera ce chiffre, s'il s'agit d'un ragoût.

Le *second plat*, doit être demandé aux légumes frais. Sa quantité doit être également de 100 grammes à l'état cru et préparé pour la cuisson. Avec le corps gras, qui sert à l'assaisonner, il peut fournir de 150 à 200 calories.

Enfin le dessert, comme celui du matin, comprend un laitage, fromage, crème, flan, etc., des fruits frais ; et aussi de la même valeur.

Ce repas comprend donc environ 45 grammes de substances azotées, 20 grammes d'alcool et 125 grammes d'hydrates de carbone.

Il peut donc fournir environ 1.200 calories ; et son volume est environ, sans comprendre l'eau de boisson, de 1 décimètre cube, et en y comprenant cette dernière, il doit arriver à 1.250 centimètres cubes.

NÉCESSITÉ DE N'AVOIR QUE DEUX PLATS A CHAQUE REPAS. — Ce régime-type ne comprend que deux plats pour chaque repas ; et c'est là un point important, si l'on veut ne pas dépasser la valeur en calories de la ration d'entretien.

La vie de restaurant, même parmi ceux qui sont modestes, a habitué une partie de la population française à des repas comprenant trois plats et deux desserts, et même souvent aussi précédés de hors-d'œuvre. Or, ma conviction est bien faite à cet égard : trois plats et des hors-d'œuvre dépassent forcément la ration d'entretien pour l'homme de 65 kilogrammes et conduisent sûrement à la surnutrition.

Dans beaucoup de familles on semble n'avoir que deux plats, mais on ne compte pas les restes de la veille, qui souvent sont servis froids, et auxquels s'ajoutent les deux plats nouveaux. Cette pratique conduit forcément aux mêmes inconvénients.

Si l'on veut rester dans les limites de la valeur en calories que j'ai fixées à cette ration, il faut également supprimer les hors-d'œuvre, beurre, olives, sardines, saucisson. Quelques-uns d'abord ont par eux-mêmes une valeur importante, tels que le beurre, les olives noires ; et les autres nous font facilement dépasser la quantité de pain jugée suffisante.

Enfin, en terminant, les explications sur cette ration-type, je crois devoir faire remarquer l'importance que peut prendre le dessert dans notre alimentation. Même en le réduisant comme je l'ai fait, il arrive encore à 200 calories environ pour chaque repas, soit en les réunissant à 1/6 de la ration totale. Il y a donc lieu de surveiller cette partie du repas que l'on augmente facilement et sans compter, comme s'il ne devait jamais être qu'une partie négligeable ; c'est là, je le répète, une grosse erreur.

SUBSTANCES ORGANIQUES. — *Substances azotées.* — Elles s'élèvent à 96 grammes dans mon régime-type, soit sensiblement à 1^{gr}50 par kilogramme, pour un adulte de 65 kilogrammes. Sur ce total, 34 grammes proviennent des végétaux et 62 grammes des aliments animaux. Mais, d'une part, ces proportions peuvent être modifiées, en faveur des végétaux, par exemple ; et, d'autre part, cette quantité totale de 96 grammes peut subir des variations d'un jour à l'autre, à la condition qu'il se produise une compensation.

Corps gras. — Ils arrivent à 66 grammes, soit, comme je l'ai établi, à 1 gramme environ par kilogramme. La plus grande partie provient du règne animal, soit que ces corps fassent partie de leur constitution même, comme pour la viande et le lait, soit qu'ils en aient été déjà extraits, comme la graisse et le beurre, et qu'ils servent à la préparation ou à l'assaisonnement des aliments.

Ce n'est que dans l'alimention des populations employant des différentes huiles, huile d'olives, de noix, d'œillettes, des colzas, etc., que les corps gras d'origine végétale prennent la prépondérance. Toutefois, depuis quelques années, d'autres corps gras ayant la même origine, sont entrés dans notre alimentation, tels que ceux tirés de l'arachide; mais alors comme falsification. Je dois reconnaître, du reste, que l'imitation est parfaite. Il y a, en effet, quelques années, il me fut impossible de reconnaître un beurre d'arachides, placé au milieu de quelques échantillons de beurre naturel et du meilleur goût.

Du reste, j'ai déjà insisté sur ce point, quelle que soit leur origine, leur valeur en calories reste sensiblement la même; et, quant à la digestibilité, elle semble d'abord être en raison directe de leur degré de fusion, et, en outre, dépendre beaucoup des habitudes.

Hydrates de carbone. — Ces aliments s'élèvent, avec l'alcool, à 270 grammes. Ils proviennent surtout du pain, des légumes et des fruits. Leur origine est donc presque exclusivement végétale. Il n'y a guère que la lactose provenant du lait qui soit d'origine animale. Nous les ingérons pour la plupart à l'état de fécule ou d'amidon ; mais nous savons qu'ils se transforment, presque à poids égal, en glucose, avant leur absorption. Dans les fruits, une partie est déjà transformée en matières sucrées, et une autre y est contenue à l'état d'acides organiques, citrique, acétique, etc., mais qui également peuvent facilement être ramenés à l'état de glucose.

Enfin, dans les légumes et les fruits, nous trouvons une certaine quantité de cellulose et même de ligneux. Ce dernier et une partie importante de la cellulose, ne sont pas modifiés par nos liquides digestifs ; mais j'ai déjà signalé leur utilité au point de vue du bon entretien du plan musculaire du tube digestif (1).

Substances minérales. — *Eau.* — L'eau contenue dans ce régime-type, en y ajoutant celle que par habitude nous mêlons au vin ou qui en fait déjà partie, arrive sensiblement à la quantité que j'ai considérée comme nous étant nécessaire.

(1) Nécessité de comprendre une certaine quantité de substances indiges tibles dans l'alimentation (Société de méd. de Toulouse, 11 février 1904).

Le premier déjeuner, avec l'eau qui sert à faire l'infusion de café, en donne un total approximatif de 200 grammes.

Dans le deuxième déjeuner, nous en trouvons : 50 grammes dans le pain, 225 grammes dans le vin, environ 75 grammes dans le premier plat, 80 grammes dans le second et 80 grammes dans le dessert, soit un total approximatif de 500 grammes, qui, augmenté des 300 grammes servant à couper le vin, arrive à 800 grammes.

Enfin, le dîner en contient : 50 grammes dans le pain, 225 dans le vin, 200 dans le potage, 75 grammes dans le premier plat, 80 grammes dans le second et 80 grammes dans le dessert ; soit un total approximatif de 700 grammes, qui arrive à un chiffre rond de 950 grammes avec les 250 servant à couper le vin.

Nous trouvons donc dans ce régime, avec les liquides pris en dehors des repas, environ 1.900 grammes d'eau, soit sensiblement 30 grammes par kilogramme.

Matières salines. — Quant aux matières salines, qu'il me suffise de rappeler que c'est ce régime que j'ai suivi pendant les expériences m'ayant servi à fixer les quantités nécessaires ; et que celles qu'il contient sont les suivantes : potasse, $3^{gr}347$; chaux, $0^{gr}659$; magnésie, $0^{gr}315$; acide phosphorique, $2^{gr}619$; acide sulfurique, y compris celui qui provient des albuminoïdes, $4^{gr}337$; et, enfin, chlorure de sodium, environ 3 grammes, qui, ajoutés aux 15 grammes servant à la préparation des aliments, porte la quantité à 18 grammes. Or, si nous ramenons ces quantités au kilogramme, nous verrons que, pour toutes ces substances, l'organisme en reçoit largement ce qui lui est nécessaire.

OBSERVATIONS SUR LES PRINCIPAUX ALIMENTS. — *Viandes.* — Dans cette ration-type, j'ai fait figurer un plat tiré du règne animal pour chacun des deux principaux repas. Est-ce là une condition indispensable ? Nullement, je ne considère comme indispensable, je l'ai dit, que la quantité de substances azotées. Celles-ci doivent se trouver dans l'alimentation avec les proportions que j'ai indiquées. Mais l'exemple des deux maisons religieuses que j'ai citées, ne peut nous laisser aucun doute sur ce point, que le règne végétal peut nous fournir la quantité d'azotés nécessaire à nos dépenses ; et que l'organisme sait utiliser les azotés végétaux, aussi bien que les azotés animaux (1). En somme, c'est avec les azotés végétaux que les herbivores font leurs azotés ; et ces herbivores ne le cèdent aux carnivores ni en force ni en énergie. Sans prendre les exemples dans le règne animal, certains peuples, tels que ceux de l'Indoustan, de la Chine et le Japon, demandent les azotés presque exclusivement au règne végétal ; et nous ne les voyons également être inférieurs aux autres ni en force physique ni en intelligence.

En principe, je ne suis donc nullement opposé à demander les azotés au règne végétal ; et si dans ma ration type j'ai fait entrer dans chaque repas un plat tiré du règne animal et surtout un plat de viande, c'est en grande partie pour donner satisfaction aux habitudes.

Ainsi, au point de vue exclusivement alimentaire, je considère les azotés végétaux et animaux, comme pouvant fort bien se remplacer. Mais l'alimentation *carnée* soulève d'autres questions, que je demande à réserver. Dans la viande, en effet, nous n'avons pas à considérer seulement les albuminoïdes et les corps gras. Avec ces substances s'en trouvent d'autres négligeables au point de vue alimentaire, mais probablement extrêmement importantes à d'autres points de vue, et sur lesquelles j'aurai à revenir.

Il faut donc le savoir : les plats de viande ne sont pas indispensables ; et il sera facile de trouver leurs 18 grammes de substances azotées, dans d'autres aliments, tout aussi sains et moins chers. Les lentilles, les haricots blancs, et en général la plupart des légumineuses donnent en moyenne 25 grammes d'azotés pour 100 grammes ; et, nous l'avons vu, au moins 350 calories. Il suffirait donc de 70 grammes de lentilles ou d'un autre légume sec, pour fournir 18 grammes d'azotés et déjà 250 calories. De plus, ces légumes étant toujours mangés avec environ 10 grammes de corps gras, on arriverait à un total de 340 calories, quantité presque égale au total du plat de viande et du plat de légumes. Ces 70 grammes de lentilles remplaceraient donc les deux plats ; et ils donneraient la même quantité d'azotés et la même quantité de calories.

(1) La question du régime végétarien sera traitée avec l'alimentation à l'état pathologique.

Or, qu'on le remarque, le prix moyen de 1 kilogramme de ces divers légumes, même au détail, n'est guère que 0 fr. 70. Les 70 grammes de lentilles coûtent donc au maximum 0 fr. 05; ce qui met les 100 grammes de substances azotées à 0 fr. 28 et les 1.000 calories à 0 fr. 15; tandis qu'en usant de la viande, les 100 grammes d'azotés et les 1.000 calories reviennent au moins à 1 franc.

On pourrait également, pour certains cas donnés, remplacer les deux plats, viandes et légumes, par 500 grammes de lait de vache non sucré ne valant que 0,15, ce qui donnerait sensiblement 18 grammes d'azotés et 350 calories. Comme on le voit, la différence du prix de revient est telle, que l'on conçoit qu'elle soit appréciée par une bonne partie de la population.

Légumes. — Le second plat, tiré du règne végétal répond à d'autres buts. Il présente d'abord l avantage de donner fort peu d'azotés, dont nous avons assez, et relativement plus d'amylacés. Toutefois, surtout pour les légumes frais, cette quantité est bien minime; et l'on ne peut guère compter sur eux, pour former les 300 grammes environ d'hydrates de carbone qui doivent entrer dans cette ration. Mais, s'ils ne contiennent que peu de ces aliments, nos habitudes veulent que leur préparation exige une quantité de corps gras, qui relèvent fortement leur valeur nutritive, ou tout au moins leur valeur calorifique. Dans le repas type, les légumes frais donnent par eux-mêmes 60 calories environ, et les corps gras, huile, beurre ou graisse, servant à leur préparation, 130 calories. Ainsi les légumes servent donc en partie à nous faire accepter les corps gras dont l'ingestion serait désagréable sans eux.

Enfin, et c'est là un point sur lequel je tiens à insister de nouveau, ces légumes, par leurs parties non digestibles ou difficilement digestibles, trachées végétales et cellulose, rendent le service d'exercer d'une manière régulière le plan musculaire du tube digestif, et surtout celui de l'intestin. Ces parties non digérées forment, en effet, une masse, qui provoque les mouvements péristaltiques de l'intestin; et cet exercice régulièrement répété, maintient son plan musculaire dans un bon état fonctionnel.

Nous savons, en outre, que lorsque le plan glandulaire d'une muqueuse est altéré, le plan musculaire sous-jacent finit par l'être lui-même. Or, il me paraît logique d'admettre également, que lorsque le plan musculaire de l'intestin s'atrophie par manque d'exercice, il finit par en être de même de son plan glandulaire. A la paresse intestinale, à la constipation, finissent par se joindre les différentes dyspepsies. Ces parties non digérées, contenues surtout dans les végétaux, nous sont donc utiles en maintenant notre intestin dans un bon état fonctionnel.

Dessert. — Je l'ai composé avec du *fromage* et des *fruits frais*. Le premier. pour beaucoup de personnes, est une partie indispensable du dessert ; et c'est également pour tenir compte de cet usage que je l'ai compris dans la ration. Du reste, il constitue un aliment très riche, de facile digestion, et relativement bon marché, vu les azotés qu'il donne. Toutes ces raisons plaident donc en sa faveur. Toutefois, il serait facile de le remplacer; mais on ne pourrait le faire que par un aliment, comme lui, fortement azoté.

Enfin, c'est également pour respecter les habitudes que j'ai compris les fruits dans le dessert. Pour la ration que j'étudie, j'ai préféré les fruits frais; ils sont du reste de la saison. Les fruits secs, beaucoup plus riches, trouvent mieux leur place en hiver. Les fruits frais sont peu nourrissants ; et, si on voulait y renoncer, on trouverait, facilement à les remplacer au point de vue de leur pouvoir calorifique, par quelques légumes et par quelques plats sucrés, ou bien encore par tout aliment contenant surtout des ternaires.

Pain. — Cette *ration-type* comprend 350 grammes de pain. C'est, en effet, la quantité moyenne que dépense un adulte de 65 kilogrammes dans les conditions supposées. Mais, nous le verrons, cette quantité varie avec l'influence extérieure et l'état ou les habitudes du sujet lui-même. Pour certains pays, cette quantité serait un peu élevée, pour notre population rurale elle est trop faible.

Ce pain donne un minimum de 840 calories, c'est-à-dire 1/3 du total nécessaire; il représente donc une partie importante de la ration, et au point de vue de l'hygiène, il n'y a pas lieu de nous en plaindre Le pain, en effet. est un des meilleurs aliments. Les azotés et les ternaires s'y trouvent très sensiblement dans les proportions de la relation nutritive, telle que je l'ai adoptée. Cette relation est de 1 à 5 comme poids ; et 1 à 4, si l'on transforme les aliments en calories.

Cet aliment nous offre donc le précieux avantage, quand nous voulons modifier une ration, de nous donner les azotés et les ternaires dans les proportions voulues ; et il nous dispense de tout calcul de compensation, ce qui devient un peu difficile pour la pratique courante.

De plus, il est de facile digestion, et tellement entré dans les habitudes de la population française, qu'elle ne s'en fatigue jamais. Enfin, je puis ajouter, qu'il restera de plus en plus un aliment important ; car c'est un de ceux qui fournissent la calorie le meilleur marché. Les 1.000 calories ne reviennent guère qu'à 0 fr. 15 ; tandis que, je l'ai dit, en les demandant à la viande de boucherie, en la supposant à 2 francs par kilogramme, ce qui est peu, ces calories reviendraient à 1 franc. Ces 1.000 calories ne reviendraient pas à moins de 5 francs en les demandant à la volaille.

Pour toutes ces raisons, j'estime qu'il faut accorder au pain au moins la proportion que je lui ai donnée ; et l'on verra que je l'augmenterai encore, quand il s'agira d'élever la ration.

Toutefois, si pour satisfaire à certaines conditions, on était conduit à le diminuer, on pourrait s'adresser pour le remplacer, entre autres aliments, au lait, à la pomme de terre et aux légumes secs.

Pour établir cette équivalence avec le lait, il suffira de se rappeler que ce liquide, sucré à 60 grammes par litre, donne une calorie par gramme ; et que, dans ce lait, les aliments azotés et ternaires se trouvent très sensiblement dans les proportions de la ration nutritive que j'ai adoptée. Avec la pomme de terre, il faut savoir que 100 grammes donnent environ également 100 calories et 2 grammes d'azotés · Enfin pour les légumes secs, on se souviendra que 100 grammes de lentilles ou de haricots donnent 25 grammes d'azotés et 350 calories. Pour la pomme de terre, il faudrait donc compenser le déficit des azotés, par un aliment dans lequel ils dominent ; c'est le fromage qui me paraît devoir remplir le mieux cette condition.

Boissons de table. — Dans ce *régime-type*, j'ai fait entrer le vin dans la proportion de 50 centimètres cubes par jour, répartis en parties égales entre les deux principaux repas.

Ce n'est pas que je crois cette liqueur fermentée, pas plus qu'une autre, du reste, nécessaire à notre organisme. Je pense, au contraire, qu'il peut fort bien s'en passer. Il serait peut-être même préférable qu'il s'en passât. J'ai vu des peuples entiers n'user des liqueurs fermentées que très exceptionnellement ; et leur vigueur physique ainsi que leur intelligence ne le céder à celles d'aucun autre. En acceptant le vin, je n'ai donc fait que sacrifier à nos habitudes De plus, je crois avoir ramené sa quantité à des proportions qui doivent du moins diminuer beaucoup le danger, s'il en a.

Le vin, du reste, on le conçoit, selon les habitudes, peut être remplacé par une autre liqueur fermentée, bière, cidre, poiré, etc. ; et, en réglant la quantité de ces liqueurs de manière à arriver aux 40 grammes d'alcool contenus dans le vin, je ne pense pas qu'il y ait de gros inconvénients.

L'alcool, pris dans ces conditions. peut, je crois, constituer un véritable aliment. Je pense qu'il est réellement brûlé par l'organisme, au même titre que les autres ternaires. Enfin, je reviens sur cette question, je ne crois pas qu'il soit nuisible. Les 20 grammes d'alcool du déjeuner arrivent au contact de l'estomac mélangé à plus de 700 grammes des divers aliments, auxquels s'ajoute encore souvent l'eau dont on coupe le vin. Ce coupage est forcé, et même fait d'avance, quand on use d'une autre liqueur fermentée que le vin.

La solution est encore plus étendue pour les 20 grammes d'alcool pris avec le repas du soir. De sorte que, d'une part, il me semble difficile que, pris dans ces conditions. l'alcool puisse avoir une action locale irritante sur la paroi de l'estomac ou du tube digestif ; et, d'autre part, je ne crois pas, non plus, qu'après son absorption, il puisse impressionner dangereusement les lymphatiques, les vaisseaux portes, le foie, ou enfin les autres vaisseaux.

Toutefois, pour les personnes qui voudraient se passer de toute boisson de table contenant de l'alcool, surtout si le danger de cette faible quantité d'alcool était plus tard démontré, il faudrait demander ces 280 calories à un autre aliment, et autant que possible aux ternaires. Ces 280 calories pourraient être données soit par 280 grammes de lait sucré à 6 gr. par 100 gr. soit par un plat sucré à chaque repas contenant 35 grammes de matière amylacée. Les compotes de fruits rempliraient fort bien ce but ; et il en est de même des fruits secs (figues et raisins) et des fruits gras (noix, amandes et noisettes).

CE RÉGIME-TYPE S'APPLIQUE AUX DIVERSES PARTIES DE LA POPULATION. — Ce regime-type, avec ses deux plats et ses deux desserts, pourrait tout d'abord ne paraître accessible qu'à la partie riche ou au moins aisée de la population. Pour cette partie, me dira-t-on, il lui sera facile de mettre son alimentation d'abord avec les règles de l'hygiène. Si elle est convaincue de l'utilité de ces règles, rien ne sera plus facile que de supprimer les hors-d'œuvres, de restreindre les boissons fermentées, et de ne plus encombrer sa table des nombreux plats de viande et de dessert variés, comme elle le faisait avant. Mais beaucoup de familles ont un ordinaire plus modeste, ne comprenant souvent qu'un plat. La plupart aussi ne prennent de la viande qu'une fois par jour ; et, même dans les campagnes, seulement une fois ou deux par semaine. Or, comment cette partie de la population, qui est encore fort nombreuse, pourrait-elle utiliser ce régime-type pour mettre son alimentation en accord avec l'hygiène? Ce régime-type n'est donc applicable qu'à la partie la plus petite de notre population ; et comment l'autre, qui ne mérite pas moins notre attention, pourra-t-elle diriger son hygiène alimentaire?

Ce sont là des objections qu'il m'était facile de prévoir, et auxquelles, je crois, il est tout aussi facile de répondre.

En fixant mon régime-type, j'ai dû chercher à rester dans un juste milieu, et en même temps à lui donner le plus d'utilité possible.

Or, il me paraît indiscutable que le danger le plus menaçant à notre époque, au point de vue de l'alimentation, est l'exagération de cette dernière et non son insuffisance. Les maladies dépendant de l'alimentation proviennent sûrement plus souvent de ses excès que de son défaut ; et, par conséquent, la partie de la population qu'il faut mettre surtout en garde au point de vue de l'hygiène alimentaire, est celle qui, par les facilités que lui donne la fortune, est la plus exposée à se suralimenter et à se surnourir. Ce danger, du reste, on peut s'en convaincre, quand on examine la question de près, ne menace plus seulement la classe réellement riche de notre société, mais aussi, grâce à l'aisance qui s'est heureusement répandue, une autre partie importante de notre population.

Les besoins ou les désirs auxquels le bien-être et l'aisance sont le plus pressés de donner satisfaction, sont ceux de la table. Nous y sommes d'abord poussés par la nature elle-même ; mais, de plus, les soins donnés à la table sont très souvent considérés comme utiles. nécessaires, puisque c'est de ces soins, croit on. que dépend la santé. Aussi sous l'influence de ces tendances naturelles et de cette croyance, la partie de la population qui se surnourrit ou qui est exposée à le faire, va toujours grandissant. Elle comprend déjà de nombreux employés, de petits fonctionnaires et même des ouvriers. Les chiffres auxquels je suis arrivé en étudiant l'alimentation de la France (premier volume) pouvait déjà le faire supposer ; et les renseignements pris auprès des malades, et dans des conditions qui semblent modestes. ne justifient que trop souvent ces prévisions.

Je pense donc que ce régime type, tel qu'il est, pourra servir à une partie encore très importante de notre population ; et justement à celle qui aura au moins autant à diminuer son alimentation qu'à la régulariser.

Mais, de plus, il me paraît également pouvoir être utilisé par toutes les personnes ou les familles qui, tout en ne suivant pas cette ordonnance de la table, se rapprochent encore très sensiblement de ce régime, comme composition et surtout comme valeur nutritive. Je vise ici cette partie de la population, encore assez nombreuse, qui n'a bien qu'un plat par repas, mais qui réunit dans ce plat l'aliment animal avec le végétal. Son plat unique est de la viande en ragoût avec des pommes de terre ou des carottes ou tel autre légume ; et, dans ces cas, non plus comme une simple garniture, mais en quantité réellement comparable à celle que j'ai fixée aux légumes dans mon régime. Dès lors, on conçoit que la valeur du repas et du régime reste la même. Il faut donc qu'il soit entendu que pour chaque repas, le plat animalisé et le légume, que j'ai séparés dans mon régime-type, peuvent être préparés et servis en même temps. Cette manière de procéder ne diminue ni la quantité de viande, ni celle des légumes qui sont pris comme aliments ; et encore moins celle des corps gras, qui constituent les sauces en majeure partie, et que dans ces conditions on fait abondantes. Pour cette partie de la population également, le fromage figure souvent sur sa table, et il est aussi fréquent de voir les fruits, surtout les secs, compléter le dessert.

Du reste, si nous constations que réellement les aliments tirés du régne animal sont en trop petite quantité dans le régime ainsi modifié; et que nous craignons de voir, de ce chef. les azotés rester insuffisants, il nous sera facile d'augmenter le pain qui contient 8 % de substances albuminoïdes ou surtout de nous adresser au fromage, d'un prix relativement modéré, et qui contient ces substances dans la proportion souvent de plus d'un quart de son poids. Enfin, il suffira de remplacer les légumes frais par des légumes secs pour élever d'une manière sensible la proportion des azotés. Ces légumes, en effet, je l'ai déjà fait remarquer, renferment 25 % de ces substances, c'est-à-dire une proportion plus forte que les viandes, même que celles qui en contiennent le plus.

En élevant le pain, le fromage et en remplaçant les légumes frais par les secs, on pourra donc facilement remplacer les azotés d'origine animale qui manqueraient dans l'alimentation ; et, par conséquent, même pour cette partie de la population, le régime-type que j'ai donné pourra encore être utilisé.

Reste enfin la population rurale, ou mieux l'ouvrier agricole. Mais pour lui, il ne s'agit plus de la simple ration d'entretien, mais bien de la ration de travail ; et c'est en traitant de cette dernière que nous nous en occuperons.

Après ces explications, je crois donc pouvoir conclure :

1º *Que ce regime-type peut servir à régler l'alimentation des classes riches et aisées dont les habitudes comportent un ordinaire plus chargé que celui que j'ai adopté ;*

2º *Qu'il peut servir aussi à cette partie nombreuse de la population qui, tout en n'ayant que le nombre de plats que j'ai prévus, ont de la tendance à en exagérer les quantités ;*

3º *Qu'avec quelques modifications faciles à calculer, il trouvera également son utilité dans le dosage de l'alimentation des classes moins fortunées, qui ne demandent guère leurs azotés au régne animal qu'une à deux fois par semaine.*

UTILISATION DU RÉGIME-TYPE POUR LE DOSAGE
DE L'ALIMENTATION DES ADULTES DE POIDS DIFFÉRENTS.

Le régime-type que je viens d'exposer et dont je me suis attaché à faire ressortir l'utilité, ne concerne, je l'ai dit, que l'homme adulte moyen de 65 kilogrammes, vivant dans les conditions de la ration moyenne d'entretien. Or, tout en conservant ses grandes lignes, qui sont : trois repas, deux plats et deux desserts à chacun des principaux repas, et la répartition des plats et desserts entre le règne animal et le règne végétal, ce régime devra être modifié selon toutes les conditions qui font varier les dépenses de l'organisme, grossesse, allaitement, croissance, travail, température extérieure, etc. ; et j'indiquerai ces modifications en traitant de ces différentes influences. Mais il est une de ces conditions dont je dois m'occuper dès maintenant : c'est la différence de *poids normal*.

On conçoit, en effet, que quoique toutes les autres conditions soient égales. les besoins d'un adulte doivent être en rapport avec son volume normal. Or, le moyen le plus simple d'évaluer le volume, est le poids.

Je sais bien, et j'ai déjà insisté sur ce point, que les besoins ne sont pas exactement proportionnels au poids ni même au volume ; et que l'on s'approcherait d'avantage de la vérité, sans toutefois y arriver encore exactement, en calculant les besoins d'après les surfaces. Mais, outre que cette manière d'apprécier les besoins compliquerait beaucoup les questions relevant de l'alimentation, ce que je veux surtout éviter, je pense, qu'au point de vue pratique, l'appréciation des besoins de l'organisme basée sur le poids est suffisamment exacte ; et que, par conséquent, il en est de même du dosage de l'alimentation. C'est en m'inspirant de cette pensée. on le sait, que dans toute la première partie de ce volume, je ne me suis occupé que des besoins d'un *kilogramme de notre poids*. Je vais donc continuer à admettre, comme d'une exactitude suffisante pour la pratique, que pour connaître les besoins d'un organisme adulte, il suffit de multiplier, par son poids normal, les besoins que nous avons avons fixés pour un kilogramme.

Cette manière de procéder s'applique donc également forcément à la femme adulte, dont les besoins, ainsi que je l'ai expliqué, ne diffèrent guère de ceux de l'homme que par le poids, au moins d'une manière suffisamment exacte pour la pratique.

Il faut donc qu'il soit entendu qu'à poids égal, les besoins sont les mêmes chez les deux sexes; et que, par conséquent, ils doivent être satisfaits par la même alimentation.

Cela étant, un adulte de 45 kilogrammes, quel que soit son sexe, devra recevoir : 67^{gr}5 d'azotés, 45 grammes de corps gras, 22^{gr}5 d'alccol et 202 d'hydrates de carbone, le tout devant donner 1.700 calories. Pour un adulte de 80 kilogrammes, ces les quantités s'élèveront à : 120 grammes d'azotés, 80 grammes de corps gras, 40 grammes d'alcool et 360 grammes d'hydrates de carbone, le tout arrivant à 3.040 calories.

Ce sont là, on le voit, deux poids avoisinant les extrêmes des normaux; et l'application du régime-type une fois faite à chacun d'eux, il sera facile de la faire aux intermédiaires.

Je dois dire, du reste, en ce qui regarde l'exactitude de ces évaluations et les difficultés qu'elles entraînent, que même l'hygiène la mieux comprise ne saurait exiger que dans la pratique, la ration de l'adulte soit réglée à un kilogramme près; et, qu'à moins de recherches scientifiques, on peut se contenter d'approcher le poids de quelques kilogrammes, et se contenter de varier les régimes pour des différences de 5 kilogrammes.

Cette approximation me paraît largement suffisante pour les sujets suivant le régime ordinaire et se portant bien. Leur organisme a des moyens suffisants pour établir l'équilibre d'une manière plus complète. On a vu qu'avec le régime lacté, même quand il est mitigé, on peut approcher l'exactitude de beaucoup plus près. Mais, je le répète, avec le régime ordinaire, les évaluations par 5 kilogrammes me paraissent suffisantes pour la pratique.

Mais, me dira-t-on, même en limitant ainsi le nombre de rations à calculer, comment étant donné les poids extrêmes, s'écartant de plus d'un tiers du poids moyen, le régime-type peut-il être utilisé pour ses grandes différences de dépenses, sans modifier profondément son économie générale et tout en conservant son équilibre ? Je vais essayer de le montrer.

Evidemment, il doit être modifié d'abord en ce qui concerne les quantités de quelques-uns de ses aliments; et aussi, on ne saurait l'éviter, dans quelques-unes de ses relations nutritives. Mais ce régime, on l'avouera, n'en conservera pas moins une grande utilité, si, tout en le mettant en rapport avec les besoins de ces sujets, nous pouvons encore conserver ses grandes lignes, à savoir : 1° *Trois repas ;* 2° *Deux plats et deux desserts ;* 3° *Demander à chacun des deux règnes, un plat et un dessert pour chaque repas.*

Ce sont là des règles que l'on pourra, on va le voir, respecter facilement. Mais, de plus, outre ces règles pratiques qui doivent rester invariables pour le dosage de l'alimentation de l'adulte normal quel que soit son poids, je crois pouvoir conseiller les suivantes comme devant faciliter les modifications à faire au régime-type pour être mis en équilibre avec les dépenses sur ces deux points essentiels : les *azotés* et les *calories.*

1° Autant que possible, faire porter les modifications sur le pain.

Cet aliment, en effet, est celui qui présente les albuminoïdes et les ternaires dans des proportions qui se rapprochent le plus de celles qu'ils ont dans l'ensemble de notre ration. Pour cette dernière, en effet, la relation nutritive, en ce qui concerne les calories, est de $\dfrac{\text{Az. } 7.50}{\text{T. } 32}$ soit de 1/4 ; et, pour le pain, nous trouvons $\dfrac{\text{Az. } 40}{\text{T. : } 200} = 1/5$.

Grâce à cette composition, toute augmentation ou toute diminution de pain, aura pour heureux résultat d'augmenter ou de diminuer les azotés et les ternaires de la ration dans des proportions telles, que la relation nutritive de cette dernière ne sera que peu changée.

2° On arriverait à la même précision et tout aussi facilement, s'il s'agissait d'une augmentation, en ajoutant au régime type, tel que je l'ai donné, une quantité de lait correspondant an nombre de calories à obtenir. On pourra dans ce but utiliser, soit le lait naturel, soit surtout le lait sucré donnant 1 000 calories par litre.

Le lait naturel a pour relation nutritive $\frac{180}{750}$ soit environ $\frac{1}{3}$; et le lait sucré, $\frac{180}{820}$ soit très sensiblement $\frac{1}{4}$ comme pour la ration moyenne d'entretien. On peut voir aussi, qu'en réunissant en parties égales, comme valeur en calories, le pain et le lait naturel, ayant comme relation nutritive, le premier $\frac{1}{5}$ et le second $\frac{1}{3}$, on arriverait très sensiblement également à celle du régimes type.

3° Si la modification que doit subir le régime type est trop considérable. pour que celle apportée dans les quantités de pain soit suffisante, et s'il s'agit d'une augmentation, on pourra élever la quantité de la boisson fermentée, en la laissant dans la même proportion avec le poids, c'est-à-dire à raison de $0^{gr}50$ d'alcool par kilogramme du poids du sujet.

4° On pourra aussi modifier le dessert en le diminuant ou en l'augmentant. S'il s'agit des azotés, on peut les faire varier facilement par le plat de laitage et notamment le fromage ; et, s'il s'agit des ternaires, en s'adressant aux fruits.

5° Pour augmenter les ternaires, il sera facile d'ajouter à l'un ou aux deux principaux repas, une infusion, café, thé, camomille, additionée d'une quantité de sucre donnée, en se rappelant que chaque gramme de ce dernier donne 4 calories, et que chaque tasse d'infusion peut en recevoir facilement 10 grammes.

6° Enfin, si c'est nécessaire, on pourrait ajouter à l'un ou aux deux repas certains hors-d'œuvres. On choisira de préférence le beurre, dont chaque gramme donnera à peu près 9 calories, si l'on veut augmenter seulement les ternaires ; et, au contraire, on s'adressera aux sardines, au jambon et au saucisson, etc , si l'on veut élever les azotés ; 20 grammes de ces aliments donneront 4 grammes d'azotés.

Telles sont les principales modifications que l'on peut faire subir au régime-type pour faire varier sa valeur et la mettre en rapport avec les besoins de l'organisme auquel il est destiné, et cependant tout en conservant la même proportion entre les azotés et les ternaires.

Je vais, dans le tableau suivant, indiquer la quantité d'azotés et de calories, correspondant aux besoins d'organismes successivement de 45, 50, 55, 60, 65, 70, 75 et 80 kilogrammes. Ce sont là, nous le savons, les conditions indispensables pour toute ration ; et, de plus, je donnerai les quantités de corps gras, d'alcool et d'hydrates de carbone, dont il faudra se rapprocher autant que possible, sans que cependant ce qui a trait à ces quantités soit nécessaire, seul le nombre total de calories qu'ils peuvent donner, l'étant.

POIDS	AZOTÉS	CORPS GRAS	ALCOOL	HYDRATES de CARBONE	NOMBRE DE CALORIES des ternaires	NOMBRE TOTAL de calories
45	67	45	22.5	202	1.370	1.700
50	75	50	25	225	1.525	1.900
55	82.5	55	27.5	247	1.675	2.090
60	90	60	30	270	1.746	2.280
65	97.5	65	32.50	292.5	1.982	2.470
70	105	70	35	315	2.135	2.660
75	112 5	75	37.5	337.5	2.287	2.850
80	120	80	40	360	2.440	3.040

Ce sont là :

1° Les quantités d'azotés et le nombre de calories nécessaires pour satisfaire les besoins des adultes de ces divers poids.

2° Les quantités de divers ternaires dont on doit se rapprocher autant que possible ; toutefois, en faisant remarquer que seule leur valeur totale en calories est une condition indispensable. Ces indications données, voyons comment on peut élever ou abaisser la valeur du régime-type, que j'ai fixée pour 65 kilogrammes, à celle nécessitée pour ces divers poids.

Adulte de 60 kilogrammes. — Sa ration diffère de celle du régime type par 7gr50 d'azotés et 190 calories.

Il suffira donc de diminuer le pain de 100 grammes, en prenant 50 grammes sur chacun des principaux repas. Nous obtiendrons ainsi une diminution de 8 grammes d'azotés et de 240 calories; et la ration conservera une exactitude largement suffisante pour la pratique.

Adulte de 70 kilogrammes. — La même modification aura lieu en sens inverse. On ajoutera 50 grammes de pain à chaque repas, ce qui portera les azotés à 105 grammes et les calories à 2.710.

Ainsi, on peut donc dire, que tous les adultes de 60 à 70 kilog. et c'est la grande majorité comme poids normal, relèvent, sauf une légère modification du pain, du régime-type, tel que je l'ai fixé.

Adulte de 55 kilogrammes, poids moyen de la femme. — Si nous descendons aux poids de 55 kilogrammes, les modifications du pain des principaux repas sont insuffisantes. Ce poids, en effet, nous impose une diminution de 15 grammes d'azotés et de 380 calories sur le régime type. Mais on peut toutefois encore y arriver en supprimant le pain du café en même temps que 50 grammes à chaque repas. Sans changer l'économie générale du régime-type, on arriverait ainsi à le diminuer de 12 grammes pour les azotés et de 360 les calories; quantités qui se rapportent sensiblement, ainsi qu'on peut le voir dans ce tableau, de celles qui sont considérées comme normales pour ce poids.

S'il s'agit de la femme, dont c'est le poids moyen, pour mieux respecter ses habitudes, on peut lui laisser son premier déjeuner complet, et supprimer le fromage d'un repas, soit 9 grammes d'azotés et 90 calories, et 50 grammes de pain à chaque repas, soit de nouveau 8 grammes d'azotés et 250 calories. Ce qui fait un total de 17 grammes d'azotés et 340 calories.

Enfin, on pourra facilement, surtout pour la femme, diminuer la quantité de boissons fermentées, en ramenant l'alcool de 40 grammes par jour à 30 grammes; ce qui nous fera de nouveau une diminution de 70 calories, tout en lui laissant environ 1/3 de litre de vin à 10 degrés, quantité suffisante pour elle.

Adulte de 50 kilogrammes. — Nous arrivons à un poids qui commence à être rare chez l'homme; mais, au contraire, assez fréquent chez la femme; et, nous allons le voir, le régime-type va nous permettre encore de régler cette alimentation sans grande modification.

Il s'agit ici de diminuer les azotés de 22^{gr}50 et les calories de 570.

Pour l'homme, la suppression du pain du premier déjeuner et celle de 50 grammes de pain à chaque repas, constituent déjà une diminution de 12 grammes d'azotés et 375 calories. Si, en plus, nous supprimons le fromage d'un repas, nous arrivons à 21 grammes d'azotés, et à 465 calories. Quant aux 100 autres calories, il sera facile de les retrancher en s'adressant soit à la boisson fermentée, soit aux fruits, soit aux légumes, soit même seulement aux corps gras qui servent à assaisonner ces derniers.

Pour la femme, je pense qu'il vaut mieux de nouveau respecter son premier déjeuner ; mais on pourrait supprimer : les deux fromages, 50 grammes de pain pour un repas, 20 grammes d'alcool, et diminuer les deux légumes de moitié, ce qui constituerait une diminution de 22 grammes d'azotés et de 550 calories environ.

Adultes de 45 kilogrammes. — Ce poids ne se trouve guère, à l'état normal, que chez la femme. Il exige, sur notre ration-type, une diminution de 30 grammes d'azotés et de 760 calories ; et cependant, nous allons voir que quelques unes de ses modifications vont rendre cette forte diminution encore assez facile.

La suppression des fromages, de 50 grammes de pain, et de 10 grammes d'alcool à chaque repas, nous donnent déjà une diminution de 26 grammes d'azotés et de 570 calories ; et si, enfin, nous diminuons de moitié les plats de légumes, surtout des corps gras qui les assaisonnent, nous obtenons ainsi une nouvelle diminution de 200 calories, soit un total de 770. C'est donc une différence d'un tiers environ sur le régime-type de 65 kilogrammes ; et cependant l'ordonnance générale du régime reste la même.

Cette petite femme de 45 kilogrammes pourra avoir sa place à la même table que l'homme moyen de 65 kilogrammes ; et, sauf quelques modifications qui existent déjà, du reste, dans nos habitudes, le régime sera le même.

Ils auront le même premier déjeuner. Au second déjeuner, tous les deux auront les deux mêmes plats et presque en égale quantité. La seule différence, c'est que la femme, mangera un peu moins de pain, ne prendra pas de fromage à son dessert, et boira moins de vin.

Le repas du soir ne présentera que les mêmes différences. De telle manière, que ces deux adultes, ayant cependant des écarts si marqués pour leurs besoins, pourront parfaitement vivre d'un régime commun.

Je vais montrer, du reste, que cette vie commune reste facile même avec des écarts encore plus marqués.

Pour les poids sensiblement au-dessous de la moyenne, à partir de 55 kilogrammes, je crois devoir faire remarquer, que la proportion de la surface cutanée au poids commence a être sensiblement plus grande; et que, par conséquent, les dépenses dues à la radiation cutanée sont plus élevées. Il faudra donc en calculant la ration de ces poids, ne pas craindre de laisser à leur disposition un nombre de calories un peu supérieur. Les quantités pourront rester les mêmes pour les azotés, dont les dépenses sont plus exactement proportionnelles au poids; mais, au contraire, les ternaires devront être légèrement élevés.

Adultes de 75 kilogrammes. — C'est un poids rare chez la femme, comme poids normal, mais qui se rencontre encore souvent chez l'homme.

Les difficultés, nous allons le voir, sont encore moindres, quand il s'agit d'adapter le régime-type aux poids supérieurs à 65 kilogrammes, que quand il s'agit de le faire pour les poids inférieurs, surtout à partir de 50 kilog.

Pour l'adulte de 75 kilogrammes, quelque soit le sexe, il faut ajouter 15 grammes d'azotés et 380 calories. Or, on peut y arriver en ajoutant seulement 50 gr. de pain, à chacun des trois repas, ce qui donne un total de 500 gr. de pain par jour, quantité qui n'a rien d'exagéré pour un homme de ce poids. Cette augmentation de 150 grammes de pain nous donne 12 grammes d'azotés et 375 calories.

On pourrait aussi ajouter aux divers repas, une certaine quantité de lait sucré, chaque 100 grammes, ajoutant ainsi à la ration 100 calories et 3^{gr}50 d'azotés.

Le même résultat serait obtenu en n'augmentant que de 50 grammes le pain des deux principaux repas, et en augmentant en même temps le fromage de 20 grammes et l'alcool de 10 grammes; ce qui nous fournirait en plus, 14 grammes d'azotés et 380 calories.

Enfin, on pourrait augmenter le pain de 50 grammes à chacun des deux principaux repas ; et porter un des plats de viande à 150 grammes ; ce qui ajouterait à la ration-type, 17 grammes d'azotés et 350 calories.

Adulte de 80 kilogrammes. — Ce poids ne se trouve guère comme poids normal, le seul dont il s'agisse ici, que chez l'homme.

Il exige une augmentation, sur la ration-type, de 22^{gr}5 d'azotés et de 570 calories.

Mais, pour des hommes de ce poids exceptionnel, on peut facilement porter le pain à 500 grammes au lieu de 350 ; soit déjà une augmentation de 12 grammes d'azotés et 375 calories. On peut augmenter un des plats de viande de 50 grammes, ce qui donne 9 grammes d'azotés et 100 calories ; soit, en plus, une augmentation totale de 21 grammes d'azotés et 475 calories. Enfin, une augmentation de 15 grammes d'alcool ou de 10 grammes de beurre comme hors-d'œuvre, complètera les 100 calories qui manquent.

On peut aussi, en n'augmentant le pain que de 150 grammes, ajouter 30 grammes de fromage au dessert et 10 grammes de beurre comme hors d'œuvre ; soit, pour ces deux derniers aliments, 9 grammes d'azotés et 180 calories. C'est donc en tout 21 grammes d'azotés et 555 calories. Enfin, dans cette dernière modification, il suffirait de remplacer les 10 grammes de beurre par 12 grammes d'alcool, ce qui porterait ce dernier à 55 grammes équivalant à 3/4 de litre de vin ordinaire pour la journée.

Comme on le voit, après avoir pris l'habitude de se servir du régime-type, on arriverait facilement à modifier sa composition tous les jours selon les goûts et presque les caprices du malade, tout en conservant à l'alimentation la même valeur.

Enfin. je reviens à cette pensée, le régime-type, grâce à ces modifications faciles, permet, tout en conservant le même genre d'alimentation, et pour me servir de l'expression la plus usitée, le même *ordinaire*, de faire vivre à la même table des personnes ayant des besoins les plus différents, allant de 1.700 à 3.000 calories. Cet homme fort et vigoureux de 80 kilogrammes et cette femme chétive de 45. auront leurs trois repas composés des mêmes aliments ; et les différences ne seront, par contre, que celles, je le répète, qui sont déjà dans nos mœurs. L'homme de 80 kilogrammes mangera un peu plus de pain, boira un peu plus de vin, prendra du fromage, quand la femme le négligera, et parfois portera la viande à 150 grammes pendant que la femme se contentera d'un plat de 100 grammes. N'est-ce pas là ce qui a lieu tous les jours et presque dans tous les ménages ? La difficulté du dosage de l'alimentation, même avec le régime ordinaire, n'existe donc nullement dans la complexité des problèmes que ce dosage soulève. Elle est tout entière dans l'ignorance des procédés qui le permettent ; et ces procédés sont si simples, que quelques jours d'étude, je puis l'affirmer, peuvent en apprendre assez pour toute la carrière médicale. Dans notre profession, de combien de choses moins utiles ne meublons-nous pas notre mémoire ?

Jusqu'à présent, dans l'exposé des modifications du régime ordinaire, qui doit le mettre en rapport avec les besoins des organismes de poids différents, je ne me suis occupé que des aliments organiques. C'est qu'en effet, avec ce régime, grâce à la composition des aliments végétaux et animaux qu'il comprend, les substances minérales, y compris l'eau, qui nous sont nécessaires, s'y trouvent toujours dans des proportions suffisantes. On peut donc avoir cette assurance, qu'avec ce régime, bien doser les azotés et les calories, c'est bien doser en même temps l'eau et les matières salines.

Dans ce qui précède, je viens de faire l'application pratique des recherches théoriques que j'ai exposées au commencement de ce volume sur les besoins d'un kilogramme d'adulte, successivent au *régime lacté exclusif*, au *régime lacté mitigé*, aux régimes *lacto* et *lacto-ovo-végétarien*, et, enfin, au *régime ordinaire ;* et je crois avoir montré avec quelle facilité ces recherches sur les besoins de l'organisme, qui semblaient devoir rester dans le domaine de la théorie, ont pu passer dans celui de la pratique surtout avec les régimes lactés exclusifs et mitigés. L'application de ces idées a été un peu moins simple pour les régimes lacto et lacto-ovo-végétariens, mais cependant encore assez facile. Enfin, je crois avoir montré que, grâce au *régime-type*, ces idées peuvent également être appliquées au *régime ordinaire*, d'une manière suffisamment exacte et sans de grandes difficultés.

C'est là, je crois, une démonstration qu'il était nécessaire de faire. Une partie importante du corps médical, en effet. tout en voulant bien reconnaître la grande utilité qu'il y aurait à doser l'alimentation scientifiquement, ne cherche pas à le faire, convaincue qu'elle est, que ce dosage, au moins dans la vie de tous les jours, est impraticable.

Ce dosage paraît d'abord, en ce qui concerne les malades, difficile à calculer ; et, ensuite, en ce qui regarde l'adulte bien portant, une sugétion à laquelle il est impossible de le soumettre, étant données les occupations et les préoccupations qui l'absorbent dans cette partie de son existence. Or, j'ai tenu à bien montrer qu'il n'en est rien. Grâce aux indications qui précèdent, il me semble que le rôle du médecin apparaîtra désormais comme facile ; et, en ce qui concerne l'adulte, même en plein état de santé et au milieu de sa plus grande activité, on voit qu'il suffira d'avoir réglé son ordinaire une fois, pour ne pas être obligé d'y revenir souvent.

Ce régime adapté à son poids moyen étant ainsi bien compris, qu'elle difficulté aura-t-il à le suivre chez lui? Et. dût-il, même prendre ses repas, en dehors de chez lui, vivre de la vie de restaurant, quoi de plus facile à se rappeler que ces quelques règles, grâce auxquelles il maintiendra toujours son alimentation dans de justes limites ?

1° *Seulement deux plats et deux desserts à chaque repas, sans hors-d'œuvre ;*

2° *A chaque repas, un plat et un dessert tirés du règne animal, l'autre plat et l'autre dessert du règne végétal ;*

3° *A chaque repas ne pas dépasser 150 grammes de pain et 250 centimètres cubes de vin.*

Je suis convaincu qu'en cela, comme en beaucoup d'autres choses, il n'est pas plus difficile de faire bien que de faire mal. L'important est seulement de savoir en quoi consiste le bien ; et j'espère que les longs développements dans lesquels je viens d'entrer, auront montré d'abord avec quelle facilité le corps médical peut en fixer les règles. et aussi avec quelle facilité, non moins grande, les différentes parties de la population peuvent les suivre.

APPRÉCIATION PRATIQUE DE LA SUFFISANCE OU DE L'INSUFFI-
SANCE DE L'OXYGÈNE MIS A LA DISPOSITION DE L'ORGA-
NISME.

Dans la première partie de ce volume, j'ai indiqué qu'elles étaient les quantités de substances organiques et minérales nécessaires à un kilogramme d homme adulte, vivant dans les conditions de la ration moyenne d'entretien ; et, dans cette étu le, j'ai montré qu'elle étaıt la quantité d'oxygène, qui, théoriquement, était nécessaire pour minéraliser d'une manière complète les substances organiques de cette ration.

Puis, dans la partie qui précède, entrant dans la voie pratique, j ai cherché à indiquer qu'elle est la quantité d'aliments, tels que nous les offre la nature, qu'il nous faut ingérer pour trouver les substances organiques et minérales jugées indispensables à notre entretien.

Mais parmi les matières minérales, une d'entre elles est restée jusqu'à présent en dehors de ces évaluations : c'est l'*oxygène*.

Eh quoi, me dira-t-on, ce n'est donc pas assez que de fixer les quantités d'albuminoïdes, de calories, d'eau, de chlorure de sodium, de potasse, de chaux, etc., pour assurer d'une manière convenable notre alimentation et notre nutrition ; il faudrait même doser l'oxygène ! Il se peut, qu'il y ait un intérêt scientifique à savoir qu'elle est la quantité de ce corps qui est nécessaire pour transformer les matières organiques en eau et en acide carbonique ; mais quel intérêt peut avoir cette fixation au point de vue pratique ? On comprend cette fixation pour toutes les autres substances qui doivent entrer dans notre alimentation ; parce qu'il faut les chercher, les préparer et les mettre à la disposition de notre organisme qui ne les trouve pas naturellement. Mais, certes, il n'en est pas ainsi pour l'oxygène. Ce dernier est répandu à profusion autour de nous ; nous ne risquons donc pas d'en manquer ; nous n'avons qu'à le prendre ; et dans les conditions ordinaires son réservoir est inépuisable.

Quelque justes que ces idées paraissent au grand public, le corps médical, je le suppose, sait qu'il peut en être autrement.

Incontestablement. le plus souvent le grand public a raison. Sans qu'aucune indication nous ait été donnée à cet égard, sans que nous ayons eu à recevoir les conseils de personne, nos organes respiratoires fonctionnent dans des conditions telles, qu'ils fournissent à l'organisme au moins la quantité d'oxygène qui lui est indispensable. Mais il est loin d'en être toujours ainsi ; et nous savons maintenant que pour une série de causes dont au moins une partie nous est connue, la quantité d'oxygène absorbée par un poumon même sain, peut être insuffisante.

Cette question m'a préoccupé depuis longtemps ; je crois même avoir été un des premiers à signaler cette insuffisance de l'oxygène, comme pouvant entraîner des troubles de la nutrition (1). Depuis, cette idée a gagné du terrain ; et la nécessité de s'assurer que la respiration se fait dans des conditions normales et suffisantes, a fini par être tellement comprise, qu'une circulaire ministérielle en a fait un devoir pour tous les médecins chargés de l'hygiène des écoles ou des établissements secondaires

En 1886, pendant que j'étais en service à Cherbourg, on me présenta un enfant de 7 à 8 ans, traité depuis quelques années déjà pour une anémie, qui avait résisté à tous les toniques et aux reconstituants.

Cet enfant, fils d'un haut fonctionnaire, vivait cependant dans les meilleures conditions d'hygiène : riche alimentation, appartements largement aérés, rivage marin, promenades, etc.

Comment, dans ces conditions, avait-il pu devenir anémique? et pourquoi cette anémie résistait-elle aux moyens auxquels cette affection cède habituellement?

J'examinai l'enfant, les poumons étaient sains ; mais je fus frappé pendant cet examen de l'étroitesse de sa poitrine et aussi du peu d'amplitude des mouvements respiratoires. Ceux-ci avaient lieu seulement par le diaphragme et laissaient la cage thoracique, surtout sa partie supérieure, presque immobile. J'eus alors cette pensée, que ce qui manquait à cet orga-

____

(1) 1887. — De la stéthométrie et de la stéthographie, *Bulletin général de thérapeutique*, 6 novembre 1887.

nisme, ce n'était pas le *combustible*, puisque cet enfant était largement nourri; mais bien le *comburant*, c'est-à-dire l'oxygène.

Je confiai mes réflexions au père, qui accompagnait l'enfant; et il me dit alors, ce qui tendait à justifier mon hypothèse, que cet enfant restait. en effet. volontiers assis, qu'il n'aimaït pas les jeux qui exigeaient des mouvements, et enfin qu'il n'avait rien de la turbulence de son âge.

Après avoir obtenu le consentement des parents, je basai mon traitement sur cette hypothèse. Je fis donc faire à cet enfant une série d'exercices ayant pour but d'augmenter l'étendue de ses mouvements respiratoires. Or, les résultats dépassèrent mon attente. Sous l'influence de ces exercices, la santé de l'enfant s'améliora très rapidement; si bien que, dans quelques mois. j'eus la satisfaction de le voir complètement rétabli. Depuis cette époque, mon hypothèse sur le défaut de comburant ayant été ainsi vérifiée, j'ai poursuivi ces recherches au double point de vue scientifique et clinique, et je vais les résumer rapidement :

I. — J'ai cherché un procédé pour reconnaître les cas dans lesquels les échanges respiratoires sont insuffisants; et, après m'être adressé à ceux qui sont basés sur la *capacité respiratoire*, c'est-à-dire aux différents *spiromètres* (1), j'ai dû y renoncer, comme étant peu fidèles, surtout quand il s'agit des enfants; et c'est surtout pour ces derniers que ces recherches étaient entreprises et ont conservé le plus d'importance.

J'en suis donc venu aux moyens qui n'exigent pas le concours de la volonté du sujet; c'est-à-dire à ceux qui sont basés sur la mensuration extérieure de la cage thoracique. J'ai ainsi utilisé et comparé les procédés basés sur le *périmètre*, puis sur les *diamètres thoraciques* et sur la comparaison de ces derniers, soit l'*indice thoracique* (2); et quoique reconnaissant quelque utilité à chacun de ces procédés, j'ai dû de

(1) De la sthéthométrie et de la stéthographie (*Gazette médico-chirurgicale de Toulouse*, 1888).

Manuel de séméiologie technique ou Guide pratique de l'examen du malade, Doin. Paris. 1889).

Mémoires sur la sthétographie normale. Académie de médecine. Paris, 1889).

(2) Voir le *Manuel de séméiologie technique*, 1889.

nouveau y renoncer, comme ne donnant que des indications insuffisantes.

C'est alors que j'ai eu la pensée de mesurer la SECTION THORACIQUE.

Quel peut être, en effet, le but de la mensuration soit du périmètre, soit des diamètres? Ce ne peut être évidemment que d'arriver par ce moyen détourné, mais commode, à apprécier la *section*. C'est sûrement dans ce but que l'on prend le périmètre, en supposant cette dimension en rapport constant avec la surface qu'il circonscrit. C'est également aussi pour apprécier cette surface, que l'on prend les diamètres et surtout qu'on les multiplie. Il m'a donc semblé que je m'approcherais davantage de l'exactitude, en mesurant directement cette surface elle-même. J'y suis arrivé, en moulant le périmètre avec une lame métallique sans élasticité, qui en conserve exactement la forme, et en la rapportant sur un papier divisé en centimètres carrés.

Je n'ai pas ainsi, évidemment, la section du poumon lui-même ; puisque je ne puis la mesurer qu'augmentée de l'épaisseur de la paroi thoracique. Mais c'est là une cause d'erreur qui se trouve la même, quand on mesure soit le périmètre, soit les divers diamètres ; et le graphique de la section, tel que je le prends, quoique participant à cette même cause d'erreur, donne sûrement cette section d'une manière moins inexacte.

Ce procédé ayant été choisi, j'en ai précisé les différents temps ; et, pour arriver à des résultats aussi comparables que possible, j'ai même dû avoir recours à des instruments nouveaux. Ce procédé après ses modifications successives est devenue LA STETHOGRAPHIE MÉTRIQUE (1).

II. — En même temps, l'étude attentive de la respiration chez divers sujets normaux ou malades, me faisait constater certaines modifications de cette fonction, ayant des conséquences plus ou moins désavantageuses ; et qui, par conséquent, constituaient de véritables défauts de l'acte respiratoire.

De plus, je constatai la concordance constante entre ces défauts de la respiration et un ensemble de symptômes pathologiques, se rapprochant par de nombreux points de l'anémie, ainsi que je l'avais vu chez mon premier sujet, et tenant tou-

(1) Voir le Manuel de séméiologie, Doin, Paris, 1890, pp. 112 et suivantes.

jours à une insuffisance de la respiration et auquel je donnai le nom d'HYPOHÉMATOSE (1).

Ainsi, ce premier point fut établi pour moi, que si beaucoup de personnes respirent bien, il en est d'autres assez nombreuses qui respirent mal ; et de là naquit tout naturellement l'idée de l'ÉDUCATION RESPIRATOIRE.

III. Cette idée prit encore plus d'importance, quand la pratique m'eut appris, que, grâce à cette éducation, ces défauts pouvaient être facilement corrigés ; et qu'enfin, eux disparus, les troubles divers de l'hypohématose disparaissaient aussi.

J'en vins donc, pour compléter mes idées sur ce point et les faire entrer dans la pratique, à dégager de mes observations un certain nombre de principes réglant la respiration ; et que je groupai sous les divers chefs : de *mode, de type, de rhytme et de nombre.*

Ce fut là, comme un *code de l'acte respiratoire.* En même temps, et comme une conséquence toute naturelle, je cherchai quels étaient les divers mouvements capables de corriger les différents défauts de la respiration ; et je les réunis dans un certain nombre d'exercices bien méthodisés, qui devinrent ainsi la GYMNASTIQUE RESPIRATOIRE (2).

Ces divers termes se commandent donc les uns les autres : Les *défauts respiratoires* conduisent à l'*éducation respiratoire* et celle-ci à la *gymnastique respiratoire.*

IV. — Les faits cliniques m'eurent vite prouvé l'importance du procédé de la *stéthographie métrique.* D'une part, les sections thoraciques faibles concordaient toujours avec l'*hypohématose*; et, d'autre part, cette dernière disparaissait, quand la *gymnastique respiratoire* avait augmenté d'une manière sensible la *section thoracique.*

La stéthographie métrique me devenait utile même dans les cas d'hypohématose, dans lesquels la section thoracique était suffisante. Elle m'indiquait ainsi, que les phénomènes

---

(1) Mémoire sur l'hypohématose. Académie de médecine, 19 juin 1889. *Arch. gén. de méd.* (juin 1889), et Traité de l'anémie par insuffisance de l'ématose. Doin. Paris, 1890.

(2) Etude clinique sur l'hypohématose. Congrès pour l'avancement des sciences de Paris, août 1889.

Traité de l'anémie par insuffisance de l'hématose, Doin, Paris 1890.

hypohématosiques avaient une autre cause; et l'éducation respiratoire, ainsi éclairée, ne tardait pas à les faire disparaître.

De ces recherches découlaient déjà un certain nombre de faits, qui s'imposaient à la pratique; et qui nous intéressent tout particulièrement au point de vue auquel j'écris en ce moment :

1° La respiration est un acte fonctionnel, qui, au moins dans certains cas, a besoin d'être dirigé. C'est là une réponse directe à une observation que j'ai entendue faire souvent, et que je viens de rappeler. Les conséquences forcées de cette première conclusion sont, d'abord la nécessité de la surveillance de la respiration chez tous les enfants; et, ensuite, celle de l'éducation respiratoire dans le cas où elle se fait mal.

2° Les défauts de la respiration peuvent avoir de graves conséquences, dont une des plus importantes est l'absorption d'une quantité insuffisante d'oxygène par la surface pulmonaire.

Nous sommes ici, on le voit, en plein dans notre sujet. Quoique vivant dans un milieu normalement oxygéné, l'oxygène peut nous faire défaut, *parce que nous ne savons pas, ou que nous n'avons pas su respirer.*

Par suite de notre manière vicieuse de respirer, quelque largement répandu que soit l'oxygène autour de nous, au lieu d'absorber les 11 grammes qui nous sont nécessaires par kilogramme de notre poids, pour transformer en eau et en acide carbonique les substances organiques dont la minéralisation est indispensable à l'activité de nos fonctions, notre surface pulmonaire n'en absorbe qu'une quantité moindre; et, dès lors, une partie de ces substances organiques n'est pas utilisée, et au moins quelques-unes de nos fonctions perdent de leur activité.

Condamné à se suffire avec ses apports restreints, l'organisme ralentit ses échanges; il les diminue et il se résigne à une vie économique, mais forcément de faible activité. C'est la parcimonie appliquée à toutes ses fonctions; c'est la vie réduite à son minimum.

C'est en vain, du reste, que, dans ces cas, pour remédier à cet état de faiblesse générale, on augmenterait l'alimentation. Ce serait sans résultat utile, et le plus souvent ce serait une pratique nuisible. Je l'ai vu chez tous les hypohématosés ; et mes observations dépassent en ce moment la centaine.

Cette exagération des substances organiques, qui restent dans l'organisme sans utilisation, ne peut qu'aggraver le mal. Dans les circonstances les moins mauvaises, l'organisme les met en réserve sous forme de corps gras ; c'est le cas des obèses hypohématosés. Mais, même dans ces cas, une partie des substances organiques reste à l'état de minéralisation incomplète, et manifeste sa présence par les troubles pathologiques les plus divers. C'est qu'en effet, ainsi que je l'ai dit, ce qui fait défaut dans ces cas, ce n'est pas le *combustible* ; mais bien le *comburant* ; et ce qui le prouve, c'est l'amélioration rapide et la guérison complète, dès que, par des exercices, on modifie l'acte respiratoire, de telle manière qu'il fournisse à l'organisme l'oxygène suffisant.

V. — Ces faits, on le voit, étaient donc déjà largement suffisants pour établir qu'il est nécessaire que l'organisme reçoive une quantité donnée d'oxigène ; et que, même en vivant dans une atmosphère normalement oxygénée, la quantité qu'il lui demande peut rester au-dessous de ses besoins. Mais j'ai voulu pousser mes recherches plus loin.

Inspiré par cette pensée que tout est réglé dans l'organisme ; que chaque organe, à l'état normal, a des proportions qui lui sont fixées par les besoins j'ai pensé qu'il devait y avoir, dans les conditions normales, un rapport entre la surface pulmonaire qui absorbe l'oxygène et l'organisme pour lequel elle l'absorbe. Or, ne pouvant connaître l'étendue de la surface pulmonaire, j'ai pensé aussi qu'il devait y avoir au moins un rapport approximatif entre cette surface et la section thoracique.

Ce rapport, évidemment ne pouvait être très exact ; puisque, vu les inégalités d'épaisseur des parois thoraciques, je ne pouvais même pas compter sur l'exactitude du rapport entre la section extérieure du thorax, et la section du poumon lui-même. De plus, même en supposant que ce rapport fut assez exact en limitant la mensuration de la surface pulmonaire à celle de la section du poumon à un point donné, je ne tenais pas compte de la hauteur, qui sûrement est variable. Enfin, la cage thoracique contient des organes dont les dimensions varient également, et qui, par conséquent, modifient l'espace laissé aux poumons.

Aucune de ces causes d'erreur ne m'échappa. Mais, cependant, étant donné, d'une part, que dans ma pensée je ne cherchais qu'un rapport approché ; et, d'autre part, que pour apprécier la surface pulmonaire, je ne trouvais pas de procédé pratique qui fût préférable à celui de la section sterno-xyphoïdienne mesurée par la stéthographie métrique, je m'en contentai ; et, comme une hypothèse à vérifier, je cherchai s'il y avait quelque rapport entre cette section et l'organisme.

Mes premières comparaisons portèrent sur la *taille* de l'homme et de la femme adultes (1) ; et j'eus la satisfaction de constater ce premier point que, d'une manière à peu près constante et avec une exactitude qui me surprit, ces sujets avaient toujours *3 centimètres carrés de section thoracique pour chaque centimètre de leur taille.*

Les adultes normaux, quel que soit le sexe, de 1ᵐ60 et de 1ᵐ50, avaient des sections thoraciques sterno-syphoïdiennes respectivement de 480 et 450 centimètres carrés ; et, ce qui augmenta encore l'importance de cette loi, c'est que je constatai les signes de l'hypohématose, quand le rapport restait au-dessous. L'adulte qui n'a que 2 centimètres et demi de section thoracique pour 1 centimètre de sa taille, est presque sûrement un hypohématosé.

VI. — Mais ce rapport, entre la section thoracique et la taille, important pour l'adulte dont je m'occupe ici, n'existe que pour lui. Ce rapport, en effet, change de la naissance à l'âge adulte. Toutefois, quoique se modifiant avec les divers âges, il reste sensiblement constant pour chacun d'eux. Je l'avais d'abord établi à partir de 14 ans et au-delà (1), plus récemment je l'ai fait pour le nouveau-né (2), et Ducourneau l'a complété pour les enfants de 6 à 14 ans (3).

(1) Rapport de la section thoracique à la taille. *Société de médecine de Toulouse,* 1838.

(2) Rapport de la taille et des poids avec la section thoracique dans les deux sexes et aux différents âges. (Congrès pour l'avancement des sciences de Paris, août 1889).

(3) Ducourneau de Haritz, thèse de Toulouse, 1935.

Mais ces rapports, vu les irrégularités que la croissance imprime à la taille présentant cependant des variations individuelles, j'ai cherché un terme de comparaison moins variable que cette donnée, en m'adressant *au poids*. Or, de nouveau, pour les adultes normaux, hommes et femmes, j'ai trouvé un rapport constant, subissant même des écarts moindres que pour la taille : l'adulte normal, des deux sexes *a 8 centimètres carrés de section thoracique par kilogramme de son poids*. N'avoir que 7 centimètres carrés le met sur la limite de l'hypohématose.

Ce rapport est si constant, il m'a donné des indications si sûres pour la clinique, que pendant longtemps je l'ai trouvé très suffisant pour ma pratique (1). J'ai même pu, en me basant sur lui, arriver à des inductions dans le domaine pathologique, qui ont été confirmées depuis ; telle est, par exemple, l'influence de l'insuffisance de la section thoracique sur le développement de la tuberculose pulmonaire (2).

Ainsi donc, dès ces travaux, non seulement il était établi que l'organisme ne peut pas toujours puiser dans le milieu ambiant la quantité d'oxygène qui lui est nécessaire, et aussi que l'insuffisance de cet oxygène se traduit par des phénomènes pathologiques ; mais, en outre, au moins d'une manière approximative, qu'on pouvait même préciser quelle était la dimension que devait avoir une poitrine pour qu'elle put absorber l'oxygène nécessaire.

VII. — Qu'on le remarque, cette conclusion nous conduit déjà, au moins d'une manière approximative, à la solution de la question que je me suis posée au début : *trouver une indication pratique pouvant nous donner l'assurance qu'un organisme adulte reçoit la quantité d'oxygène qui lui est nécessaire*.

Mais, de nouveau, ce rapport de la section thoracique sterno-xyphoïdienne au poids, varie pendant la croissance, et il faut le déterminer pour chaque âge et mieux pour chaque poids.

(1) Dix cas d'hypohématose suivis de guérison. Bulletin général de théra peutique, 30 septembre 1892.

(2) Dimension du thorax et tuberculose pulmonaire. Académie des sciences de Toulouse, 9 février 1905, p. 389. Joffres et Maurel. Etude sur le thorax tuberculeux. Congrès international sur la tuberculose. Paris, octobre 1905. Joffres, Section thoracique aux cours de la tuberculose, thèse de Toulouse, 1905.

Or, poursuivant toujours mes recherches sur cette question, j'ai eu l'idée, il y a seulement quelques années, de comparer la section thoracique à la *surface cutanée;* et, dès lors, j'ai eu la grande satisfaction de trouver un rapport constant et toujours le même; non seulement pour l'adulte, mais pour tous les âges. Ce rapport qui, tait très important, se maintient même à l'état pathologique, peut être exprimé par cette loi (1) :

L'ORGANISME A BESOIN DE 4 CENTIMÈTRES CARRÉS DE SECTION THORACIQUE POUR UN DÉCIMÈTRE CARRÉ DE SA SURFACE CUTANÉE.

Ce rapport reste le même depuis les premiers mois après la naissance, c'est-à-dire dès que le poumon s'est adapté à ses fonctions de la vie extérieure, jusqu'à la vieillesse.

La section thoracique d'un organisme varie considérablement par rapport à son poids, mais la surface cutanée, par rapport à ce poids, varie dans les mêmes proportions, de telle manière que le rapport de la section thoracique à la surface cutanée reste constant.

La constance de ce rapport, du reste, trouve son explication dans cette considération physiologique, qu'en vertu de la loi des adaptations des organes aux besoins, la surface pulmonaire, qui absorbe l'oxygène servant à faire le calorique, doit s'adapter à la surface cutanée, par laquelle rayonne la plus grande partie du calorique que cet oxygène produit.

Cette même considération explique aussi les variations des rapports de la section thoracique, représentant la surface pulmonaire, en nous indiquant le sens de ses variations.

La section thoracique devant être proportionnelle à la surface cutanée, il est forcé que le chiffre exprimant son rapport avec la taille et le poids, aille en augmentant de l'adulte au nouveau-né, puisque nous savons géométriquement que pour des corps ayant la même forme, la surface rapportée à l'unité de volume, est d'autant plus grande que les corps sont plus petits (2).

(1) Adaptation de la section thoracique à la surface cutanée par rapport au poids depuis la naissance jusqu'à l'âge adulte (*Société de médecine de Toulouse* 24 mai 1904 et *Société de biologie* 1er juin 1904, p. 980).

(2) Voir aussi :

Adaptation de la section thoracique à la surface cutanée après les pleurésies suivies de rétraction costale (*Société de biologie*, 2 juillet 1904, p. 45).

De tout ce qui précède se dégagent donc ces indications importantes, qui viennent compléter celles que j'ai données sur les quantités de substances organiques et minérales nécessaires à l'adulte et sur les quantités d'aliments pouvant contenir ces substances :

1º Que de même que l'on doit fixer scientifiquement les aliments qui doivent composer notre alimentation, il y a lieu de se demander si notre organisme reçoit la quantité d'oxygène nécessaire pour qu'il puisse utiliser ces aliments ;

2° Que la nécessité de nous demander si l'oxygène est mis à la disposition de l'organisme en quantité suffisante, s'impose, quoique cet organisme vive dans une atmosphère normalement oxygénée ;

3° Que les cas dans lesquels l'oxygène absorbé est insuffisant ne sont pas rares ; et que cette insuffisance se traduit par un ensemble de symptômes pathologiques plus ou moins graves, que l'on a pu réunir sous le nom d'hypohématose ;

4° Que ces symptômes dépendent si bien de cette insuffisance de l'hématose, qu'ils disparaissent dès que l'on a rendu cette dernière suffisante ;

5° Que toutefois, entre les cas dans lesquels l'oxygène absorbé est suffisant, et ceux dans lesquels son insuffisance se traduit par des troubles pathologiques manifestes, il en existe d'autres dans lesquels cette insuffisance n'entraîne qu'une diminution de l'activité de toutes les fonctions ; mais que cette diminution, quoique peu apparente, ne met pas moins l'organisme dans un état de moindre activité et de moindre résistance ;

6° Que sous cette influence, même dans ces dernières conditions, la nutrition peut être profondément troublée ;

7° Qu'il peut se faire que l'organisme arrive à atténuer, au moins pour un certain temps, les conséquences de ces vices de la nutrition par des voies détournées, telles que par des suppléances ou par des adaptations, mais que toutes ces modifications imposées aux organes qui en sont le siège, et qui consti-

Etude de la section thoracique dans les déviations du rachis (*Société de biologie*, p. 622, 31 mars 1906).

Etude de la section thoracique chez les nouveau-nés (*Société de biologie*, juin 1906, p. 733).

tuent un travail supplémentaire, ne peuvent que nuire à la régularité de leur propre fonction.

8° Que, de plus, ces moyens deviennent le plus souvent insuffisants ; et que le défaut d'oxygénation finit par se traduire par des troubles pathologiques graves et qui s'imposent à notre attention.

9° Que ces faits étant établis, il en découle la nécessité impérieuse de s'assurer si l'organisme est dans les conditions voulues pour recevoir la quantité d'oxygène qui lui est nécessaire.

10° Que d'après ce qui précède, *on aura une première garantie, quand la section thoracique, mesurée par le procédé de la stéthographie métrique sterno-xyphoïdienne, donnera, pour l'adulte des deux sexes, 3 centimètres carrés pour 1 centimètre de sa taille, et 8 centimètres carrés par kilogramme de son poids.*

11° *Que cette garantie sera encore mieux assurée, quand, pour tous les âges et pour les deux sexes, la section thoracique donnera au moins 4 centimètres carrés pour 1 décimètre carré de surface cutanée.*

12° Qu'en même temps que l'on s'assurera que la section thoracique est suffisante, il y aura lieu d'examiner si l'acte respiratoire s'accomplit dans des conditions physiologiques. L'hypohématose peut, en effet, exister par suite d'un vice de la respiration, inspiration insuffisante, mode buccal, etc., et cela même avec une section thoracique suffisante.

13° Enfin qu'après cet examen de la section thoracique et de l'acte respiratoire, si l'on constate l'insuffisance de la première ou des défauts du second, il faut savoir que des exercices, maintenant bien connus, peuvent remédier aux deux, d'une manière complète et dans un temps relativement court.

VOIES ET FORMES D'ÉLIMINATION DES SUBSTANCES ORGANIQUES
ET MINÉRALES ENTRANT DANS LA COMPOSITION DU RÉGIME-
TYPE D'ENTRETIEN POUR LES ADULTES NORMAUX.

Je rappelle d'abord que par kilogramme du poids normal de l'adulte, quel que soit le sexe, ce régime-type doit comprendre :

Pour les substances organiques : 1^{gr}50 d'albuminoïdes ;

1 gramme de corps gras ; 0ᵍʳ50 d'alcool et 4ᵍʳ50 d'hydrates de carbone ;

Pour les substances minérales : 11 grammes d'oxygène pulmonaire, auquel s'ajoutent environ 3 grammes d'oxygène provenant de la désagrégation de ces substances organiques ; 30 à 35 grammes d'eau, auxquels s'ajoutent les 5 grammes environ qui résultent de l'oxydation de l'hydrogène de ces mêmes substances ; 0ᵍʳ25 à 0ᵍʳ30 de chlorure de sodium, sur lesquels 0ᵍʳ05 environ sont contenus naturellement dans nos aliments, tels que nous les offre la nature, et 0ᵍʳ20 à 0ᵍʳ25 sont ajoutés à ces mêmes aliments pendant leur préparation ou au moment de leur ingestion ; enfin, tous contenus naturellement dans nos aliments : 0ᵍʳ06 de potasse ; 0ᵍʳ01 de chaux ; 0ᵍʳ005 de magnésie ; 0ᵍʳ05 d'acide phosphorique ; 0ᵍʳ06 d'acide sulfurique.

Cette composition de la ration d'un kilogramme d'adulte normal étant connue, il sera facile de calculer celle d'un adulte quelconque en connaissant son poids normal ; et cela pour les deux sexes, puisque nous avons admis, que dans les conditions où nous nous sommes placés, leurs besoins, sont sensiblement les mêmes. Ceux de la femme sont bien un peu moindres, mais avec des différences, que, pour faciliter la pratique, nous avons considérées comme négligeables.

Ce sont là les quantités à ingérer.

D'autre part, après avoir calculé les quantités de produits éliminés par un organisme d'un poids donné, ayant ingéré les quantités précédentes des divers aliments constituant sa ration, je ramènerai le total de ces produits éliminés au kilogramme de son poids. Il sera donc facile, ensuite, de connaître ainsi les quantités de ces mêmes produits devant être éliminés par un adulte quelconque, dont le poids sera connu, ayant reçu la même ration et vivant dans les mêmes conditions.

Pour me rapprocher le plus possible de la majorité des cas, je vais prendre, comme exemple pour ces calculs, l'homme adulte moyen de 65 kilogrammes et suivant le régime-type tel que je l'ai donné. Mais, en outre, cherchant à apprécier nos besoins avec une exactitude de plus en plus grande, je tiendrai compte du déchet intestinal ; et j'essayerai ainsi de nous fixer avec plus de précision que je ne l'ai fait jusqu'à présent, quoique toujours condamné à le faire d'une manière approximative, sur les quantités exactes des divers aliments qui nous sont nécessaires.

Enfin, après avoir fait ces calculs pour le régime-type, je le ferai pour la ration organique et minérale d'un de nos kilogrammes; et j'en ferai l'application à l'adulte de 55 kilogrammes, poids que j'ai pris comme la moyenne pour la femme, mais qui se rencontre encore assez souvent chez l'homme.

Calcul pour le régime type. — Le régime type, je le rapelle, pour L'HOMME ADULTE MOYEN de 65 kilogrammes, comprend : *pour les substances organiques :* 96^{gr}50 de substances albuminoïdes, 66 grammes de corps gras, 40 grammes d'alcool et 270 d'hydrates de carbone ; et *pour les matières minérales :* 15 à 20 grammes de chlorure de sodium, environ 4 grammes de potasse, 0^{gr}70 de chaux, 0^{gr}35 de magnésie, 0^{gr}13 de peroxyde de fer, 3 grammes environ d'acide phosphorique, 4 grammes d'acide sulfurique en y comprenant le soufre des albuminoïdes, 2 litres à 2^{lit}50 d'eau ; et, enfin, en supposant que la totalité des substances organiques soient minéralisées, environ 900 grammes d'oxygène sur lesquels 700 grammes devraient être demandés à l'absorption pulmonaire.

Mais, et je me suis expliqué déjà plusieurs fois sur ce point, ce sont là les quantités *ingérées* et non les quantités *utilisées.* Celles-ci doivent être diminuées du déchet intestinal que j'ai déjà fixé. C'est là une distinction importante à faire, quand on veut comparer, comme nous le faisons ici, les substances alimentaires avec les produits d'élimination ; le rapport ne peut être établi logiquement qu'avec celles utilisées par l'organisme, après la déduction de celles non absorbées.

Toutefois, il est presque inutile de le faire remarquer, on ne saurait, dans la pratique, se baser exactement sur la quantité des matières utilisées pour fixer la ration et pour la faire descendre jusqu'à elles. Quelque bien que fonctionne un tube digestif, un certain déchet intestinal est forcé ; si bien qu'il se produirait, même si nous n'ingérions que la quantité qu'il est indispensable d'utiliser ; dans ce cas, cette quantité deviendrait ainsi forcément insuffisante. Il faut donc que les quantités ingérées dépassent un peu les quantités qu'il est nécessaires d'utiliser, en prévision du déchet intestinal qui est inévitable. Néanmoins, l'excédant devra être maintenu dans les moindres proportions possibles, et au moins en ne dépassant pas le dixième de la ration.

Mais, ces explications données pour éviter toute erreur d'interprétation, voyons maintenant, en nous approchant de la réalité d'aussi près que possible, d'abord ce que deviennent les diverses matières organiques et minérales du régime type après leur ingestion; ensuite par quelles voies elles quittent l'organisme après avoir été utilisées; enfin sous quelles formes elles le font.

Albuminoïdes. — Sur 1^{gr}50 d'albuminoïdes ingérés, qui constituent la ration, 0^{gr}50 environ, nous le savons, ou bien ne sont pas absorbés ou bien quittent l'organisme en nature (mucus et produits de desquamation). Sur l'autre partie, soit 0^{gr}90 à 1 gramme, une certaine quantité, la plus importante, va remplacer à poids égal, les substances usées de même nature; et ce sont réellement ces dernières, ayant, du reste, la même valeur calorifique, qui sont minéralisées. Le reste, s'il y a un excédant sur les matières usées, l'est également, et probablement directement sans passer par l'état d'albuminoïdes de constitution. Mais qu'il s'agisse des albuminoïdes usés ou des albuminoïdes alimentaires directement minéralisés, chaque gramme laisse 0^{gr}336 d'urée.

D'après ces données, sur 96^{gr}50 d'albuminoïdes compris dans le régime type, 39 grammes ou bien constituent le déchet intestinal ou bien sont éliminés en nature; et 57 grammes seulement seront minéralisés, exigeant pour cela 87^{gr}21 d'oxygène pulmonaire et donnant 18^{gr}97 d'urée. C'est donc environ 0^{gr}30 d'urée par kilogramme d'homme adulte, quantité, que j'ai, en effet, toujours trouvée dans ces conditions d'alimentation, aussi bien dans mes expériences personnelles que dans les observations faites sur de nombreux sujets.

Ces quantités d'albuminoïdes, et ces quantités d'oxygène, donneraient, outre l'urée, 24^{gr}17 d'eau, 98 grammes d'acide carbonique et 2^{gr}79 d'acide sulfurique. Enfin, ces 57 grammes d'albuminoïdes, en s'oxydant, fourniraient 285 calories.

Corps gras. — Sur les 66 grammes de corps gras de la ration, en admettant un déchet intestinal de 10 %, 60 grammes environ seront utilisés; et, en leur supposant une composition moyenne, leur oxydation totale exigerait 172^{gr}80 d'oxygène pulmonaire ; et donnerait : 66 grammes d'eau, 166^{gr}80 d'acide carbonique et 540 calories.

Hydrates de carbone. — Les 270 grammes de carbone, déduction faite du déchet intestinal, sont réduits à 240 grammes environ, dont la minéralisation complète exigerait 256^{gr}80 d'oxygène pulmonaire et donnerait 144 grammes d'eau, 352^{gr}80 d'acide carbonique et produiraient 960 calories.

Alcool. — Vu la facilité de son absorption, nous devons supposer qu'il est absorbé en totalité. Les 40 grammes de la ration exigeraient donc 83^{gr}20 d'oxygène pulmonaire ; et fourniraient : 46^{gr}80 d'eau, 76^{gr}40 d'acide carbonique et 280 calories.

Oxygène. — La quantité absolument nécessaire d'origine pulmonaire, pour la minéralisation des matières organiques est donc : de 87^{gr}21 pour les albuminoïdes, de 172^{gr}80 pour l.s corps gras, de 256^{gr}80 pour les hydrates de carbone et de 83^{gr}20 pour l'alcool ; soit un total de 600 grammes environ. C'est donc 9^{gr}23 par kilogramme, au lieu de 11 grammes, qui seraient nécessaires pour la minéralisation complète de tous les aliments ingérés.

Cet oxygène est éliminé soit à l'état d'acide carbonique et presque exclusivement par la voie pulmonaire, soit à l'état d'eau par les diverses voies d'élimination de ce liquide.

ACIDE CARBONIQUE. — La quantité produite serait : de 98 grammes par les albuminoïdes, de 166^{gr}80 par les corps gras, de 352^{gr}80 par les hydrates de carbone et de 76^{gr}40 par l'alcool ; soit un total de 694 grammes, et de 10^{gr}64 par kilogramme.

Cet acide carbonique est éliminé en grande partie, je viens de le dire, par la voie pulmonaire ; et, pour une faible partie, à l'état de carbonates par la voie urinaire.

Calories. — D'après ce qui précède, les calories réellement produites dans notre organisme seraient donc seulement les suivantes : 285, par les albuminoïdes ; 540, par les corps gras ; 960, par les hydrates de carbone, et 280, par l'alcool. C'est donc un total de 2.065 calories et de 32 calories par kilog., au lieu d'un total de 2.435 et de 38 calories par kilog. environ, en prenant comme base du calcul la totalité des aliments ingérés.

Quant aux divers emplois de ces calories, je pense qu'on peut les évaluer ainsi que je l'ai fait dans le tableau suivant.

Répartition de la dépense de nos calories.

INDICATION DES PRINCIPALES DÉPENSES	RICHET (1)	GAUTIER (2)	MAUREL (3)	
			65 kil.	1 kil.
Travail mécanique (150.000 kilo grammètres (4)...	350	(⁵)	(⁶) 50	1
Echauffement des boissons et aliments	50	45	40	0.50
Echauffement de l'air inspiré	100	80	60	1
Dissociation de CO_2	100	(⁷)	»	»
Evaporation d'eau par la peau	250	370	280	4.5
Evaporation d'eau par le poumon	350	190	145	2
Radiation cutanée	1.900	1.700	1.300	2
Augmentation de la radiation cutanée ainsi que de l'évaporation pulmonaire et cutanée dans les conditions de la ration moyenne d'entretien	»	»	(⁸) 100	1.50
Travail intérieur, fonctionnement, petits mouvements et déplacements incessants (pas différence).	(⁹)	215 (¹⁰)	(¹¹) 90	1.50
TOTAUX	3.100	2.600	2.065	»

(1) RICHET. — Art. CHALEUR *du dict. de physiolog.*, p. 191.

(2) A. GAUTIER. – Chimie, troisième volume, p. 799.

(3) Quantités ramenées à la chaleur produite par les matières organiques réellement minéralisées en partant des chiffres de A. Gautier.

(4) Travail équivalent, pour un homme de 65, ce qui habillé donne un poids de 70 kilog., à une ascension de 2.000 environ.

(5) A. GAUTIER. — N'a pas compris le travail mécanique dans sa ration, qui correspond mieux ainsi au simple entretien.

(6) Travail représentant approximativement l'activité de l'homme dont j'étudie la ration. Il équivaut à une ascension de 350 à 400 mètres.

(7) A. GAUTIER. — N'a pas tenu compte de cette part de calorique.

(8) Cette augmentation me paraît nécessitée par les conditions de la ration moyenne d'entretien. Ces 100 calories sont en partie comprises dans les 215 que Gautier établit par différence et qu'il attribue au travail intérieur.

(9) RICHET. — A compris cette dépense dans le travail mécanique qu'il a évalué à 350 calories.

(10) Cette quantité que A. Gautier évalue par différence, est trop considérable en n'y comprenant que le travail intérieur; elle doit comprendre également les mouvements qui sont inséparables de la vie ordinaire.

(11) J'ai fait descendre les mouvements de 215 calories à 90 calories ; mais j'ai compté 50 calories pour les déplacements dus à la vie ordinaire et 200 calories pour augmentation de la radiation cutanée, de l'évaporation pulmonaire et cutanée augmentation due à l'influence de ces mouvements.

Richet, en comprenant dans sa ration un'travail mécanique
de 350 calories, c'est-à-dire un travail équivalent à une ascension de 2.100 mètres pour un homme habillé de 70 kilogrammes, avait estímé le nombre total de calories à 3.100. A. Gautier, en limitant sa ration à celle d'entretien, c'est-à-dire
dans des conditions se rapprochant sensiblement de la nôtre,
est arrivé à 2.600 calories. Mais A. Gautier et aussi Richet
étaient arrivés à ces chiffres en basant leurs calculs sur la
totalité des aliments *ingérés;* et comme si cette totalité était'
utilisée. En supprimant les 350 calories du travail mécanique,
la ration de Richet arriv₂ à 42 calories et celle de A. Gautier
à 40 calories. La nôtre, on le sait, dans les mêmes conditions
est seulement de 38. Or, il m'a paru intéressant de voir approximativement comment sont dépensées les calories réellement
produites; et, pour y arriver, j'ai d'abord pris comme point de
départ la répartition de Gautier en la réduisant dans la proportion de 2.600 à 2.000; et, ensuite, j'ai majoré ou réduit
certains chiffres de manière à les mettre le plus possible en
rapport avec les conditions de la ration d'entretien, telle que
je l'ai comprise. C'est en procédant ainsi que je suis arrivé
aux quantités approximatives consignées dans le tableau précédent, et dans lequel j'ai reproduit également les répartitions
de Ch. Richet et de A. Gautier.

Comme on le voit, le calcul basé seulement sur les matières
organiques *utilisées*, nous conduirait donc à une dépense de
32 calories par kilogramme. Sur le total de 2.065 calories,
140 seulement seraient transformées en travail mécanique; et
parmi elles, 90 seraient dépensées en mouvements intimes,
ceux de nos organes et surtout du cœur. Les autres 1.925 calories sont utilisées ou perdues à l'état de chaleur. Sur ce nombre,
1.680 sont perdues par la surface cutanée sur lesquelles 1.400 par
la radiation. En calculant la surface cutanée par le procédé que
j'ai indiqué, celle de l'homme de 65 kilogrammes arriverait
sensiblement à 120 décimètres carrés. Ce serait donc 14 calories que perdrait le décimètre carré dans les 24 heures, et seulement 12 environ, en ne tenant compte que de la radiation
cutanée.

Je réunis dans le tableau suivant, les matières organiques
ingérées et minéralisées, l'oxygène entrant en combinaison
avec ces dernières, et les divers produits de cette minéralisation.

Balance des matières organiques ingérées et de celles utilisées
avec les produits de leur minéralisation.

SUBSTANCES ALIMENTAIRES	TOTAL INGÉRÉ	DÉCHET ou non MINÉRALISÉ	QUANTITÉ MINÉRALISÉE	OXYGÈNE INTÉRIEUR	OXYGÈNE PULMONAIRE	OXYGÈNE TOTAL utilisé
Albuminoïdes..... .	96g50	39g50	57g	12g426	87g21	99g636
Corps gras.........	66	6	60	7.140	172 80	179.94
Hydrate de carbone.	270	27	243	129.52	260.01	389.52
Alcool.......... ...	40	»	40	13 92	83.20	97.12
Totaux.......	472.50	72.50	400	163.006	603 22	766.226

SUBSTANCES ALIMENTAIRES	PRODUITS DE LA MINÉRALISATION					
	H²0	CO²	SO³	URÉE	CALORIES TOTALES	CALORIES PAR KILOG.
Albuminoïdes... ..	24g17	98g10	2g79	18.97	285	4.384
Corps gras.........	66	166.80	»	»	540	8.307
Hydrate de carbone.	145.80	357.20	»	»	972	14.954
Alcool	46.80	76.40	»	»	280	4.308
Totaux.......	282.77	698.51	2.79	18.97	2 077	31.953

L'exposé qui précède et le tableau qui le résume. ont trait
au régime-type. J'ai voulu ainsi compléter son étude en montrant quelles modifications le déchet intestinal apporte à sa valeur nutritive. Mais, on l'a vu, dans ce régime, les proportions
des ternaires ne sont pas exactement celles que j'ai fixées. Les
corps gras sont un peu augmentés au détriment des hydrates
de carbone. Nous savons, du reste, que ce sont là des modifications, qui, dans ces proportions, sont sans importance. Les
deux seules conditions nécessaires sont la quantité d'azotés et
le nombre de calories ; et ce régime y satisfait.

Mais pour revenir à notre ration d'entretien telle que je l'ai
fixée, j'ai calculé le déchet intestinal pour cette ration avec sa
composition exacte pour un kilogramme (page 384) ; et il sera
désormais facile, grâce au tableau dans lequel j'ai réuni mes
résultats, de calculer les besoins de l'organisme en se rapprochant de l'exactitude, autant que l'état actuel de nos connaissances nous le permet.

De plus, pour faire une première application de ce tableau,

j'ai calculé ces besoins pour un adulte de 55 kilogrammes, poids moyen de la femme. On pourra, du reste, facilement, grâce à lui, calculer ceux d'un adulte des deux sexes, d'un poids quelconque (voir le tableau de la page 384).

Le tableau précédent résume l'évolution des matières organiques, déduction faite du déchet intestinal, et les résultats de leur minéralisation après leur combinaison avec l'oxygène. Dans celui de la page 385, j'ai réuni les manières minérales correspondant à la ration d'entretien ; et j'ai donné en même temps, les quantités ingérées, les quantités absorbées, déduction faite, par conséquent du déchet intestinal, et ensuite les quantités qui se retrouvent dans les urines.

J'ai fait le calcul, d'abord pour un kilogramme d'adulte, et ensuite pour les deux poids moyens : de l'homme de 65 kilo·grammes, et de la femme de 55 kilogrammes.

Les résultats de ces calculs, je l'ai dit, sont réunis dans le tableau de la page 385.

Les quantités qui figurent dans ces tableaux, aussi bien pour les ingérées que pour les urinaires, sont celles qui résultent de mes recherches personnelles, ramenées d'abord au kilogramme, et portées ensuite aux poids de 55 et 65 kilogrammes. Quant au déchet intestinal, sauf pour le chlorure de sodium et la potasse, j'ai admis un déchet de 20 % qui est, en effet, le déchet moyen de ces matières.

Mais pour le chlorure et la potasse, j'ai dû diminuer ce déchet. Cette réduction eut, en effet, fait descendre les quantités ingérées au-dessous de celles contenues dans les urines. J'ai dû n'admettre qu'un déchet de 5 %.

Ces indications générales données, je vais entrer dans quelques détails pour chacune de ces substances, en prenant comme exemple l'adulte de 65 kilogrammes.

Eau. — L'oxydation de l'hydrogène des matières organiques, donne : pour les albuminoïdes 24^{gr}17 d'eau ; pour les corps gras, 66 grammes ; pour les hydrates de carbone, 145^{gr}80 ; et pour l'alcool, 46^{gr}80, conduisant à un total de 282^{gr}77 d'eau. C'est donc 4^{gr}35 par kilogramme, qui viennent s'ajouter à la quantité contenue dans l'alimentation ou prise avec elle.

Les divers aliments, nous l'avons vu, en contiennent environ 1.000 grammes ; et, en outre, à peu près 1.200 grammes

Balance des substances organiques ingérées et de celles utilisées avec les produits de leur minéralisation.

SUBSTANCES ALIMENTAIRES	TOTAL INGÉRÉ	DÉCHET OU NON MINÉRALISÉ	QUANTITÉ MINÉRALISÉE	OXYGÈNE INTÉRIEUR	OXYGÈNE PULMONAIRE	OXYGÈNE TOTAL	PRODUITS DE LA MINÉRALISATION				TOTAL des CALORIES	CALORIES par KILOG.
							H^2O	CO^2	SO^3	URÉE		
Pour un kilogramme d'adulte des deux sexes												
Albuminoïdes.....	1.50	0.60	0 90	0.196	1.377	1.573	0 382	1.549	0.044	0.30	4.500	4.500
Corps gras........	1.»»	0.10	0.90	0.107	2 592	2.699	0.990	2.502	»	»	8.100	8.100
Hydrate de carbone.	4.50	0.45	4 05	2.158	4.333	6.491	2.420	5.953	»	»	16.200	16.200
Alcool...........	0.50	»	0.50	0.174	1.040	1.214	0.585	0.955	»	»	3 500	3.500
	7.50	1.15	6.35	2.635	9.342	11.969	4.377	10 959	0.044	0.30	32.300	32.300
Pour un adulte des deux sexes de 55 kilogrammes.												
Albuminoïdes......	82.50	33.00	49.50	10.790	75.735	86.535	21.010	85.195	2.420	16.50	247.500	4.500
Corps gras	55.00	5.50	49.50	5.885	142.560	148.445	54.45	137.610	»	»	445.500	8.100
Hydrate de carbone.	247.50	24.75	222.75	118.690	238.315	357.005	133.10	327.415	»	»	891.000	16 200
Alcool...........	27.50	»	27.50	9.570	57.100	66.670	32.175	52.525	»	»	192.500	3.500
	412.50	63.25	349.25	144.935	513.710	658.655	240.725	602.945	2.420	16.50	1776.500	32.300

Rapport des matières albuminoïdes et minérales ingérées et utilisées avec les excreta urinaires.

SUBSTANCES	ALBUMINOIDES		H_2O	Cln	K_2O	CaO	MgO	F_2O_3	P_2O_5	SO_3	TOTAL des SUBSTANCES minérales
	INGÉRÉS	MINÉRA-LISÉS									
Pour un kilogramme d'adulte.											
Ingérées	1ᵍ50	0.90	35	0.30	0.054	0.011	0.005	0.0022	0.043	0.055	0.490
Absorbées	1.35	»	»	0.27	0.051	0.009	0.004	0.0017	0.036	0.044	0.445
Urinaires	»	0.30	20	0.25	0.047	0.0044	0.0029	0.0001	0.023	0.025	0.3524
Pour l'homme de 65 kilogrammes.											
Ingérées	96.50	57	2500	20	3.50	0.71	0.34	0.14	2.83	3 57	32.59
Après déchet	86.85	»	»	18.00	3.15	0.57	0.27	0.112	2.26	2.85	28.57
Urinaires	»	19.50	1300	16.25	3.05	0.286	0.19	0.006	1.49	1.62	22.95
Pour la femme de 55 kilogrammes.											
Ingérées	82.50	49 5	1925	16.50	2.97	0.605	0.275	0.121	2.36	3.025	25.85
Absorbées	74.25	»	»	14.80	2.805	0.491	0.220	0.093	1.98	2.42	22.80
Urinaires	»	16.50	1100	13.75	2.58	0.24	0.16	0.005	1.26	1.37	19.36

sont pris avec la boisson de table au moment du repas ; c'est donc un total de 2.500 grammes sur lesquels 1.300 grammes s'éliminent pour la voie urinaire, 400 à 500 par la voie pulmonaire et 800 à 700 par la voie cutanée.

Chlorure de sodium. — Le régime-type pour l'adulte de 65 kilogrammes, en contient environ 4 à 5 grammes ; et nous en ajoutons 15 grammes en moyenne ; ce qui nous donne un total de 18 à 20 grammes. Son déchet intestinal n'étant que 5 p. 100, c'est donc 18 grammes environ qui sont absorbés ; et sur ce total, $0^{gr}50$ s'éliminent par la voie intestinale, ce qui porte la quantité quittant l'organisme par cette voie à $1^{gr}50$; 2 à 3 grammes s'éliminent par la voie cutanée ; et 14 à 16 grammes par la voie urinaire ; soit environ $0^{gr}23$ par kilogramme.

Potasse. — La ration d'entretien en contient environ $3^{gr}50$; et cependant on en trouve $3^{gr}05$ dans les urines. En supposant même que la quantité approximative de $3^{gr}50$ soit un peu dépassée, on voit d'abord que cette substance est presque totalement absorbée, ce qui m'a conduit à ramener son déchet à 5 p. 100 ; et ensuite que presque tout ce qui est absorbé est éliminé par la voie rénale.

Chaux. — Le régime ordinaire en contient dans les environs de $0^{gr}70$; et les urines seulement 0,28 à 0,30 environ ; soit à peu près la moitié. En admettant un déchet de 20 p. 100, ce serait environ $0^{gr}57$ qui serait absorbé. Le reste, soit $0^{gr}15$, serait éliminé par d'autres voies, notamment dans les divers mucus et la salive.

Magnésie. — La ration pour 65 kilogrammes en contient dans les environs de $0^{gr}30$ à $0^{gr}40$; et $0^{gr}15$ à $0^{gr}20$ s'éliminent par les urines. En admettant un déchet de 20 p. 100, ce serait $0^{gr}25$ à $0^{gr}30$ qui seraient absorbés ; une partie encore assez importante s'éliminerait donc par d'autres voies, et probablement surtout avec la matière sébacée.

Peroxyde de fer. — La ration en contient de $0^{gr}10$ à $0^{gr}15$; et les urines n'en renferment que $0^{gr}006$. Même avec un déchet de 20 p. 100, il faut donc en conclure que la plus grande partie s'élimine autrement ; et il est probable que c'est surtout par la bile, les produits cornés et ceux de desquamation.

Acide phosphorique. — La ration en contient dans les environs de 3 grammes ; et très sensiblement la moitié, $1^{gr}50$, s'élimine par la voie urinaire. En admettant le déchet moyen de 20 p. 100, on voit qu'une partie encore importante s'élimine autrement. Je pense que c'est surtout par les liquides digestifs et notamment la bile.

Acide sulfurique. — En y comprenant celui qui résulte du soufre des albuminoïdes, notre ration en contient de 3 à 4 grammes ; et, de même que pour l'acide phosphorique, la moitié environ s'élimine par les urines. Le reste ou bien n'est pas absorbé ou bien s'élimine par d'autres voies, probablement en partie à l'état d'hydrogène sulfuré par la voie intestinale.

En somme, nos aliments contiennent de 15 à 20 grammes de matières salines, et nous ajoutons à ces dernières 10 à 15 grammes de chlorure de sodium, ce qui porte le total à 30 à 35 grammes. Un déchet moyen de 20 p. 100 ramène ces quatités à 28 à 30 grammes qui sont réellement absorbés, sur lesquels de 20 à 25 grammes sont éliminés par les urines. A ces matières salines, s'ajoutent environ 20 grammes d'urée, environ $0^{gr}30$ à $0^{gr}50$ d'acide urique, et certains autres produits azotés en voie moins avancée de désintégration.

Enfin, on y trouve toujours certains autres produits organiques, leucomaïques, ptomaïques et toxiniques, provenant de nos tissus ou de nos cavités naturelles ; et qui ont échappé à la minéralisation. Avec une alimentation normale, ces produits n'existent qu'en petite quantité. Ils s'exagèrent, au contraire, dans les divers états pathologiques, et même, en état de santé, sous l'influence de la suralimentation et de la surnutrition. Je reviendrai, du reste, sur cette question dans le volume suivant.

Une petite quantité, surtout des chlorures de sodium et de potassium, s'élimine par la voie cutanée ; et le reste, principalement le fer, s'élimine par la voie intestinale, qui réunit les liquides digestifs et notamment la bile.

Telle est l'évolution des matières salines de notre alimentation. Bien entendu, ces quantités ne sont forcément qu'approximatives, mais cependant, leur connaissance me paraît importante. Elle nous fixe d'abord sur la quantité totale moyenne que doit contenir l'urine, et elle nous permettra d'apprécier ses écarts simplement par la densité. Ensuite, elle nous permet de nous rendre compte, pour chacune d'elles, de sa voie d'élimination ; et enfin, elle nous rassure d'une manière complète sur sa suffisance.

Ces quantités, en effet, je l'ai déjà fait remarquer, sauf pour le chlorure de sodium, sont toujours au moins égales et même souvent supérieures à celles que nous avons constatées comme nous étant nécessaires.

INFLUENCE DE L'AGE SUR LES DÉPENSES DE L'ORGANISME

Ici se place tout d'abord l'influence de la *croissance* sur ces dépenses et ensuite celle de *la vieillesse* ; je vais en traiter successivement, en insistant plus spécialement, vu sa plus grande importance, sur la première.

INFLUENCE DE LA CROISSANCE SUR LES DÉPENSES DE L'ORGANISME.

Quand on embrasse la croissance dans son ensemble, on est frappé de ce fait, que son évolution, chez l'homme comme chez les animaux, a été soumise par la nature à des lois générales d'une constance admirable. Rien dans cette évolution, en effet, n'est livré au hasard. Elle se fait, au contraire, d'une manière si régulière, que tout, dans ce qui la concerne, peut être prévu et calculé d'avance avec une étonnante précision.

Les études faites dans ces derniers temps sur la croissance de l'homme, en la rapportant au kilogramme de son poids, avait déjà jeté sur cette question un jour tout nouveau. Elles avaient montré, en effet, que loin d'être livrée, comme un examen superficiel semblerait le faire croire, aux caprices de la nature, notre croissance s'accomplit, au contraire, suivant des lois auxquelles notre organisme obéit avec une parfaite régularité. Or, des recherches que je viens de terminer sur la croissance des divers animaux, ont même augmenté la portée de ces lois, en montrant qu'elles s'appliquent également à ces animaux, et que probablement, il en est de même pour toute la série animale.

J'exposerai ces résultats et ces lois en traitant des diverses périodes de notre croissance.

DIVISION. — La croissance de l'homme, doit se diviser en trois périodes. La *première* qui comprend environ les deux premières années, et qui, avec plus ou moins d'exactitude, se termine avec le sevrage ; une *deuxième*, de beaucoup la plus longue, qui va du commencement de la troisième année, jusqu'à la vingtième environ ; et la *troisième* qui se termine avec la croissance, vers 25 ans.

PÉRIODE COMPRENANT LES DEUX PREMIÈRES ANNÉES.
RATION DU NOURRISSON.

L'alimentation du nourrisson est une des questions qui ont suscité le plus de travaux depuis une dizaine d'années ; et ces travaux, demandés tour à tour à la clinique et au laboratoire, ont heureusement préparé l'entente sur les points les plus essentiels. Toutefois, quelques divergences subsistent ; et quoique elles soient peu importantes, il me semble qu'il y a encore un sérieux intérêt à reprendre cette question dans son ensemble, en insistant davantage, bien entendu, sur les points qui restent en litige

Cette étude ainsi faite d'une manière complète, aura au moins cet avantage, de préciser les points sur lesquels l'entente est déjà faite, et ceux sur lesquels les opinions sont encore partagées.

Sans vouloir anticiper sur les études qui vont suivre et dans lesquelles ces divers points seront traités, je puis dire dès maintenant, que, grâce surtout aux derniers travaux parus sur cette question, les points litigieux sont de moins en moins nombreux. Depuis les travaux de Comby, Marfan, Budin et Barbier, pour ne citer que les plus importants, et ceux suscités par le Congrès international de médecine de Paris en 1900, par la Société de thérapeutique de Paris (1902), par le Congrès international d'hygiène de Bruxelles (1903), et en dernier lieu par le Congrès international d'hygiène alimentaire de Paris (1906), les points suivants, qui sont les essentiels dans l'alimentation du nourrisson, semblent définitivement acquis.

1° Qu'il est indispensable de fixer *scientifiquement*, l'alimentation du nourrisson, même quand il est élevé au sein ;

2° Que sa ration doit comprendre d'une part les aliments nécessaires à son *entretien*, et d'autre part ceux nécessaires à sa *croissance*;

3° Que pour évaluer les premiers, la base qui est la moins imparfaite est le *poids* et surtout le *poids normal*;

Nous verrons, en effet, que les auteurs qui, dans ces derniers temps, lui ont préféré la surface, ne sont pas moins restés fidèles au poids, puisqu'ils ne calculent les surfaces que d'après ce dernier;

4° Qu'au contraire, les aliments nécessaires à la croissance doivent être évalués d'après l'*âge*. La croissance, en effet, ramenée au kilogramme, comme l'entretien, diminue régulièrement de la naissance jusqu'à la fin de cette période;

5° Que pour les besoins nécessités par l'entretien, comme par la croissance, ainsi que je viens de le faire pour l'adulte, deux points sont à préciser en ce qui concerne les *aliments organiques* : les *quantités d'albuminoïdes* et les *quantités totales en calories*;

6° Qu'en ce qui concerne les substances minérales, oxygène, eau et matières salines, il est également nécessaire d'évaluer séparément celles nécessitées par l'entretien et celles nécessitées par la croissance;

7° Qu'enfin, la ration du nourrisson doit être le total des besoins organiques et minéraux de l'entretien et de ceux de la croissance ainsi évalués.

Ce sont là les points essentiels, et ceux sur lesquels, je le répète. l'entente me semble être faite.

Quant aux autres, à savoir, la quantité exacte d'azotés et de calories correspondant à chacun des besoins de l'entretien ou de la croissance ainsi évalués; à la quantité de lait qui correspond à ces divers besoins; enfin, la manière de répartir le lait dans les 24 heures; ce sont là des points moins importants et sur lesquels la pratique conduira forcément à l'entente. Ces divergences ne portent plus que sur des questions de détails, qui, les principes précédents étant acceptés, seront facilement résolues.

Ces indications générales données, j'aborde l'étude de l'alimentation en m'inspirant de ces indications, et en suivant autant que possible la même marche que pour l'adulte.

Peut-on fixer la ration des nourrissons ?

Cette question, pour être complète, doit être posée ainsi : *Nos connaissances actuelles nous permettent-elles de calculer la ration du nourrisson, comme on l'a fait pour l'adulte, d'une manière suffisamment approximative pour pouvoir être utilisée par l'hygiène alimentaire ?*

Or, la question ainsi posée, et c'est ainsi que je l'ai toujours comprise, je n'hésite pas à y répondre par l'affirmative; et s'il y a quelque temps des doutes pouvaient exister à cet égard, les travaux faits dans ces dernières années, je viens de le dire, les ont fait définitivement disparaître.

Je sais bien que la question n'est pas des plus simples. Je sais que pour l'enfant, de même que pour l'adulte, il ne saurait s'agir d'une ration unique et invariable, ce qui simplifierait beaucoup le problème. J'ai trop insisté sur les causes multiples et d'ordres divers, qui font varier les dépenses de l'organisme de l'adulte, pour ne pas m'attendre à trouver au moins les mêmes difficultés, quand il s'agit du nourrisson.

Pour lui, outre ces mêmes difficultés, il y a celles qui lui sont particulières, surtout quand il est nourri au sein. Dans ce cas, et nous tendons à le rendre de plus en plus général, nous trouvons la difficulté d'évaluer la quantité de lait qu'il prend. Même pour ceux soumis à l'allaitement artificiel, nous savons aussi que les compositions du lait sont variables.

Comme on le voit, la question paraît tout d'abord bien complexe, surtout si, comme je l'ai fait pour l'adulte, on veut calculer pour l'enfant la ration d'une manière complète, en y comprenant ses besoins en substances minérales.

Néanmoins, et malgré les conditions variées au milieu desquelles doit s'opérer le développement de l'enfant, conditions dont l'appréciation est encore rendue plus difficile par les groupements divers qu'elles peuvent former, je n'en ai pas moins pensé autrefois, et c'est démontré maintenant, que l'on peut arriver à une approximation suffisante pour servir de base au dosage de son alimentation.

Du reste, il est à peine utile de le faire remarquer, la plupart des difficultés que cette question offre pour l'enfant, se sont déjà présentées, et je viens de les résoudre, pour l'adulte.

Telles sont, pour l'entretien, les différences de poids et de température ambiante, etc. Quant aux variations de composition du lait, elles sont sûrement beaucoup moins grandes que celles des aliments de l'adulte et l'on tend de plus en plus, j'aurai à le dire, à fixer sa composition ou du moins à la faire connaître. Il n'est pas nécessaire, en outre, de savoir tous les jours les quantités de lait qu'un enfant prend à chaque tétée. Ce sont là des études à faire seulement une fois en leur donnant une valeur expérimentale précise.

Les différences de sexe sont encore moins importantes pour le nourrisson que pour l'adulte ; et toutes se résument dans celles du poids. Enfin, en ce qui concerne la croissance, on verra que grâce aux connaissances acquises, on peut évaluer le surcroît d'aliments qu'elle exige, au moins comme les autres conditions, d'une manière suffisamment approximative pour que la pratique courante puisse s'en servir. N'en est-il pas ainsi, du reste, de presque toutes les données sur laquelle est basée l'hygiène ?

Toutefois, nous ne serons pas désarmés pour savoir si la quantité de lait prise même au sein, est trop grande ou trop faible. J'indiquerai plus tard comment nous pouvons le savoir d'une manière sûre. J'ajoute, en outre, que le dosage de l'alimentation, tout en conservant son utilité pour l'allaitement au sein, l'a surtout pour l'artificiel, pour lequel la fixation de la quantité est des plus faciles.

Enfin, en ce qui regarde les dispositions individuelles, je me suis déjà assez longuement expliqué à propos de l'adulte pour que je n'ai plus à y revenir. Celles qui sont naturelles, sont au moins aussi peu importantes pour le nourrisson que pour l'adulte ; et quant à celles qui sont acquises, bien entendu, elles n'existent pas encore pour le premier.

De tout ce qui précède, on doit donc conclure, que les besoins du nourrisson peuvent être évalués au moins d'une manière suffisamment approximative pour être utile à la pratique ; et je pense, que c'est là tout ce que nous pouvons demander à ces évaluations.

Nécessité de la fixation de la ration du nourrisson.

Mais la possibilité de la fixation de la ration du nourrisson étant démontrée, une autre question se présente, cette fixation est-elle nécessaire, est-elle même utile?

On peut encore admettre, me dira-t-on, que cette fixation soit utile pendant l'allaitement artificiel, mais quels services pourrait-elle rendre pour l'enfant nourri au sein? Certes, si le lait est insuffisant, l'enfant dépérira et cette insuffisance n'aura pas besoin d'autres preuves; et, par contre, si le lait est bon et en quantité suffisante, peut-il y avoir des inconvénients à ce qu'il en prenne trop? Du reste, pendant les siècles qui nous ont précédé a-t-on dosé le lait des nourrissons. et ceux-ci ne sont-ils pas devenus des adultes vigoureux? De nos jours ne voyons-nous pas également la pratique ancienne donner d'excellents résultats? Enfin, la nature n'a-t-elle pas prévenu la possibilité de l'exagération de l'alimentation par la régurgitation?

La discussion de ces diverses objections me semble avoir aujourd'hui beaucoup perdu de son intérêt. L'hygiène et la clinique y ont répondu d'une manière victorieuse. Cependant, comme je les vois se produire encore parfois, même dans le corps médical, je demande à les examiner.

Il me paraît d'abord de la dernière évidence que l'enfant doit recevoir, d'une manière constante, une quantité d'aliments qui corresponde à son entretien et à sa croissance. La moindre insuffisance serait chez lui d'autant plus nuisible, qu'à poids égal, comme entretien, il dépense davantage que l'adulte; et qu'en outre, son alimentation doit assurer sa croissance. Or, on m'accordera, je pense, qu'il serait imprudent pour y remédier, d'attendre que cette insuffisance de l'alimentation se soit manifestée par de l'amaigrissement, la flacidité des chairs, etc.; et que, dans ce cas, comme dans tous les autres, il vaut mieux prévenir qu'avoir à guérir.

C'est là, du reste, je l'avoue, un côté de la question sur lequel on s'entend facilement. Mais, il en est bien autrement, quand il s'agit du danger contraire, de celui qui consiste à donner a l'enfant une nourriture qui dépasse ses besoins. Ce danger est difficilement admis par les parents; et ce que je regrette encore davantage, par certains membres du corps médical.

Or, je crois fermement que ce danger ne doit pas être évité avec moins de soins que le précédent. Dans l'état actuel de l'esprit des parents, ce n'est même que de ce côté qu'est le danger. Si l'insuffisance de l'alimentation, en effet, conduit l'enfant à l'anémie, il sera facile d'en triompher, comme le fait remarquer, avec juste raison, Budin, si le tube digestif fonctionne bien ; tandis que l'exagération de l'alimentation le le conduira soit à la surnutrition s'il digère les aliments pris en excès, soit à la suralimentation si le pouvoir de ses organes digestifs est dépassé ; toutes affections auxquelles il sera autrement difficile de remédier. La morbidité et la mortalité relevant des troubles digestifs, et sur lesquels je vais revenir, sont là pour le prouver.

Peut-on, enfin, dans le cas d'aliments pris en excès, compter sur la régurgitation ?

Je croirais inutile de discuter cette question, si, il y a peine quelques années, je n'avais entendu au sein même d'une société médicale, présenter la régurgitation comme un moyen suffisant pour régler l'alimentation du nourrisson. La régurgitation délivrerait ainsi ce dernier des aliments pris en excédant de ses besoins.

On ne saurait, il me semble, trop s'élever contre cette opinion. Je pense, au contraire, que la régurgitation doit toujours être évitée avec le plus grand soin ; d'abord, parce qu'elle est toujours nuisible aux organes digestifs ; et, ensuite, parce qu'on ne peut nullement compter sur elle pour régler l'alimentation. On ne peut pas, en effet, la considérer simplement comme un acte mécanique destiné à laisser écouler le trop plein, comme s'il s'agissait d'un vase inerte. La régurgitation ne s'accomplit que par des contractions de l'estomac, survenant souvent au cours de son acte digestif ; et je considère comme probable que ce n'est pas sans nuire à la régularité de cet acte. De plus. rien ne prouve que les contractions de l'estomac ne soient provoquées que par l'action mécanique du lait distendant cette cavité outre mesure. Je suis porté à croire, au contraire, que le plan musculaire de l'estomac et les muscles abdominaux ne se mettent en jeu que sous l'influence des produits résultant d'une digestion irrégulière, d'une véritable maldigestion, touchant d'assez près la véritable indigestion stomacale.

Le lait régurgité a souvent déjà subi des modifications ; il est en grumeaux, et présente fréquemment une odeur butyrique. Or, il me paraît au moins probable, d'abord que ces troubles ne peuvent se produire, sans nuire à la digestion qui s'accomplit ; et ensuite, qu'en se répétant, ils doivent porter atteinte aussi bien au plan musculaire qu'au plan glandulaire de l'estomac.

Quant à considérer la régurgitation comme un moyen de mettre l'alimentation en rapport avec les besoins de l'organisme, c'est commettre une inconcevable confusion. Il est vrai que souvent elle ne commence que pour rejeter du lait en excès ; mais est-on sûr qu'une fois commencée, elle ne dépasse pas le but ? Est-on sûr, d'autre part, ainsi que je viens de le dire, que le lait qui reste subit une digestion normale et réparatrice ? Je pencherai pour une opinion contraire.

De plus, même en admettant que la régurgitation ne soit produite que par la sensation mécanique du trop plein, peut-on admettre qu'il existe un rapport entre la capacité de l'estomac et les besoins de l'organisme ? Cette capacité va-t-elle varier avec la nature des divers laits ? L'estomac, va-t-il se rétrécir si le lait qu'il reçoit est très riche ; et, au contraire, se laisse distendre s'il est pauvre ? Ne savons-nous pas, que même chez le nourrisson. la capacité de l'estomac peut être augmentée, et à ce point de devenir pathologique ? Et dès lors, comment cette capacité pourra-t-elle nous fournir, pour évaluer les besoins de l'organisme, la moindre garantie. Je vais avoir à y revenir dans quelques instants.

Pour évaluer ces besoins, je l'ai déjà dit, pour l'adulte, et je reviens pour le nourrisson, nous ne pouvons même pas nous baser sur le pouvoir des organes digestifs ; et, à plus forte raison nous ne pouvons pas le faire sur leur capacité.

Il faut donc qu'il soit bien entendu que non seulement la régurgitation ne peut être d'aucune utilité pour mettre l'alimentation du nourrisson en rapport avec ses besoins ; mais que même elle doit être soigneusement évitée, comme étant toujours nuisible à la digestion, qu'elle interrompt ; et, aussi, par sa répétition, aux organes digestifs eux-mêmes.

Quant à la pratique des siècles passés, et à celle encore fréquemment suivie, consistant à donner le lait sans compter, je l'ai déjà dit, les statistiques de la morbidité et de la mortalité du nourrisson, dues aux affections des organes digestifs, sont là pour nous dire ce que nous devons en penser. Je me suis longuement arrêté sur cette question dans plusieurs travaux (1) et notamment dans celui que j'ai consacré à l'*hygiène alimentaire du nourrisson* (2), il me suffira ici de rappeler les faits suivants.

Importance de la gastro-entérite sur la mortalité infantile.

Le rapport officiel sur les enfants assistés de 1898 (3) nous apprend d'abord que sur 48.083 enfants nourris artificiellement, la mort a fait dans l'année 8.314 victimes et que sur 34.644 élevés au sein, elle en a fait encore 3.880.

Enfin, ce qui nous intéresse le plus, c'est que sur ces décès, la diarrhée infantile en réclame 3.937 pour les enfants nourris artificiellement, et 1.089 pour ceux nourris au sein. C'est donc les 47 p. 100 sur la totalité des décès pour les premiers et 28 p. 100 pour les seconds.

Quoique avec moins de précision, la statistique suivante peut nous donner une idée de l'importance de cette affection sur la mortalité de l'enfant pour la France. Les statistiques officielles de la population urbaine, soit actuellement de 13.000.000 d'habitants environ, donnent le nombre des décès par âge notamment pour la première année ; et, de plus, en même temps que le nombre total des décès pour cette population, les principales causes de maladies. Mais ces causes de maladies sont données pour la population urbaine totale, et non pour chaque âge. Cependant, comme la gastro-entérite suivie de mort est le propre presque exclusif des deux premières années, on peut évaluer approximativement quelle est, sur la totalité des décès dus à cette affection, la part qui leur revient (4).

(1) Etude de la mortalité dans l'année qui suit la naissance (*Société de médecine de Toulouse*, février 1902).

(2) *Hygiène alimentaire du nourrisson* (Doin, Paris 1903, p 9 et suivantes).

(3) Rapport de M. Monod sur les enfants assistés de 1898, p. 21.

(4) Mortalité pendant l'année qui suit la naissance (*Archives médicales de Toulouse*, 1902 et *Hygiène alimentaire du nourrisson*, Doin, Paris, 1903, p. 25).

Je reproduis dans le tableau suivant les statistiques des années 1895, 1897 et 1898. Ce tableau contient : leur population, le nombre total des décès, celui des décès avant un an et la totalité des décès par gastro-entérite pour la totalité de la population.

ANNÉES	POPULATION URBAINE DE LA FRANCE	TOTALITÉ DE DÉCÈS	DÉCÈS DE 0 A 1 AN	DÉCÈS par GASTRO-ENTÉRITE pour la population totale
1895	12.518.840	299.503	50.088	24.730
1897	13.190.721	275.820	46.727	22.289
1898	13.199.721	292 255	47.364	26.219
MOYENNE.	12.973.094	289.193	48.060	24.416

Ainsi donc sur la totalité de la population urbaine s'élevant à 13.000.000, il y a eu, par an, une moyenne de 289.193 décès, sur lesquels 48.060 parmi les enfants de moins d'un an ; c'est-à-dire qu'à cette première année revient presque le cinquième de la totalité des décès. Enfin, sur 289.193 décès, 24.416 sont dus à la gastro-entérite ; et, comme, je l'ai déjà dit, cette affection n'entraîne guère la mort que pendant les deux premières années, les décès, après cet âge par cette affection étant, en somme, rares, nous pouvons considérer comme probable que sur ces 24.416 décès, plus de 20.000 environ appartiennent aux deux premières années. Sur ces décès, vu la plus grande mortalité de la première année, 15.000 pouraient lui être attribués, les cinq autres mille restant pour la deuxième. Enfin, les décès de cette première année étant de 48.000, nous arrivons à cette évaluation approximative, que la gastro-entérite produit au moins un tiers des décès de la première année, qui, je viens de le faire ressortir, est si meurtrière pour le nourrisson.

Cette dernière statistique ne repose, pour le point qui nous occupe spécialement, que sur des évaluations, puisque le nombre des décès par gastro-entérite sur les enfants ayant moins d'un an, n'a pas été donné.

Mais les dangers de la gastro-entérite ressortent d'une manière bien plus nette des statistiques suivantes :

Budin (*Manuel pratique d'allaitement,* page 193) nous fournit la mortalité par cette affection pour huit villes importantes de France : sur 1.000 enfants décédés à Paris, 380 succombent à la gastro-entérite ; à Rouen, 510 ; à Lille, 514 ; à Nantes, 555 ; à Reims, 564 ; à Rennes, 574 ; à Dijon, 584 ; et enfin à Troyes, 682.

Dans sept, de ces huit grandes villes, la gastro-entérite enlève donc plus de la moitié des enfants qui meurent.

D'autre part, le Dr Balestre, déjà bien connu par ses travaux sur la mortalité infantile de la ville de Nice, vient de publier le résultat de ses recherches portant sur 18 ans de 1887 à 1904 (1) ; et ce consciencieux travail apporte à l'appui de mes idées des chiffres si démonstratifs que je ne puis résister au désir de les donner un peu longuement.

Cette statistique nous prouve, en effet, non-seulement le rôle important que joue la diarrhée infantile dans la morbidité et la mortalité pendant les deux premières années de la vie, mais aussi ce fait, encore plus menaçant, que cette morbidité et cette mortalité, vont toujours progressant et dans des proportions effrayantes.

Je reproduis ici un des tableaux du Dr Balestre, indiquant

ANNÉES	NAI-SANCES	DÉCÈS PAR DIARRHÉE de 0 à 1 an	MORTALITÉ par 1.000 NAISSANCES	ENFANTS de 1 à 2 ans VIVANTS	DÉCÈS PAR DIARRHÉE de 1 à 2 ans	MORTALITÉ par 1.000 ENFANTS de 1 à 2 ans
1887	2.233	60	26.83	»	41	•
1888	2.413	77	31.91	1.793	31	17.28
1889	2.273	60	26.39	2.067	39	18.86
1890	2.160	59	27.22	1.947	34	17.46
1891	2.395	79	33.40	1.885	32	16.97
1892	2.469	71	28.75	2.041	24	11.75
1893	2.455	86	35.03	2.156	38	17.62
1894	2.444	107	43.77	2.062	24	11.63
1895	2.320	103	44.39	2.105	39	18.52
1896	2.632	96	36.47	1.992	28	14.05
1897	2.552	140	54.85	2.285	31	13.56
1898	2.639	131	49.64	2.167	39	17.98
1899	2.653	120	45.23	2.288	26	11.36
1900	2.727	132	48.40	2.300	27	11.73
1901	2.679	120	44.79	2.556	28	11.38
1902	2.938	116	39.48	2.355	31	13.15
1903	2.941	128	45.52	2.523	41	16.25
1904	3.102	160	51.25	2.541	40	15.74

(1) Etude statistique sur la mortalité infantile de 0 à 1 an et de 1 à 2 ans à Nice, de 1887 à 1904.

séparément la mortalité par diarrhée pour les enfants de moins d'un an et d'un à deux ans, en rapportant ces décès au nombre de naissances pour les premiers et au nombre d'enfants vivants pour les seconds (p. 53).

Comme on le voit par ce tableau, le nombre de décès par diarrhée pendant la première année est allé toujours en augmentant ; et cela dans des proportions qui dépassent de beaucoup celles que comporte l'augmentation des naissances. La proportion des décès, qui n'était que 28.32 pour 1.000, pendant les trois premières années de 1887 à 1889, s'est élevée graduellement jusqu'à 45.42 p. 1.000 pendant les trois dernières années de 1902 à 1904.

Ces deux faits se dégagent donc de cette statistique :

1° Que sur 1.000 enfants naissant à Nice, il y en a eu dans ces dernières années 45 qui sont morts avant d'avoir un an ;

2° Que cette mortalité, dans moins de vingt ans, s'est accrue de plus d'un tiers.

Cette mortalité de 45 p. 1.000 serait déjà bien suffisante pour faire ressortir l'importance des troubles digestifs, et la nécessité de surveiller l'alimentation ; or, ainsi que le fait remarquer le Dʳ Balestre, Nice occupe une place privilégiée parmi les autres villes de France, en ce qui concerne cette mortalité, puisque d'après les statistiques données par « MM. Balestre « et Giletta de Saint-Joseph, 43 villes de plus de 30 000 ha- « bitants sur 59, ont une proportion de décès par diarrhée plus « grande que la ville de Nice pendant la période que ces « auteurs ont étudiée ». (Dʳ Balestre, p. 49.)

Dans la même ville, la mortalité pendant la deuxième année, quoique bien moindre, est encore, en somme, assez élevée. Elle a été, en effet, encore de 17.87 pendant les trois premières années. Mais, de plus, fait qui reste inexpliqué, cette proportion, loin d'augmenter comme pour la première année, aurait plutôt diminuée pour celle-ci. La moyenne des trois dernières années, en effet, ne donne que 15.05 p. 1.000.

Mais quelle que soit la cause de cette différence, il ne résulte pas moins de cette statistique, que, même pour la ville de Nice, pour laquelle la diarrhée infantile est cependant peu sévère, sur 1.000 enfants naissants, il y a 20 ans environ, il y en avait 46 qui mourraient de diarrhée infantile avant d'avoir 2 ans, et que dans ces dernières années il y en a plus de 60 qui meurent de la même affection.

La statistique suivante va accentuer encore davantage l'importance de cette affection dans la mortalité infantile. Elle va nous donner le nombre de décès qui lui sont dus en proportion des décès totaux de ces deux groupes d'enfants : ceux de moins d'un an et ceux de 1 à 2 ans. Je résume dans le tableau suivant ceux donnés par le Dr Balestre.

ANNÉES	NOMBRE DE DÉCÈS PAR DIARRHÉE sur 1.000 décès de 0 à 1 an (page 24)	NOMBRE DE DÉCÈS PAR DIARRHÉE sur 1.000 décès de 1 à 2 ans (page 33)	NOMBRE DE DÉCÈS PAR DIARRHÉE sur 1.000 décès de 0 à 2 ans (page 41)
1887	136.36	153.56	142.85
1888	222.54	213.80	219.96
1889	184.05	213.12	194.50
1890	214.53	232.88	220.90
1891	223.16	183.91	210.22
1892	226.84	195.12	217.88
1893	218.83	167.40	200.00
1894	315.61	170.22	272.92
1895	314.02	293.23	308.02
1896	276.26	201.44	255.14
1897	363.64	213.79	322.64
1898	373.22	342.10	365.59
1899	339.94	191.17	298.57
1900	355.79	219.51	321.86
1901	370.36	256.87	341.80
1902	279.51	248.00	271.21
1903	320.00	210.24	284.02
1904	398.00	317.46	378.79
MOYENNES	285.51	215.55	264.62

Comme on le voit, tandis que le tableau précédent nous fait connaître le nombre et la proportion des décès par diarrhée infantile, en rapport avec le nombre d'enfants de moins d'un an et de 1 à 2 ans, ce dernier nous fait connaître, pour ces deux groupes d'enfants la proportion des décès dus à cette affection comparés à la totalité des décès des mêmes groupes ; et il nous montre, par les moyennes, que pour les enfants de moins d'un an, près du tiers de la totalité des décès est dû à cette affection, 285 sur 1.000 ; que pour la seconde année, quoique la proportion de ces décès diminue, elle dépasse même le cinquième, 215 pour 1.000 ; et qu'enfin, en englobant les deux années dans le même calcul, plus du quart des enfants qui meurent avant d'avoir deux ans, 264 sur 1.000, succombent à la diarrhée infantile.

Comme on le voit, cette statistique aussi rigoureusement exacte que possible, vient confirmer les évaluations auxquelles je suis arrivé pour la population urbaine. Pendant la première année, un tiers des décès des enfants de moins d'un an, revient à la gastro-entérite ; et pour les deux ans, la proportion de Nice est encore dépassée, ainsi que le Dr Balestre l'a fait remarquer.

Causes de la gastro-entérite infantile. — Ces diverses statistiques doivent paraître, je le suppose, déjà suffisantes pour montrer avec quels soins les fonctions digestives doivent être surveillées chez le nourrisson ; mais, de plus, cette nécessité s'imposera encore davantage par l'étude des principales causes qui conduisent à la diarrhée infantile (1). Or, l'opinion générale semble faite à cet égard depuis ces dernières années ; une des causes les plus fréquentes de cette affection, et la plus grave, est la suralimentation.

Il reste incontestable que dans certains cas, il faut incriminer l'ingestion de certains aliments que l'intestin de l'enfant ne peut digérer ; que, dans d'autres, encore plus nombreux, il s'agit d'un lait altéré ; mais, comment expliquer les cas de diarrhée survenus chez l'enfant élevé exclusivement au sein ? Pour ces cas, sauf quelques rares exceptions, on ne peut qu'invoquer la suralimentation, que, du reste, depuis que son influence est signalée, on retrouve souvent indiquée dans les observations.

Depuis longtemps j'avais été conduit à cette conception de l'étiologie de la gastro-entérite du nourrisson ; et pour vérifier mon hypothèse, je m'étais contenté, pour tout traitement, de ramener la quantité de lait momentanément au dessous de la ration normale, telle que je l'avais fixée, et presque toujours en laissant à l'enfant le même lait qu'avant. Or, mon hypothèse s'est si bien vérifiée, que depuis, il est extrêmement rare qu'à cette pratique se joigne le moindre médicament. La clinique avait donc déjà apporté ses preuves à cette ma-

---

(1) Pour la discussion de ces causes, voir : l'*Hygiène alimentaire du nourrisson*, pp 30 et suivantes (Doin, Paris, 1903).

nière de concevoir l'étiologie, au moins de beaucoup de gastro-entérites infantiles.

Du reste, n'est-on pas arrivé à cette même pratique avec la diète hydrique, ou avec le bouillon de légumes, qui, outre une légère quantité de fécule, contient les matières salines dont des études antérieures nous ont fait connaître le rôle important dans l'alimentation ?

J'avoue que je descends rarement à ces procédés ; le plus souvent, il me suffit de diminuer la quantité de lait si l'enfant est au sein ; et aussi de mieux le surveiller s'il s'agit d'un allaitement artificiel. Mais la preuve du rôle que joue la suralimentation dans la production de ces affections n'en ressort que mieux, puisque pour les guérir, il suffit de diminuer la quantité en conservant le même lait. La cause réside donc bien et uniquement dans la *quantité*.

C'est là une preuve clinique, qui me paraît, par elle seule, déjà bien suffisante.

Mais, de plus, à cette preuve, j'en ai joint une autre, d'ordre expérimental (1). Après avoir fixé exactement la ration d'entretien de deux séries d'animaux, et avoir bien constaté que grâce à elle ils conservaient leur poids initial, j'ai augmenté cette ration, sans changer la nature des aliments, rapidement dans les proportions d'un quart à un tiers. Or, sous l'influence de cette suralimentation, il a suffi de quelques jours pour voir la diarrhée apparaître et s'aggraver même, en continuant à exagérer les aliments.

La première série d'animaux était composée par des cobayes, nourris avec du son, des carottes et des queues de carottes ; et la seconde était composée par des hérissons exclusivement nourris avec de la viande de cheval.

Ces expériences démontraient donc la possibilité de produire la diarrhée par une seule exagération de l'alimentation habituelle sans qu'il soit nécessaire d'invoquer soit son altération, soit une modification dans sa composition.

Mais, en outre, la seconde partie de ces expériences fut encore plus démonstrative.

(1) Diarrhée expérimentale de suralimentation (Congrès pour l'avancement des sciences de Paris, 2 août 1900. Section médecine. — *Archives de médecine navale*, août 1901. *Hygiène alimentaire du nourrisson*, p. 55 et ss. Doin, Paris, 1903.

De nouveau, sans modifier la nature de l'alimentation, je la ramenais environ d'un tiers au-dessous de la ration normale ; et j'eus la satisfaction de voir disparaître la diarrhée chez les deux séries d'animaux.

Pour qu'aucun doute ne pût subsister, pour qu'on ne pût invoquer une coïncidence, dès que les fonctions digestives furent bien rétablies, je refis la même expérience au complet, et avec le même succès : la suralimentation provoqua la diarrhée chez les cobayes et les hérissons ; et l'alimentation insuffisante la fit disparaître.

Dans ce cas, le laboratoire ne faisait que confirmer la clinique.

Mais, en outre, ces expériences me permirent de fournir une explication des plus plausibles de la *marche* de la gastro-entérite. On sait, en effet, que cette affection présente chaque année une récrudescence considérable pendant les mois les plus chauds, et même que ses cas, d'années en années, sont d'autant plus fréquents et plus graves que la température pendant ces mois est plus élevée. Or, les causes invoquées jusque-là pour expliquer cette récrudescence, paraissent bien insuffisantes. Telle est celle de l'altération plus facile du lait. Certes, je suis convaincu qu'elle doit agir dans certains cas ; mais évidemment elle ne saurait être invoquée, quand il s'agit des enfants nourris au sein, et l'on sait qu'ils ne sont pas exempts de cette affection.

Mais des recherches antérieures m'ayant démontré que les dépenses de l'organisme varient avec la température ambiante, à ce point que, pendant nos étés, elles sont d'un tiers inférieures à celles de nos hivers (1) ; et ces résultats ayant été confirmés successivement : par J. Noé (2), en opérant sur le hérisson, par Richet (3) sur des chiens, et par Larguier des

(1) 1899. Influence des saisons sur les dépenses de l'organisme. *Société de Médecine de Toulouse*, 11 février.

1899. *Académie des sciences de Toulouse*. 23 février.

1900. *Languedoc Médico-Chirurgical*, janvier et février.

1899 *Société de Biologie*, 25 février, p. 169 ; 23 mars, p. 229 ; 22 décembre 1900 ; 25 avril.

1900. Influence des climats et des saisons sur les dépenses de l'organisme chez l'homme (*Archives de médecine navale*), novembre 1900, janvier et février 1901, et Doin, Paris, 1901.

(2) *Société de Biologie*, 10 janvier 1902

(3) Ch. Richet. *Société de Biologie*, 25 janvier 1902.

Bancels (1) sur le pigeon, l'exacerbation de la diarrhée enfantile pendant l'été devenait de l'explication la plus facile.

En effet, ne pas diminuer pendant l'été la quantité de lait
que le nourisson prenait en hiver et au printemps, en admettant que cette quantité correspondît exactement a ses dépenses pendant ces saisons, c'était lui en donner une quantité qui
dépassait ses besoins sensiblement d'un tiers, et aussi qui
probablement pouvait dépasser le pouvoir de ses organes digestifs, moins sollicités par les besoins de l'organisme. Donner
la même quantité de lait pendant l'été que pendant les autres
saisons, conduisait à ce que j'ai désigné sous le nom de *suralimentation relative*.

C'est en 1899 et en 1900 que j'ai fait connaître le résultat de
mes recherches sur l'influence des saisons sur les dépenses de
l'organisme, et, en 1900, que j'ai communiqué pour la première
fois, au Congrès pour l'avancement des sciences, celles sur la
diarrhée de suralimentation ; et, depuis, j'ai eu la satisfaction
de voir ces idées être généralement adoptées et notamment par
un des maîtres les plus autorisés pour tout ce qui touche
l'allaitement, le professeur Budin, dans son dernier travail :
Le Manuel pratique d'allaitement.

Dans ce manuel, comme dans ses travaux antérieurs, il s'est
d'abord attaché à faire ressortir les dangers de la suralimentation, en la considérant comme la cause la plus fréquente de la
diarrhée infantile ; mais, de plus, c'est surtout par la *suralimentation relative*, telle que je l'ai comprise, qu'il explique
l'exagération de cette affection pendant les mois chauds de
l'année (page 156). Sans lui donner la même importance,
Balestre (page 66), l'accepte également.

Mais, de plus, dans toutes les statistiques qui précèdent, il
ne s'est agi que de la *mortalité*. Or, il est évident que cette
mortalité considérable doit être précédée d'une *morbidité* qui
ne l'est pas moins ; et que la diminution de résistance due à
cette morbidité doit entrer sûrement, pour une certaine part,
dans la mortalité d'autres maladies, telle que la tuberculose.

De tout ce qui précède, on doit donc conclure :
1º Que la gastro-entérite est l'affection qui pèse le plus
lourdement sur les deux premières années ;

(1) Larguier des Bancels. *Société de Biologie*, 8 février 1902.

2° Et que sa cause la plus fréquente est la suralimentation.

Or, cela étant, cette autre conclusion découle forcément de ces deux premières : que le dosage de l'alimentation s'impose impérieusement dans l'hygiène alimentaire du nourrisson.

Ce point établi, voyons maintenant quelle est la base qu'il faut donner à ce dosage de l'alimentation.

APPRÉCIATION DES DIVERSES BASES DU DOSAGE DE L'ALIMENTATION.

La necessité du dosage de l'alimentation du nourrisson étant admise, voyons quelle est la base qu'il faut donner à ce dosage

Quatre ont été admises et semblent conserver encore des partisans : *l'âge, la capacité gastrique, le poids et la surface cutanée.*

Dosage d'après l'age. — Le dosage de l'alimentation du nourrisson d'après *l'âge* est celui qui a été le plus généralement admis, et il faut avouer qu'il a marqué un réel progrès.

Il apportait au moins une règle là où il n'y avait que la plus complète incertitude ; et, de plus, on peut dire, pour sa défense, que basé sur une moyenne, on était en droit de supposer qu'il était applicable aux cas les plus nombreux.

C'est ce mode de dosage qui était admis par Comby en 1897, lorsqu'il écrivait son excellent article sur la physiologie et l'hygiène du nourrisson pour le traité de médecine de l'enfance ; et c'est aussi ce mode de dosage que Marfan prenait pour base, deux ans après, dans son traité si complet de l'allaitement (1), que j'ai souvent utilisé dans mon travail précédent (2).

Après avoir examiné avec soin et avec la compétence que lui donne sa grande pratique, le nombre des tétées que doit faire l'enfant, leur intervalle, leur durée et la quantité de lait qu'il doit prendre à chacune d'elles, Comby résume ses opinions ainsi qu'il suit (3) :

(1) *Traité de l'allaitement*, par Marfan. G. Steinheil, Paris, 1899.
(2) Maurel, *Hygiène alimentaire du nourrisson*, Doin, Paris, 1903.
(3) *Traité des maladies de l'enfance*, t. 1er, p. 23.

« Voici, dit-il, les chiffres que l'observation nous permet de considérer comme voisins de la vérité dans l'allaitement maternel.

« Quantités de lait prises par tétée suivant l'âge du nourrisson.

	par tétée.	par jour.
1er jour..........	3 à 4 gr.	20 à 30 gr.
2e jour..........	15 gr.	120 à 150 gr.
3e jour..........	40 gr.	360 à 400 gr.
4e jour..........	50 gr.	400 à 500 gr.
2e et 3e semaines.	60 gr.	500 à 600 gr.
2e mois..........	80 à 100 gr.	600 à 700 gr.
3e mois..........	100 gr.	700 à 800 gr.
4e mois..........	120 gr.	800 à 900 gr.
5e au 10e mois....	140 à 150 gr.	900 à 1.000 gr.

Ces chiffres, ajoute très sagement Comby, expriment un maximum ; ils ne se rencontrent que dans les cas d'allaitement exclusif, sans mélange d'autre alimentation, et avec une bonne laitière. Aussitôt qu'une nourriture supplémentaire est ajoutée aux tétées, celles-ci diminuent. »

Les quantités adoptées par Marfan (page 199) se rapprochent si bien des précédentes que, pratiquement, on peut les considérer comme étant les mêmes. En s'inspirant des travaux de Natalis Guillot (1), Bouchaud (2), Second (3), E. Pfeiffer (4), et aussi de sa propre expérience, il arrive aux quantités suivantes, qu'il résume dans un tableau que je reproduis.

« En exprimant en chiffres ronds, dit Marfan, les moyen-
« nes des quantités qu'ils ont ainsi déterminées, nous pouvons
« construire un tableau, où on trouve, pour les divers âges des
« nourrissons, le nombre des repas, la quantité de lait par
« repas et la quantité de lait prise en vingt-quatre heures.

(1) De la nourrice et du nourrisson. *Union médicale*, 1882, p. 61 et 65.

(2) BOUCHAUD. — De la mort par inanition et études expérimentales sur la nutrition du nouveau-né. — Thèse de Paris, 1864.

(3) SECOND. — Du poids des nouveaux-nés. — *Annales de gynécologie.* — Paris, 1874, t. II, p. 333.

(4) Pfeiffer, Verschiedenes über die Multtermilch (*Berl. Klin Woch*, 1883, n° 11).!

AGE	NOMBRE DES TÉTÉES en 24 heures	INTERVALLES DES TÉTÉES	QUANTITÉ DE LAIT PAR TÉTÉES	QUANTITÉ DE LAIT PAR 24 HEURES
1er jour........	4	toutes les 4 heures	8 gr.	32 gr.
2e jour........	6	toutes les 3 heures	20 gr.	120 gr.
3e jour........	7	*Idem.*	40 à 50 gr.	280 à 350 gr.
4e jour........	7	*Idem.*	50 à 60 gr.	350 à 420 gr.
1er mois......	8	toutes les 2 h. 1/2	60 à 80 gr.	480 à 640 gr
2e et 3e mois..	8	*Idem.*	80 à 100 gr.	640 à 800 gr
4e et 5e mois..	7	toutes les 3 heures	120 à 130 gr.	840 à 910 gr.
6e au 9e mois .	7	*Idem.*	140 à 150 gr.	980 à 1050 gr.

« Ces chiffres, ajoute avec raison Marfan, ne doivent évidemment être considérés que comme des moyennes. »

Ainsi, pour ces deux auteurs, ayant tous les deux une grande notoriété, du reste, largement justifiée par leur vaste pratique et par leurs travaux, l'alimentation du nourrisson était basée surtout sur son âge; et on peut dire que, jusqu'à ces dernières années, sauf quelques rares exceptions, ce mode de dosage était le seul ou, du moins, le plus important.

J'apporte ce correctif que l'âge est seulement la base la plus importante, parce que, en effet, je pense bien que, pour Comby et pour Marfan, ce n'est là qu'une donnée générale, un point de départ; et que bien d'autres indications doivent entrer en ligne de compte, quand ils fixent les rations d'un cas particulier.

Leur sens clinique est trop connu pour qu'on puisse supposer le contraire; et je suis même convaincu que cette donnée générale, à la condition d'être éclairée par leur pratique, peut leur suffire. Grâce à leurs travaux et aussi, on peut le dire, à tous ceux publiés jusqu'à ces dernières années, ce mode de dosage est devenu classique.

Toutefois, et quoique, je le répète, je reconnaisse qu'il puisse rendre des services, il m'a paru plus avantageux, depuis quelques années, de le remplacer par celui basé sur le poids normal de l'enfant, qui, tout en ayant une donnée générale comme celui basé sur l'âge, s'adresse mieux à chaque cas particulier.

Si, en effet, d'une manière générale, la plupart des nourrissons, à leur naissance, ont un poids moyen compris entre

3 kilogrammes et 3^{kil}500 ; et si, à partir de leur naissance, leur croissance comporte une augmentation de poids sensiblement égale, il faut aussi reconnaître que, tout en restant dans les conditions normales, le poids du nourrisson peut varier de 2.800 à 3.800 grammes, c'est-à-dire d'un tiers ; et que ce que nous savons aujourd'hui sur les besoins de la matière vivante, nous force à admettre que, placés dans les mêmes conditions, ces deux nourrissons ne pourraient être satisfaits avec la même quantité d'aliments. Cette même quantité serait ou trop faible pour l'un ou trop considérable pour l'autre ; et si nous leur donnions une quantité correspondant au poids moyen des nourrissons, 3^{kil}300, celle-ci, pour les mêmes raisons, ne conviendrait à aucun d'eux.

Il me parait peu logique de donner la même alimentation à deux nourrissons, parce qu'ils sont nés le même jour. Je ne vois qu'une raison pour le faire, c'est qu'étant nés le même jour, nous leur supposons le même poids. Mais, dès lors, de là découle également, comme des conséquences forcées, d'abord que s'ils n'ont pas le même poids, ils devront recevoir des quantités différentes d'aliments ; et qu'ensuite il est tout naturel de fixer ces quantités d'après leur poids.

Ce que je viens de dire pour le moment de la naissance, s'applique encore mieux pour la suite de l'allaitement. Il me parait, en effet, également peu logique d'admettre que deux nourrissons doivent recevoir la même quantité de lait trois mois et six mois après leur naissance, par cela seul qu'ils sont nés le même jour.

Tout en restant en parfait état de santé, pour des raisons qui nous échappent, ces deux nourrissons auraient pu se développer inégalement, si bien que le rapport de leurs besoins aurait été changé, le plus petit ayant dépassé l'autre au bout de quelques mois. Il me paraît inutile d'insister davantage.

En somme, je le répète, le dosage d'après l'âge a constitué un grand progrès : il a pu et pourra encore rendre des services pour les enfants d'un poids moyen ; mais, sûrement, il offre moins de garantie que le poids ; et, comme les pesées de nourrissons entrent de plus en plus dans la pratique pour se rendre compte de son développement, il me paraît tout naturel qu'on se serve de ces mêmes pesées pour régler son alimentation.

Dosage d'après la capacité physiologique de l'estomac. — A côté du dosage par l'âge, et se combinant du reste
souvent avec lui, se place le dosage basé sur la *capacité de
l'estomac*.

Cette capacité a fait l'objet de nombreux travaux. On s'explique, du reste, l'intérêt qu'il y avait à la connaître. Outre
l'intérêt scientifique qui s'attache à tout ce qui touche le développement des divers organes de l'enfant, il était important
de connaître la quantité d'aliments que son estomac peut
recevoir aux différents âges.

Les appréciations ont varié d'après les auteurs, vu surtout
les procédés qu'ils ont employé; cependant, en tenant compte
des résultats moyens, on peut accepter les capacités suivantes
qui ont été admises par Comby (1).

Pendant les premiers jours après la naissance, cette capacité serait de 40 à 50 centimètres cubes; dans la seconde
semaine, elle arriverait à 70 ou 80 centimètres cubes; puis elle
serait comprise entre 80 et 90 pendant la troisième semaine;
entre 100 et 120 pendant le deuxième mois; elle arriverait à
140 pendant le troisième mois, à 250 pendant le cinquième
mois et à 300 centimètres cubes pendant le sixième mois.

Il est incontestable qu'il y avait, je le répète, un gros intérêt à connaître cette capacité au point de vue de l'alimentation
du nourrisson. Elle représentait, en effet, pour la quantité
d'aliments un maximum qu'il ne fallait pas dépasser; et, la
quantité de lait nécessaire au nourrisson étant connue, elle
devait guider dans le nombre de tétées, pour que chacune
d'elles resta au-dessous de cette capacité.

C'est, du reste, ainsi que l'a fort bien compris Comby.
« Ces chiffres, ajoute-t-il après les avoir donnés, nous indi-
« quent à peu près le poids maximum de chaque tétée aux
« différents âges du nourrisson.

« Ils veulent dire, continue-t-il, que le premier mois, l'en-
« fant ne doit pas prendre en moyenne plus de 60 à 80 gram-
« mes de lait par tétée, que le second mois, il doit se borner
« à des tétées de 100 à 120 grammes.....

« Il est bon qu'il ne dépasse jamais ce chiffre, car si son
« estomac peut contenir davantage, cela ne veut pas dire que

(1) *Livre des mères*, Paris, 1895, p. 46.

« nous soyons obligés d'atteindre la limite de la capacité sto-
« mocale. Il vaut mieux rester en deçà. »

Ainsi pour Comby, la capacité stomacale ne saurait être
considérée comme fixant la quantité de lait à donner au nourrisson. Elle n'est pour lui qu'une indication pour ne pas
l'atteindre; et, en effet, quand il arrive à fixer les quantités
qui doivent être prises à chaque tétée pour couvrir les dépenses de l'organisme, il reste toujours bien au-dessous de ces
quantités. On peut le voir, en comparant les chiffres que je
viens de donner avec ceux représentant sa ration, et que j'ai
cités précédemment.

La connaissance de la capacité gastrique, dans ces conditions, ne peut donner que d'utiles indications; et je considère
qu'elle doit être connue de tous ceux qui ont a diriger l'hygiène de l'enfant. Mais je crois que là doivent s'arrêter les
applications qu'on peut en faire; et que ce serait fausser les
indications que cette capacité peut fournir, que de lui demander
de nous fixer sur les besoins de l'enfaut et partant sur les
quantités de lait qu'il doit recevoir. Aucune donnée scientifique ne nous autorise à considérer ces besoins comme devant
être en rapport avec la capacité gastrique; et, au contraire, de
nombreux faits nous prouvent que cette concordauce n'existe
pas. Je le répète, les indications à tirer de la capacité gastrique ne doivent pas dépasser celles qu'a si bien précisées
Comby. Or, la portée de ces indications n'a-t-elle pas été exagérée dans la manière dont Variot les a utilisées?

C'est du moins ce que l'on pourrait inférer d'une article
paru dans la *Revue Scientifique* il y a quatre ans environ, et
aussi d'un autre plus récent paru dans la *Revue infantile* en
janvier 1907.

« Au lieu de calculer la ration, dit Variot, indirectement et
« avec une précision mathématique que ne comportent pas les
« données encore un peu vagues de l'alimentation, il est bien
« plus simple et plus rigoureux de recourir à l'observation
« directe pour suivre, jour par jour, pour ainsi dire les varia-
« tions de la capacité physiologique de l'estomac du nourris-
« son. On pèse avant et après chaque tétée un nourrisson

---

(1) *Revue scientifique.* — Ration alimentaire du nourrisson, 31 octobre 1903.

« normal au sein; on totalise le poids du lait absorbé en
« 24 heures, et on le divise par le nombre de prises pour éva-
« luer la capacité physiologique ou moyenne de l'estomac. »

Variot continue : « Par de semblables observations patiem-
« ment poursuivies durant des mois, on a reconnu que la
« contenance de l'estomac qui n'était que de 30 grammes à la
« naissance, s'élevait déjà à 45 grammes pendant la deuxième
« semaine; la capacité gastrique triplait en deux mois; plus
« tard, dans le cours des six derniers mois de la première
« année, l'estomac se développe beaucoup moins rapidement.

« C'est en m'appuyant sur la recherche des nombreux
« observateurs qui ont étudié les variations de la capacité
« physiologique de l'estomac du nourrisson, de M. Fleisch-
« man, de M. Morgan Roth entre autres, et sur une expé-
« rience personnelle, que j'ai dressé le tableau suivant qui est
« un guide très précieux pour l'allaitement artificiel

« On donnera à l'enfant :

La 1ʳᵉ semaine....	après la naissance......		30 gr.	toutes
La 2ᵉ —			55 gr.	les 2 heures.
La 3ᵉ —	lait coupé d'un tiers.		60 gr.	
La 4ᵉ —	puis d'un quart d'eau		75 gr.	toutes
La 6ᵉ —	bouillie.		90 gr.	les 2 heures
2ᵉ mois			105 gr.	et demie.
3ᵉ mois, lait pur			120 gr.	
4ᵉ mois, —			135 gr.	
5ᵉ mois, —			160 gr.	toutes
7ᵉ mois, —			180 gr.	les 3 heures.
9ᵉ au 12ᵉ mois, lait pur............. ..			200 gr.	

« Pour la commodité de la mesure... ».

Il me semble qu'il est difficile de ne pas conclure de ce
passage que la base du dosage adoptée par M. Variot est la
capacité physiologique de l'estomac, ou comme il le dit lui-
même *sa contenance.*

Mais, de plus, il résulte nettement de l'examen de ce tableau
et des explications qui le précèdent, que cette contenance de
l'estomac n'est pas seulement pour lui une donnée générale,
une quantité maxima qu'il faut éviter d'atteindre, et qu'en
réalité dans sa pratique il n'atteint pas. Tout au contraire, il
satisfait cette contenance d'une manière complète.

Pendant la première semaine, l'estomac du nourrisson peut

contenir 30 grammes, et il donne 30 grammes de liquide ; pendant la seconde semaine, la contenance de l'estomac arrive à 45 centimètres cubes, et il les donne au nourrisson ; enfin, pendant la sixième, l'estomac de l'enfant peut contenir 80 à 90 grammes de lait, et il lui donne 90 grammes de liquide. En somme, au moins jusqu'à la sixième semaine, c'est la capacité gastrique qui reste la base exacte de l'alimentation du nourrisson, et on peut même dire la base unique ; car si la quantité de lait varie avec l'âge, c'est que l'âge fait varier la capacité gastrique.

Du reste, depuis, les idées de M. Variot à cet égard n'ont pas changé. Il les reproduit, en effet, et en les appuyant exactement sur les mêmes données dans un article récent (1er février 1907) publié dans la *Revue Infantile*.

Dans ce dernier travail, il est vrai, M. Variot a établi un rapport entre la quantité de lait à donner et le poids de l'enfant. Ce rapport serait pour lui d'un septième. Mais la base du dosage de l'alimentation n'en reste pas moins la capacité gastrique. Mes opinions en ce qui concerne les quantités de lait que d'une manière moyenne et approximative, j'ai jugé nécessaire pour un kilogramme d'enfant normal, ayant été vivement critiquées par M. Variot et la rédaction de la *Clinique infantile*, j'ai répondu longuement aux critiques qui m'avaient été adressées ; et, en étendant le sujet du débat, j'ai comparé les deux bases de dosage de l'alimentation du nourrisson : celle de la capacité gastrique défendue par M. Variot, et celle du poids normal que j'ai adoptée (1). Je ne crois pas devoir reprendre ici cette longue discussion ; je résumerai seulement, à ce sujet, mon opinion dans les conclusions suivantes :

1° Jusqu'à présent aucune donnée scientifique ne nous autorise à établir un rapport assez sûr et assez constant entre la capacité gastrique et les besoins du nourrisson pour que la première puisse nous permettre d'évaluer les seconds.

2° Il me paraît indiscutable, que d'une manière générale et moyenne, de deux nourrissons normaux du même âge, mais de poids différents, c'est celui dont le poids est le plus élevé,

---

(1) *Bulletin général de thérapeutique*, 1903, pp. 676 et 724. Ration alimentaire du nourrisson.

dont les besoins le sont également ; et qui, par conséquent, doit recevoir une plus grande quantité de lait.

3° Tout ce que nous savons, jusqu'à présent, sur les conditions dans lesquelles évolue la matière animale vivante, nous fait admettre que pour des représentants de la même espèce animale, leurs besoins, d'une manière plus ou moins proportionnelle, sont en rapport avec leur poids, et mieux encore avec leur poids normal.

4° Les besoins du nourrisson variant avec de nombreuses conditions, telle que, par exemple, la température ambiante, on ne peut admettre que la capacité gastrique varie avec ces conditions et dans le même sens.

5° Ces variations des besoins nous portent donc à n'accepter comme base de leur évaluation, d'abord qu'une donnée qui soit constamment en rapport avec eux d'une manière suffisamment exacte, et ensuite d'une constatation assez facile pour y recourir souvent et s'en servir pour modifier l'alimentation suivant ces variations.

6° La capacité gastrique ne satisfait aucune de ces deux indications.

7° Enfin, le poids normal, au contraire, d'une part, je le répète, est, d'une manière suffisamment approximative, en rapport avec les besoins pour qu'il puisse donner des indications utiles pour la pratique ; et, d'autre part, l'habitude qui se répand de plus en plus de peser les enfants, permet d'avoir facilement cette indication.

DOSAGE D'APRÈS LE POIDS. — Mes travaux antérieurs aussi bien ceux de laboratoire, que ceux sur la ration de l'adulte, m'avaient depuis longtemps montré l'importance que prend le poids dans les dépenses de l'organisme.

Je savais bien aussi, surtout depuis mes recherches sur l'influence de la surface sur ces mêmes dépenses, que le rapport de ces dernières avec la surface cutanée, se rapproche plus de la réalité que celui quelles ont avec le poids. Mais, il n'en restait pas moins, ainsi que je l'ai dit, que pour la pratique, le kilogramme de poids m'avait paru une unité suffisamment approximative.

Or, cela étant, on concevra facilement que j'ai adopté la même règle, dès que je me suis occupé des dépenses du nourrisson.

C'est en 1894, que je cherchai à apprécier ces dépenses en partant de cette base. Ces idées furent exposées une première fois en 1895, dans des conférences sur le milieu intérieur ; une seconde fois, en 1896, dans le semestre d'été, en traitant de l'alimentation et de la nutrition ; et elles avaient été soumises à l'épreuve de la clinique dès leur conception.

En ce qui concerne le dosage de l'alimentation du nourrisson, cette manière de procéder était en ce moment, en France au moins, peu employée ; et il en était, je crois, également de même, de l'évaluation de ces dépenses en calories.

Mais à l'étranger, peut-être avant, et au moins pendant les années qui suivirent, certains auteurs arrivèrent à ces deux idées ; et au Congrès international de Paris en 1900, plusieurs travaux y furent communiqués, dans lesquels, l'alimentation était fixée par kilogramme et évaluée en calories : ce furent surtout ceux d'Heubner, d'Escherich et de Bieder.

Les travaux de ces auteurs ne firent que me confirmer dans cette manière de procéder ; et, dès l'année suivante, je fis connaître les résultats de mes recherches sur les besoins de l'organisme en leur donnant cette double base : le poids et leur évaluation en calories. On sait que j'y suis resté fidèle depuis ; et les applications que j'ai continué à en faire, n'ont fait que m'affermir davantage dans cette conviction que des trois procédés que je viens d'examiner, c'est ce dernier qui tient le mieux compte des variations individuelles, qui est le plus scientifique, et qui, en plus, dans la pratique, donne les meilleurs résultats.

Du reste, peu après la publication du principal travail dans lequel j'ai exposé mes idées à cet égard, en 1903, j'as eu la grande satisfaction de voir un des maîtres les plus autorisés pour tout ce qui touche l'élevage du nourrisson, M. le Professeur Budin, leur apporter l'appui de sa haute influence. Au Congrès international d'hygiène de Bruxelles, en septembre 1903, il voulut bien adopter le poids comme base du dosage de l'alimentation, et depuis il lui est resté fidèle dans tous ses travaux.

Dans son manuel pratique d'allaitement (1905), en effet, il s'exprime ainsi :

« Pour les enfants âgés de plus de cinq à six mois, dit

« Budin (1), ou mieux pesant 6 ou 7 kilogrammes, *nous pres-*
« *crivons environ 100 grammes par kilogramme de leur poids*
« d'un lait pur stérilisé, qui contient de 37 à 38 grammes de
« beurre et nos résultats sont bons ».

Au même Congrès, le Dr Lutz, exposa la même idée. Ses
évaluations, en partant du kilogramme de nourrisson, sont
loin des miennes; mais la base pour l'appréciation des besoins,
est la même.

De plus, à la suite d'une communications que je fis à la Société de thérapeutique de Paris sur l'alimentation du nourrison, cette Société voulut bien mettre cette question à l'ordre
du jour de ses travaux et nommer un rapporteur.

La Société eût la main heureuse, en chargeant de ce rapport un jeune et distingué confrère, le Dr Barbier, déjà connu
par ses travaux concernant la pathologie infantile.

Dans un rapport des mieux étudiés (2), M. Barbier a repris
tous les points concernant cette question de la manière la
plus complète, en soumettant les diverses opinions émises à
leur égard à une critique judicieuse, M. Barbier a été assez
souvent amené à citer mes opinions; et j'ai été heureux de
voir ses appréciations, si bien motivées, se rapprocher autant
que possible de mes opinions, notamment en ce qui concerne
le kilogramme d'enfant comme base de l'appréciation de ses
besoins, et par conséquent de sa ration. Tout son travail, repose sur cette donnée.

Enfin, depuis, cette base est sûrement celle qui a été le plus
souvent adoptée. Du reste, le kilogramme étant accepté
comme base de l'évaluation pour les besoins de l'adulte, il n'y
avait plus de raison pour ne pas l'adopter pour l'enfant.

Dosage d'après la surface. — Toutefois, dans leur rapport, si documenté et si riche de recherches personnelles,
MM. Michel et Perret ont pensé faire mieux en prenant la
surface cutanée comme base de l'évaluation des besoins. Or,
je l'ai déjà dit, à propos de l'adulte, étant donné que la plus
grande partie de nos calories sont perdues par la surface cuta-

(1) *Manuel pratique d'allaitement*, Doin, Paris, 1905, p. 142.
(2) *Bulletin général de thérapeutique*, 1903, p. 676 et 724. Ration alimentaire du nourrisson.

née, et cela proportionnellement à cette surface, il est incontestable que c'est cette surface qui doit être la meilleure base de
l'évaluation de nos besoins. Mais alors, il faudrait s'adresser
directement à la surface. Il faudrait trouver un procédé pour
la mesurer elle-même et exactement.

Or, malheureusement jusqu'à présent tous les procédés pouvant la donner sont longs, incommodes et peu exacts.

Il en est ainsi des procédés de Bouchard, Bergonié, Roussy,
Bordier et aussi des deux qu'ont fait connaître Michel et Perret. Tous ces procédés, outre que leur exactitude est discutable, ne sont pas d'une application assez facile pour entrer dans
la pratique de tous les jours. Ils ne peuvent être utilisés qu'à
titre exceptionnel et d'une manière indirecte en permettant de
s'adresser à une autre indication d'une appréciation plus facile,
comme le poids ou la taille; et c'est, en effet, ce qu'ont fait
MM. Michel et Perret.

Ils ont mesuré la surface cutanée d'assez nombreux sujets,
puis ils ont cherché le rapport entre cette surface et le poids
des mêmes sujets. Ce rapport, en comparant le nombre de
décimètres carrés au kilogramme de poids, a varié de 8,75
pour les enfants de 1.500 grammes, à 4,09 pour ceux de 12 kilogrammes.

Je réunis ces rapports dans le tableau suivant :

POIDS MOYENS	NOMBRE DE SUJETS mesurés	RAPPORTS MOYENS	POIDS MOYENS	NOMBRE DE SUJETS mesurés	RAPPORTS MOYENS
1.500 gr.	3	8.75	7.000 gr.	10	4.83
2.000 gr.	14	8.2	8.000 gr.	11	4.62
3.000 gr.	23	6.86	9.000 gr.	11	4.46
4.000 gr.	18	6.11	10.000 gr.	18	4.31
5.000 gr.	11	5.52	11.000 gr.	6	4.19
6.000 gr.	12	5.13	12.000 gr.	4	4.09

Tels sont les rapports que MM. Michel et Perret ont trouvé
dans leurs nombreuses et consciencieuses mensurations, et
ceux dont ils se sont servis ensuite pour calculer la surface des
divers enfants, le poids de ces derniers étant connu.

Mais, évidemment, cette surface étant calculée en fonction

du poids, c'est encore le poids qui reste réellement la base de l'évaluation des besoins de cet enfant. Leur coefficient intervient pour modifier le résultat de leur calcul; mais, d'une part, le coefficient lui-même, comme on le voit, a été modifié d'après le poids, et, d'autre part, c'est le poids qui reste l'indication principale de leur calcul.

Tout en faisant jouer à la surface un rôle des plus importants dans l'évaluation des besoins de l'enfant, et cela avec juste raison, ces deux savants confrères n'en sont donc pas moins restés fidèles au procédé du poids. Ils auraient pu, par une série de semblables mensurations faites sur la taille, établir les rapports entre la taille et la surface cutanée; et ces rapports auraient pu également leur permettre de calculer la surface pour les enfants de chacune de ces tailles. Mais, de nouveau, la surface n'eut été obtenue que d'une manière indirecte; et la base pratique, dans ce cas, eut été la taille.

En somme, nous le voyons donc, jusqu'à présent l'évaluation des besoins du nourrisson par la surface cutanée n'a pas été appliquée directement; et les procédés, qui, comme celui de MM. Michel et Perret ou comme le mien, en ont tenu compte, relèvent encore du poids, qui reste ainsi, avec ces modifications, le procédé le plus pratique et le moins imparfait.

DOSAGE D'APRÈS LE POIDS NORMAL.

C'est donc d'après le poids du nourrisson qu'il conviendra de doser son alimentation; mais évidemment il faut faire pour lui la restriction que j'ai déjà faite pour l'adulte. Pour cette évaluation, il faut se baser non sur le *poids réel*, mais sur le *poids normal*. L'obésité n'est pas rare chez le nourrisson ; les parents et les nourrices s'en font même une gloire. Un nourrisson ne fait honneur à sa nourrice qu'à la condition d'avoir un tissu adipeux exagéré : c'est là ce qu'on appelle un beau nourrisson. Or, on conçoit l'inconvénient qu'il y aurait pour ce nourrisson, à baser son alimentation sur son poids. Son volume est déjà exagéré, et son embonpoint diminue ses dépenses. D'autre part, pour les enfants amaigris, la règle ci-dessus conduirait sûrement à leur donner une alimentation insuffisante.

Pour toutes ces raisons, il faut renoncer au *poids réel*, toutes les fois qu'il s'agit d'enfants trop gras ou trop maigres ; et la moindre pratique nous fixera rapidement à cet égard. Mais comment, dans les autres cas, apprécier le *poids normal ?*

J'ai indiqué le procédé pratique qui suffit pour l'adulte ; mais, pour le nourrisson, j'avoue que cette indication fait défaut, et j'eusse été très heureux de voir MM. Michel et Perret combler cette lacune.

J'ai cherché à y remédier, en prenant la taille comme point de départ. C'est elle, en effet, qui me paraît, dans le développement de l'enfant, subir le moins l'influence des causes qui peuvent modifier ce dernier. La surnutrition, qui conduit à l'obésité, augmente peu la taille, si elle le fait ; et, de même, l'alimentation insuffisante fait maigrir l'enfant, sans arrêter beaucoup la croissance de sa taille.

C'est donc cette dernière que j'ai prise comme point de départ ; et en me servant des poids donnés par les divers auteurs comme correspondants aux tailles, j'ai établi, pour la *première année*, un rapport, donnant la quantité de grammes, qui, dans le poids, doit correspondre à un centimètre de taille. Pour simplifier, j'ai arrondi les chiffres et j'ai procédé par deux mois, comme on peut le voir dans le tableau suivant :

AGES	TAILLES	POIDS	RAPPORT DU POIDS A LA TAILLE		
	mètres		par centimètres de taille		
Naissance	0.50 ⎫	3.100	62 gr. ⎫		
Fin du 1er mois.....	0.54 ⎬ 0.54	3.700	68 gr. ⎬	70	70
Fin du 2e mois.....	0.57 ⎭	4.500	79 gr. ⎭		
Fin du 3e mois.....	0.60 ⎫	5.250	87 gr. ⎫		
Fin du 4e mois... .	0.62 ⎬ 0.615	6.000	96 gr. ⎭	91	90
Fin du 5e mois.....	0.63 ⎫	6.500	103 gr. ⎫		
Fin du 6e mois.....	0.64 ⎬ 0.635	7.000	109 gr. ⎭	106	105
Fin du 7e mois.. ..	0.65 ⎫	7.500	115 gr. ⎫		
Fin du 8e mois.....	0.66 ⎬ 0.655	7.900	121 gr. ⎭	118	120
Fin du 9e mois....	0.67 ⎫	8.300	124 gr. ⎫		
Fin du 10e mois....	0.68 ⎬ 0.675	8.600	127 gr. ⎭	125	125
Fin du 11e mois...	0.69 ⎫	8.960	130 gr. ⎫		
Fin du 12e mois....	0.70 ⎬ 0.695	9.200	131 gr. ⎭	130	130

Pour simplifier, je l'ai dit, étant donné qu'il ne s'agit dans ces calculs que d'avoir des poids approximatifs, j'ai d'abord réuni les mois par deux; et, comme on le voit, j'ai, de plus, arrondi les chiffres devant servir à multiplier la taille. J'ai ainsi obtenu les suivants : 70, 90, 105, 125 et 130.

Ces rapports connus, pour avoir le poids normal d'un enfant de moins d'un an, il suffira de multiplier les centimètres de sa taille par le nombre de grammes qui lui correspond; et l'on aura ainsi son poids en grammes. Un enfant mesurant 0^m65 aura comme poids normal $65 \times 120 = 7.800$ gr., soit $7^{kil}800$.

L'appréciation du poids, pendant la *deuxième année*, est encore moins sûre que celle de la première. Pour la première année, nous avons au moins, le poids moyen par mois: or, il n'en est pas ainsi pour la deuxième. Dans les tailles données par Sappey et empruntées à Quetelet, la taille de là première année est 0^m698, et son poids $9^{kil}450$; et pour la deuxième année, 0^m791 pour la taille et $11^{kil}340$ pour le poids, soit une différence de 0^m093 pour la taille et de $1^{kil}890$.

En supposant que l'accroissement de la taille et du poids se fasse par une marche uniforme, et en divisant la seconde année en trimestres, nous aurons les chiffres suivants, que je réunis dans ce tableau.

AGES	TAILLES	POIDS	RAPPORT DU POIDS à la taille	EN CHIFFRES ronds
Du 13e au 16e mois.........	0.729	10k080	135	135
Du 17e au 20e mois........	0.760	10k710	138	138
Du 21e au 24e mois........	0.791	11k340	141	140

Comme pour la première année, pour un enfant ayant 0^m76 de taille, son poids normal sera obtenu en multipliant 76 par 138, nombre de grammes qui, pour cette taille, correspond à un centimètre de cette dernière : soit $76 \times 138 = 10^{kil}488$.

Mais, je le fais remarquer de nouveau, ainsi que je l'ai fait en publiant la première fois (1), le tableau relatif à la première

(1) *Hygiène alimentaire du nourrisson*, p. 76 et ss.

année, ce ne sont là, pour les deux années, que des chiffres d'attente.

Il serait à souhaiter que ceux qui ont de nombreux nourrissons de tous les âges à leur disposition, se livrassent à des recherches à cet égard, en ne comprenant dans cette statistique que des enfants normaux, ni trop gras, ni trop maigres.

Cette statistique aurait le double avantage de confirmer ce que les précédentes ont d'exaçt, et de redresser leurs erreurs. Je souhaite que ce travail soit fait; mais en attendant je dois dire que les applications que j'ai faites de ces données, m'ont toujours parues suffisantes pour la pratique. J'ajoute, que, du reste, les cas dans lesquels on devra y avoir recours, ne sont pas les plus fréquents, beaucoup d'enfants restant en somme dans les limites normales.

Quant au procédé pour prendre la taille de l'enfant, il suffira, dans la pratique, de l'étendre sur un plan résistant, pendant qu'une autre personne prendrait la taille avec un simple ruban métrique. Si l'on désirait se livrer à des mensurations plus précises, on pourrait employer le compas glissière des anthropologistes, auquel on donnerait des dimensions suffisantes. S'il s'agissait d'enfants qui peuvent déjà se tenir debout, on pourrait à la rigueur employer le même procédé; mais on pourrait aussi prendre leur taille sur un mur ou sur tout autre plan vertical. A la condition d'y mettre de l'attention, des mesures ainsi prises seront suffisamment exactes.

De tout ce qui précède sur la base qui doit servir à évaluer les besoins du nourrisson, je crois pouvoir conclure :

1° Que jusqu'à présent les besoins de l'enfant ont été évalués d'après trois séries d'indications : celles tirées de *l'âge*, de la *capacité gastrique* et du *poids*;

2° Que les indications tirées de *l'âge*, qui ont été utilisées les premières, ont rendu de grands services ; et que, comme données générales, elles peuvent en rendre encore ; mais que cependant elles doivent maintenant céder le pas à d'autres plus scientifiques et s'approchant davantage de l'exactitude;

3° Que les indications demandées à la *capacité gastrique*, sont utiles, en ce qu'elles nous fixent sur les quantités maxima de lait à donner à chaque tétée ; mais qu'elles ne sauraient nous permettre d'évaluer les besoins de l'enfant ;

4° Qu'au contraire, les données biologiques, les mieux acquises et sur lesquelles j'ai longuement insisté précédemment, nous font admettre que, *toutes autres conditions égales d'ailleurs*, les besoins d'animaux de même espèce sont en rapports avec leurs poids ;

5° Que cela étant, il paraît logique d'adopter pour l'enfant cette base d'évaluation de ses besoins ; et cela d'autant plus, qu'elle l'est déjà, sans contexte, pour l'adulte ;

6° Que toutefois, tout en restant la base principale de cette, évaluation, le poids a besoin d'être interprété ; et que les deux principaux facteurs de cette interprétation sont l'*âge* en ce qui concerne les besoins de la croissance et le *rapport de la surface au poids* en ce qui concerne l'entretien ;

7° Que la *surface cutanée* serait la base d'évaluation de ces besoins qui s'éloignerait le moins de l'exactitude ; mais que jusqu'à présent, nous ne connaissons aucun procédé permettant de la mesurer assez rapidement pour le faire entrer dans la pratique.

8° Enfin, que les procédés qui jusqu'à présent ont utilisé la surface, ne l'ont fait qu'en fonction du poids, ce qui les laisse du domaine de ce dernier.

ÉVALUATION DES BESOINS DE L'ORGANISME PENDANT LES
DEUX ANS QUI SUIVENT LA NAISSANCE.

Division de ces besoins. Marche suivie dans leur étude.
— Pendant cette période de la vie, et, du reste, jusqu'à l'âge adulte, l'alimentation doit faire face non seulement aux besoins qui dépendent de *l'entretien*, mais aussi à ceux qui correspondent à la *croissance*. Mais, comme nous le verrons, quoique dans des proportions différentes, ces deux ordres de besoins sont satisfaits par les mêmes aliments.

La croissance, comme l'entretien, exige les mêmes substances organiques et les mêmes matières minérales. Les substances organiques sont toujours composées par les trois mêmes principes immédiats ; et les matières minérales, oxygène, eau et matières salines, restent également les mêmes. Seules, je le répète, les proportions dans lesquelles doivent se réunir ces différents aliments, organiques et minéraux, varient. Toutefois, fait important, si ces proportions varient, elles restent cependant sensiblement constantes pour chacun de ces deux ordres de besoins. De là, l'avantage qu'il y a, pour procéder avec fruit à la fixation des besoins de cet âge, à les étudier en les groupant d'après ces deux ordres, ceux de la croissance et ceux de l'entretien ; sauf, ensuite, à totaliser les besoins respectifs pour chacune de ces substances, dans une ration unique pouvant ainsi sûrement les satisfaire tous.

C'est ainsi, du moins, que je l'ai compris dès que j'ai été conduit à m'occuper de cette question. J'ai pensé que le moyen le moins imparfait pour arriver à apprécier les besoins de cet âge, était, en effet, d'essayer d'évaluer séparément ceux qui dépendent de chacune de ces deux sources de dépenses, pour ensuite les réunir dans une ration commune. C'est ainsi que j'ai opéré pour toute la période de croissance. notamment pour le nourrisson. Aussi est-ce avec plaisir que j'ai vu d'abord M. Barbier et plus récemment, MM. Michel et Perret, adopter le même procédé et arriver sensiblement aux mêmes appréciations.

La pratique ayant déjà, du reste, confirmé ces évaluations par ce procédé, au moins pour les deux premières années, je pense que c'est celui qui sera généralement adopté dans les recherches ultérieures, toutes les fois qu'il s'agira d'évaluer les dépenses d'un organisme dans des conditions telles, qu'aux dépenses de l'entretien viennent s'en ajouter d'autres, quelle que soit la cause de ces dernières. En ce qui me concerne, c'est ainsi que j'ai opéré, on le verra dans la suite, pour les rations du travail, de la grossesse et de l'allaitement.

Je vais faire une première application de ce procédé pour les *deux premières années*, en commençant par l'évaluation des besoins dus à la *croissance*.

MARCHE DE LA CROISSANCE. — La marche de la croissance, qui paraît être irrégulière, et n'obéir à aucune loi, si l'on ne tient compte que de l'accroissement total de la taille ou du poids par années, nous apparaît, au contraire, comme soumise à des lois générales de la plus grande simplicité, quand on la rapporte au *kilogramme de poids*.

A cette condition, les lois que l'on peut déduire de l'évolution de la croissance ne s'appliquent pas seulement aux différents sujets de la même espèce animale ; mais, même, fait des plus intéressants, d'après mes observations, elles sembleraient pouvoir s'appliquer à toute la série animale.

Comme on peut le voir par les tableaux suivants, notre croissance, rapportée au kilogramme de notre poids, diminue d'un mois à l'autre, à partir de celui qui suit la naissance, jusqu'à la fin de la deuxième année, c'est-à-dire, au moins pendant toute la période de l'allaitement. Or, je le répète, fait intéressant, j'ai retrouvé cette loi avec la même netteté chez le cobaye ainsi que chez le lapin ; et il est probable, je l'ai dit, qu'il en est de même dans toute la série animale.

Marche de la croissance d'après les données fournies par Comby.

AGES	POIDS TOTAL	GAIN QUOTIDIEN total	GAIN QUOTIDIEN par kilog.	GAIN QUOTIDIEN MOYEN	
				1 mois	4 mois
Fin du 1er mois....	3.700	25g	6.75	5.93	5.05
Fin du 2e mois....	4.500	23	5.11		
Fin du 3e mois....	5.250	23	4.42	4.12	
Fin du 4e mois....	6.000	23	3.83		
Fin du 5e mois....	6.500	20	3.07	2.96	2.62
Fin du 6e mois....	7.000	20	2.86		
Fin du 7e mois....	7.500	18	2.40	2.27	
Fin du 8e mois....	7.900	17	2.15		
Fin du 9e mois...	8.300	13	1.56	1.40	1.19
Fin du 10e mois...	8.660	12	1.25		
Fin du 11e mois...	8.960	10	1.12	2.02	
Fin du 12e mois...	9.200	8	0.84		
Du 13e au 16e mois.	10 080	7.33g	0.73	0.56	0.56
Du 17e au 20e mois.	10.710	5.25	0.50		
Du 21e au 24e mois.	11.340	5.25	0.45		

Comme on le voit, par ce tableau, qui évidemment ne peut donner que des valeurs approximatives, puisque ses éléments ne sont composés que par des moyennes, qui n'ont, elles-mêmes, que ce degré d'exactitude, la croissance, pendant ces deux années, va graduellement en diminuant. Cette décroissance plus accentuée, quand on l'envisage de quatre

BESOINS DUS A L'ACCROISSEMENT. — SON ÉVOLUTION 425

mois en quatre mois, se retrouve encore aussi régulière quand
on étudie le gain par jour et par kilogramme, d'un mois à un
autre. Ce gain qui serait, d'après ces chiffres, de 6^{gr}75 par
kilogramme et par jour pendant le premier mois, ne serait
plus que de 0^{gr}84, pendant le douzième mois, et seulement de
0^{gr}45, pendant les 4 derniers mois de la deuxième année.

Les calculs, basés sur d'autres tableaux de la croissance,
fournis par Marfan, et portant sur les deux sexes, conduisent à des accroissements quotidiens par kilogramme très
rapprochés des précédents.

AGES pendant les DEUX PREMIÈRES ANNÉES	GARÇONS				FILLES			
	POIDS à la fin DU MOIS	GAIN PAR JOUR et kilog.	MOYENNES DU GAIN pris par jour par 2 mois et 4 mois		POIDS à la fin DU MOIS	GAIN PAR JOUR et kilog.	MOYENNES DU GAIN pris par jour par 2 mois et 4 mois	
Naissance	3^{k}250	»	»		3^{k}000	»	»	
Fin du 1er mois..	3.750	4^{g}90	5.45		3.500	5^{g}20	5.80	
Fin du 2e mois..	4.500	6.00		5.12	4.250	6.40		5.60
Fin du 3e mois..	5.250	5.10	4.80		5.000	5.40	5.40	
Fin du 4e mois..	6 000	4.50			5.750	5.40		
Fin du 5e mois..	6.700	3.60	2.90		6.450	3.80	3.00	
Fin du 6e mois..	7.150	2.20		2.27	6.900	2.20		2.35
Fin du 7e mois.	7.600	2.00	1.65		7.350	2.10	1.70	
Fin du 8e mois..	7.900	1.30			7.650	1 30		
Fin du 9e mois.	8.200	1.20	1.20		7.050	1.20	1.20	
Fin du 10e mois.	8.500	1.20		1.27	8.250	1.20		1.30
Fin du 11e mois.	8.800	1 20	1.35		8.550	1.20	1.40	
Fin du 12e mois.	8.950	0.50			8.700	0.60		
Fin du 24e mois.	11.000	0.62	»	0.62	11.000	0.64	»	0.64

Plus récemment, dans le rapport que j'ai déjà cité, Barbier
a réuni un certain nombre de statistiques, que je reproduis
à la page suivante.

Les moyennes de ce tableau semblent tout d'abord s'éloigner un peu de celles des tableaux précédents. Mais c'est que
M. Barbier a groupé les mois par trimestres pour faire les
moyennes. Or, si on les groupe par quatre mois, comme je l'ai
fait pour les deux tableaux précédents. les statistiques de
Barbier le conduisent aux moyennes suivantes : 5^{gr}95, pour
les quatre premiers mois ; 2^{gr}50, pour les quatre intermédiaires,

et 1ᵍʳ 15, pour les quatre derniers, soit très sensiblement les mêmes que précédemment.

Dans leur rapport si documenté, MM. Michel et Perret (1) ont donné successivement les statistiques de Bouchaud, de Péterson, de Camerer et enfin de Budin.

POIDS MOYEN	MOIS après la NAISSANCE	GAIN TOTAL par jour	AUGMENTATION PAR KILOGRAMME ET PAR JOUR		
3.500	1	25 à 30ᵍ	7 à 9		
4.200 à 4.400	2	23 à 30	5.50 à 6.8	Moyennes	
4.900 à 5.240	3	23 à 28	4.5 à 5.3	5.5 à 7. »	Moyenne des 6 premiers mois
5.610 à 6.050	4	22 à 27	4. » à 4.50		
6.260 à 6.800	5	18 à 25	3. » à 3 60	3. » à 4. »	4.2 à 5.3
6.800 à 7.550	6	14 à 25	2.40 à 3.5		
7.200 à 8.150	7	12 à 20	1.6 à 2.4		
7.580 à 8.660	8	12 à 17	1.6 à 1.9	1.5 à 1.8	Moyenne des 6 derniers mois
7.940 à 9.050	9	11 à 13	1.4 à 1.3		
8.270 à 9.410	10	8 à 12	1. » à 1.2		
8.310 à 9.740	11	7 à 11	0.90 à 1.10	0.90 à 1.10	1.20 à 1.40
8.520 à 10.070	12	6 à 10	0.70 à 1. »		
9.000 à 11.000	A la fin du 12ᵉ mois.				

D'après la statistique de Bouchaud, les accroissements seraient : de 30 à 25 grammes par jour, pendant les deux premiers mois ; de 25 à 20 grammes, pendant le troisième et le quatrième ; de 20 à 15 grammes, pendant le cinquième et le sixième ; de 15 à 10 grammes, pendant le septième et le huitième ; et enfin de 10 à 8 grammes pendant les quatre derniers. Mais le poids du nourrisson manque pour calculer l'augmentation qui nous intéresse le plus : celle par kilogramme.

Il en est de même, du reste, des statistiques de Péterson et de celle de Camerer.

D'après la première, l'accroissement pendant le premier mois serait de 29 grammes par jour et respectivement pendant les mois suivants, de : 27 gr., 24 gr., 16 gr., 15 gr.,

(1) Michel et Perret. Ration alimentaire de l'enfant. Congrès international d'hygiène alimentaire (p. 4 et suivantes).

11 gr., 13 gr., 13 gr., 12 gr., 13 gr., 9 gr. et 11 gr. pendant le douzième.

Dans la seconde, celle de Camerer, les gains quotidiens ont été calculés par semaine, et comparativement pour les enfants élevés au sein, et pour ceux allaités artificiellement. Je réunis ces accroissements dans le tableau suivant.

Elevés au sein, 110 enfants ; artificiellement, 84 enfants.

AGES DES ENFANTS	GAIN PAR JOUR		AGES DES ENFANTS	GAIN PAR JOUR	
	au sein	artificiel-lement		au sein	artificiel-lement
2e semaine.........	22g7	10g	25e et 28e semaines.	16g	13g7
3e et 4e semaines.	30.6	24.1	29e et 32e semaines	13.6	15.9
5e et 9o semaines.	29.4	21.9	33e et 36e semaines.	15.6	14.1
13e et 16e semaines.	24.2	22.5	37e et 40e semaines.	9.8	7.3
17e et 20e semaines.	20.1	21.6	41e et 44e semaines.	12.5	13.1
21e et 24e semaines.	19.6	24.2	45e et 48e semaines.	11.3	7.8
			49e et 52e semaines.	12.	11.02

Un fait intéressant se dégage de cette statistique importante, c'est que, d'une manière générale, les enfants élevés au sein ont augmenté plus que ceux nourris artificiellement. Mais, de nouveau, le poids des enfants nous manque pour évaluer leur accroissement par kilogramme.

Cette lacune est comblée dans les résultats que Michel et Perret ont déduits des graphiques de Budin.

Ces auteurs ont donné le poids de l'enfant ainsi que son accroissement quotidien total ; et j'y ai joint, le gain par kilogramme. Je réunis ces renseignements dans le tableau suivant.

POIDS DES ENFANTS	GAINS QUOTIDIENS		POIDS DES ENFANTS	GAINS QUOTIDIENS	
	total	par kilog.		total	par kilog.
3 kilogrammes.....	27g	9g.	8 kilogrammes....	11g3	1g66
4 —	23.51	5.9	9 —	9.3	1.03
5 —	20 »	4 »	10 —	7.14	0.71
6 —	17.3	2.9	11 —	5.71	0.52
7 —	14.3	7.1	12 —	3.86	0.32

Mais, de nouveau, je dois constater l'absence d'un élément important pour apprécier la marche de la croissance, c'est l'indication de l'âge. D'une manière sûre, l'accroissement est en rapport avec le poids ; mais il est aussi en rapport avec l'âge ; de telle sorte que deux nourrissons, chacun de 4 kilogrammes, mais d'âges différents, ce qui peut fort bien avoir lieu, doivent avoir des gains quotidiens différents.

J'ai donc reproduit ces statistiques citées par Michel et Perret ; mais, au moins telles qu'ils les ont données, elles ne peuvent être utilisées pour l'étude que je poursuis.

Je m'en tiendrai donc à celles fournies par Comby, Marfan et Barbier ; et je les réunis dans le tableau suivant, en y joignant leur moyenne générale.

AGES DU NOURRISSON	GAIN PAR JOUR ET PAR KILOGRAMME			
	COMBY	MARFAN	BARBIER	MOYENNES
4 premiers mois	5.05	5.36	5.95	5.45
4 mois intermédiaires	2.62	2.32	2.50	2.48
4 derniers mois............	1.19	1.28	1.15	1.24
Deuxième année............	0.56	0.63	»	0.60

Comme on le voit, ces moyennes se rapprochent autant que possible les unes des autres, non seulement par la marche générale de la croissance, mais aussi par les gains quotidiens par kilogramme. Ce gain va constamment en diminuant. En réunissant les chiffres des deux sexes (Marfan), nous le voyons partir de $5^{gr}36$ pendant les quatre premiers mois, descendre à $2^{gr}32$ pendant les quatre mois moyens de la première année, puis à $1^{gr}28$ pendant les quatre derniers ; et enfin à $0^{gr}63$ pendant le cours de la deuxième année.

Mais, en outre, nous pouvons voir, combien les gains quotidiens et par kilogramme. sont également rapprochés, $5^{gr}05$, $5^{gr}36$ et $5^{gr}95$ pour les quatre premiers mois ; $2^{gr}62$, $2^{gr}32$ et $2^{gr}50$ pour les quatre suivants ; $1^{gr}19$, $1^{gr}28$ et $1^{gr}15$ pour les quatre derniers de la première année ; $0^{gr}56$ et $0^{gr}63$ pendant la deuxième année. Leurs moyennes nous donnent respectivement $5^{gr}45$, $2^{gr}48$, $1^{gr}24$, $0^{gr}60$.

Or, étant donné que ces chiffres ne sont que des moyennes approximatives ; et toujours inspiré par le désir de faire pénétrer dans la pratique, les données qui en résultent, je pense que l'on peut. sans inconvénient, pour la rigueur des calculs, et, au contraire, avec un sérieux avantage à ce dernier point de vue, arrondir ces chiffres. De plus, vu le rapport facile à retenir qui existe entre ces chiffres une fois arrondis, je les ai ramenés aux suivants, 5^{gr}, 2^{g}50, 1^{g}25 et 0^{gr}65.

C'est-à-dire que pendant la première année le gain quotidien par kilogramme, décroit de moitié de quatre mois en quatre mois ; et que pendant la deuxième année, il reste en moyenne la moitié de ce qu'il est pendant les quatre derniers mois de la première.

C'est ce que j'avais fait dans mon travail sur l'hygiène du nourrisson ; et vu, je le répète, la grande facilité qu'il y a pour retenir ces chiffres, et par conséquent pour les faire passer dans les notions élémentaires de l'élevage du nourrisson, je crois encore qu'il y a un avantage sérieux à les conserver.

Bien entendu, et je reviens sur cette observation, ces chiffres n'ont qu'une valeur approximative, ce ne sont que des points de repère, puisqu'ils doivent être augmentés pour les premiers mois et diminués par les derniers de chaque série ; mais c'est là une indication tout aussi facile à retenir que ces chiffres , et ces deux données, en se réunissant, me paraissent très suffisantes pour permettre, dans la pratique, d'apprécier rapidement et facilement la croissance d'un enfant quelconque pendant les deux premières années.

Mais, de plus, dès mon premier travail sur le nourrisson, j'avais essayé d'évaluer le gain quotidien par mois, au lieu de

MOIS	GAIN QUOTIDIEN par kilog.	MOIS	GAIN QUOTIDIEN par kilog.	MOIS	GAIN QUOTIDIEN par kilog.
1er mois..	5^{g}62 ⎫	5e mois..	3^{g}49 ⎫	9e mois .	1^{g}32 ⎫
2e mois..	5.83 ⎪ 5^{g}25	6e mois..	2.42 ⎪ 2^{g}35	10e mois .	1.22 ⎪ 1^{g}68
3e mois..	4.97 ⎪	7e mois..	1.90 ⎪	11e mois .	1.14 ⎪
4e mois..	4.58 ⎭	8e mois..	1.58 ⎭	12e mois .	0 65 ⎭

L'accroissement moyen pendant la 2e année peut être environ de 0 gr. 65 par kilogr. et par jour.

ne donner que leur moyenne pour quatre mois; et je reproduis ces gains moyens mensuels dans le tableau précédent.

Comme on le voit, ces gains quotidiens par kilogramme et selon l'âge, calculés d'après les principales statistiques, se rapprochent sensiblement des précédents; et il en est de même, si on groupe les mois par quatre, en les comparant avec les résultats que j'ai donnés.

De ce qui précède, on doit donc conclure :

1° Que la croissance de l'enfant, ramenée au kilogramme de son poids, se fait d'une manière régulière;

2° Que cette croissance, ainsi envisagée, va toujours en diminuant; et que, pendant les deux premières années, elle est *graduellement* décroissante.

L'exception du premier mois est expliquée par la perte du poids de l'enfant après la croissance. Mais elle n'existerait pas, si on ne calculait la croissance pour ce mois que pendant la deuxième quinzaine;

3° Que la condition qui fait le plus sentir son influence dans l'accroissement par kilogramme est l'*âge*.

La moyenne des quatre mois intermédiaires de la première année, n'est, en effet, que la moitié des quatre premiers; et elle est le double de celle des quatre derniers;

4° Que la marche de la croissance est si régulière, qu'à la condition de tenir compte de ces deux facteurs, le poids et l'âge, on peut savoir maintenant, au moins d'une manière suffisamment approximative pour la pratique, quel doit être l'accroissement d'un nourrisson;

3° Que cette indication étant connue, nous pourrons donc calculer qu'elle est la quantité de substances organiques et minérales contenues dans cet accroissement; et qu'il est nécessaire, par conséquent, d'ajouter à sa ration d'entretien;

5° Enfin, j'ajoute, que cette même donnée, quoique seulement approximative, pourra nous fournir aussi de précieuses indications sur la suffisance, la surabondance, ou l'insuffisance d'une ration.

ÉVALUATION DES BESOINS DE LA CROISSANCE D'APRÈS SON ÉVOLUTION.

De ce qui précède, il résulte donc que l'on peut admettre d'une manière approximative :

1° Que le kilogramme du nourrisson normal, augmente en moyenne de 5 grammes par jour, pendant les quatre premiers mois ; de $2^{gr}50$, pendant les quatre suivants : de $1^{gr}25$ pendant les quatre derniers, de la première année ; et, enfin, de $0^{gr}65$ pendant la deuxième année ;

2° Que cette donnée est suffisamment exacte pour la pratique, surtout si l'on veut bien tenir compte, en plus, que ces dépenses ne représentent que des moyennes ; et que, par conséquent, elles sont un peu plus élevées au commencement de chacune de ces périodes et un peu moins à la fin.

Or, ces données étant ainsi fixées et ainsi expliquées, voyons qu'elles sont les quantités des divers aliments nécessaires pour suffire à ces accroissements. Dans mon travail sur le nourrisson (page 84), j'avais évalué la quantité d'aliments nécessaires pour assurer la croissance pendant les quatre premiers mois ; et j'avais estimé, que dans cet accroissement de 5 grammes entraient : $3^{gr}50$ d'eau, $0^{gr}10$ de matières salines, $0^{gr}90$ de corps gras, et $0^{gr}50$ de substances albuminoïdes. Pour les autres périodes, ces mêmes quantités devaient être diminuées proportionnellement à l'accroissement. Celles des quatre derniers mois de la première année, par exemple, devaient être le quart des précédentes. Ces évaluations, du reste, n'étaient que purement approximatives. Elles avaient conservé le caractère hypothétique que je leur avais donné avant leur confirmation par la pratique ; mais elles me suffisaient, pour l'usage que je devais en faire.

Depuis, M. Barbier a repris ces évaluations ; et je crois que l'on peut, avec lui, élever la quantité des albuminoïdes que j'avais fixés à $0^{gr}50$. Dans mon rapport sur la ration d'entretien aux divers âges pour le congrès international d'alimentation, en essayant de me rapprocher un peu plus de la réalité et pour faciliter les applications de ces évaluations, je l'ai fait pour 1 gramme d'accroissement.

Nous devons d'abord admettre qu'au moins en général, l'accroissement, dans les conditions normales, se fait d'une manière sensiblement homogène ; c'est-à-dire que les diverses substances immobilisées par l'organisme, pour sa croissance, entrent toujours dans cette dernière, à peu près dans les mêmes proportions ; et, de plus, que ces proportions sont aussi sensiblement celles que présentent déjà ses tissus constitués.

Il est au moins indiscutable que tout accroissement devra comprendre : de l'eau, des matières salines, des substances albuminoïdes et des corps gras, substances qui entrent dans la composition d'une partie quelconque de notre organisme.

Or, cela étant, j'ai essayé d'apprécier dans ce travail qu'elle est la quantité de chacune de ces substances qui participe à la constitution d'un gramme d'accroissement (1).

Pour A. Gautier (2), l'eau des mammifères, en général, varie de 73 à 78 % ; et c'est ce qui m'a fait admettre, tout d'abord, la moyenne de 75 %. Mais dans cette analyse de Gautier, les corps gras ne figurent que pour 4 à 5 %. Or, nous savons que pour le nourrisson leur proportion est plus élevée ; et, d'autre part, il est connu que l'eau diminue au fur et à mesure que les corps gras augmentent (3). J'ai donc ramené l'eau à 70 %.

D'après Voltmann, cité par Gautier, un homme du poids de 62^{kil}500, avait 2.247^{gr}30 de *matières salines* pour le squelette, et 468^{gr}30, dans les parties molles, soit un total de 2.715^{gr}30, pour 62 kilogrammes. Nous pouvons donc admettre en chiffres ronds, 3 kilogrammes de matières salines, pour 65 kilogrammes, soit 5 %. En admettant cette proportion pour l'accroissement du nourrisson, c'est donc 0^{gr}05 pour un gramme.

Les substances albuminoïdes, quoique le faisant dans une proportion moindre que l'eau, diminuent également, quand les corps gras augmentent. Je n'avais donc pas cru devoir les élever au-dessus de 17 %. Mais aussi, je n'avais pas voulu les

(1) Rapport sur la ration d'entretien aux divers âges. *Congrès international d'alimentation*, Paris, p. 48.

(2) A. GAUTIER. — *Chimie biologique*, p. 786.

(3) MAUREL. — Rapport sur l'obésité. *Congrès de médecine*, 1903.

faire descendre plus bas. Cette évaluation est sensiblement supérieure à celle que j'avais donnée tout d'abord ; et qui, je le crois avec Barbier, était insuffisante. Mais, d'autre part, j'avais déjà cru la sienne trop élevée. En se basant sur les analyses de Michel, il a fixé, en effet, à 23 % la proportion des albuminoïdes dans la substance d'accroissement du nourrisson.

Ce distingué confrère avait comparé l'azote ingéré avec celui éliminé par les urines et dans les fèces, et la différence lui avait donné *l'azote retenu* ou en d'autres termes immobilisé.

Cette différence ayant été, en la totalisant dans cinq expériences, de $6^{gr}28$ d'azote, soit, $38^{gr}95$ d'albumine, et l'accroissement total ayant été de $168^{gr}66$, les $38^{gr}95$ entrent dans cet accroissement pour 23 %. Il faudrait conclure que les albuminoïdes entrent dans l'accroissement du nourrisson, dans la proportion de 23 %, au lieu de 17 %, chiffre admis dans mon rapport.

Mais je me permets de faire remarquer que la différence entre l'azote ingéré et celui éliminé par l'urine et les fèces, ne repésente pas seulement l'azote immobilisé, mais aussi celui qui s'élimine par les matières sébacées, qui contiennent encore 5 % environ de matières protéiques et par la desquamation cutanée. Or, ce que nous avons vu à propos de l'adulte, permet de supposer que 5 % des matières azotées peuvent s'éliminer ainsi ; et l'azote immobilisé serait ainsi ramené à 18 % au lieu de 23 %, comme on pouvait tout d'abord le déduire des chiffres de Michel. Nous allons voir, du reste, bientôt, à quelle proportion s'est arrêté ce dernier.

Cette correction, et sans pouvoir en apprécier l'importance il m'avait paru nécessaire de la faire, ramenait donc la proportion des albuminoïdes de l'accroissement à celle que ces substances occupent, très probablement, dans la composition normale du nourrisson.

En admettant les proportions que je viens de donner à l'eau, aux matières salines et aux albuminoïdes, il restait 8 % de corps gras ; proportion qui, en effet, ne doit pas s'éloigner beaucoup de la réalité pour le nourrisson normal. La proportion de 4 à 5 %, correspond, en effet, à l'état normal des mammifères d'élevage ; et le nourrisson dépasse souvent, en corps gras, l'état moyen de l'adulte.

29

En acceptant ces proportions, chaque gramme d'accroissement devait donc correspondre en moyenne : eau, 0^{gr}70 ; matières salines, 0^{gr}05 ; albuminoïdes, 0^{gr}17 ; matières grasses, 0^{gr}08. Enfin, en calculant la quantité de *calories* que pourraient donner ces aliments immobilisés, j'avais trouvé 0^{cal}850 pour les albuminoïdes et 0^{cal}72 pour les corps gras, soit en tout 1^{cal}570.

Telles sont les quantités auxquelles je m'étais arrêté dans mon dernier travail.

Mais en même temps que je communiquais ces évaluations au Congrès d'alimentation de Paris (octobre 1906), Michel et Perret faisaient connaître les leurs, ainsi que celles de Camerer basées, d'après leurs analyses, sur la composition du nourrisson. Or, je suis heureux de le constater, ces évaluations ne s'éloignent pas sensiblement des miennes.

Pour l'*eau*, tandis que j'avais admis la proportion de 70 °/₀, Camerer arrive à 71,20 °/₀ et Michel à 69,16. Pour les *matières salines*, j'ai admis 0,05 ; et elles ne seraient que de 0,0337 d'après Michel et de 0,024 pour Camerer. Les *albuminoïdes* qui entraient, d'après moi, dans la proportion de 17 °/₀, ne figureraient que pour celle de 13,95 pour Michel et de 11,50 pour Camerer. Les *corps gras*, que j'avais fait descendre à 0^{gr}08 s'élèveraient à 11,75 pour Michel et à 13,30 pour Camerer. Enfin, la *valeur en calories* de ces aliments, calculée d'après mes équivalents, serait pour moi de 1^{cal}570, et pour Michel et Perret de 1^{cal}755. Avec les équivalents admis par eux, cette valeur arriverait à 1^{cal}867.

En somme, comme on le voit, ces différentes évaluations se rapprochent beaucoup les unes des autres, si bien que pratiquement elles peuvent se confondre. J'étais arrivé aux miennes en partant de données générales ; et celles plus précises de Camerer et de Michel ne s'en éloignent que de fort peu. On peut même se demander, si, malgré leur précision, les résultats de ces analyses, qui n'ont porté que sur trois sujets pour Camerer, et sur un seul pour Michel, doivent être préférés à ceux basés sur des données générales que nous avons sur la composition de l'homme adulte et des différents mammifères, composition dont celle de l'enfant, d'après Camerer et Michel, s'éloignerait beaucoup pour les albuminoïdes.

Toutefois, voulant tenir compte des analyses de ces deux

auteurs, qui font descendre les albuminoïdes à 11,50 % d'après Camerer et à 13,96 % d'après Michel ; et aussi des lois qui établissent une compensation constante entre les corps gras d'une part et les albuminoïdes et l'eau de l'autre, je pense m'approcher encore d'avantage de la réalité, que je ne l'avais fait, en adoptant la proportion de 10 % de corps gras, en descendant les albuminoïdes à 16 % et en acceptant 69 % pour l'eau.

Ce ne sont, en somme, que des modifications peu importantes ; et du reste, je ne pense pas qu'il soit ni nécessaire ni possible de fixer ces proportions avec plus de précision.

Les lois qui régissent les proportions de ces diverses substances, dans toute la série animale (1), nous prouvent, en effet, j'y reviens, que l'eau et les albuminoïdes diminuent au fur et à mesure que les corps gras augmentent ; et il est évident que les nourrissons sont soumis à cette même loi. De deux nourrissons, c'est donc le plus gras qui aura le moins d'albumine et le moins d'eau ; et le même nourrisson doit présenter ces différentes substances dans des proportions différentes selon qu'on l'examine avec plus ou moins d'embonpoint.

J'estime donc qu'on ne saurait s'arrêter à une composition précise et unique. Il doit suffire, et l'expérience a justifié cette pratique, de s'en tenir à une composition moyenne, que l'on considère comme approximative ; et chacune des évaluations résultant de ce genre de recherches sera suffisamment fixée, si en même temps qu'une *moyenne*, adoptée pour faciliter les calculs, on limite cette dernière par des *minima* et des *maxima*.

Appliquant ces idées, à la composition des tissus de croissance, comme j'ai fait pour toutes les évaluations de l'adulte, j'estime donc que l'on peut admettre que chaque gramme de cet accroissement peut comprendre :

1° De 0^{gr}65 à 0^{gr}72 d'eau ;

2° De 0^{gr}12 à 0^{gr}17 de substances albuminoïdes ;

3° De 0^{gr}10 à 0^{gr}15 de corps gras ;

4° De 0^{gr}03 à 0^{gr}05 de matières salines.

Mais, pour faciliter ces calculs, j'admettrai les quantités uniques suivantes, que je considérerai comme des moyennes :

(1) Voir pour ces proportions le premier volume page 175, Richesse des aliments animaux en azote ; page 177. Eau ; page 170, Corps gras.

Voir aussi : Rapport sur l'obésité ; Congrés français des médecins de Paris, 1904, pp. 12 et 97.

Eau, 0ᵍʳ69 ; albuminoïdes, 0ᵍʳ16 ; corps gras, 0ᵍʳ10 ; matières salines, 0ᵍʳ05.

Cette composition ainsi fixée, équivaut en calories à 1ᶜᵃˡ70°.

C'est en utilisant ces données, que je calculerai l'équivalence des aliments correspondant à la croissance, et qui doivent être ajoutés à ceux nécessités pour l'entretien, pour constituer la ration complète de cet âge. Je réunis ces indications dans le tableau suivant pour les croissances de 1 à 10 grammes par kilogramme ; en y joignant leur valeur totale en calories.

Tableau récapitulatif par grammes d'accroissement.

SUBSTANCES	1 gr.	2 gr.	3 gr.	4 gr.	5 gr.	6 gr.	7 gr.	8 gr.	9 gr.	10 gr.
Eau	0ᵍ69	1ᵍ38	2ᵍ07	2ᵍ76	3ᵍ45	4ᵍ14	4ᵍ83	5ᵍ52	6ᵍ21	6ᵍ90
Albuminoïdes.	0.16	0.32	0.48	0.64	0.80	0.96	1.12	1.28	1.44	1.60
Corps gras ...	0.10	0.20	0.30	0.40	0.50	0.60	0.70	0.80	0.90	1. »
Mat. salines...	0.05	0.10	0.15	0.20	0.25	0.30	0.35	0.40	0.45	0.50
Totaux....	1ᵍ	2ᵍ	3ᵍ	4ᵍ	5ᵍ	6ᵍ	7ᵍ	8ᵍ	9ᵍ	10ᵍ
Calories ..	1.700	3.14	5.1	6ᵍ.8	8.5	10.2	11.90	13 6	15.3	17. »

Ce tableau donne donc la quantité approximative des diverses substances qu'immobilise l'enfant pour des accroissements de 1 gramme à 10 grammes. Une augmentation de 5 grammes, par exemple, serait composée, d'après ces vues : de 3ᵍʳ45 d'eau, de 0ᵍʳ80 d'albuminoïdes, de 0ᵍʳ50 de corps gras, de 0ᵍʳ25 de matières salines. On conçoit, dès lors, les applications théoriques et pratiques que l'on peut en faire.

En le calculant, je me suis arrêté à 10 grammes ; c'est qu'en effet, avec ces données, il devient facile de calculer tous les autres accroissements. Il suffira de décomposer ceux qui dépasseraient les précédents, en dizaines et unités, et de les additionner. Un accroissement de 15 grammes, sera donné par l'addition des deux accroissements de 10 et de 5 grammes, etc.

Ce tableau permettra donc de calculer très rapidement qu'elle est la quantité de ces substances immobilisées, quand on connaîtra le poids d'un accroissement total. Or, c'est là une indication qui peut nous être utile ; et cela d'autant plus qu'elle peut nous servir aussi pour augmenter ou diminuer le lait avec une certaine exactitude, quand le développement de l'enfant est trop ou pas assez rapide.

Mais ce tableau ne donne pas les quantités de ces substances qui correspondent aux accroissements que nous devons, d'après ce qui précède, considérer comme normaux. Or, ces accroissements variant avec l'âge, il est indispensable de tenir compte de ce facteur. Il ne doit donc pas suffire de savoir quelle est la quantité d'albuminoïdes qui correspond à 4 ou 6 grammes d'accroissement, mais bien qu'elle est la quantité qui doit être contenue dans l'accroissement normal.

C'est pour donner cette indication, que j'ai construit le tableau de la page suivante.

Comme on le voit, il est basé d'abord sur l'âge (col. 1). C'est, en effet, ce dernier qui fixe la croissance par kilogramme de nourrisson ; et cette quantité se trouve dans la colonne III. Mais, de plus, comme pour le même âge, les nourrissons peuvent avoir des poids différents, j'ai calculé ces besoins d'accroissement pour plusieurs poids pour chaque mois.

C'est donc en m'inspirant de ces trois données (col. I, II, III) que j'ai calculé l'accroissement total (col. IV).

Les quatre colonnes suivantes, donnent la composition en matières organiques et en matières salines de ces poids totaux (col. V, VI, VII et VIII). Enfin, dans la colonne IX, j'ai donné la valeur en calories de l'accroissement total.

Or, outre les applications que l'on pourra faire de ce tableau, sa lecture met dès maintenant en relief certains faits qui méritent réellement d'être signalés.

1° En s'inspirant de l'accroissement normal et des trois facteurs qui le règlent, la *croissance par kilogramme, l'âge* et le *poids*, nous voyons que l'accroissement quotidien n'atteint jamais 35 grammes par jour.

2° Que cet accroissement total va en augmentant de la deuxième quinzaine du premier mois, jusqu'au troisième ou quatrième mois ; et qu'il va ensuite en diminuant, d'une manière régulière et constante jusqu'à la fin de la deuxième année.

Si nous prenons des moyennes approximatives, nous ver-

AGES PAR MOIS	POIDS MOYENS minima maxima	ACCROISSEMENT par kilog. chiffres arrondis	ACCROISSEMENT pour le poids total	RÉPARTITION de l'ACCROISSEMENT EN GRAMMES Eau	Albumi- noïdes	Corps gras	Matières salines	ÉQUIVALENT EN CALORIES des matières organiques
I	II	III	IV	V	VI	VII	VIII	IX
2e quinzaine du 1er mois..	3k 4	6g »	18g » 24 »	12g42 16.56	2g88 3.84	1g80 2.40	0g90 1.20	30.600 40.800
2 mois.....	3 4 5	5.50	16.50 22 » 27.50	11.38 15.18 18.97	2.64 3.52 4.40	1.65 2.20 2 75	0.825 1.10 1.37	28.050 37.400 46.750
3 mois.....	4 5 6	5 »	20 » 25 » 30 »	13.80 17.25 20.70	3.20 4 » 4.80	2 » 2.50 3 »	1 » 1.25 1.50	34.006 45.006 51 »
4 mois.....	5 6 7	4.50	22.50 27 » 31.50	15.725 18.63 21.73	3.60 4.32 5.04	2.25 2 70 3.15	1.12 1.35 1.57	38.250 45.900 53.550
5 mois.....	5 6 7	3.50	17.50 21 » 24.50	12.07 14.49 16.90	2.80 3.36 4.02	1.75 2.10 2.45	0.87 1.05 1 22	29.750 35 700 41.650
6 mois.....	6 7 8	2.50	15 » 17.50 20 »	10.35 12.07 13.80	2.40 2.80 3.20	1.50 1.75 2 »	0.75 0.87 1 »	25.500 29.750 34 »
7 mois.....	7 8	2 »	14 » 16 »	9.66 11.04	2.24 2.56	1.40 1.60	0.70 0.80	23.800 27.200
8 mois.....	7 8	1.50	10.50 12 »	7.25 8.28	1.68 1.92	1.05 1.20	0.535 0.60	17 850 20.400
9 mois.....	8 9	1.50	12 » 13.50	8.49 9.31	1.92 2.16	1.20 1.35	0.60 0 67	20.400 22.950
10 mois.....	8 9	1.25	10 » 11.25	6.90 7.76	1.60 1.80	1 » 1.12	0.50 0.56	17 » 19.125
11 mois.....	9 10	1 »	9 » 10 »	6.21 6.90	1.44 1.60	0.81 0.90	0.45 0.50	15.300 17 »
12 mois.....	9 10	0.70	6.30 7 »	4.35 4.83	1.01 1.12	0.63 0.70	0.31 0.35	10.710 11.900
13, 14, 15, 16 mois.....	10 11	0.70	7 » 7.70	4.83 5.31	1.12 1.23	0.70 0.77	0.35 0 38	11 900 13.090
17, 18, 19, 20 mois.....	10 11	0.60	6 » 6.60	4.14 4.55	0.96 1.06	0.60 0.66	0.30 0.33	10.200 11.220
21, 22, 23, 24 mois.....	11 12	0.50	5.50 6 »	3.79 4.14	0.88 0.96	0.55 0 60	0.27 0.30	9.350 10.200

rons que parti de 20 grammes, environ à la fin du 1ᵉʳ mois, l'accroissement arrive à 22 grammes pendant le 2ᵐᵉ, à 25 grammes pendant le 3ᵉ, à moins de 28 grammes pendant le 4ᵉ, qui nous donne la moyenne maxima, pour descendre successivement, à 21 grammes pendant le 5ᵉ mois, à 17 grammes pendant le 6ᵉ; à 15 grammes pour le 7ᵉ, à 12 et 11 grammes pour les 8ᵉ, 9ᵉ et 10ᵉ; à 10 grammes pendant le 11ᵉ; et à 7 grammes pendant le 12ᵉ. Quant à la deuxième année, en la divisant en trois périodes, nous voyons l'accroissement continuer à diminuer, et n'être respectivement que 7ᵍʳ35, 6ᵍʳ30 et 5ᵍʳ75.

3° Ce tableau nous permet ainsi de saisir l'évolution de la croissance dans son ensemble; et il nous montre à quel moment de cette évolution l'influence de la croissance se fait le plus sentir sur les besoins de l'organisme. Ce maximum des besoins quotidiens se trouve vers le 3ᵉ et 4ᵉ mois.

4° Il est forcé que les besoins en albuminoïdes suivent la même évolution. Quant à leurs quantités, nous voyons qu'elles ne dépassent guère 5 grammes comme gain quotidien. Partis de 3 grammes environ à la fin du premier mois, ces besoins, restent dans les environs de 3 grammes dans le deuxième mois, atteignent 4 et 5 grammes pendant le 3ᵉ et 4ᵉ; descendent ensuite entre 3 et 4 grammes pendant le 5ᵉ et 6ᵉ; puis, entre 3 et 2 grammes pendant le 7ᵉ; et se maintiennent entre 2 et 1 gramme jusqu'à la fin de la première année, pour rester enfin dans les environs de 1 gramme pendant toute la deuxième.

5° Quant à la valeur totale de ces aliments organiques en calories, elle ne dépasse guère 50 calories, pendant le 3ᵉ et 4ᵉ mois; et partie entre 30 et 40 calories pendant la première quinzaine, cette valeur atteint son maximum, je l'ai dit, pendant le 3ᵉ et 4ᵉ mois avec 50 calories en moyenne. Elle est déjà descendue entre 30 et 40 calories, pendant le 5ᵉ mois; ne dépasse plus 20 grammes à partir du 8ᵉ; et enfin reste dans les environs de 12 à 10 calories pendant la deuxième annnée.

Ce sont là les différents besoins du nourrisson, en ce qui concerne sa croissance.

Ils sont ainsi fixés non seulement en ce qui concerne la nature des substances qui entrent dans ses tissus immobilisés; mais aussi en ce qui concerne leurs quantités.

6° Ce tableau contient, enfin, deux indications indispensables : la quantité d'azotés et la valeur totale de l'accroissement en calories.

Les azotés ne pouvant pas être remplacés par les autres principes immédiats, il est nécessaire de les donner en quantités au moins suffisantes; et, d'autre part, la valeur totale des calories nous permet de connaître la quantité globale des ternaires. Cette dernière quantité, en effet, est obtenue en déduisant la valeur des azotés en calories, de la valeur totale de la ration.

Si je prends, comme exemple, un enfant de quatre mois et du poids moyen de 6 kilogrammes, dont les besoins en albuminoïdes, d'après ce tableau, sont de 4^{gr}32, et dont les besoins en calories arrivent à un total de 45^{cal}900, pour savoir les ternaires qui lui sont nécessaires, il suffira de retrancher la valeur en calories de 4^{gr}32 d'albuminoïdes soit 21^{cal}600 de 45^{cal}900. La différence, 24^{cal}300, représente forcément la valeur globale des ternaires; et, comme leurs deux catégories se remplacent comme agents calorifiques, nous pourrons demander ce calorique soit à 2^{gr}70 de corps gras soit à 6^{gr}07 d'hydrates de carbone, soit, enfin, en partie à chacun d'eux en tenant compte de leurs coefficients calorifiques.

BESOINS D'ENTRETIEN ET RATION COMPLÈTE PENDANT LES DEUX
PREMIÈRES ANNÉES.

Les besoins du nourrisson relatifs à sa croissance ainsi fixés, je passe à ceux qui dépendent de son *entretien*.

Je vais reprendre, pour calculer ces besoins, la méthode que j'ai suivie dans mon hygiène alimentaire du nourrisson (p. 86); et que j'avais tout d'abord adoptée seulement sous forme d'une hypothèse que je devais ensuite soumettre à l'épreuve de la pratique.

Tout dans ce calcul était seulement approximatif. Je n'avais nullement la prétention en l'établissant, en effet, de préciser, de fixer rigoureusement les dépenses d'entretien de l'enfant. Il ne s'agissait que de savoir à quelle dépense moyenne et générale j'arriverai par cette voie, pour vérifier ensuite s'il y avait réellement une certaine concordance entre ces calculs, ainsi largement faits, et la pratique, et pour savoir ainsi si cette voie pouvait rendre des services à cette dernière.

J'ai eu soin de le dire et d'y revenir à plusieurs reprises, quand j'ai publié mes recherches pour la première fois. On a donc été mal fondé à dire que mes chiffres sont purement théoriques et hypothétiques. La période pendant laquelle ils ont eu ce caractère est finie; et elle l'était même déjà depuis des années, quand, en même temps que l'hypothèse, j'ai fait connaître sa confirmation.

Or, lorsque j'ai dû écrire mon rapport sur la ration d'entretien aux divers âges, je me suis cru d'autant plus autorisé à reprendre cette hypothèse, que non seulement ma pratique personnelle m'avait apporté de nouveaux faits à son appui, mais aussi que mes résultats avaient été confirmés par des cliniciens nombreux et des plus qualifiés.

Enfin, j'ai cru qu'il y avait un véritable intérêt à le faire, parce que cet exemple venait à l'appui de cette idée que j'ai déjà exposée souvent, et que je voudrais voir pénétrer de plus en plus dans l'esprit du corps médical, que la matière vivante fonctionne avec une parfaite régularité; et qu'à la condition de ne pas demander trop de précision, on peut déjà faire des données scientifiques que nous possédons sur l'évolution de cette matière, des applications des plus utiles.

Or, en écrivant ce traité, je suis heureux de le constater, je puis rester d'autant plus ferme dans le procédé que j'ai suivi et dans les évaluations qu'il m'a données, que des travaux récents, et notamment celui de Michel et Perret qui ne connaissaient pas les miens, puisqu'ils ne les ont pas cités, ont été inspirés par les mêmes procédés; et que leurs évaluations, on va le voir, pour l'entretien, de même que pour la croissance, se rapprochent des miennes autant que possible.

De même que pour la ration de croissance, la fixation de la ration d'entretien du nourrisson, doit porter sur deux points : la *fixation des azotés*, et celle de la *valeur totale en calories*. Ces deux quantités étant déterminées, il suffira, comme pour la croissance, de déduire la valeur en calories des azotés pour avoir celle qui doit être demandée aux ternaires.

Enfin, les azotés et les ternaires ayant été fixés successivement pour la croissance et pour l'entretien, il sera facile, on le conçoit, d'arriver à la valeur totale de la ration complète de cet âge.

Aussi, pour éviter des redites, je vais, après l'étude de cha-

cun de ces besoins d'entretien, les réunir à ceux de la croissance pour les évaluer dans leur ensemble.

Je commence par les albuminoïdes.

Besoins en albuminoïdes.

Nous devons considérer comme probable que les besoins
en albuminoïdes en ce qui concerne *l'entretien*, pendant les
deux premieres années, ne dépassent pas ceux de l'adulte.
Rien ne permet de supposer, en effet, que l'usure des albuminoïdes de constitution, marche plus vite chez le nourrisson,
que dans la période la plus active de la vie. On doit plutôt,
me semble-t-il, admettre le contraire La quantité reconnue
strictement suffisante pour l'adulte, soit entre 1^{gr}10 et 1^{gr}20
par kilogramme, doit donc l'être pour le nourrisson ; peut-être
même pourrait on, vu sa moindre activité, diminuer cette
quantité. Toutefois, vu l'importance qu'ont ces aliments, et
l'impossibilité dans laquelle sont les autres de les remplacer,
je considère comme prudent de nous en tenir à ces quantités,
et même d'arriver à 1^{gr}20, quantité qui, on l'a vu, nous a paru
strictement suffisante pour l'adulte, dans les conditions de la
ration moyenne d'entretien.

C'est donc cette quantité, de 1^{gr}20, qu'il faudra ajouter aux
albuminoïdes de la croissance pour avoir la totalité des besoins
en ces substances.

Cette quantité, de 1^{gr}20 par kilogramme, est invariable, au
moins pour les conditions d'entretien de l'enfant. Elle n'est
modifiée ni par l'âge, ni par le poids, ni par la surface.

Un enfant, du poids normal de 6 kilogrammes, devra recevoir, pour son entretien, 7^{gr}20 d'albuminoïdes, qu'il soit âgé
de 3 mois ou de 5 mois ; et tout nourrisson normal, qu'il ne
pèse que 3 kilogrammes ou qu'il en pèse 10, devra toujours
recevoir 1^{gr}20 d'albuminoïdes par kilogramme. Cela étant, il
devient facile, avec les indications déjà données pour la croissance, de fixer la totalité des besoins en ces substances. Je les
donne *par kilogramme* d'enfants, et pour leur poids total,
aux divers âges, dans le tableau suivant.

Tableau récapitulatif des quantités d'albuminoïdes nécessaires pendant les deux premières années, pour 1 kilogramme et pour le poids total d'après l'âge.

AGES	POIDS MOYEN approximatif	GAIN MOYEN	ALBUMINOÏDES			TOTALITÉ des albuminoïdes de croissance POUR LE POIDS TOTAL	TOTAL des albuminoïdes at croissance d'entretien pour le poids total
			entretien	croissance	total		
			POUR UN KILOGRAMME				
I	II	III	IV	V	VI	VII	VIII
2ᵉ quinzaine du 1ᵉʳ mois.....	3ᵏ500	6ᵍ »	1ᵍ20	0ᵍ96	2ᵍ16	4ᵍ50	7ᵍ56
2ᵉ mois........	4. »	5.50	1.20	0.88	2 08	4.72	8.32
3ᵉ mois........	5. »	5. »	1.20	0.80	2. »	5.20	10. »
4ᵉ mois........	6. »	4.50	1.20	0.72	1.92	5.52	11.52
5ᵉ mois......	6.500	3.50	1.20	0.56	1.76	4.89	11.44
6ᵉ mois........	7. »	2 50	1.20	0.40	1 60	4. »	11 20
7ᵉ mois........	7.500	2. »	1.20	0.32	1.52	3.60	11.40
8ᵉ mois........	8. »	1.50	1.20	0.24	1.44	3.12	11.52
9ᵉ mois........	8.500	1.50	1.20	0.24	1.44	3.24	12.24
10ᵉ mois.......	9. »	1.25	1.20	0.20	1.40	3. »	12.60
11ᵉ mois......	9.500	1. »	1.20	0.16	1.36	2.72	12.92
12ᵉ mois........	10. »	0.70	1.20	0.11	1.31	2.32	13.10
13ᵉ, 14ᵉ, 15ᵉ, 16ᵉ	10.500	0.70	1 20	0.11	1.31	2.37	13.75
17ᵉ, 18ᵉ, 19ᵉ, 20ᵉ	11. »	0.60	1.20	0.09	1.29	2.30	14.19
21ᵉ, 22ᵉ, 23ᵉ, 24ᵉ	12. »	0.50	1.20	0.08	1.28	2.16	15.36

Telles sont les quantités approximatives de substances albuminoïdes nécessaires pour couvrir les dépenses de ces substances, pendant les deux premières années aux divers âges.

La colonne V du tableau, donne les albuminoïdes nécessaires, en rapport avec le gain quotidien moyen, par kilogramme, que contient la colonne III. C'est en tenant compte, d'une part, de ce gain quotidien moyen par kilogramme, et, d'autre part, de la proportion d'azotés contenue dans un gramme de substances d'accroissement, qu'a été calculée cette colonne. Elle contient les azotés nécessaires pour la *croissance*.

La colonne VI donne ces mêmes quantités, augmentées des

albuminoïdes de l'*entretien* (col. IV), par kilog. d'enfant. La colonne VII, donne la quantité totale des albuminoïdes nécessaires pour la croissance, pour le poids total de l'enfant, d'après son âge (col. II et col. V). Enfin, la colonne VIII, réunit, pour le même poids total et l'âge, les albuminoïdes nécessaires à la croissance et à l'entretien (col. II et col. VI).

Ce sont ces quantités qui me paraissent s'éloigner le moins de l'exactitude, au point de vue des prévisions ; et qui, en plus, fait important, me semblent s'être trouvées le mieux en rapport avec la pratique.

Il est vrai que, dans leurs évaluations, Michel et Perret, sont restés à des quantités un peu inférieures aux miennes.

D'une part, en effet, la quantité d'albuminoïde d'accroissement n'est pour eux, je l'ai dit, que de $0^{gr}13$ par gramme ; et, d'autre part, comme ration d'entretien, ils s'arrêtent à $0^{gr}15$ d'azote, soit $0^{gr}90$ environ d'albuminoïdes. Or, il se peut que la quantité de $0^{gr}16$ d'albuminoïdes par gramme d'accroissement que j'admets soit un peu élevée ; mais les raisons que j'ai données à propos de l'adulte, me font considérer la quantité de $0^{gr}90$ comme une ration d'entretien trop faiblement calculée.

Ces auteurs sont arrivés à la quantité de $0^{gr}15$ d'azote pour cette ration, en ne tenant compte que de l'azote perdu par la voie urinaire. Or, tout l'azote utilisé par l'organisme ne s'élimine pas par cette voie. Je pense donc que pour les raisons que j'ai fait valoir à propos de l'adulte, on ne saurait descendre si bas ; et qu'il est au moins prudent de porter la quantité d'azotés nécessaires de l'entretien un peu au-dessus de 1 gramme, comme je l'ai fait.

Du reste, si les quantités que je donne ne représentent pas l'exactitude, et il n'est pas dans ma pensée de leur accorder ce mérite, elles ne doivent pas s'en éloigner beaucoup. Dans tous les cas, je pense qu'on peut les considérer comme sûrement suffisantes pour une première indication ; et j'estime que c'est là tout ce que nous pouvons demander aux évaluations d'une ration quelconque.

Je passe maintenant à l'évaluation des besoins de cet âge en calories.

Besoins en calories.

L'évaluation des besoins d'entretien pendant la croissance est une des questions, relatives à l'alimentation, qui m'ont présenté le plus de difficultés au cours de ces études. Elle m'a même arrêté quelque temps. Mais aussi c'est une de celles qui, après avoir trouvé le procédé qui devait me permettre de la résoudre, m'a donné le plus de satisfaction. Ce même procédé, en effet, a trouvé de nombreuses applications dans mes recherches.

Certes, l'idée d'apprécier les besoins pendant la croissance en les transformant en calories et en les rapportant ensuite à la surface, ne constituait pas une bien grande innovation. Certains travaux, tels que ceux de Richet, pouvaient y conduire tout naturellement; mais cependant, si l'on veut bien se reporter à l'époque de mes hésitations (1892 à 1894), on comprendra, peut-être, que cette idée ne me soit pas venue immédiatement.

Du reste, la question était complexe; et sa solution, pour être complète, en comportait plusieurs de successives : il fallait d'abord en venir à évaluer la totalité des besoins en calories ; puis évaluer également en calories les aliments nécessités par la croissance pour les déduire de ce total ; ensuite, cette différence étant connue, penser à la rapporter à la surface et non plus au poids comme pour l'adulte ; enfin trouver un procédé facile pour mesurer la surface de l'enfant, et pouvoir ainsi, au moins approximativement, établir le calorique rayonné par une unité de cette surface.

De plus, pour arriver à la solution complète du problème, il fallait encore, en ce qui concerne le nourrisson, fixer la quantité de lait correspondant à ses besoins en se basant également sur la valeur de cet aliment en calories.

Tout dans ce procédé reposait donc sur la valeur en calories. Or, si l'on veut bien se rappeler quelle place encore peu importante tenait cette notion dans l'évaluation des besoins il y a une quinzaine d'années, on m'excusera, je l'espère, de ne pas être arrivé d'emblée à ce procédé.

Je n'y suis arrivé, au contraire, je l'avoue, qu'après une série de tentatives infructueuses faites par d'autres. Mais c'est celui auquel je me suis arrêté dès 1894 ; et je suis heureux de voir que depuis que je l'ai fait connaître, d'abord en 1900, puis successivement en 1902 et en 1903, ce même procédé a été suivi d'abord par Barbier en 1903, et plus récemment par MM. Michel et Perret.

Du reste, le monde médical se familiarisant de plus en plus avec les deux idées fondamentales de ce procédé : l'évaluation des aliments par leur valeur en calories et l'évaluation des dépenses par les surfaces, je pense qu'il y a lieu d'espérer, qu'avec des modifications permettant d'approcher de plus en plus de l'exactitude, ce procédé sera adopté désormais.

Voyons donc, en utilisant ce procédé, quels sont les besoins en calories pendant les deux premières années.

Les notions acquises qui m'ont servi dans cette évaluation sont les suivantes :

1° D'après les travaux de Lapicque et Richet d'une part, et de A. Gautier de l'autre, les dépenses totales de l'adulte en calories peuvent se répartir approximativement d'après le tableau déjà donné, page 382.

Mais, comme on peut le voir, pour Lapicque et Richet, le total de ces calories, déduction faite de celles correspondant au travail, s'élève à 2.750 et pour A. Gautier encore à 2.600. Or, étant donné que j'ai évalué la ration d'entretien de l'adulte dans les environs de 2.200 calories seulement, les quantités des auteurs précédents, doivent être diminuées proportionnellement d'après ce total ; et j'ai réuni ces réductions dans le même tableau.

2° Nous voyons dans ce tableau que pour ces deux auteurs, le rayonnement cutané représente sensiblement les deux tiers des dépenses totales. On peut donc supposer que sur les 38 calories représentant les besoins maximum d'un kilogramme d'adulte, les deux tiers, soit 26 environ, sont perdues par le rayonnement. Les autres calories, au moins pour l'adulte, sont dépensées par les mouvements, les déplacements, le travail musculaire inséparable de la fonction respiratoire, de la contraction cardiaque, de l'intestin, etc., et aussi pour le réchauffement de l'air inspiré, etc.

Mais retenons, comme fait principal de cette répartition de nos dépenses en calories, que 26 calories en moyenne sur 38, sont perdues par la radiation cutanée.

3° La température de l'enfant étant, nous le savons, exactement la même que celle de l'adulte, nous devons admettre que, toutes conditions égales d'ailleurs, notamment en ce qui concerne la température extérieure, une surface donnée de nourrisson perdra la même quantité de calorique que la même surface de l'adulte ; et, pour mieux préciser, qu'un décimètre carré d'enfant ou d'adulte aura le même rayonnement.

Cela étant, pour pouvoir me servir des dépenses faites par l'adulte pour arriver à calculer celles de l'enfant, il fallait savoir : quelle était la surface de cet adulte, qui, en moyenne, rayonnait par cette surface de 1.700 à 1.860 calories ; ou bien, d'une manière plus précise, qu'elle était la surface qui correspondait à un kilogramme d'adulte, et celle qui correspond à un kilogramme d'enfant.

4° Les procédés connus pour évaluer les surfaces, me paraissant ou trop compliqués ou peu applicables en même temps temps à l'adulte et à l'enfant, j'eus l'idée, en m'attachant à la facilité des calculs plus qu'à leur exactitude, d'assimiler la surface de l'homme en général, adultes ou enfants, à celle d'un cylindre dont la hauteur serait le double du périmètre.

Je tenais compte ainsi de cette notion générale, que le périmètre thoracique est sensiblement la moitié de la taille. Il me parut tout d'abord que probablement la surface que je devais obtenir ainsi, serait inférieure à la réalité ; je ne tenais pas compte, en effet, de celles des membres supérieurs. Mais, par contre, le périmètre thoracique que j'adoptais pour la totalité de la hauteur du cylindre, s'il restait sensiblement le même à la partie supérieure des membres inférieurs, devenait bien supérieur aux deux périmètres de ces membres dès la partie moyenne de la cuisse, et surtout pour la jambe. Il en était également ainsi pour la tête. Enfin, au point de vue de la mensuration de la surface rayonnante, auquel je me plaçais, il faut tenir compte que pour certaines parties de notre surface, le rayonnement est forcément diminué par le contact d'une autre, telles sont les aisselles, la partie interne des cuisses, la surface interne des doigts et des orteils.

J'ai donc supposé qu'il y aurait une compensation, au moins approximative, en négligeant d'un côté la surface des membres supérieurs, et de l'autre en majorant celle de la tête et des membres inférieurs.

Ce fut donc en partant de cette idée, que je priai mon ami, le Dr de Rey-Pailhade, de me donner une formule permettant d'évaluer facilement la surface d'un cylindre, ayant une hauteur double de son périmètre, dont le poids serait connu et dont la densité serait égale à 1.

Mon savant confrère me remit immédiatement deux formules, l'une donnant seulement la *surface latérale* de ce cylindre, et l'autre la *surface totale*, en y comprenant celles *des deux sections des extrémités*. Or, en calculant la surface de l'adulte d'après ces deux formules, les résultats de la dernière se rapprochant davantage de ceux obtenus directement, c'est elle que j'ai choisie ; et, après avoir constaté sa grande commodité et son approximation suffisante dans différentes applications, je l'ai fait connaître au commencement de 1903 (1).

En considérant la densité de l'homme et de l'enfant, comme étant toutes les deux égales à 1, et leur corps étant toujours assimilé à un cylindre dont la hauteur serait le double du périmètre, leur surface totale, devenue assimilable à celle de ce cylindre, est obtenue par la formule suivante :

$$7.35 \times \sqrt{P^2}$$

P, représentant le poids du sujet ; c'est-à dire, que le poids de l'adulte ou de l'enfant étant connu, il suffit, pour avoir sa surface, d'élever ce poids au carré, de prendre ensuite la racine cubique de ce dernier, et de multiplier cette racine cubique par 7,35.

Dans cette formule, la surface est donc obtenue en *fonction du poids* ; et il suffit de connaître ce dernier, ce qui est facile, pour obtenir la seconde (2).

(1) Rapport du poids du foie à la surface totale de l'animal (Société de biologie, 10 janvier 1903, p. 45).

(2) Depuis, M. Juppont a bien voulu me donner une autre formule permettant de calculer la surface en *fonction du périmètre thoracique*.

En considérant toujours notre surface comme égale à celle d'un cylindre dont la hauteur serait le double de la circonférence, et cette circonférence étant considérée comme égale à notre périmètre thoracique, la formule serait $2,16 \times C^2$, C représentant notre périmètre thoracique.

Un sujet ayant 0,85 de périmètre thoracique, ce qui correspond sensible ment à une taille de 1m70, sa surface serait $0,85 \times 0,85 = 0,7227 \times 2,16 = 1m56$, soit 1m56 décimètres carrés.

Ces deux formules ont des bases tout aussi faciles à trouver : l'une le poids et l'autre le périmètre thoracique.

Le tableau suivant donne les surfaces calculées d'après cette formule pour les poids, par unités, jusqu'à 10, et, par dizaines, jusqu'à 100.

POIDS DU CORPS EN KILOGRAMMES	SURFACES en décimètres carrés	SURFACE pour un kilogr.	POIDS DU CORPS EN KILOGRAMMES	SURFACES en décimètres carrés	SURFACE pour un kilogr.
		déc. car.			déc. car.
1 kilogr...	7 »	7 40	15 kilogr....	44.20	2.90
2 — ...	11.70	5.85	20 —	54.10	2.70
3 — ...	15 30	5.10	30 —	71 »	2.40
4 — ...	18.50	4.60	40 —	86 »	2.15
5 — ...	21.50	4.30	50 —	99.80	2 »
6 — ...	25 »	4.20	60 —	112.70	1.87
7 — ...	28 »	4 »	70 —	124.90	1.78
8 — ...	30.50	3.80	80 —	135.90	1.70
9 — ...	32 »	3.50	90 —	147.50	1.64
10 — ...	34 10	3.40	100 —	158.40	1 58

5° Or, en calculant les surfaces par ce procédé, ainsi que l'indique le tableau, nous voyons qu'au poids de 50 kilogrammes correspond une surface de 99^{d}°8, et qu'au poids de 60 kilogrammes correspond une surface de 112,7.

Ces poids de 50 et 60 kilogrammes, étant à peu près celui de la femme pour le premier et celui de beaucoup d'hommes pour le second, nous arrivons à ce résultat que pour les adultes des deux sexes, le kilogramme de poids correspond assez exactement à 2 décimètres carrés pour ceux de 50 kilogrammes et à 1^{d}°87 pour ceux de 60 kilogrammes, soit également d'une manière approximative à 2 décimètres carrés.

6° Cette conclusion en découle donc que si le kilogramme d'adulte perd, comme je l'ai établi précédemment, 26 calories par kilogramme par le rayonnement cutané ; et si à chaque kilogramme correspondent deux décimètres carrés de surface, chacun de ces décimètres carrés doit perdre 13 calories.

7° Nous arrivons aussi à cette autre conclusion importante, qu'étant donné qu'à surface égale, l'enfant a le même rayonnement que l'adulte, que chaque décimètre carré de l'enfant doit perdre 13 calories.

8° Mais ce même tableau nous montre également quelle différence considérable présente le rapport du poids à la surface pour les poids correspondant à la croissance, et surtout pendant les deux premières années, soit de 3 à 12 kilogrammes. Tandis que pour les poids de 50 à 60 kilogrammes et peu au-delà, au kilogramme de poids correspondent sensiblement 2 décimètres carrés, nous trouvons $5^{dc}10$ pour le poids de 3 kilogrammes ; $4^{dc}30$ pour 5 kilogrammes et encore 3 décimètres carrés pour celui de 12 kilogrammes ;

9° Cette conclusion s'impose donc que les dépenses d'un kilogramme d'enfant par le rayonnement seront égales au nombre de décimètres carrés correspondant à un de ses kilogrammes multipliés par 13 calories. Un enfant de 3 kilogrammes perdra donc par la radiation cutanée $5,10 \times 13 = 66^{cal}300$; et celui de 12 kilogrammes, $3 \times 13 = 39$ calories ; et ainsi des autres poids intermédiaires du nourrisson.

10° Mais, de plus, je l'ai dit au commencement de cette étude, l'enfant, pendant la croissance, doit dépenser un certain nombre de calories, pour sa respiration, l'échauffement de l'air inspiré, le travail du cœur, etc. ; et nous avons admis que, rapporté au kilogramme de poids, ces dépenses devaient être sensiblement les mêmes que pour l'adulte, soit environ de 13 calories. C'est donc encore 13 calories à ajouter à celles dépensées par la radiation cutanée ; mais ces 13 calories restent constantes pour toute la durée de la croissance.

Je réunis dans le tableau suivant, en partant du poids de l'enfant pendant les deux premières années : l'âge approximatif, la surface cutanée pour 1 kilog., les calories rayonnées par cette surface, les calories dépensées autrement ; et pour avoir le nombre total de calories nécessaires, je joins celles correspondant à l'accroissement.

Ainsi donc, d'après ce qui précède, la valeur totale en calories des besoins de l'enfant pour son entretien pendant les deux premières années correspondrait, pour chaque kilogramme, aux quantités de la colonne VI, s'élevant à $79^{cal}300$ pendant le premier mois pour l'enfant de 3 kilogrammes, et descendant à 52 calories à la fin de la deuxième année pour l'enfant de 12 kilogrammes.

C'est là, je le fais remarquer encore, la dépense d'entretien seulement d'un kilogramme de ces enfants ; pour avoir leur dépense totale, il faudrait donc multiplier 79.300 par 3, pour l'enfant de 3 kilogrammes, de même qu'il faudrait multiplier 67,600 par 5 pour celui de 5 kilogrammes.

Mais les dépenses de l'enfant, comme celles de l'adulte, étant évaluées surtout relativement à un de ses kilogrammes, les données contenues dans ce tableau peuvent donc suffire.

Valéur en calories de la ration d'entretien et de croissance d'un kilogramme d'enfant pendant les deux premières années selon leurs poids et l'âge correspondants.

POIDS MOYENS	AGES APPROXIMATIFS	SURFACE CUTANÉE pour 1 kilog.	CALORIES RAYONNÉES	CALORIES DÉPENSÉES autrement	TOTAL DES CALORIES d'entretien	CALORIES correspondant à l'accroissement	TOTAL GÉNÉRAL des calories
I	II	III	IV	V	VI	VII	VIII
		déc. car.	calories	calories	calories	calories	
3k	1er mois.	5.10	66.300	13	79.300	10.200	89.500
4	2e —	4.62	60 060	13	73.060	9.350	82.410
5	3e —	4.20	54.600	13	67.600	8.500	76.100
6	4e —	4.16	54.080	13	67.080	7.650	74.130
7	6e —	4. »	52.000	13	65.000	4.250	69.250
8	8e —	3.81	49.540	13	62.540	2.550	65.090
9	11e —	3.55	46.150	13	59.150	1.700	60.850
10	14e —	3.40	44.200	13	57.200	1.190	58.390
11	18e —	3.18	41.340	13	54 340	1.020	55.360
12	24e —	3. »	39.000	13	52.000	0.850	52.850

Telles sont les évaluations auxquelles je suis arrivé en suivant ce procédé, je l'avoue, seulement, largement approximatif ; et qui, je le rappelle, n'ayant eu que la valeur d'une hypothèse au début de mes recherches, a obtenu définitivement mes préférences, quand la pratique a eu sanctionné les quantités auxquelles il m'avait conduit.

Du reste, depuis quelques années, la plupart des auteurs qui se sont occupés de cette question non seulement ont suivi le même procédé, ainsi que je l'ai dit ; mais, de plus, leurs évaluations. quoique mettant en œuvre d'autres travaux, et aussi en cherchant à fixer avec plus d'exactitude leurs divers facteurs, se rapprochent sensiblement des miennes.

C'est ainsi que Barbier (1), en évaluant la ration d'entretien du nourrisson en calories, évaluation sur laquelle il doit faire reposer l'alimentation, après avoir utilisé les données fournies par de nombreux travaux, arrivent à cette conclusion que : « *la ration d'entretien de l'enfant serait au moins de 65 à 70*

(1) Ration alimentaire du nourrisson (*Bulletin général de thérapeutique,* 1903, vol. II, p. 726).

« *calories par kilogramme :* abstraction faite ici, ajoute-t-il,
« de la ration d'accroissement à ajouter, et réserve faite que ce
« chiffre est une moyenne de la première année ».

On ne saurait, on le voit, se rapprocher davantage de mes
évaluations, qui, pour cette première année, vont de 79^{cal}300 à
50^{cal}150, et dont la moyenne pour les poids 3 à 9 kilogrammes,
soit du 1er au 11e mois, est de 67^{cal}747.

Ainsi, en ce qui concerne la ration d'entretien évaluée en
calories, on ne saurait trouver une concordance plus complète
entre les quantités auxquelles arrive Barbier et celles auxquelles j'étais arrivé. Mais, de plus, qu'il me soit permis de
le rappeler, la concordance est aussi sensiblement la même en
ce qui concerne l'évaluation de la croissance.

D'après les évaluations longuement discutées de Barbier, les
besoins de la croissance correspondraient entre 12 et 9 calories, pendant les trois premiers mois; entre 7^{cal}5 et 5 calories
du 3me au 6me mois; entre 4^{cal}4 et 3^{cal}2 du 6me au 9me mois; et
entre 2^{cal}6 et 1^{cal}6 du 9me au 12me. Or, on peut voir sur le dernier tableau, combien ces chiffres sont rapprochés des miens.
Leur rapprochement, du reste, va ressortir encore mieux de
nos moyennes : celle de Barbier est 5^{cal}6 et la mienne de 4^{cal}7
(p. 705, *Bull. thérap.*, t. II, 1903).

Une différence de moins d'une calorie pour un kilogramme
de nourrisson; c'est vraiment la concordance.

Quoique avec une concordance moindre, les évaluations de
Michel et Perret s'éloignent également peu des miennes.

Je me plais à rappeler, du reste, que le procédé qu'ils ont
suivi dans leurs évaluations, est le même que celui auquel
j'étais arrivé; et, circonstance tout en faveur de ce procédé,
sans que ces auteurs connussent mes travaux.

Barbier, tout en faisant une œuvre personnelle, a pu s'en
inspirer, puisqu'il a bien voulu me citer souvent; mais, je le
répète, Michel et Perret ont dû y arriver d'eux-mêmes. Or, le
procédé étant le même, les différences des résultats ne peuvent
provenir que de celles de l'évaluation des divers facteurs; et,
nous allons le voir, ces différences d'abord sont minimes et
parfois aussi, que mes confrères me le permettent, discutables.

En ce qui concerne la radiation cutanée de l'adulte évaluée
par décimètre carré de surface, Michel et Perret arrivent
d'abord à une moyenne de 14^{cal}900; et ils la portent ensuite,

sans que j'ai bien pu en apprécier les motifs, entre 15 et 16 calories, tandis que je me suis tenu à 13.

Mais cette différence est suffisamment expliquée par les quantités qu'ils ont adoptées comme valeur totale de la ration en calories. Calculées par kilogramme, les rations sur lesquelles ils se sont appuyés sont successivement de 43.6, 45.2, 51, 43.7, 51, 41 et 46.2, soit une moyenne de $45^{cal}9$, tandis que, nous l'avons vu, 38 calories doivent être considérées comme une ration maximum.

Or, qu'on le remarque, leur évaluation de 15 ou 16 est sensiblement le tiers de leur moyenne $45^{cal}9$, comme 13 est le tiers de 38. En somme, ils arrivent comme moi à ce résultat pratique, que la quantité de calories perdues par un décimètre carré de la surface cutanée de l'adulte est le tiers du nombre de calories correspondant à la ration d'un de ses kilogrammes.

Mais je ne crois pas que l'on puisse, en ce moment surtout, après les derniers travaux que j'ai cités en traitant de la ration de l'adulte, adopter la quantité de $45^{cal}900$, comme correspondant à notre ration d'entretien. Je l'ai dit, 38 calories doivent déjà être considérées comme une quantité maximum ; or il est évident que si ces auteurs étaient partis de cette quantité, ils n'auraient pas pu s'éloigner beaucoup de 13 qui est mon chiffre approximatif. Voilà pour l'adulte. Or, s'il est approximativement établi que le décimètre carré de l'adulte perd 13 calories, et c'est à ce chiffre que seraient également arrivés Michel et Perret s'ils n'avaient pas évalué trop haut la ration de l'adulte, il devient probable que la radiation cutanée d'un décimètre carré de nourrisson doit également ne pas s'éloigner beaucoup de cette moyenne, puisque, condition capitale du rayonnement, la température de l'enfant est la même que celle de l'adulte.

Toutefois, ces auteurs, cherchant à mettre plus de précision dans leurs évaluations, se sont adressés à deux statistiques donnant les dépenses totales de l'enfant en lait, puis ont transformé les quantités de lait en calories.

Dans la première de ces statistiques, il s'agit des enfants élevés au sein dont l'observation est due à Feer ; et dans la seconde, d'enfants également assez nombreux, mais élevés artificiellement sous la direction de Budin et Planchon. Mais dans ces deux cas, le mode d'appréciation a été le même. La dépense de la surface cutanée en calories, je l'ai dit, a été évaluée par la quantité de lait ingérée, déduction faite de celui dépensé par la croissance. La différence a été considérée comme dépensée en totalité par la surface cutanée. En procédant ainsi ils ont obtenu 16^{cal}5 pour les enfants élevés au sein et 14^{cal}380 pour les enfants de Budin et Planchon. En utilisant ces deux statistiques, ils ont accepté, comme quantité définitive, la moyenne des deux, soit 15 calories, comme représentant la dépense d'un décimètre carré de nourrisson.

Mais, je me permets de faire remarquer que rien ne prouve que les enfants élevés au sein, ne prenaient que la quantité qui leur était absolument nécessaire ; et qu'à cet égard, vu le soin que mettaient Budin et Planchon, à éviter la suralimentation, préoccupation qui est bien connue de Michel et Perret, je me rallierai plus volontiers au chiffre de 14,38, donné par cette statistique.

Mais, de plus, mes distingués confrères, ne pensent-ils pas qu'au moins quelques unes de ces calories sont dépensées par le travail mécanique estimé indispensable à la vie, tels que les mouvements du cœur, des muscles inspirateurs, du tube digestif, etc. ? — Quelque minime que soit cette dépense, ne pourrait-elle s'élever à quelques calories par kilogramme ? Et ne serait-ce qu'à une calorie, en acceptant le chiffre de Budin et Planchon, qu'ils ont des raisons majeures pour accepter, nous arrivons de nouveau à 13 calories.

Ainsi, et quoi qu'il en soit de cette légère différence, nous voyons que les évaluations faites, soit d'après des données générales, comme les miennes, soit avec plus de souci de la précision, comme celles de Barbier d'une part et celles de MM. Michel et Perret d'autre part, conduisent toutes à cette conclusion que le décimètre carré du nourrisson, dépense 13 calories et au maximum 14 calories dans les 24 heures ; et j'estime que cette évaluation, qui d'après ce qui précède, doit paraître bien établie, est d'une approximation largement suffisante pour la pratique.

En ce qui me concerne, et pour les raisons que je viens de faire valoir, je demande à conserver, le chiffre de 13 calories, auquel j'étais arrivé tout d'abord. C'est lui, en effet, qui m'a servi pour établir les calculs, que la pratique est venue ensuite confirmer ; et, de plus, on vient de le voir, c'est à lui ou à des chiffres qui s'en rapprochent autant que possible que sont arrivés ceux qui, après moi, se sont livrés aux mêmes évaluations. Les besoins correspondant à l'entretien d'un kilogramme d'enfant pendant les deux premières années peuvent donc rester fixés, tels qu'ils le sont dans le tableau que j'ai donné.

Ainsi pour ces poids, variant de 3 à 12 kilogrammes, les dépenses nécessitées pour l'entretien d'un kilogramme de nourrisson varieraient de 79 à 52 calories, tandis que le kilogramme d'adulte, n'en dépenserait que 38.

Ces quantités qui ont été calculées en considérant le calorique rayonné par le décimètre carré, comme étant égal à 13 calories, sont forcément inférieures à celles calculées par MM. Michel et Perret, d'après une perte de 15 calories. Ces dernières, en effet, sont, à partir du premier mois, respectivement les suivants : 103, 91, 83, 77, 74, 69, 67, 65, 63 et 61. Mais, si, d'après les considérations que je viens de faire valoir, le chiffre de 15 calories avait été ramené à 13, ces deux séries d'évaluations s'éloigneraient fort peu l'une de l'autre.

Mais, malgré ces différences, nous pouvons au moins conclure :

1° Que l'on peut, au moins d'une manière approximative, évaluer en calories les dépenses d'entretien du nourrisson ;

2° Que, malgré les différences constatées, les écarts dans les évaluations ne sont pas considérables, et que les explications que j'ai données tendent de plus à les diminuer.

Evaluation des azotés et des ternaires nécessaires pour la ration complète, entretien et croissance, pendant les deux premières années.

Après ce qui précède, il devient facile, on le conçoit, d'évaluer la quantité totale de calories nécessaires à un kilogramme d'enfant selon son âge. Il suffit d'ajouter les calories équivalant à la ration de croissance à celles qui correspondent à l'entretien ; et déjà je l'ai fait dans la colonne VIII du tableau précédent.

Cette valeur totale commençant à 89^{cal}500 pour le premier mois, diminue ensuite rapidement et arrive à une moyenne de

75 calories entre le 3ᵉ et 4ᵉ mois, pour les enfants de 5 à 6 kilogrammes, pour descendre ensuite à 60 calories à la fin de la première année, et se maintenir enfin entre 60 et 50 calories pendant toute la seconde.

Si nous faisons des moyennes, nous trouvons 86 calories pour les deux premiers mois, 75 pour les 3ᵉ et 4ᵉ ; 67 environ, entre le 6ᵉ et le 8ᵉ ; environ 63, jusqu'à la fin de la première année, et environ 55, pour la deuxième.

En divisant la première année en deux parties égales, les moyennes deviennent 78 pour les six premiers mois, et 62 pour les six derniers. Enfin, la moyenne de l'année entière, arrive à 70 calories environ.

Ces moyennes trouvent leur utilité pour les calculs d'ensemble, mais évidemment elles ne peuvent servir de base pour chaque cas particulier. En pratique, il faut se baser sur les chiffres tels que je viens de les donner, et les multiplier par le poids normal du nourrisson. Je dirai bientôt comment ce poids est obtenu. Enfin, je dois rappeler que ces deux besoins, ainsi évalués, sont ceux qui correspondent aux conditions extérieures de notre ration moyenne d'entretien, c'est-à-dire pendant les saisons intermédiaires des climats tempérés.

Ces moyennes, du reste, s'éloignent peu de la plupart de celles qui ont été données jusqu'à présent. Si, en effet, au Congrès international de médecine de Paris de 1900, Heubner avait cru pouvoir évaluer la ration totale de l'enfant à 100 calories en moyenne, il est revenu depuis à des quantités moins élevées ; et c'est avec plaisir que je l'ai entendu descendre au chiffre de 70 calories, même un peu inférieur à celui que j'ai moi-même fixé.

« J'estime, a dit le savant professeur de Berlin, qu'on ne « peut pas fixer de chiffres précis (de lait), tous les laits diffé- « rant de composition chimique. Il est bon de donner à « l'enfant un lait capable de fournir 70 calories par kilo- « gramme de poids » (1).

Assistant à la séance, je soulignai immédiatement cette quantité indiquée par Heubner.

(1) Compte rendu du Congrès international d'hygiène de Bruxelles, 1903, t. VII, 1ʳᵉ division, section VI, pp. 28 et 29.

« Je suis heureux, dis-je, de voir que M. Heubner en arrive
« au chiffre de soixante-dix calories comme équivalentes à la
« ration nécessaire pour chaque kilogramme de poids d'un
« enfant ; et je constate que cette quantité se rapproche sensi-
« siblement de celle que donnent 100 grammes de lait de
« femme ou de vache » ; et Budin, revenant quelques instants
après sur l'évaluation de Heubner et répondant à ce qui a trait
à la composition variable des laits, accentuait encore davantage le rapprochement des chiffres d'Heubner avec les miens en
même temps qu'avec les siens. « Nous sommes d'accord avec
« M. Heubner, si nous voulons compter par calories ; puisque
« 100 grammes de lait de vache contenant 38 grammes de
« beurre, fournissent, M. Maurel vient de le dire, de 72 à
« 74 calories ».

Et personne ne s'éleva contre cette quantité de calories
comme correspondant à la ration moyenne du nourrisson,
c'est-à-dire celle qui lui convient du troisième au sixième mois.

De son côté, Barbier, en totalisant les besoins d'entretien et
ceux de croissance, arrive à des quantités qui se confondent
presque avec les miennes, au moins pour la moyenne. Les
quantités auxquelles il arrive sont les suivantes en partant du
premier mois : 82 ; — 80,5 ; — 79 ; — 77,5 ; — 76,4 ; — 75 ;
— 74,4 ; — 73,8 ; — 73,2 ; — 72,6 ; — 72 ; — et 71,6.

Comme moyenne générale de ces quantités mensuelles je
trouve 77 calories ; de plus, la moyenne des six premiers est la
même que la mienne, soit 78 calories, quant à celle des six
derniers mois, elle reste à 73 pour Barbier et descend à 62 pour
moi.

Mais c'est là, on le voit, une différence d'abord minime et
qui ne porte que sur la fin de l'allaitement, époque où le dosage
exact perd un peu de son importance.

Enfin, j'arrive aux évaluations totales de Michel et Perret ;
et, comme il fallait s'y attendre, nous allons les trouver supérieures aux miennes.

C'est qu'en effet, tout en suivant le même procédé de calcul,
leurs évaluations premières ont toujours été supérieures aux
miennes.

1° Le procédé qu'ils ont employé pour *mesurer la surface du
nourrisson* donne des résultats supérieurs aux miens. Pour s'en

rendre compte, qu'il suffise de savoir que, ramenant leurs résultats expérimentaux à la même formule que celle de Meeh et que la mienne, ils trouvent que le coefficient qui doit multiplier la racine cubique du carré poids, et qui est de 12,3 pour Meeh, doit être, pour eux, de 9,5. Or, on le sait, dans ma formule, ce coefficient n'est que de 7,5. De ce chef, entre leurs calculs de surface et les miens, il y a forcément l'écart de ces multiplicateurs de 9,5 à 7,5.

Mais j'ai déjà fait valoir les raisons qui m'ont fait donner la préférence à mon coefficient; et la principale, c'est que s'il donne moins exactement la surface réelle de l'enfant, ses résultats doivent se rapprocher davantage de la surface réellement rayonnante par laquelle se fait la perte du calorique.

2° Ensuite, je l'ai dit à propos de la croissance, tandis que j'ai admis que le gramme d'accroissement ne correspondait qu'à 1^{cal}700; comme ces auteurs ont porté les corps gras du nourrisson à 13 °/₀, ils arrivent, comme valeur en calories du gramme d'accroissement, à 1^{cal}867.

Mais je me suis également expliqué sur ce point. Ces auteurs me paraissent avoir trop abaissé les albuminoïdes au détriment des corps gras.

3° Enfin, je viens d'y insister, tandis que j'ai admis 13 calories seulement comme rayonnement moyen d'un décimètre carré de nourrisson, dans l'évaluation de sa ration d'entretien, ces auteurs sont arrivés à 15 calories. Mais, de nouveau, j'ai donné les raisons qui font considérer ce dernier chiffre comme trop élevé.

Ces évaluations premières étant supérieures aux miennes, il est forcé que leurs résultats définitifs le soient; et cependant, nous allons le voir, ces résultats, sauf pour les premiers mois, n'en restent pas encore trop éloignés. C'est que d'abord les différences que je viens de relever sont minimes; et ensuite qu'elles trouvent, à partir du troisième mois, une légère compensation dans les évaluations de gain quotidien. Sauf pour le poids de 3 kilogrammes, pour lequel ces auteurs admettent un accroissement de 27 gr., soit de 9 gr. par kilogramme, ce qui donnerait, pour le premier mois, une augmentation de 810 grammes, auxquels il faut encore ajouter la perte de poids des premiers jours, leurs évaluations sont un peu inférieures à celles le plus souvent admises. A partir de 3 kilogrammes et pour les poids suivants, par kilogramme, les gains quotidiens seraient, en effet, les suivants : 9 grammes pour le premier mois, puis successivement : $5^{gr}9$; — 4 gr. ; — $2^{gr}9$; — 2 gr. ; — $1^{gr}4$; — 1 gr. ; — $0^{gr}71$; — $0^{gr}52$, — $0^{gr}32$ (page 132 de leur rapport).

Cette faible évaluation des gains quotidiens compense un peu, on le comprend, l'évaluation légèrement plus élevée que la mienne pour la valeur en calories d'un gramme de ce gain. Mais, cependant, la supériorité des résultats n'en subsiste pas moins. En partant du poids de 3 kilogrammes, nous trouvons : 119 calories; — 102; — 90; — 82; — 76; — 72; — 69; — 66; — 64; — 62.

La moyenne générale arrive à 85 calories, quantité, nous le voyons, supérieure à l'évaluation d'Heubner, Barbier et de la mienne. La moyenne des six premiers mois est de 98 calories, celle des six derniers mois de 71, et celle de la deuxième année de 63.

En somme, comme je l'ai dit, ces quantités ne s'éloignent pas considérablement de celles que j'ai données jusqu'à présent; mais, cependant, je dois avouer que je les trouve trop élevées; et toutes les considérations dans lesquelles je suis entré me semblent de nature à le prouver.

Je demande donc, comme résultats définitifs, en m'appuyant sur les évaluations d'Heubner et aussi sur celles plus étudiées de Barbier, à conserver celles auxquelles j'étais arrivé, et que je viens de discuter de nouveau. Je m'y crois, du reste, d'autant plus autorisé, que ce sont ces évaluations qui m'ont servi à fixer les quantités de lait nécessaires à ces divers âges; et qu'en ce moment ces quantités de lait ont reçu, dans la pratique, une suffisante confirmation.

J'ai évalué successivement : pour la ration de croissance, les azotés et la totalité de cette ration en calories; pour la ration d'entretien également les azotés et la valeur totale en calories; et enfin, pour ces deux quantités d'azotés, j'ai donné également leur équivalent calorifique. Or, avec ces évaluations, il va être facile d'arriver à la ration complète de ces divers âges, à un point de vue qui se rapproche d'avantage de la pratique, et comprenant les besoins de l'enfant en albuminoïdes et en ternaires Je réunis ces quantités dans le tableau suivant, dont les éléments sont pris dans ceux qui précèdent.

Tableau récapitulatif des azotés et des calories nécessaires pour la ration complète aux divers âges pour un kilogramme et pour le poids total.

AGES PAR MOIS	POIDS MOYENS	ALBUMINOIDES			CALORIES	CALORIES totales de la ration	CALORIES des ternaires	AZOTÉS pour le poids total	CALORIES DES TERNAIRES poids total
		entretien	crois-sance	total					
		POUR UN KILOGRAMME				POUR UN KILOGR.			
I	II	III	IV	V	VI	VII	VIII	IX	X
2e quinzaine du 1er mois	3k 500	1.20	0.96	2.16	10.80	89 500	78.700	7g56	275
2e mois....	4 "	1 20	0.88	2.08	10.40	82.410	72.040	8 32	338
3e mois....	5 »	1.20	0.80	2 »	10 »	76.100	66.100	10 »	330
4e mois....	6 »	1 20	0.72	1.92	9.60	74 130	64.530	11.52	445
5e mois....	6.500	1.20	0.56	1.76	8.80	71.690	62.890	11.44	409
6e mois. ..	7 »	1.20	0.40	1.60	8 »	69.250	61.250	11.20	429
7e mois....	7.500	1.20	0.32	1.52	7.50	67.170	55.670	11.40	417
8e mois....	8 »	1.20	0.24	1.44	7.20	65.090	57.890	11.52	461
9e mois....	8.500	1.20	0.24	1.44	7.20	62.870	55.670	12.24	473
10e mois....	9 »	1.20	0.20	1.40	7 »	60.850	53.850	12.60	484
11e mois....	9.500	1.20	0.16	1.36	6.80	59.620	52.820	12.92	560
12e mois. .	10 »	1.20	0.11	1.31	6.55	58.390	51.840	13.10	518
13e,14e,15e,16e	10.500	1.20	0.11	1.31	6.55	56.875	50.325	13.75	528
17e,18e,19e,20e	11 »	1.20	0.09	1.29	6.45	55.360	48.910	14.19	538
21e,22e,23e,24e	12 »	1.20	0.08	1.28	6.40	52.850	46.450	15.36	557

Ce tableau contient d'abord, colonnes I et II, les deux bases fondamentales pour l'appréciation des besoins de l'enfant : l'âge et le poids. Le premier, en effet, est la principale indication sur laquelle sont basés les besoins de croissance, puisque, ramenée au kilogramme, cette dernière présente de grandes différences d'un mois à un autre ; et le second est aussi la principale indication pour les besoins d'entretien, puisque ceux-ci dépendent surtout du volume de l'enfant, et que ce volume est donné par le poids.

De plus, j'ai réuni dans ce tableau deux séries d'indications, les unes relatives à *un kilogramme d'enfant ;* et les autres relatives à *son poids total.*

Les premières sont contenues dans les colonnes de III à VIII inclusivement.

Les colonnes III, IV, V et VI sont consacrées aux albuminoïdes, et donnent successivement les quantités de ces aliments nécessaires à l'entretien, à la croissance, et aussi la valeur de leur ensemble en calories (col. VI), ce sont ces calories qui doivent être déduites des calories totales de la ration pour avoir celles des ternaires; et ces quantités sont fixées dans les colonnes VII et VIII. Cette dernière donne donc les quantités des ternaires en fixant leur valeur calorifique. Les quantités de calories qu'elle contient peuvent être fournies par des corps gras ou des hydrates de carbone en proportions variables, mais leur total est nécessaire.

Enfin, les colonnes IX et X sont relatives *au poids total;* et elles donnent les quantités d'albuminoïdes, ainsi que les quantités de calories que doit fournir l'ensemble des ternaires.

Or, ce tableau fait bien ressortir les points suivants :

A. — En ce qui concerne les *dépenses d'un kilogramme :*

1° Pour les azotés ainsi que pour la valeur des ternaires, que les besoins vont toujours en diminuant du premier mois à la fin de la deuxième année ;

2° Que pour les azotés, les besoins ne dépassent guère deux grammes que pendant les deux premiers mois, qu'ils ne sont plus que de $1^{gr}50$ vers le septième mois, et qu'ils tombent vers $1^{gr}30$, pendant toute la deuxième année ;

3° Qu'en somme, vu le peu de mouvements de l'enfant, et son activité réellement moindre, on peut se rapprocher davantage que pour l'adulte des quantités strictement nécessaires ;

4° Pour les besoins des ternaires, influencés surtout par le volume de l'enfant, qu'ils sont d'abord deux fois et demie plus élevés que ceux de l'adulte, 78,700 pour 30,500, en admettant pour ce dernier sa ration maximum de 38 calories; et que quoique diminuant ensuite, ils restent encore supérieurs de une fois et demie, avec $46^{cal}450$;

5° L'examen de ces quantités nous conduit donc à cette conclusion importante que ce sont surtout les ternaires qui doivent être élevés dans la ration de l'enfant ;

Sauf, en effet, pendant la première année, ses besoins en azotés ne dépassent pas ceux de l'adulte, tandis que ses besoins en ternaires restent supérieurs et de beaucoup à ceux de ce dernier, même jusqu'à la fin de la deuxième année et nous le verrons encore au delà.

B. — En ce qui concerne le *poids total,* nous voyons :

1° Que les azotés partis de 8 grammes environ pendant le premier mois pour l'enfant moyen de $3^{kil}500$, s'élèvent ensuite;

mais qu'ils ne dépassent guère 15 grammes, c'est-à-dire une quantité qui est contenue le plus souvent dans moins d'un litre de lait de femme ;

2° Qu'en ce qui concerne les ternaires, partis d'une valeur de 275 calories, ils s'élèvent ensuite, pour 12 kilogrammes, jusqu'à 557 calories ; et qu'en ajoutant à ces dernières, celles correspondant aux azotés pour ce même poids, soit $52^{cal}850$, on n'arrive qu'à un total de 610 calories, qui également sont sûrement données par un litre de lait ;

3° D'où cette première indication pratique que les besoins pendant les premières années, seront toujours couverts, aussi bien pour les albuminoïdes que pour les ternaires, par un litre de lait moyen.

Telles sont les quantités définitives auxquelles j'ai été conduit par les évaluations précédentes. Ai-je besoin de dire que, malgré le soin que j'ai mis dans ces évaluations, elles restent purement approximatives ? Évidemment, elles ne peuvent avoir que ce caractère.

Je ne les ai jamais données et je ne les donne encore que comme des *moyennes*, des *points de départ*. Ce sont ces quantités que l'on donnera tout d'abord ; et que l'on augmentera ou que l'on diminuera ensuite, suivant les indications fournies surtout par l'état des selles et par les pesées. Enfin j'ajoute que ces quantités sont celles des aliments à ingérer, et non celles des besoins réels.

Toutefois, la concordance très suffisante que j'ai constatée entre les estimations des divers observateurs, devraient déjà faire supposer que ces quantités ne sont pas éloignées de l'exactitude ; et enfin, j'y reviens encore une fois, elles doivent d'autant plus fixer notre attention que déjà elles ont été sanctionnées par l'hygiène et la clinique.

Enfin, je fais remarquer en terminant que ces quantités, ainsi que je l'ai dit dès le début, ont été calculées dans les conditions de la ration moyenne d'entretien, au moins dans celles de la température ambiante ; et que, par conséquent, elles devront être augmentées ou diminuées suivant que l'enfant devra vivre dans une température extérieure plus basse ou plus élevée.

Ce qui précède à trait aux matières organiques et pour compléter la ration de l'enfant, il faudrait, comme je l'ai fait pour l'adulte, nous occuper de sa ration minérale. Mais, il me semble préférable, avant d'aborder l'étude de cette dernière, d'entrer sur le terrain pratique et de voir quelle est la quantité de lait nécessaire pour satisfaire les besoins en substances organiques.

Nous verrons, en effet, plus tard que les quantités de lait suffisantes pour satisfaire aux besoins en ces dernières substances, le sont aussi toujours pour les matières minérales. Il y aura cependant encore un réel intérêt à fixer les besoins de l'enfant, pour chacune de ces matières. Mais, comme nous le savons, ces besoins ne doivent pas modifier les quantités de lait fixées pour les organiques, j'estime qu'il vaut mieux nous occuper tout d'abord de ces dernières.

Quantités de lait pour assurer à l'enfant pendant les deux premières années, les azotés et les calories qui lui sont nécessaires.

Nous venons de déterminer quelle quantité d'azotés et combien de calories sont nécessaires à un kilogramme d'enfant pendant ses deux premières années; voyons maintenant quelle est la quantité de lait de femme ou de vache nécessaire pour fournir ces mêmes quantités de substances organiques; et nous verrons ensuite, si ces quantités ainsi fixées, peuvent en même temps fournir les matières salines nécessaires, ou bien si ces quantités doivent être modifiées pour satisfaire à ces nouvelles indications.

Lait de femme. — Il est à peine besoin de dire que les quantités de lait capables de couvrir ces différentes dépenses, varient avec la composition de ces laits. Or, cette composition, nous le savons, peut varier dans d'assez grandes proportions. Il est donc indispensable, quand on fixe les quantités de lait à donner à un enfant. même en rapportant ces quantités à un de ses kilogrammes, d'indiquer la composition du lait dont il s'agit.

Nous avons à cet égard certaines indications générales. Nous savons, par exemple, que le lait est plus riche au début de la lactation qu'à la fin; que d'une manière générale, les augmentations sur la quantité, sont compensées par une diminution des substances organiques et salines ; mais ce ne sont là que des modifications relatives à chaque femme en particulier, et qui ne nous fixe pas sur la composition réelle de son lait. Il est donc important de connaître pour chaque nourrice, naturelle ou mercenaire, la composition de son lait ; et cela non seulement une fois, au début de l'allaitement ou de l'entrée de la nourrice, mais plusieurs fois dans le cours du nourrissage ; et si je ne craignais d'être trop exigeant, je demanderais que ce fut tous les mois.

Je crois aussi devoir insister sur ce point que ce lait devrait être examiné non seulement au point de vue de son beurre, mais aussi à celui des substances albuminoïdes, de la lactose et des matières salines, ces dernières au moins prises dans leur ensemble. Trop souvent, en effet, le lait n'est apprécié que d'après sa matière grasse. Certains procédés d'examen, et même parmi ceux qui sont le plus souvent employés pour le lait de femme, tel que celui par le lactomètre de Donné, n'apprécie guère que les quantités de beurre. J'ai été frappé aussi de voir, dans certains travaux, que c'est toujours de ce principe immédiat dont on s'occupe surtout. Or, d'après tout ce que j'ai dû dire sur les albuminoïdes, on doit voir que leurs proportions dans le lait ne doivent pas moins nous intéresser que celles des corps gras. Quoique avec une importance moindre, puisqu'elle peut être suppléée par les corps gras, il en est de même de la lactose, qui à elle seule fournit dans le lait de femme environ un tiers de sa valeur en calories.

Il faut donc qu'il soit bien entendu, que *même pour le lait de femme, les quantités nécessaires aux besoins de l'enfant sont fonction de sa composition.*

Comby (1) a accepté comme composition moyenne du lait de femme : eau, 877 ; albumine, 19 ; corps gras, 45 ; lactose, 55 et matières salines 2 grammes. A Gautier (2), de son côté, est arrivé aux chiffres suivants : eau, 874 ; albuminoïdes, 22,9 ; corps gras. 37,8 ; lactose, 62,1, et sels 3,10.

Marfan (3), en se basant sur les analyses, de A. Gautier,

(1) Traité des maladies de l'enfance de Grancher. Hygiène de l'enfant, t. I, p. 45.
(2) Alimentation et régime, 2ᵉ édition, p. 139. Masson, Paris, 1904.
(3) Traité de l'allaitement, p. 10. Paris, Steinhel, 1899.

Fery, Gautrelet, F. Guiraud, Pfeiffer et Michel, a trouvé la moyenne suivante : caséine, 15 grammes ; lactose, 63 grammes ; beurre, 38 grammes, et sels 2^{gr}50.

Budin (1) fait descendre les matières albuminoïdes encore plus bas. Pour lui, le lait de femme comprendrait : 35 grammes de beurre ; 74 à 75 grammes de lactose ; 12 à 14 grammes de matières albuminoïdes ; et 2 grammes de sels minéraux.

Barbier (2), a pris comme moyenne de ses calculs, un lait contenant 16 grammes de matières proétiques et donnant par litre 650 calories.

Enfin, Michel et Perret (3), en se basant sur leurs propres recherches, donnent comme moyenne de lait pur sur 58 femmes, du deuxième au douzième mois de l'allaitement : eau, 908 grammes ; beurre, 34^{gr}68 ; matières protéiques (caséine et albumine), 12^{gr}35 ; lactose anhydre, 69^{gr}84 et sels minéraux, 1^{gr}90.

Je réunis ces différentes analyses dans un tableau en y joignant leur valeur en calories.

SUBSTANCES DU LAIT	COMBY		A. GAUTIER		MARFAN		BUDIN		BARBIER		PERRET et MICHEL		MAUREL		MOYENNES	
Eau.........	877	»	874	»	»	»	»	»	»	»	908	»	879	»	886	»
Albuminoïdes....	19	»	22.90		15	»	13	»	16	»	12.35		19	»	16.37	
Corps gras..	45	»	37.80		38	»	35	»	»	»	34.68		45	»	37.88	
Lactose. ...	55	»	62.10		63	»	74.50		»	»	69.84		55	»	64.91	
Sels..	2.20		3.10		2.50		2	»	»	»	1.90		2	»	2.30	
Calories....	720	»	702	»	669	»	678	»	650	»	653	»	720	»	678	»

Toutes ces compositions sont données par ces auteurs comme des moyennes ; et, cependant, on peut voir qu'elles présentent des différences encore sensibles, notamment en ce qui concerne les albuminoïdes. Or, il serait, au contraire, d'autant plus important d'obtenir une moyenne assez uniforme pour ces

(1) Le nourrisson, Doin, Paris, 1900.

(2) Barbier. Ration alimentaire du nourrisson (*Bulletin général de thérapeutique* 1903, t. II, p. 733).

(3) Ration alimentaire de l'enfant depuis sa naissance, jusqu'à l'âge de deux ans, p. 13. (Rapport au Congrès international d'hygiène alimentaire, Paris, 1906).

substances, qu'elles ne peuvent pas être remplacées par les autres. Je reviendrai sur cette question en traitant de la ration du nourrissage; mais, dès maintenant, je signale ces différences pour montrer toute l'importance que prend, dans l'alimentation de l'enfant, la composition du lait qu'on lui donne. Il est évident que chacun des chimistes qui ont fait les analyses réunies dans ce tableau, se sont mis, il faut au moins l'admettre, dans les meilleures conditions d'observation. Les différences sont donc bien réelles; et nous devons en conclure que pendant qu'un nourrisson recevant 100 grammes de lait par kilogramme de son poids, aurait trouvé 2^{gr}29 d'albuminoïdes en prenant celui analysé par M. Gautier, ce qui est une quantité suffisante; tandis qu'il n'en aurait reçu que 1^{gr}28 avec les laits analysés par MM. Perret et Michel, soit seulement une quantité bien inférieure à ses besoins.

Je conclus donc sur ce point :

1° Que même, dans l'allaitement au sein, il est indispensable de surveiller la composition du lait;

2° Que dans les calculs que l'on fait pour fixer les quantités de lait nécessaires pour satisfaire les besoins, tels que je viens de les établir, il est indispensable de donner la composition du lait qui a servi à ces calculs.

Ces indications données, je vais calculer les évaluations, en continuant à me servir de la composition empruntée à Comby, et qui m'a servi pour toutes mes recherches relatives à l'alimentation du nourrisson.

Dans la détermination des quantités de lait suffisantes pour l'allaitement exclusif, deux points sont importants; il faut que ces quantités : 1° contiennent une quantité d'albuminoïdes au moins égale à ceux de la croissance et de l'entretien; et 2° qu'elle puisse donner une quantité de calories égale à celles des azotés et des ternaires.

Or, c'est en m'inspirant de ces deux obligations que j'ai composé le tableau suivant :

Quantités de lait de femme nécessaires pour satisfaire les besoins en azotés et en calories d'un kilogramme, pendant les deux premières années.

AGES PAR MOIS	POIDS approximatifs	AZOTÉS nécessaires	CALORIES nécessaires	LAIT nécessaire pour les azotés	LAIT nécessaire pour les calories	LAIT suffisant. Chiffres arrondis
I	II	III	IV	V	VI	VII
1er mois, 2e quinz.	3k 500	2g 16	89.500	113	124	125
2e mois.........	4 »	2.08	82.410	110	114	115
3e mois.........	5 »	2 »	76.100	105	106	105
4e mois.........	6 »	1.92	74 130	100	103	100
5e mois.........	6.500	1.76	71 690	92	100	100
6e mois.........	7 »	1.60	69.250	84	96	100
7e mois.........	7.500	1.52	67.170	80	93	100
8e mois.........	8 »	1.44	65.090	75	90	90
9e mois.........	8.500	1.44	62.870	75	87	90
10e mois.	9 »	1.40	60.850	74	83	85
11e mois..	9.500	1.36	59.620	71	83	85
12e mois.	10 »	1 31	58 390	67	81	85
Moyennes de la première année.........				86	97	99
13e, 14e, 15e, 16e..	10.500	1.31	56 875	67	79	80
17e, 18e, 19e, 20e..	11 »	1.29	55.360	67	77	80
21e, 22e, 23e, 24c..	12 »	1.28	53.850	67	73	75
Moyennes de la deuxième année.........				67	76	78

J'ai réuni dans ce tableau, outre les poids et l'âge, d'abord les quantités totales d'azotés et celles de calories ; puis, dans les deux colonnes suivantes, j'ai donné les quantités de lait nécessaires pour faire face à chacun de ces deux ordres de besoins ; et, enfin, dans le dernier, les quantités minima suffisantes, et en chiffres arrondis, pour les satisfaire tous les deux.

Telles sont les quantités de lait de femme suffisantes pour couvrir les dépenses en azotés et en calories au cours des deux premières années, en calculant ces quantités d'après l'âge et le poids. Or, l'examen de ce tableau fait ressortir les faits suivants :

1° Ces calculs, dont tous les éléments ont été discutés dans ce qui précède, viennent confirmer, une fois de plus, cette indication que j'ai donnée dès le début de mes travaux sur cette question : qu'*en moyenne et d'une manière approximative, 100 grammes de lait de femme suffisent pour satisfaire à la totalité des besoins du nourrisson, pendant la première année.*

Et, en effet, la moyenne des chiffres arrondis, qui cependant sont tous un peu majorés, arrive à 99 grammes.

2" Mais, j'ai ajouté aussitôt que cette quantité, toutes autres conditions égales d'ailleurs, et en ne tenant compte que de l'influence de l'âge, devait être augmentée pendant les premiers mois et diminuée pendant les derniers mois de la première année, et, à plus forte raison, pendant la deuxième.

Or, de nouveau, ces calculs que j'ai tenus à refaire d'une manière complète, viennent confirmer cette autre indication.

3° Il doit être, du reste, bien entendu, et j'ai pu le dire également dès que j'ai fait connaître mes évaluations, que ces quantités dépendent de la composition du lait de femme telle que je l'ai adoptée. Il sera facile, on le conçoit, d'en fixer d'autres, d'après le lait que l'on devra utiliser.

4° En consultant la colonne des chiffres arrondis, légèrement majorés (col VII), on peut voir qu'avec ce lait, ce n'est guère que pendant les trois premiers mois que la quantité nécessaire dépasse 100 grammes par kilogramme, et que ce n'est aussi que pendant les trois derniers qu'elle reste un peu au dessous. Mais, fait important pour la pratique, cette quantité reste suffisante pendant les six mois intermédiaires, depuis le commencement du quatriéme mois jusqu'à la fin du neuvième. Pendant ce dernier mois et le huitième, la quantité calculée n'est bien que 90 grammes ; mais je ne crois pas qu'il y eut de gros inconvénients à laisser la quantité à 100 grammes. L'hygiène alimentaire n'aurait pas trop à se plaindre, si elle n'avait à relever que de pareilles infractions à ses indications.

5° Peut-être même, *en pratique,* cette quantité pourrait être maintenue pendant les trois autres mois. Nous savons, en effet, que la richesse du lait diminue dans les derniers mois de nourrissage ; de sorte que l'on peut admettre qu'un enfant qui aurait été réglé à 100 grammes de lait pendant les six premiers mois, pourrait rester à cette même quantité, son excédent en volume étant compensé par sa moindre valeur alimentaire.

6° Cette même compensation serait-elle suffisante pour la deuxième année ? Je ne le pense pas. La pratique nous montre, en effet, que l'enfant de 11 et 12 kilogrammes se suffit largement avec un litre de lait; et que, par conséquent, la proportion par kilog. tombe sensiblement au-dessous de 100 grammes.

7° En comparant les deux colonnes, V et VI, on voit qu'avec la composition que j'ai acceptée pour le lait de femme, c'est toujours la colonne correspondant aux besoins en calories qui donne les quantités les plus élevées. C'est-à-dire que les quantités seulement suffisantes pour donner les calories nécessaires fourniraient une quantité d'azotés qui dépasserait les besoins. C'est qu'en effet, le lait type, que j'ai utilisé dès mes premières recherches de 1881, contenait, comme la moyenne adoptée par Comby, 19 grammes d'albuminoïdes par litre. Or, il est évident que le contraire pourrait se produire avec d'autres laits, dont la richesse en albuminoïdes serait sensiblement moindre, comme ceux analysés par Michel et Perret. Mais, je tiens à le faire remarquer, étant donné que les quantités que j'ai fixées en chiffres arrondis, colonne VII, dépassent un peu celles qui sont nécessaires pour fournir les albuminoïdes, il est probable que les mêmes quantités de lait pourraient encore rester suffisantes pour faire face aux besoins en albuminoïdes, même avec un lait dont la richesse en ces substances, n'arriverait pas à 19 grammes par litre.

Ces indications données pour le lait de femme, je passe à celles relatives au lait de vache; et, on va le voir, elles vont s'éloigner fort peu des précédentes.

LAIT DE VACHE. — Ce sont là les évaluations nécessaires à l'enfant, quand il est élevé au sein, et les observations qu'elles suggèrent. Mais quelque intérêt qu'il y ait pour la mère et l'enfant, ainsi que je vais bientôt m'attacher à l'établir, à rester fidèle à ce mode naturel d'allaitement, dans des cas encore trop nombreux, on doit recourir à l'allaitement artificiel; et il est par conséquent indispensable de faire pour cet allaitement ce que j'ai fait pour l'élevage au sein. Plusieurs laits, on le sait, sont utilisés dans ce but; ceux de vache, de chèvre et d'anesse sont ceux qui le sont le plus souvent. Mais incontestablement, de ces trois, c'est celui de vache qui est de beaucoup le plus employé; et les deux autres ne l'étant qu'exceptionnellement, je vais m'occuper seulement du premier pour établir les équivalences, comme pour le lait de femme. Quant aux deux autres, je me réserve d'en parler, toutefois moins longuement, en traitant des conditions pratiques de l'allaitement.

La *composition* du lait de vache est au moins tout aussi variable que celle du lait de femme ; et, de plus, quelle qu'elle soit, elle s'écarte de cette dernière par sa plus grande richesse en albuminoïdes et en matières salines. Enfin, ainsi que nous allons le voir, tandis que pour le lait de femme, les quantités d'azotés et celles de calories nécessaires à un poids donné de nourrisson restent toujours très rapprochées l'une de l'autre, il en est tout autrement pour le lait de vache. Je vais, du reste, revenir sur cette question.

Depuis mes recherches publiées en 1881, dans toutes mes évaluations sur le régime lacté avec le lait de vache, j'ai admis la composition suivante qui est celle du lait que j'utilisai alors. Albuminoïdes, 36 grammes ; beurre, 40 grammes ; lactose, 55 grammes ; et sels, 4 grammes ; et, bien entendu, c'est à cette composition qu'il faut rapporter les diverses quantités de lait que j'ai fixées, encore plus pour le nourrisson que pour l'adulte. On devrait, en effet, arriver à des quantités bien différentes, en utilisant les laits de vache ayant les compositions suivantes, qui cependant ont été trouvées dans certaines analyses.

Comby (1) a accepté une composition qui se confond avec la mienne, qui est celle des bons laits de Normandie.

A. Gautier (2) donne d'abord comme composition moyenne : albuminoïdes, $36^{gr}6$; corps gras, $36^{gr}2$; autres matières non azotées, $44^{gr}8$; sels, $6^{gr}80$; et eau, $872^{gr}20$ (p. 139).

Mais, de plus, il donne la composition du lait du matin et de celui du soir ; je les reproduis. Matin : albuminoïdes, $32^{gr}40$; graisses, $30^{gr}6$; autres matières non azotées, $48^{gr}8$; sels, $7^{gr}40$; et eau, $880^{gr}80$. — Soir : albuminoïdes, $31^{gr}90$; graisses, $36^{gr}2$; autres matières non azotées, $49^{gr}90$; sels, $7^{gr}10$; et eau $874^{gr}90$.

Enfin, en même temps, il donne, en les résumant dans un tableau qui fait ressortir leurs différences (p. 117), les compositions du lait moyen « des bonnes fermes des environs de Paris », d'après Adam ; celle des laits moyens d'Allemagne, d'après Gorup-Besanez ; celle du lait de la même vache selon qu'elle a pris de l'exercice dans le pré ou qu'elle est restée à

<hr>

(1) Comby. Traité des maladies de l'enfance de Grancher, *Physiologie de l'enfant*, t. I. p. 45.

(2) *Alimentation et régime*, 2ᵉ édit., 1904, pp. 139 et 217.

l'étable, d'après Lyon Playfair ; et enfin également comparativement, d'après Boussingault et Lebel, la composition de deux laits de la même vache, l'un datant de 200 jours et l'autre de 310 jours. Je vais reproduire ces diverses compositions dans les tableaux suivants.

Marfan (1), comme lait moyen, adopte la composition suivante (p. 314) : caséine 33 grammes, lactose 55 grammes, beurre 37 grammes, sels 6 grammes.

Budin (2), dans son traité du nourrisson (1900), s'est attaché surtout à la richesse en beurre.

« Ce lait, quand il est normal, contient pour un litre, dit « Budin, 870 parties d'eau et 130 parties de matières extrac- « tives qui comprennent : beurre 40 ; sucre de lait 50 ; caséine, « extractif et sels 40.73 ».

Mais, de plus, il nous donne une statistique du plus haut intérêt pratique, et montrant ce que peut devenir le lait de vache livré à la consommation, même à Paris, où me semble-t-il, cet aliment doit être soumis au moins à une certaine surveillance.

Sur 45 laits pris chez des marchands différents (p. 204). 8 fois seulement le beurre dépassa 30 grammes ; 30 fois il resta entre 30 grammes et 20 grammes, et, 7 fois, il resta entre 19 et 15 grammes !

Je suppose qu'un fait semblable devrait suffire d'abord pour imposer une étroite surveillance du lait ; et ensuite, comme une conséquence presque forcée de fixer un minimum.

Enfin, Michel et Perret ont adopté pour les calculs de leurs rations alimentaires les proportions suivantes : Extrait sec 130 grammes, ce qui donne 870 grammes d'eau par litre ; reste azoté 36 grammes, lactose anhydre 47 grammes, beurre 40 grammes et cendres 7 grammes ; soit une proportion qui se rapproche sensiblement de celle qui a servi à mes propres évaluations.

Mais, de plus, ces deux auteurs ont réuni une série de moyennes, toutes portant sur de nombreuses analyses, que je vais leur emprunter pour les tableaux suivants.

---

(1) *Traité de l'allaitement*, p. 314.
(2) *Traité du nourrisson*, Doin Paris, 1900, p. 202.

Analyses empruntées à A. GAUTIER (1)

NUMÉROS D'ORDRE.....	I	II	III	IV	V	VI	VII	VIII
SUBSTANCES	MOYENNE	TRAITES		MÊME VACHE		MÊME VACHE		FERMES de PARIS
		MATIN	SOIR	EXERCICE	REPOS	LAIT DE 200 JOURS	LAIT DE 310 JOURS	
Albuminoïde...	36.6	32.4	31.9	54	49	30	34	33.4
Graisse........	36.2	30.6	36.2	37	51	45	36	42.0
Lactose........	44.8	48.8	49 9	48	38	47	60	52.8
Sels...........	6.8	7.4	7.1	6	4	1	2	7.6
Eau..	872	880	875	856	857	877	868	864
Calories........	688	632	684	755	856	743	734	756
	Gautier		Comby (2) Maurel		Marfan (3)		Budin (4)	

NUMÉROS D'ORDRE.....	IX		X		XI		XII	
	ALLEMAGNE		MOYENNE ACCEPTÉE		MOYENNE ACCEPTÉE		MOYENNE ACCEPTÉE	
Albuminoïde...	54		36		33		35	
Graisse........	43		40		37		40	
Lactose........	40.4		55		55		50	
Sels...........	5.4		4		6		5	
Eau...........	857.7		875		»		870	
Calories.... ...	718		760		718		735	

Analyses empruntées à MICHEL et PERRET (5)

NUMÉROS D'ORDRE.....	XIII	XIV	XV	XVI	XVII	XVIII	XIX
SUBSTANCES	PARIS	CLINIQUE TARNIER	HOLLANDAIS	FEISCHMAN	KŒNIG	DROOP et RICHEMONT	MOYENNE ACCEPTÉE
Albuminoïde...	38.9	37.22	33.97	36.08	38.76	35.15	36
Graisse........	43.4	37.1	36.08	35.05	37.73	37.83	40
Lactose........	48.68	45.3	45.98	47.42	49.69	48.45	47
Sels..........	6.59	7.18	7.29	7.73	7.21	7.57	7
Eau..	894	904	907	904	897	902	»
Calories.......	779.80	701.11	685.53	685.53	732.13	710.92	728. »

(1) Colonne I. – Alimentation et régimes, 2e édition, 1904, p. 239.

Colonnes II et III. — Alimentation et régime, 2e édition, p. 217.

(1) Colonne IV. - Vache au pré ; traite après l'exercice : et colonne V, la même vache restée à l'étable ; analyse de Lyon, Playfair.

Colonnes VI et VII. — Lait de la même vache 200 et 310 jours après avoir vélé (Boussingault et Lebel).

Colonne VIII. — Bonnes fermes des environs de Paris ; analyse d'Adam.

Colonne IX. — Laits d'Allemagne (moyenne), Gorup. B sanez.

(2) Colonne X. — Moyenne acceptée par Comby tout à fait semblable à celle du lait que j'ai employé au début de mes recherches cliniques.

(3) Colonne XI. – Moyenne acceptée par Marfan, p 314.

(4) Colonne XII. — Moyenne acceptée par Budin.

(5) Rapport sur la ration alimentaire du nourrisson.

Colonne XIII. — Moyennes de 127 vaches normandes ; analyses du laboratoire municipal de Paris.

Colonne XIV. — Laits en usage dans les hôpitaux de Paris ; lait moyen de la clinique Tarnier.

Colonne XV. Vaches hollandaises ; prélèvements dans la région de Reims ; moyennes du 20 analyses de M. Lajux.

Colonne XVI. — Lait mélangé d'un troupeau ; analyses de Feischman.

Colonne XVII. Moyenne de 300 analyses de Kœnig.

Colonne XVIII. — Moyennes de Droop et Richemond.

Colonne XIX. — Moyenne acceptée par Michel et Perret.

Je viens de réunir dans les tableaux précédents, 19 analyses, dont les unes résultent des recherches de chimistes justement estimés. tels que A. Gautier, Adam, Gorup-Besanez, Lyon-Playfair, Boussingault et Lebel, Fleichmann, Kœnig, Droop et Richmont, et Michel ; et dont les autres ont été acceptées, comme moyennes, par les praticiens les plus autorisés, comme Comby, Marfan et Budin. Or, comme on peut le voir, ces faits généraux ressortent de leur examen.

1° Pour les *albuminoïdes*, sur ces 19 analyses, trois fois seulement ces substances ont dépassé 40 grammes par litre, avec 49 et deux fois 54 ; et ces quantités sont si élevées, que s'il n'y avait une proportion concordant entre les albuminoïdes et les autres principes immédiats, j'aurais cru à une erreur typographique. Sur les autres 16 analyses, une seule fois ces substances sont descendues à 30 grammes ; et les autres 15 fois, elles restent comprises entre 30 et 40. avec une moyenne de 34^{gr}9.

Pour les *graisses*, sauf également quelques exceptions, les écarts ne sont pas trop grands. Sur 19 analyses, le beurre a été trouvé 13 fois entre 35 et 40 ; 2 fois il n'a pas atteint 35 ; et 4 fois il a dépassé 40, avec 42. 43, 45 et 51.

La *lactose* est plus variable. Elle a pu descendre deux fois à 38 et atteindre une fois 60. Mais le plus souvent, 15 fois sur 19, elle oscille entre 45 et 55 grammes.

Mais ce sont les matières salines qui présentent les plus grandes oscillations. Tandis qu'elles ont pu descendre à 2 grammes et même 1 gramme, elles ont atteint 7 grammes 8 fois, c'est-à-dire au moins 3 fois plus. Mais le plus souvent elles sont restées entre 4 et 6 grammes.

Enfin. fait sur lequel j'insiste tout particulièrement, pour ces divers laits, qui parfois ont présenté des écarts assez marqués au moins pour un de leurs principes immédiats, leur valeur en calories, au contraire, s'écarte peu d'une moyenne qui va de 700 à 750 calories.

Ce n'est que deux fois, que 760 a été dépassé avec 779 calories et 856 ; une fois, elle est descendue à 632.6, et les autres fois, elle a au moins toujours dépassé 684 calories.

Il semble donc, qu'il s'établit dans ces divers laits une véritable compensation entre leurs principes immédiats ; et que les uns ne sont augmentés, au moins qu'en partie, au détriment des autres.

Ces résultats généraux pourraient nous donner une certaine garantie en ce qui concerne la composition du lait; mais il faut tenir compte que ces analyses ont porté sur des laits recueillis avec soin et en évitant qu'ils fussent mouillés ou écrémés. Or, je viens de le montrer, souvent ces garanties n'existent plus, quand le lait arrive aux consommateurs; et, de là, la nécessité, de la part des pouvoirs publics de prendre des mesures pour éviter les falsifications. Je vais revenir, du reste, à cette question à propos de la pratique de l'allaitement artificiel.

L'examen que je viens de faire montre également que le lait qui a servi à mes premières expériences, et dont j'ai accepté la composition depuis, comme une composition moyenne, peut bien être conservée comme telle. C'est celle de Comby, et aussi sensiblement celle de Budin et de Michel et Perret.

Or, c'est en partant de cette composition que j'ai dressé le tableau suivant, donnant, comme pour l'allaitement au sein,

Quantités de lait de vache nécessaires pour satisfaire aux besoins, en azotés et en calories, d'un kilogramme d'enfant pendant ses deux premières années.

AGES PAR MOIS	POIDS moyens	AZOTÉS nécessaires POUR UN KILOGRAMME	CALORIES	LAIT NÉCESSAIRE pour les AZOTÉS	CALORIES	LAIT suffisant. Chiffres arrondis
I	II	III	IV	V	VI	VII
1er mois, 2e quinz.	3k 500	2g 16	89.500	60	118	120
2e mois.........	4 »	2.08	82.100	58	108	110
3e mois.........	5 »	2 »	76 100	55	100	100
4e mois.........	6 »	1.92	74 130	53	98	100
5e mois.........	6.500	1 76	71.690	49	94	100
6e mois.........	7 »	1.60	69.250	44	91	100
7e mois.........	7.500	1.52	67.170	42	88	90
8e mois.........	8 »	1.44	65.090	40	86	90
9e mois.........	8.500	1 44	62.870	40	83	90
10e mois.........	9 »	1.40	60.850	39	80	80
11e mois.........	9.500	1.36	59.620	38	78	80
12e mois.........	10 »	1.31	58.390	36	78	80
Moyennes de la première année.........				45	92	95
13e, 14e, 15e, 16e..	10.500	1.31	56.875	36	75	80
17e, 18e, 19e, 20e..	11 »	1.29	55.360	36	73	80
21e, 22e, 23e, 24e..	12 »	1.28	52.850	36	70	70
Moyennes de la deuxième année.........				36	73	77

les quantités de lait qui sont nécessaires à chaque âge pour un kilogramme d'enfant élevé avec ce lait.

1° Comme on peut le voir par la comparaison des colonnes V et VI, contrairement à ce qui avait lieu pour le lait de femme, les écarts entre les quantités suffisantes pour les azotés, et celles qui le sont pour les calories, sont ici considérables. Pour le premier mois ces quantités varient du simple au double.

C'est qu'en effet, le lait de femme est destiné au nourrisson par la nature ; tandis que celui de vache, en l'utilisant pour le nourrisson, est détourné de son véritable but. Le lait de femme, par sa composition, se trouve donc en rapport exact avec les besoins du nourrisson, tels que leur étude nous les a fait fixer ; tandis que le lait de vache, par sa composition, s'en écarte beaucoup au point de vue des albuminoïdes. Cependant, il faut encore constater cette heureuse correspondance que sa valeur en calories se rapproche encore sensiblement de celui de la femme.

2° Nous voyons, en effet, que les quantités de ce lait qui sont suffisantes pour fournir les calories nécessaires à un kilogramme de nourrisson, sont pratiquement les mêmes que celles pour le lait de femme.

Ce n'est que pendant les deux premiers mois que la quantité nécessaire dépasse 100 grammes. Elle reste à cette quantité depuis le commencement du troisième mois jusqu'à la fin du neuvième, et descend à 80 grammes pour les trois derniers mois. La moyenne de la première année qui était de 99 grammes pour le lait de femme est de 95 pour celui de vache, soit les mêmes quantités. Ainsi se trouve donc confirmée l'évaluation que j'ai donnée, en même temps que celle pour le lait de femme, que *d'une manière moyenne et approximative les besoins d'un kilogramme de nourrisson sont couverts par 100 grammes de lait de vache, comme ils le sont par 100 grammes de lait de femme.*

3° Nous avons pu voir, en effet, que ces quantités de lait ont sensiblement le même nombre de calories. Pour ces deux laits leurs moyennes sont comprises entre 68 et 75 calories.

4° Mais, circonstance sur laquelle je dois revenir, tandis que le nourrisson ne trouve guère dans le lait de femme que les albuminoïdes nécessaires à ses besoins en ces substances, quand il est alimenté avec le lait de vache, la moitié à peu près des albuminoïdes de ce lait lui suffit pour ses besoins ; et il doit utiliser l'autre moitié pour faire du calorique, et suppléer, à l'aide de ces albuminoïdes, à l'insuffisance des ternaires et surtout de la lactose.

Celle-ci, en effet, ne descend pas en moyenne au-dessous de 55 grammes dans le lait de femme, et nous avons trouvé 65 comme moyenne ; tandis quelle reste entre 45 et 55 dans le lait de vache. C'est surtout sur les albuminoïdes et la lactose que portent les différences ; et c'est entre ces deux principes que s'établit la compensation. Quant aux corps gras, ils ont sensiblement la même moyenne. Ils restent, pour les deux laits, entre 35 et 40 grammes.

5° De ce qui précède découle donc cette conséquence, acceptée par la pratique depuis longtemps, que dans les modifications que l'on fait subir au lait de vache pour le rapprocher de celui de femme, il faut tendre à diminuer les albuminoïdes et à augmenter la lactose. Jusqu'à présent cette seconde modification seule est facilement réalisée ; quant à la première, elle ne l'est qu'imparfaitement ; mais il ne me paraît pas impossible d'y arriver, au moins dans une certaine mesure, en modifiant, dans des conditions voulues, l'alimentation de la vache.

6" Je dois ajouter, du reste, que surtout après les premiers mois, beaucoup de nourrissons arrivent sans trop de fatigue à digérer les albuminoïdes en excès du lait de vache et aussi à les utiliser pour faire du calorique. Il en est ainsi surtout si l'on a soin de procéder graduellement soit en modifiant le lait de vache, soit en utilisant l'alimentation mixte, qui en somme conduit à donner moins d'albuminoïdes et plus de lactose que dans l'alimentation entièrement artificielle. Je reviendrai, du reste, sur cette question qui relève plus spécialement de la pratique.

Ces études successives sur les quantités de lait de femme et de lait de vache, nécessaires pour couvrir les besoins du nourrisson, tels que nous avons évalué ces derniers, nous conduisent donc à ces conclusions importantes :

1° Qu'au point de vue des besoins en albuminoïdes et en calories, le kilogramme de nourrisson peut, pendant toute la partie moyenne de la première année, se suffire avec 100 grammes de lait naturel, qu'il s'agisse de celui de femme ou de celui de vache ;

2° Que ces quantités doivent être un peu supérieures pendant les deux ou trois premiers mois, et aussi quelles doivent être un peu diminuées pendant les trois derniers ;

3° Qu'il en est également ainsi pendant toute la seconde année ;

4° Mais, bien entendu, que ces quantités ne restent exactes qu'avec des laits ayant une composition suffisante pour fournir, par 100 grammes, au moins $1^{gr}70$ à $1^{gr}90$ d'albuminoïdes et entre 70 et 75 calories.

Les quantités de substances organiques nécessaires pendant les deux premières années ainsi fixées, nous allons voir si ces mêmes quantités suffisent pour couvrir les besoins du nourrisson en ce qui concerne les matières minérales. Mais avant, voyons si le nourrisson reçoit réellement une quantité d'oxygène suffisante pour produire les quantités de calorique auxquelles nous venons d'être conduits; et, qui, au moins pendant les premiers mois, sont à peu près le double de celles dépensées par l'adulte.

RATION MINÉRALE PENDANT LES DEUX PREMIÈRES ANNÉES.

Quantités d'oxygène nécessaires.

Nous avons déterminé d'abord quelles sont les quantités d'albuminoïdes et de calories nécessaires à l'enfant au cours de ses deux premières années ; et, ensuite, en partant de ces premières évaluations, nous avons fixé quelles sont les quantités de lait qui peuvent lui fournir les azotés et aussi les ternaires suffisants pour compléter ces calories. Toutes ces évaluations nous ont ainsi montré, surtout en ce qui concerne les calories, que les besoins de l'enfant sont de beaucoup supérieurs à ceux de l'adulte ; puisque les quantités qui lui sont nécessaires peuvent atteindre, en dehors même de celles représentant la croissance, jusqu'à 78 calories par kilogramme, sans descendre au-dessous de 52, tandis que l'adulte peut considérer 38 calories comme un maximum. Or, vu cette grande différence, il paraît intéressant de savoir d'abord à quelles quantités d'oxygène correspondent ces nombres élevés de calories, et, ensuite, si le nourrisson peut réellement se procurer ces quantités.

La quantité d'oxygène nécessaire peut être évaluée par plusieurs procédés.

Nous savons, en effet, d'une part, que d'une manière moyenne, et quelle que soit la substance organique qui soit oxydée, on peut admettre qu'un litre d'oxygène, en se servant des équivalents thermiques arrondis que j'ai adoptés, fournit $4^{cal}610$ et, avec les équivalents plus exacts, $4^{cal}775$.

Pour connaître les quantités d'oxygène nécessaires, il suffira donc de diviser les calories correspondant à chaque période de ces deux années, par $4^{cal}610$. Nous aurons ainsi : $79^{cal}300 : 4^{cal}61 = 17^{lit}20$ pour le premier mois; $65^{cal} : 4^{cal}61 = 14^{lit}100$ pour le sixième; $58^{cal} : 4^{cal}61 = 12^{lit}6$ pour le douzième; et, enfin, $52^{cal} : 4^{cal}61 = 11^{lit}13$ pour la fin de la deuxième année.

Je rappelle que, pour l'adulte, le même calcul nous donnerait $38^{cal} : 4^{cal}61 = 8^{lit}24$.

En évaluant ces mêmes quantités d'oxygène en *poids*, au lieu de les évaluer en *volume*, nous aurions successivement, le poids du litre d'oxygène étant de $1^{gr}43 : 24^{gr}596$ pour le premier mois; $20^{gr}163$ pour le sixième; $18^{gr}018$ pour le douzième; $15^{gr}69$ pour la fin de la deuxième année; et, enfin, pour l'adulte, $11^{gr}78$, ce qui correspond assez bien à la quantité que j'ai trouvée en calculant ses besoins par un procédé plus exact.

En utilisant le même procédé et en admettant comme valeur moyenne de la ration pendant la première année, 76 calories, données par 100 grammes de lait de vache, nous trouverons $16^{lit}48$ et $23^{gr}56$ d'oxygène comme quantités nécessaires.

Or, nous allons le voir, ces quantités ne s'éloignent pas sensiblement de celles que l'on obtient en procédant plus exactement, et en calculant les quantités d'oxygène nécessaire que l'enfant doit demander à sa surface pulmonaire, pour minéraliser les principes immédiats de sa ration moyenne, soit ceux de 100 grammes de lait.

Ces quantités, en effet, pour le lait de vache, sont les suivantes (voir, pour ces calculs, page 39 du 1er volume) :

Pour les albuminoïdes.....	$3^{gr}6 \times 1^{gr}53$	$=$	$5^{gr}51$.
Pour les corps gras.......	$4^{gr} \times 2^{gr}88$	$=$	$11^{gr}52$.
Pour la lactose..........	$5^{gr}5 \times 1^{gr}070$	$=$	$5^{gr}88$.
		Total........	$22^{gr}91$.

Nous trouvons ainsi. par ce calcul, 22^{gr}91 d'oxygène comme quantité moyenne, correspond à 16 litres, deux quantités aussi rapprochées que possible des deux précédentes, 23^{gr}56 et 16^{lit}48.

Les quantités d'oxygène, ainsi évaluées, je dois le dire, seraient un peu supérieures aux premières que j'ai calculées, correspondant, par exemple, à 79^{cal}300 pour le premier mois, et à 65 calories pour le sixième.

C'est qu'en effet, ces quantités de calories ne correspondent qu'à la *ration d'entretien*, tandis que les dernières évaluations, celles basées sur 100 gr. de lait, qui comprennent en plus les dépenses de la *croissance*. Or, il est évident que ce sont les premières de ces évaluations qui nous intéressent le plus, puisque les principes immédiats destinés à la croissance ne doivent pas se combiner avec l'oxygène.

Mais, nous l'avons vu, même ramenées à ces besoins réels, les quantités d'oxygène encore nécessaires à l'enfant sont considérables. Elles s'élèvent dans les environs de 20 grammes ou de 16 litres, quantités qu'elles dépassent même dans les premiers mois; tandis que l'adulte, même en portant sa ration à 38 calories, peut se suffire avec 12 grammes ou 8 litres. Or, cela étant, voyons comment l'enfant peut trouver ces grandes quantités d'oxygène dans son absorption pulmonaire.

Nous allons trouver ici une nouvelle preuve du soin qu'a pris la nature d'adapter nos organes à nos besoins; et ce fait biologique acquiert même ici une telle netteté et en même temps une telle importance pratique, que je demande à m'y arrêter quelques instants.

Après avoir constaté, par des recherches faites sur divers animaux et confirmant ce fait établi par Richet, que le foie varie en proportion de la surface cutanée, j'avais proposé cette explication, qui semble avoir été généralement acceptée, que ce rapport est dû à ce que c'est le foie qui élabore la glucose, dont la plus grande partie est perdue sous forme de calorique par la surface cutanée. Il paraît donc tout naturel que le foie, qui produit le combustible, se mette en rapport avec la surface cutanée qui le dépense. Or, un petit animal ayant, proportionnellement à un de ses kilogrammes, une surface cutanée plus grande qu'un animal, surtout de la même espèce, deux ou trois fois plus volumineux, il est naturel que le petit animal ait un foie proportionnellement plus volumineux que le grand.

La démonstration de ce fait biologique, on pourrait dire de cette loi, est facile même en examinant la même espèce animale à ses divers âges. Je l'ai retrouvée dans toutes les espèces animales dans lesquelles je l'ai cherchée, le chien. le cobaye, le hérisson, le poulet et le pigeon, et avec la même netteté.

Or, après avoir ainsi établi le rapport entre la surface cutanée et le foie, et avoir expliqué ce rapport, comme je viens de l'indiquer, j'ai eu la pensée de chercher si un rapport semblable n'existerait pas entre la *surface cutanée* et la *surface pulmonaire*; et, ne pouvant pas mesurer cette dernière, j'ai cherché si ce rapport ne se retrouverait pas, quoique d'une manière moins exacte, avec la *section thoracique*, qui, dans ma pensée, devait lui être sensiblement proportionnelle. Or, de nouveau, l'observation a justifié mon hypothès·.

La mensuration de la section thoracique faite par un procédé dont j'avais antérieurement fixé tous les détails et utilisé pour d'autres recherches, m'avait déjà montré que pour l'*adulte* il existe un rapport constant entre cette *section* et son *poids réel*. J'avais trouvé que d'une manière sensiblement exacte, l'adulte a toujours 8 centimètres carrés de section thoracique par kilogramme de son poids : Un homme de 60 kilogrammes a 480 centimètres carrés de section thoracique mesurée horizontalement au niveau de l'articulation sterno-xyphoïdienne.

Mais, de plus, avant même de m'occuper de l'enfant, j'avais pensé à établir pour l'adulte le rapport entre sa *surface cutanée* et sa *section thoracique;* et, utilisant pour mesurer la première, la formule, de Rey-Pailhade que j'ai donnée (page 448), j'étais arrivé à cette conclusion *que l'adulte approximativement a deux décimètres carrés de surface cutanée par kilogramme de son poids*, ce qui me conduisit à cette autre conclusion, de nouveau seulement approximative : *qu'à chaque décimètre carré de surface cutanée correspondent quatre centimètres carrés de section thoracique.*

C'est là un rapport constant chez l'adulte à l'état normal. Or, vu cette constance, et aussi les rapports étroits que met la nature entre les organes et les besoins de l'organisme, il devenait déjà probable que ce n'était pas là un simple résultat du hasard; mais qu'au contraire, il y a une raison physiologique impérieuse qui fixe ainsi les rapport de ces deux surfaces.

Mais, de plus, depuis quelques années, des faits pathologiques, des plus probants, sont venus transformer cette probabilité en certitude.

J'ai trouvé, en effet, ce même rapport d'abord dans les pleurésies anciennes, avec de fortes rétractions costales ; et ensuite dans les déviations du rachis.

Dans ces *pleurésies*, l'hémithorax atteint avait considérablement diminué ; mais l'autre, par contre, s'était agrandi ; si bien que la section thoracique totale avait retrouvé 4 centimètres carrés par décimètre carré de surface cutanée.

Les *déviations de la colonne vertébrale*, à ce point de vue, se divisent en deux groupes. Les unes entraînent une gêne marquée de la respiration ; et pour elles la section thoracique reste au-dessous de cette proportion. Pour les autres, au contraire, dont la respiration n'est pas gênée, leur section thoracique, quoique irrégulière, leur donne la surface voulue. Enfin, pour les premières, fait aussi démonstratif que possible, la gêne de la respiration disparaît, si par des exercices de gymnastique respiratoire, on arrive à leur donner la section thoracique voulue.

Mais jusque-là, ces faits ne concernaient que l'adulte. Or, je l'ai dit, après avoir constaté ces rapports et aussi ceux relatifs aux animaux de la même espèce, mais de volumes différents ; j'ai eu l'idée de voir si un rapport quelconque n'existerait pas pour l'enfant aux différents âges ; et, de nouveau, j'ai eu la satisfaction de constater que non seulement il y a chez lui un rapport entre la surface cutanée et la section thoracique, mais, de plus, que ce rapport est constant. Enfin, circonstance encore plus importante au point de vue biologique, j'ai vu que ce rapport pour l'enfant, au moins dès la fin de la première année, est le même que pour l'adulte : *L'homme, dès cette dernière époque, a toujours environ quatre centimètres carrés de section thoracique pour un décimètre carré de sa surface cutanée.*

A sa naissance, ce rapport est même plus élevé. Le nouveau-né arrive avec 5 centimètres carrés de section thoracique par décimètre carré de surface cutanée.

Évidemment, cette augmentation de la section thoracique et forcément aussi de sa surface pulmonaire, ne peut que faciliter l'absorption de la grande quantité d'oxygène dont il a besoin. C'est en ce moment, en effet, que sa surface cutanée, relativement à son poids, est aussi la plus grande ; et nous trouvons ainsi dans ce rapprochement une nouvelle preuve du rapport que je cherche à établir.

Il semblerait même, d'après les observations que je vais donner, que s'est au moment de la naissance que ce rapport arrive à son maximum. Il serait moindre avant la naissance. C'est, du moins, ce qui semble résulter des quelques mensurations que j'ai prises chez des prématurés.

Ces différents rapports, entre le poids et la surface cutanée, entre le poids et la section thoracique et surtout celui entre la surface cutanée et cette dernière, paraîtront, je l'espère bien établis après les tableaux suivants.

Ces tableaux comprennent : 30 enfants nés à terme et 7 prématurés. Les 30 premiers ont été divisés en trois groupes d'après leurs poids, allant de $2^{kil}500$ à 3 kilogrammes ; de 3 kilogrammes à 3.500 ; et au delà de $3^{kil}500$ (1).

Quant à ces rapports pour le reste de la croissance, je les donnerai, quand je traiterai de l'alimentation de cet âge.

Enfants nés avant terme.

NUMÉROS D'ORDRE	AGES		SEXES	POIDS	SURFACE CUTANÉE	SECTION THORACIQUE	RAPPORTS		
	Grossesse	Naissance					DE LA SECTION THORACIQUE		DU POIDS à la surface cutanée
							au poids	à la surf. cutanée	
	mois	jours			déc. car.	cent. car.			
1......	8	1	Garç.	1.900	11 »	52 »	27.60	4 80	5.80
2......	?	5	?	2.230	12.50	71 »	31.80	5.70	5.60
3....	8	1	Garç.	2.430	13.70	61 »	25.10	4.40	5.60
4......	?	?	?	2.050	11.70	59 »	28.80	5 »	5.70
5......	7 1/2	5	Garç.	2.100	11.70	62 »	29.50	5.30	5.60
6......	?	6	?	2.150	11.70	60 »	28.10	5.20	5 30
7......	7	?	Fille	2.530	13.50	61 »	24.11	4.50	5 30
Moyennes.................				2.199	12.20	60.93	27.87	5.06	5.56

(1) Ces mensurations ont été prises à la clinique d'accouchements de la Faculté, et je remercie M. le Professeur Audebert de la complaisance qu'il a mise à me faciliter ces recherches.

Enfants à terme, de 2 kil. 500 à 3 kil.

NUMÉROS D'ORDRE	AGES	SEXE	POIDS	SURFACE CUTANÉE	SECTION THORACIQUE	RAPPORTS DE LA SECTION THORACIQUE		DU POIDS à la surface cutanée
	jours			déc. car.	cent. car.	au poids	à la surf. cutanée	
1......	5	Garç.	2.660	14. »	73. »	28.30	5.2	5.4
2......	5	Garç.	2.600	14. »	62. »	23.80	4.4	5.4
3......	11	Fille	2.730	14.20	74. »	27.10	5.2	5.1
4......	6	Fille	2.730	14.20	80. »	29.30	5.6	5.3
5......	23	Garç.	2.730	14.20	75. »	27.50	5.3	5.1
6......	1	Garç.	2.800	14.80	69. »	24.30	4.6	5.3
7......	?	?	2.860	15. »	71. »	25.20	4.7	5.2
8......	7	Garç.	2.900	15. »	84. »	28.90	5 6	5.2
9......	11	Fille	2.930	15. »	84. »	28.70	5.6	5.1
Moyennes..........			2.771	14.49	74.72	29. »	5.14	5.23

Enfants à terme de 3 kil. à 3 kil. 500.

NUMÉROS D'ORDRE	AGES	SEXE	POIDS	SURFACE CUTANÉE	SECTION THORACIQUE	au poids	à la surf. cutanée	DU POIDS à la surface cutanée
1......	3	Garç.	3.030	15.30	86. »	28.30	5.6	5.0
2......	2	Fille	3.050	15.40	81. »	26.60	5.6	5.0
3......	1	Garç.	3.080	15.50	75. »	26.30	4.8	5 0
4....	4	Garç.	3.090	15.40	80. »	26.20	5.2	5.0
5......	?	?	3.100	15.60	76. »	23.90	4.7	5.0
6.....	2	Fille	3.120	15.70	74. »	23.70	4.7	5.0
7....	5	Garç.	3 180	16. »	88. »	27.30	5.5	5.0
8....	7	Garç.	3.250	16 60	73. »	22.50	4.6	4.9
9....	1	Garç.	3 280	16. »	76. »	22.50	4.7	4.9
10.....	5	Fille	3.300	16. »	82. »	24.80	5.1	4.8
11.....	?	?	3.320	16. »	84. »	25.30	5.3	4.8
12.....	7	Fille	3 380	16.50	87. »	25 70	5.3	4.9
13.....	3	Fille	3.400	16.70	79. »	23.20	4.8	4.9
14.....	2	Garç.	3.420	16.80	87. »	22.50	5.2	4.9
15.....	18	Garç.	3.480	16.90	84. »	24.10	4.9	4.8
Moyennes........			3 232	16.03	80 80	24.83	5 05	4 93

Enfants à terme, de 3 kil. 500 et au delà.

NUMÉROS D'ORDRE	AGES	SEXE	POIDS	SURFACE CUTANÉE	SECTION THORACIQUE	au poids	à la surf. cutanée	DU POIDS à la surface cutanée
1......	19	Fille	3.550	17. »	86. »	24.20	5 0	4.7
2......	32	Fille	3.830	18. »	103. »	26.90	5.7	4.7
3......	12	Garç.	3.920	18.30	95. »	24.20	5.2	4.6
4....	12	Fille	3.960	18.40	101. »	25.20	5.5	4.6
5......	1	Fille	4.650	20 40	104. »	22.40	5.1	4.3
6.....	?	?	4 700	20.40	99. »	21. »	4.8	4.3
Moyennes..........			4.101	18.75	98. »	24. »	5.2	4 37

Ces tableaux me paraissent des plus démonstratifs en même temps, en ce qui concerne le rapport de la surface cutanée et de la section thoracique, et aussi en ce qui concerne les moyens employés par la nature pour fournir à l'enfant une quantité d'oxygène de beaucoup supérieure à celle de l'adulte.

Ce dernier a besoin de 8 litres d'oxygène par kilogramme de son poids, et l'enfant naissant de 17 litres. Mais le kilogramme d'adulte, pour absorber ces 8 litres d'oxygène, n'a que 8 centimètres carrés de section thoracique, tandis que le kilogramme de nouveau né en a 26 pour absorber ces 17 litres.

On voit que l'avantage lui reste ; et que si la nature lui a imposé une dépense plus considérable en oxygène, elle lui a donné en même temps les moyens de l'absorber.

Je conclus donc, sur ce premier point, qui est celui qui nous intéresse le plus en ce moment :

1° Que réellement les besoins en oxygène pendant les deux premières années sont surtout, pendant les premiers mois, beaucoup plus élevés que chez l'adulte, puisqu'ils peuvent être évalués approximativement à 8 litres pour l'adulte et à 17 litres pour le nouveau-né ;

2° Mais que ces besoins plus élevés d'oxygène sont sûrement satisfaits grâce à l'augmentation relative de la surface pulmonaire destinée à l'absorber.

Enfin, en terminant. je reviens sur le rapport de la surface cutanée à la section thoracique.

Ces tableaux, nous montrent, en effet, la constance de ces rapports non seulement par leurs moyennes mais aussi par les faibles écarts de chaque fait pris individuellement.

Quoique rapportées au kilogramme, la surface cutanée de l'enfant et celle de l'adulte présentent de grandes différences ; mais des différences proportionnelles se trouvent également, quand, toujours rapportée au kilogramme, on compare la section thoracique du premier à celle du second ; de telle manière que lorsqu'on a établi les rapports, ceux-ci restent réellement constants.

Pour le nouveau-né, il est vrai, et probablement, vu ses dépenses considérables en oxygène, nous trouvons 5 centimètres carrés de section thoracique pour un décimètre carré de surface cutanée ; mais ce rapport baisse rapidement avec les besoins en oxygène; et, je l'ai dit, dès le milieu ou la fin de la première année, il arrive à 4 pour y rester d'une manière constante jusqu'à l'âge le plus avancé.

Nous trouvons donc ici une nouvelle preuve de ce fait sur lequel j'ai déjà insisté, que les besoins en oxygène et parconséquent en calories, sont réglés par la surface cutanée. C'est évidemment ainsi que doit s'expliquer le rapport constant entre cette surface et la surface pulmonaire, celle-ci pouvant même être évaluée par la section thoracique, rapport qui est résumé dans cette conclusion :

L'homme, quel que soit son âge, pour trouver les quantités d'oxygène nécessaire à ses besoins, doit toujours avoir quatre centimètres carrés de section thoracique pour un décimètre carré de sa surface cutanée.

Quantités d'eau nécessaire pendant les deux premières années.

Camerer, cité par Michel et Perret dans leur rapport (page 125), a donné, sur les quantités d'eau ingérées et éliminées par le nourrisson, les indications que je réunis dans le tableau suivant, en ramenant les quantités au kilogramme d'enfant.

INDICATIONS	ENFANTS ÉLEVÉS AU SEIN				AU LAIT DE VACHE	
	Poids total	Par kilog.	Poids total	Par kilog.	Poids total	Par kilog.
Ages de l'enfant .	15 jours		20 semaines		1 an	
Poids............	3k500		6k600		10 kilog.	
Gain journalier..	30g	8g57	17g	2g57	10g	1g
Lait ingéré	500g	143g	900g	136g	1.570g	157g
Eau ingérée	444	127	795	120	1.360	136
Eau fixée par le gain..........	18g	5g14	10g	1g51	6g	0g60
Eau excrétée	426g	122g	785g	119g	1.354g	135g40
Par l'urine	347	99	598	91	975	97.50
Par fèces........	5	1.43	20	3	48	4 80
Peau et poumon.	74	21	167	25	331	33.10

Ce sont là, évidemment, des indications importantes puisqu'elles résultent d'un examen direct. Mais, d'une part, elles nous donnent bien les quantités éliminées, mais ces dernières sont naturellement en proportion avec celles ingérées. Or, ces dernières me paraissent un peu élevées. Elles sont, du moins, sensiblement supérieures à celles auxquelles nous sommes arrivés. La quantité de lait par kilogramme, en effet, d'après nos calculs, ne dépasse pas 125 grammes dans le premier mois, et elle va ensuite en diminuant; tandis que, d'après ces observations, elle a été de 143 grammes pendant le premier mois, de 136 grammes pendant le quatrième et de 157 grammes à la fin de la première année.

Ces observations peuvent donc nous indiquer dans quelles proportions se répartissent les quantités d'eau ingérées ; mais ce n'est qu'en ramenant ces dernières quantités à celles qui correspondent réellement à la ration du nourrisson que nous pouvons évaluer approximativement, les quantités revenant à chacune des voies d'élimination.

D'autre part, Camerer a réuni dans le même chiffre l'eau perdue par la peau et celle perdue par le poumon ; et quoique l'indication globale qu'il donne soit encore utile, elle l'eût été sûrement davantage, s'il avait pu isoler chacune de ces éliminations.

On le voit, ces observations malgré le soin avec lequel elles ont été recueillies, perdent un peu de leur intérêt, quand il s'agit d'évaluer réellement les besoins du nourrisson, question que nous étudions ici.

Toutefois, je tiens à faire remarquer les faits suivants :

1° Que ces quantités éliminées par les urines, en les ramenant au kilogramme d'enfant, sont restées sensiblement les mêmes, soit 99 grammes, 91 grammes et 97^{gr}5.

2° Que les quantités éliminées par la peau et les poumons sont, au contraire, allées en augmentant, 21 gramme, 25 grammes et 33 grammes ; et que grâce à cette augmentation, le rapport entre ces quantités et celles perdues par la voie urinaire est allé au contraire en diminuant. Ce rapport, parti à peu près de 1 à 5, n'a pas atteint 1 à 4 pour l'enfant de vingt semaines, et a dépassé 1 à 3 pour l'enfant d'un an.

Ce sont là, sûrement, des indications qui ont leur intérêt; et je me fais un devoir de les citer. Mais, je le répète, elles ne peuvent pas nous fixer sur le point que nous étudions.

Or, à défaut d'observations directes faites avec la ration exacte du nourrisson, j'ai d'abord cherché, en m'inspirant de données générales établies jusqu'à présent, à évaluer au moins approximativement les quantités d'eau qui paraissent devoir être nécessaires à l'enfant ; et ensuite, qu'elles sont les quantités qu'il en reçoit avec les rations telles que je les ai fixées.

Détermination approximative des quantités d'eau nécessaires à l'enfant.

En étudiant la ration de l'adulte, je suis arrivé à cette con-clusion que la quantité d'eau qui est nécessaire à un de ses kilogrammes, dans les conditions de la ration moyenne d'en-tretien, est dans les environs de 35 à 40 grammes sur lesquels 5 grammes proviennent de l'oxydation de l'hydrogène de ses aliments. D'autre part, en étudiant les voies d'élimination de cette eau, nous avons vu que, pour 1 kilogramme, 15 à 20 grammes s'éliminent par le rein ; 10 grammes par la surface cutanée, 5 grammes par la voie pulmonaire, et que la quantité qui s'élimine par l'intestin est négligeable. Or, en tenant compte des besoins présumés de l'enfant, et en lui appli-quant les données fournies par l'adulte, voyons à quelles quantités s'élèvent ses besoins.

Le kilogramme d'adulte dépensant en moyenne et approxi-mativement 5 grammes d'eau par décimètre carré de sa *surface cutanée* (voir p. 199, nous pouvons supposer que la dépense par décimètre carré reste la même pour le nourrisson ; et en partant du rapport qui nous est déjà connu, du poids à la surface cutanée, nous arrivons, pendant les deux premières années, aux quantités que je réunis dans ce tableau.

POIDS	SURFACE par kilog.	EAU PERDUE par la SURFACE CUTANÉE p. 1 kil. d'enfant	POIDS	SURFACE par kilog.	EAU PERDUE par la SURFACE CUTANÉE
3	5 10	25g50	8	3g81	19g05
4	4.62	23.10	9	3.55	17.75
5	4.20	21. »	10	3.40	17. »
6	4.16	20.80	11	3 18	15.90
7	4. »	20. »	12	3. »	15. »

Nous arrivons ainsi à ces évaluations non seulement approximatives, mais probables, que tandis que l'adulte perd par la surface cutanée 10 grammes d'eau par kilogramme, soit 5 grammes par décimètre carré, l'enfant, toutes conditions égales d'ailleurs, doit en perdre 25 grammes, quand il pèse 3 kilogrammes, et 15 grammes quand il est arrivé à 12 kilogrammes, soit à la fin de la deuxième année.

Cette dépense ainsi évaluée pour la voie cutanée, passons à celle par la voie pulmonaire.

Chez l'adulte, je suis arrivé à considérer *l'évaporation pulmonaire* comme étant sensiblement la moitié de celle de la surface cutanée, c'est-à-dire à environ 5 grammes par kilogramme, quand pour la surface cutanée, cette dépense est de 10 grammes. Or, ainsi que je viens de l'établir, l'évolution de notre organisme, depuis la naissance jusqu'à la vieillesse, se fait dans des conditions telles que la section thoracique reste en rapport constant avec la surface cutanée; si donc chez l'adulte, l'évaporation pulmonaire est la moitié de celle de la surface cutanée, nous devons considérer comme probable qu'il en sera de même pour l'enfant. Soit environ 12^{gr}50 pour l'enfant de 3 kilogrammes et 7^{gr}50 pour celui de 12, tandis que pour l'adulte, je le répète, cette évaporation est de 5 grammes.

Quant à la *sécrétion urinaire*, je ne vois pas de raison physiologique qui doive l'augmenter chez l'enfant. Dans mes recherches, j'ai bien trouvé que, par kilogramme de poids, chez les animaux, la quantité de rein est plus élevée pendant la croissance que dans l'âge adulte; mais cette augmentation est peu marquée; et, d'autre part, ainsi que nous allons le voir, la quantité de substances organiques ou minérales qui s'éliminent par cette voie, au moins dans l'allaitement naturel, n'est pas plus considérable pour un kilogramme de nourrisson que pour un kilogramme d'adulte. J'estime donc que l'on peut accepter les mêmes quantités que pour l'adulte, et fixer, au moins comme minimum de l'enfant, le maximum de l'adulte, soit 20 grammes par kilogramme. Il est possible que cette quantité soit souvent dépassée à cause de la quantité de lait qui est ingérée; mais je ne crois pas que les besoins de l'enfant exigent une plus grande quantité.

Enfin je ne crois pas que les quantités d'eau éliminées par la *voie intestinale*, doivent dépasser 10 grammes par kilogramme; et si assez souvent cette quantité est réellement dépassée, c'est que les quantités de lait ont été exagérées et que cet excès se traduit par de la diarrhée.

Ainsi, en résumé, les besoins de l'enfant me paraissent être les suivants :

POIDS TOTAL de l'enfant	QUANTITÉ VOIE cutanée par kilog.	QUANTITÉ VOIE pulmonaire par kilog.	QUANTITÉ VOIE rénale par kilog.	QUANTITÉ VOIE intestinale par kilog.	QUANTITÉ TOTALE pour 1 kilog.	QUANTITÉ TOTALE pour le poids total
3	25.50	12.75	20. »	10. »	68 25	204.75
4	23.10	11.55	20 »	10. »	64 65	258 60
5	21. »	10 50	20. »	10. »	61.50	307.20
6	20.80	10.40	20. »	10. »	61.20	367.20
7	20. »	10. »	20. •	10. »	60. »	420. »
8	19.05	9.52	20 »	10. »	58.57	468.56
9	17.75	8.87	20. »	10 »	56.62	509 58
10	17. »	8.50	20. »	10 »	55.50	535. »
11	15.90	7 95	20. »	10 »	53 85	592.35
12	15 »	7.50	20. »	10. »	52.50	630. »

Il résulte donc de ces calculs :

1° Que la quantité d'eau nécessaire à l'organisme, qui est environ de 35 à 40 grammes pour un kilogramme d'adulte, peut atteindre 70 grammes environ, soit le double chez l'enfant de 3 kilogrammes; et qu'elle est encore supérieure d'un tiers environ chez l'enfant de 12 kilogrammes, c'est-à-dire à la fin de la deuxième année ;

2° Qu'il ne semble pas nécessaire que la quantité d'eau perdue par la voie rénale soit beaucoup augmentée, ou que si elle doit l'être, il ne peut s'agir que d'une augmentation peu importante ;

3° Mais qu'au contraire, l'augmentation porte sur la voie cutanée et sur la voie pulmonaire ; et que cette augmentation est des plus sensibles.

Quantités d'eau contenues dans la ration de l'enfant.

Ces divers points établis, voyons maintenant si la quantité de lait nécessitée par les aliments organiques peut fournir les quantités d'eau que nous venons de fixer.

Pour cela, reportons-nous aux quantités de lait que nous avons trouvées nécessaires aux différents âges pour couvrir les dépenses en azotés et en calories. Ces quantités, nous l'avons vu, du reste, sont sensiblement les mêmes, en ce qui concerne les calories pour le lait de femme et celui de vache.

Or, étant donné que ces laits contiennent 86 °/₀ d'eau pour celui de femme et 83 °/₀ pour celui de vache, voici qu'elles sont les quantités qu'en recevrait l'enfant aux divers âges, en lui donnant les quantités de lait que j'ai fixées. Je place à côté de ces quantités, dans le tableau suivant, les quantités d'eau nécessaires :

POIDS	QUANTITÉ DE LAIT PAR KILOG.	QUANTITÉ D'EAU CORRESPONDANT A CE LAIT	QUANTITÉ D'EAU NÉCESSAIRE PAR KILOG.
3	127	99	68.25
4	110	93	64 65
5	105	89	61.50
6	95	81	60.20
7	87	74	60. »
8	83	70	58.57
9	79	67	56.62
10	76	65	55.50
11	72	61	53.85
12	69	59	52.80

Nous pouvons donc conclure sur ce dernier point :

1° Que l'eau contenue dans les quantités de lait qui suffisent pour assurer les azotés et les calories à l'enfant de moins de deux ans, sont largement suffisantes pour assurer les dépenses de cet enfant en cette substance ; et cela, d'autant plus, qu'à ces quantités, il faut toujours ajouter environ 5 grammes par kilogramme provenant de l'oxydation de l'hydrogène des aliments.

2' Que le surcroît de l'eau ingérée sur celle qui est nécessaire aux dépenses, est d'autant plus marqué que l'enfant est plus jeune.

3° Que l'exagération des quantités d'eau éliminées par les voies cutanée et pulmonaire étant assez limitée, et surtout celle par la voie cutanée l'étant encore davantage par les vêtements, c'est probablement surtout par la voie rénale que s'élimine ce surcroît.

Les observations de Parrot et A. Robin ont montré, en effet, que l'enfant émet une quantité d'urine de beaucoup supérieure à celle de l'adulte. Elle serait de 70 centimètres cubes par kilogramme pendant le premier mois et pourrait dépasser 100 centimètres cubes par kilogramme vers le sixième mois. Il est évident qu'une diurèse aussi abondante ne peut exister avec les quantités de lait que je viens d'indiquer comme correspondant aux besoins de l'enfant. En dehors des 5 grammes par kilogramme résultant de l'oxydation de l'hydrogène des aliments, l'eau qu'élimine l'enfant ne peut provenir que du lait, s'il ne reçoit pas d'autres aliments. Mais ces quantités d'urine beaucoup plus élevées, constatées par Parrot et Robin doivent être expliquées, je suppose, par les quantités de lait prises par l'enfant, quantités qui sûrement dépassaient celles que je viens de fixer.

C'est, du reste, ce qui ressort réellement des observations de Camerer, dans lesquelles nous avons vu les urines être comprises entre 90 et 100 grammes, pendant que les quantités ingérées allaient de 120 à 136 grammes.

Mais des calculs précédents, qui trouvent ainsi un appui dans les observations cliniques, il ne résulte pas moins que même avec la quantité de lait suffisante pour l'alimentation de l'enfant, les quantités d'urine sont notablement plus élevées que chez l'adulte et ensuite que probablement c'est surtout par la voie rénale que s'élimine l'eau prise en surcroît. Mais nous ne pouvons pas en conclure que cette quantité soit nécessaire.

Nous pouvons donc, en résumé, arriver à ces conclusions :

1° Que les quantités de lait nécessaires à un kilogramme de nourrisson sont de beaucoup supérieures à celles de l'adulte ;

2° Qu'elles varient de 70 à 55 grammes environ ;

3° Que leur exagération porte surtout sur l'évaporation cutanée et pulmonaire ;

4° Enfin que ces quantités sont largement assurées à l'enfant par les quantités de lait qui lui suffisent pour les azotés et les calories.

Quantités de matières salines nécessaires pendant les deux premières années.

Les besoins de cet âge en matières salines n'ont pas encore été établis d'une manière scientifique ; et aussi, de même qu'en 1903, époque où pour la première fois, j'ai traité cette question, devrais-je m'en tenir à une évaluation seulement approximative et basée uniquement sur la pratique. Cette évaluation pratique aura bien, certes, une grande valeur au point de vue des résultats pris dans leur ensemble ; mais elle ne permettra pas d'entrer dans l'étude intime de la croissance au point de vue de la ration minérale. Or, cette étude me semble devoir nous révéler des faits que jusqu'à présent nous ne pouvons que soupçonner. En assimilant, en effet, les dépenses d'entretien de l'enfant à celles de l'adulte, ce qui pourrait paraître logique, et en ajoutant à ces dépenses celles de croissance, on arrive à constater qu'au moins dans les premiers mois qui suivent la naissance et en ce qui touche les matières salines, on ne peut pas trouver, dans son alimentation, les quantités de ces matières qui lui sont nécessaires à ces deux fins. Ses besoins dépasseraient de beaucoup ses apports ; de sorte que l'on est conduit forcément à une des deux hypothèses : ou bien qu'en ce qui concerne l'entretien, les dépenses du nourrisson restent de beaucoup au-dessous de celles de l'adulte, ces dépenses étant sacrifiées au bénéfice de la croissance ; ou bien que la teneur en matières salines des tissus de nouvelle formation, ne se complète que tardivement. Ces tissus ne seraient constitués, d'abord, surtout que par les substances organiques, et ils ne seraient complétés que dans la suite par les matières salines.

Nous allons voir que c'est la première de ces hypothèses qui semble la plus vraie ; mais comparons d'abord les apports avec les dépenses.

Si nous admettons, pour le nourrisson, les mêmes dépenses *d'entretien* que pour l'adulte, sa ration devrait déjà contenir pour un de ses kilogrammes : $0^{gr}035$, de potasse ; $0^{gr}01$, de chaux ; $0^{gr}005$, de magnésie ; $0^{gr}002$, de fer ; $0^{gr}045$, d'acide phosphorique ; $0^{gr}025$, de soufre en y comprenant celui des albuminoïdes ; et $0^{gr}05$, de chlorure de sodium, en déduisant celui que l'homme ajoute directement à ses aliments. Le total de ces diverses matières serait donc déjà de 0^{gr}192 pour un kilogramme de nourrisson.

Si, d'autre part, nous ajoutons à ce total, les quantités de ces matières qui entreraient normalement dans les tissus de nouvelle formation, en leur accordant des matières salines égales à celles des tissus anciens, nous trouverions, comme je l'ai admis très largement, 0^{gr}05 de ces matières pour chaque gramme de tissus normalement minéralisés ; et, par conséquent, pour le gain quotidien total, qui est de 5 gr. environ par kilog., pendant les premiers mois, 0^{gr}25. En nous arrêtant, même au chiffre, probablement plus exact, de Michel, à 0^{gr}0337 par gramme, ce serait encore environ 0^{gr}17 de matières salines nécessaires pour minéraliser normalement les 5 grammes de gain quotidien. Or, en ajoutant à chacun de ces deux chiffres 0^{gr}192, nous arrivons à 0^{gr}442 pour le premier, et à 0^{gr}362 pour le second, c'est-à-dire une quantité qui dépasse sensiblement celle contenue dans 100 grammes de lait de femme qu'une longue pratique a montrée être suffisante pour un kilogramme d'enfant.

Cette disproportion contre les besoins ainsi évalués et les apports, va paraître encore plus saisissante si nous entrons dans le détail.

D'après l'analyse d'un fœtus à terme faite par Michel (1), celui-ci comprendrait, pour 1 gramme : 0^{gr}01282, d'acide phosphorique ; 0^{gr}01393, de chaux ; et 0^{gr}00045, de magnésie. Or, le gain quotidien, pendant les premiers mois, étant de 5 grammes, pour la totalité de ces substances immobilisées, nous trouvons les quantités suivantes : acide phosphorique, 0^{gr}061 ; chaux, 0^{gr}0696, et magnésie, 0^{gr}0022. En réunissant maintenant ces quantités à celles d'entretien, nous arrivons à : 0^{gr}106, pour l'acide phosphorique ; 0^{gr}02393, pour la chaux ; et 0^{gr}00725 pour la magnésie. Or, comme nous allons le voir, ces quantités sont toutes sensiblement supérieures à celles contenues même dans 120 grammes de lait de femme représentant le maximum de la ration du nourrisson ; et cependant une longue expérience, dont les résultats sont désormais indis-

---

(1) MICHEL. — Composition chimique de l'embryon et des fœtus humains aux différentes périodes de la grossesse. (*Société de Biologie*, 27 mai 1899, p 422).

cutables, a démontré que ces quantités de lait sont suffisantes.

Nous sommes donc conduits à une de ces deux hypothèses que j'exposais au début de cette étude ; qu'il est possible que pendant cette période, les dépenses d'entretien de l'enfant en matières salines soient considérablement diminuées, ce qui pourrait s'expliquer par son peu d'activité physique ; ou bien encore, que les tissus de nouvelle formation n'ont pas, au moment de leur constitution, une minéralisation complète, et que celle-ci ne s'achève que lorsque les gains quotidiens ne dépassent guère un gramme, ce qui a lieu vers la fin de la première année.

Nous verrons bientôt ce qu'il faut penser de ces deux hypothèses ; mais dès maintenant les résultats que l'on obtient en totalisant les besoins de la croissance avec ceux de l'entretien, ainsi évalués, sont si supérieurs aux quantités que l'enfant trouve dans 100 grammes de lait de femme, qui pourtant suffisent à son développement, que nous devons conclure qu'il faut renoncer à ce procédé pour évaluer les besoins du nourrisson.

Ce sont ces raisons qui, dès 1903 (1), me firent abandonner cette voie, que pourtant j'avais suivi avec succès pour d'autres évaluations, pour m'en tenir à une appréciation de ces besoins seulement basée sur la pratique.

Etant donné que d'une manière générale, ainsi que je viens de l'établir de nouveau, le kilogramme de nourrisson, au moins pendant la partie moyenne de la première année, peut assurer son développement en recevant 100 grammes de lait de femme, nous devons en conclure que cette quantité de lait doit contenir en quantité suffisante non seulement les matières organiques, mais aussi les matières salines. Or, cela étant, voyons quelles sont les quantités de ces matières contenues dans ce lait. Je réunis les principales analyses dans le tableau suivant, en les ramenant à 100 grammes de lait.

(1) Note sur le rapport de M. Barbier sur la ration alimentaire du nourrison (*Société de thérapeutique*, 23 décembre 1903 et *Bulletin général de thérapeutique*, 23 janvier 1904).

| MATIÈRES SALINES | PAGÈS (1) | | MOYENNE | BLAUBERG (2) | QUANTITÉ que j'ai acceptée (3) | BUNGE (4) |
	LAIT de 12 jours	LAIT de 12 mois				
Potasse............	0.080	0.050	0.065	0 0690	0 07	0.078
Soude..............	0.060	0.040	0.05	0.0049	0.03	0.023
Chaux.............	0 025	0 020	0 0225	0.0394	0 03	0.033
Magnésie...........	0.003	0.002	0.0025	0.0068	0.01	0.006
Fer (oxyde).........	»	»	»	0.0020	0.0006	0.0004
Chlore	0.050	0.040	0.045	0.0294	0.04	0.044
Acide sulfurique...	»	»	»	0 0143	»	»
Acide phosphorique	0.034	0.020	0 027	0.0294	0.05	0.047
Sels insolubles......	»	»	»	0.0036	»	»

Telles sont, d'après ces analyses, les quantités des diverses
matières salines contenues dans 100 grammes de lait. Or,
d'une part, comme on peut le voir, ces quantités restent bien
au dessous de celles qui seraient nécessaires, si l'organisme de
l'enfant avait des dépenses d'entretien égales à celles de
l'adulte, et si, en même temps, ses tissus de nouvelle formation acquéraient dès leur immobilisation la totalité de leurs
matières salines.

Or, je le répète, le développement de l'enfant se faisant
sûrement d'une manière satisfaisante avec les 100 grammes de
lait contenant ces quantités de matières salines, nous devons
en conclure, que ces quantités de matières salines le sont également. Il est possible que ces quantités soient supérieures aux
besoins ; mais, au moins, elles ne sont pas inférieures.

En ce qui concerne la suffisance des matières salines, nous
sommes conduits aux mêmes conclusions pour le lait de vache ;
puisque sa richesse en ces matières est sensiblement supérieure
à celle du lait de femme, ainsi qu'il va résulter de diverses
analyses que l'on en a données, et que je réunis dans le tableau
suivant.

(1) PAGÈS. — Cité par Michel et Perret : La matière minérale du lait (Thèse
de la Faculté des sciences, Paris, 1899).

(2) BLAUBERG. — Zeitschrift f. Biologie, t XI, 1900, p. 38.

(3) Mon premier volume, p 191.

(4) Cité par A. Gautier, p 213.

MATIÈRES SALINES	PAGÈS (1)				BUNGE (2)	QUANTITÉ que j'ai acceptée (3)
	VACHE contentine nourrie : carottes trèfle fourrage sec	VACHE lourdaise : foin d'altitude	NORMANDE son luzerne trèfle paille d'avoine	NORMANDE son maïs fourrage		
Potasse.............	0.25	»	0.20	0 20	0 177	0.18
Soude.............	0.05	»	0.09	0 06	0.111	0.11
Chaux.............	0.12	0.12	0.20	0.18	0.16	0.16
Magnésie.	0.02	»	»	0.02	0.021	0.02
Acide phosphorique	0.14	0.15	0.25	0.23	0.197	0.20
Chlore.............	0.13	0.06	0.09	0.08	0.17	0.07
Fer (oxyde)........	»	»	»	»	0.0004	0.0004

Comme on peut le voir par ce tableau, le lait de vache est sensiblement plus riche que celui de femme en matières salines ; et cela non seulement pour l'ensemble de ces matières, mais aussi pour chacune d'elles prises séparément. On peut donc conclure que les quantités contenues dans 100 grammes de ce lait doivent dépasser les besoins du nourrisson. Mais ces quantités étant égales ou dépassant celles qui correspondraient aux dépenses du nourrisson en assimilant ces dernières à celles de l'adulte ; elles ne peuvent nous apporter aucun éclaircissement sur le point que je viens de discuter en ce qui regarde le lait de femme.

De ce qui précède, j'arrive donc à ces conclusions :

1° Que si les quantités de matières salines nécessaires au kilogramme de nourrisson n'ont pas encore été fixées scientifiquement, la pratique nous a au moins démontré que celles qui sont contenues dans 100 grammes de lait de femme sont, d'une manière moyenne, suffisantes ;

2° Qu'à plus forte raison, il en est ainsi pour les quantités de ces matières contenues dans 100 grammes de lait de vache.

Utilisation des matières salines ingérées par le nourrisson.

Ces conclusions vont, du reste, être confirmées ainsi que l'hypothèse que j'ai émise sur la faible dépense d'entretien du

---

(1) Pagès. — Thèse, Faculté des Sciences de Paris, 1899.
(2) Bunge. — Cité par Gautier, p 213.
(3) Voir premier volume, p. 181.

nourrisson, par l'étude de l'utilisation des matières salines ingérées, étude que nous pouvons faire, grâce à deux remarquables observations de B. Bendix, communiquées à Czerny et Keller (1) et citées par MM. Michel et Perret dans leur rapport si bien documenté (pp. 622 et 623).

Dans la première, il s'agit d'un enfant de 4 mois 3/4, élevé au sein, du poids de 6^{kil}740, et dont le gain quotidien a été de 10 grammes.

Dans la seconde, le sujet avait 7 mois 1/2 ; son poids était de 7^{kil}570 ; son gain quotidien était de 21^{gr}66 ; et son alimentation consistait en lait de vache additionné de lactose.

Dans ces deux observations, si complètes, l'auteur a dosé chacune des matières salines, dans les aliments, dans les fèces et dans les urines ; et la différence a été considérée comme ayant été immobilisée.

B. Bendix, je le répète, a fait des dosages séparés pour chaque matière saline ; mais il me suffira, pour les conclusions que je veux en tirer de m'en tenir à la totalité de ces matières, en la ramenant au kilogramme de nourrisson.

Je réunis ces résultats dans le tableau suivant :

Bilan des matières salines du nourrisson ramenées à un de ses kilogrammes.

Observations de B. Bendix, communiquées à Czerny et Keller (1), empruntées au rapport de MM. Michel et Perret.

QUANTITÉS TOTALES ingérées	QUANTITÉS ÉLIMINÉES par les fèces	QUANTITÉS ÉLIMINÉES par les urines	QUANTITÉS IMMOBILISÉES	GAIN QUOTIDIEN par kilog.	MATIÈRES SALINES pour 1 gramme immobilisé
LAIT DE FEMME					
0^{gr}203	0.036	0.071	0.096	1.48	0.06
LAIT DE VACHE					
0^{gr}914	0.357	0.433	0.129	2.84	0.045

(1) In « des Kindes Ernæhrung », t. I, p. 296.

Or, comme on peut le voir par ce tableau.

A. — *En ce qui concerne le lait de femme :*

1" Les quantités totales ingérées pour un kilogramme n'arrivait qu'à $0^{gr}203$, soit à la quantité qui est contenue dans 100 grammes de ce lait ; et comme, ainsi que nous allons le voir, cette quantité a suffi au développement de cet enfant, on doit aussi en conclure que les matières salines de 100 grammes de lait de femme doivent pouvoir lui suffire.

2º Les quantités éliminées par les fèces, et correspondant au déchet intestinal, ont été $0^{gr}036$, soit de 17 °/₀ de celles ingérées, ce qui ne s'éloigne guère des proportions moyennes.

3" Les quantités éliminées par les urines ne se sont élevées qu'à $0^{gr}071$. Ce n'est donc que le tiers de celles ingérées. Mais, de plus, ces quantités, qui approximativement représentent celles d'entretien, sont de beaucoup inférieures à celles qui leur correspondent chez l'adulte. On peut donc en conclure que chez le nourrisson, les dépenses d'entretien, en ce qui concerne les matières salines, sont très diminuées ; et ainsi se trouve justifiée une des deux hypothèses que j'ai faites.

4º Les quantités immobilisées se sont élevées à 0,096, soit presque à la moitié de celles ingérées. Or, si l'on tient compte que le gain quotidien par kilogramme a été de $1^{gr}48$; et que c'est cette quantité de tissus de nouvelle formation qui renferme ces 0,096 de matières salines, on voit qu'à chaque gramme de gain, reviennent 0,06 de ces matières.

Ces tissus de nouvelle formation contiennent donc, dès leur immobilisation, 6 °/₀ de matières salines, quantité même supérieure à celle qui a été prévue ; et ainsi doit être rejetée la seconde hypothèse.

Enfin, cette autre conclusion se dégage encore de cette constatation, que la quantité de $0^{gr}20$ par kilogramme suffit, puisqu'elle peut fournir aux tissus de nouvelle formation une quantité de matières salines supérieure à la normale.

B. — *En ce qui concerne le lait de vache :*

1º La quantité de matières salines ingérées est largement quatre fois plus considérable.

2º Mais la surabondance de cette quantité se traduit d'abord par l'exagération du déchet intestinal, qui arrive ici à 0,357, soit à une quantité dix fois supérieure à celle que donnait le lait de femme. Les matières salines ingérées sont beaucoup plus considérables qu'avec le lait de femme; aussi celles éliminées par les fèces ne représentent pas moins du 39 %, au lieu de 17 %, comme pour le lait de femme.

3° Les quantités éliminées par les urines sont également beaucoup augmentées. Elles sont de $0^{gr}433$, au lieu de $0^{gr}071$ comme avec le lait de femme; c'est-à-dire 6 fois plus considérable. Mais évidemment, cette grande quantité des matières salines urinaires ne doit pas être considérée comme représentant les dépenses d'entretien; mais, seulement, comme la conséquence de l'exagération des quantités ingérées. Il s'agit ici simplement de l'influence des ingesta sur les excreta.

4° Ce qui le prouve, c'est que la quantité totale immobilisée n'a guère dépassé celle obtenue avec le lait de femme qui cependant ne donnait que $0^{gr}20$ de matières salines au lieu de 0.91. Elle n'a été que de 0,129 au lieu de 0,096. De plus, la quantité contenue dans chaque gramme de tissu de nouvelle formation a même été plus faible : elle a été de $0^{gr}045$ au lieu de $0^{gr}06$.

La surabondance des matières ingérées contenues dans le lait de vache, s'est donc traduite presque exclusivement par l'exagération du déchet intestinal, et par celle des matières urinaires. Leurs excédents réunis donnent, en effet, 0,683 sur 0,711;

5° Quant à la quantité de matières salines contenues dans les tissus de nouvelle formation, elle est restée même inférieure à celle provenant du lait de femme. Elle n'a été, je le répète, que de $0^{gr}045$ au lieu de $0^{gr}06$.

Ces considérations me conduisent donc à ces conclusions :

1° Environ $0^{gr}20$ de matières salines suffisent pour assurer à un kilogramme de nourrisson, non seulement les besoins de son entretien, il est vrai, très diminués chez lui, mais aussi ceux de la croissance.

2° Cette quantité de matières salines étant contenue dans 100 grammes de lait de femme, il faut en conclure que cette quantité est suffisante à cet égard, comme nous l'avons déjà constaté pour les matières organiques.

3° Les matières immobilisées contiennent les quantités normales de matières salines, même quand ces dernières n'arrivent qu'à $0^{gr}20$, par kilogramme, comme quantités ingérées.

4° Mais, dans ces conditions, les dépenses nécessitées par l'entretien semblent être réduites à leur minimum ; et c'est grâce à cette grande diminution. que ces faibles quantités de matières salines ingérées peuvent suffire à la croissance.

RÉSUMÉ

Après les développements. parfois assez longs, dans lesquels j'ai dû entrer pour déterminer. le plus approximativement possible, les besoins de cet âge, il me parait indispensable d'envisager ces besoins dans leur ensemble, et de résumer les points principaux qui les concernent.

I

1° En ce qui concerne les *azotés*, même pendant les premiers mois, pendant lesquels la croissance porte les dépenses de ces aliments à leur maximum. je pense que tous les besoins d'entretien et de croissance doivent pouvoir être satisfaits, avec une quantité d'azotés qui ne dépasse guère 2 grammes par kilogramme du poids normal de l'enfant ; qu'à partir du quatrième mois, ces quantités ne devront pas dépasser $1^{gr}80$; qu'à partir du septième mois. les besoins de l'enfant pourront être couverts par $1^{gr}50$ de substances azotées, ces besoins étant encore sensiblement diminués dans les derniers mois de la première année et pendant toute la deuxième.

2° Les besoins en azotés, rapportés au kilogramme de poids, sont donc en rapport surtout avec l'âge de l'enfant. Si, en effet, l'entretien reste sensiblement le même, la croissance, même rapportée au kilogramme. nous l'avons vu, est d'autant plus active qu'on est plus près de la naissance.

3° En ce qui concerne le poids total, au contraire, les albuminoïdes vont toujours en augmentant. A partir de $7^{gr}56$ pour l'enfant de $3^{kil}500$, ils arrivent à 10 grammes pour celui de 5 kilogrammes pendant le troisième mois ; et ensuite à 15 grammes environ à la fin de la deuxième année pour celui de 12 kilogrammes.

II

1° En ce qui concerne les *dépenses totales* en *calories*, en comprenant dans ce total les calories produites par les aliments des trois catégories, les besoins sont en rapport plutôt avec le volume de l'enfant se traduisant par son poids, qu'avec son âge. Deux enfants de 4 kilogrammes, dont l'un sera nouveau-né et l'autre aura trois mois, dépenseront sensiblement le même nombre de calories. Nous avons vu, en effet, que les aliments nécessités par l'accroissement, même au moment où celui-ci est le plus actif, ne dépassent guère une valeur de 10 calories.

2° La condition qui influence le plus les besoins en calories, est donc le poids normal de l'enfant. Ces besoins, en effet, rapportés au kilogramme, sont proportionnels à la surface cutanée; et nous savons que la surface cutanée d'un kilogramme d'enfant est d'autant plus grande que le volume de cet enfant est plus petit.

3° En tenant compte du poids moyen et en restant dans les conditions de température dans lesquelles nous nous sommes tenus jusqu'à présent, on peut estimer que les enfants de 3 kilogrammes et au-dessous, quel que soit leur âge, dépensent dans les environs de 90 calories par kilogramme, en comprenant dans ce chiffre les aliments servant à sa croissance et à son entretien. Mais ces quantités me paraissent représenter un maximum.

4° Dès que les enfants atteignent 4 à 6 kilogrammes, ils peuvent se contenter de 75 calories environ; et enfin à partir de 7 kilogrammes jusqu'à la fin de la deuxième année, vers 12 kilogrammes, cette quantité de 75 calories doit être considérée comme supérieure aux besoins. Ceux-ci ne doivent même ne pas dépasser 60 calories à partir du dixième mois.

5° Mais, de même que pour les albuminoïdes, les dépenses en calories, en ce qui concerne le poids total du nourrisson, vont en augmentant depuis sa naissance. Ces dépenses totales n'arrivent pas à 300 calories en ce moment; elles restent entre 400 et 500 calories entre 6 et 9 kilogrammes; et entre 500 et 600 calories jusqu'au poids de 12 kilogrammes à la fin de la deuxième année.

III

1° Les *besoins en eau*, à cet âge, sont toujours supérieurs à ceux de l'adulte. Ce dernier se contente facilement de 35 à 40 grammes d'eau par kilogramme de son poids, en y comprenant les 5 grammes formés dans ses tissus; tandis qu'il semble nécessaire d'assurer entre 70 et 60 grammes, par kilogramme, pour l'enfant de 3 et 4 kilogrammes; et de 60 à 50 grammes à partir de 7 kilogrammes.

2° Cette exagération des dépenses en eau est nécessitée surtout par une plus grande surface cutanée et par une plus grande surface pulmonaire relativement au poids; et nous avons vu d'abord que ces deux surfaces, rapportées au poids, sont d'autant plus grandes que l'enfant est plus petit; et ensuite que pour un enfant moyen, ces surfaces, rapportées au kilogramme de poids, sont doubles de celles de l'adulte.

3° Il est probable également, que même pour un enfant dont l'eau est bien réglée, la sécrétion urinaire, ramenée au kilogramme, est augmentée; mais cette exagération ne paraît pas nécessitée par la quantité de matières salines à éliminer par cette voie. L'homme adulte, en effet, qui peut assurer cette fonction avec 15 à 20 grammes d'eau urinaire par kilogramme, élimine, dans de bonnes conditions de ration d'entretien, $0^{gr}28$ de matières salines, plus $0^{gr}30$ d'urée, soit en tout $0^{gr}58$; et le kilogramme de nourrisson moyen, de 6 à 7 kilogrammes, d'après les probabilités, n'élimine par cette voie que $0^{gr}16$ de matières salines et $0^{gr}35$ à $0^{gr}40$ d'urée, soit également en tout de $0^{gr}50$ à $0^{gr}55$. Si donc la quantité d'eau urinaire de l'enfant dépasse celle de l'adulte, et je crois qu'il en est ainsi, cette exagération n'est pas nécessitée par l'obligation d'éliminer par cette voie une plus grande quantité de produits solubles.

IV

1° La quantité d'*oxygène* nécessaire à l'enfant, en la rapportant au kilogramme, est en rapport surtout avec son poids, puisque cette dépense suit le rapport de la surface cutanée au kilogramme.

2° L'absorption d'une quantité d'oxygène en rapport avec les besoins de l'organisme est assurée par une augmentation de la surface pulmonaire proportionnelle à celle de la surface cutanée.

3° Pour les enfants de 3 à 4 kilogrammes, la quantité d'oxygène nécessaire est à peu près le double de celle de l'adulte. Elle est, en effet, de 14 litres par kilogramme et par jour, tandis que pour ce dernier, elle n'est que de 7 litres.

Mais cette proportion diminue sensiblement dans la suite ; et les quantités nécessaires à un enfant de 12 kilogrammes ne dépassent guère celles nécessaires à l'adulte de plus d'un tiers.

V

Les besoins de l'enfant en matières salines sont en rapport d'abord surtout avec son âge et plus tard avec son poids.

La partie de ces matières immobilisée par l'accroissement est au début la plus forte. Ce n'est que plus tard que les besoins en ces matières nécessités par l'entretien sont supérieurs à ces derniers. Mais néanmoins ces besoins, rapportés au kilogramme, restent inférieurs à ceux de l'adulte.

Tout porte à croire que les tissus de nouvelle formation ont, dès leur immobilisation, leur richesse saline normale et définitive.

Pour un enfant moyen, de 5 à 7 kilogrammes, les besoins de la croissance peuvent être évalués à un total environ de $0^{gr}25$; et, comme totalité des besoins, ces matières ne doivent pas pouvoir descendre au-dessous de 0,20 par kilogramme.

APPLICATIONS DES DONNÉES PRÉCÉDENTES A LA PRATIQUE

Je viens, dans ce qui précède, de fixer, aussi approximativement que possible, les quantités d'aliments organiques et minéraux qui sont nécessaires pour assurer l'entretien et la croissance d'un kilogramme d'enfant, depuis sa naissance jusqu'à la fin de la deuxième année; de plus, j'ai déjà donné cette indication importante que les quantités de ces aliments étaient contenues d'une manière moyenne, aussi bien dans 100 grammes de lait de femme que dans 100 grammes de lait de vache; enfin, j'ai montré comment la nature, dans sa constante prévoyance, avait donné à l'enfant de cet âge une surface pulmonaire suffisante pour absorber une quantité d'oxygène en rapport avec la dépense considérable de calorique à laquelle son petit volume le condamne. Mais, jusqu'à présent, je suis resté dans des considérations presque exclusivement théoriques. Il serait facile, il est vrai, grâce à ces données, d'évaluer les quantités de lait nécessaires pour les divers nourrissons, dès que leurs poids seraient connus, puisque très heureusement 100 grammes des deux laits les plus employés contiennent tous les aliments nécessaires à un de leur kilogramme; mais évidemment ces indications sont bien insuffisantes, quand il s'agit de diriger leur hygiène alimentaire. La quantité totale de lait à donner étant connue, quand et comment donner ce lait? A quelle époque l'allaitement doit-il être supprimé? Comment procéder au passage du lait aux aliments ordinaires? Quels sont ceux qui doivent être donnés de préférence? En quelle quantité? Comment, enfin, peut-on savoir, si les quantités de lait ou d'autres aliments sont données en trop grandes ou en trop faibles quantités?

Ce sont là autant de questions qui forcément s'imposeront à tous ceux qui auront à diriger l'alimentation d'un nourrisson. Or, de même que je l'ai fait pour l'adulte, après avoir étudié la question de la ration de l'enfant de cet âge au point de vue théorique, je vais essayer d'appliquer à la pratique les données qui en sont résultées; et, comme la pratique vit surtout de détails, on me pardonnera si souvent je descends jusqu'à eux.

ALLAITEMENT AU SEIN

On ne saurait trop tendre vers la mise en pratique et la généralisation de ce principe si nettement et si heureusement formulé par Pinard : LE NOURRISSON A DROIT AU LAIT DE LA MÈRE.

C'est là, en effet, pour le nourrisson un droit imprescriptible qu'il apporte en naissant; et pour la mère, une obligation qu'elle contracte en le mettant au monde, et à laquelle seule la maladie peut la soustraire. On peut dire que les devoirs de nourrice s'imposent à la mère presque autant que celui de conduire une grossesse à terme. Elle ne doit pas plus se soustraire au nourrissage, qu'elle ne doit se débarrasser de son fœtus

La mère ne peut donc avoir la libre disposition de son lait, qu'à partir du moment où son nourrisson n'en a p'us besoin. Elle n'a donc pas le droit, ni de ne pas devenir nourrice après avoir été mère, ni de disposer de la totalité ou d'une partie de son lait, tant que ce lait peut être utile à son enfant. En disposant de ce lait autrement, elle frustre ce dernier ; et, comme il s'agit d'un mineur, les lois fondamentales de l'Etat devraient lui faire une obligation d'intervenir. En ne cherchant pas à le faire, il devient le complice de la mère.

Il incombe donc au corps médical, auquel la surveillance de l'enfant appartient tout d'abord, et dans ce cas la surveillance se confond presque avec la protection. de faire son possible pour que les droits de l'enfant soient respectés. Il doit, dans ce but, d'abord user de toute son influence, et celle de l'accoucheur est généralement assez grande dans les familles, pour que *la mère nourrisse son enfant.*

Outre la question de droit, que nous ne pouvons que rappeler, sans avoir mission de le faire respecter, il y a des questions pratiques que nous pouvons faire valoir auprès des familles, et enfin il y a des questions d'ordre tout à fait médical.

En dehors de toute autre considération, il me paraît, en effet, très probable, qu'il n'y a que des avantages à ce que toute mère, si elle est saine, nourrisse son enfant; et je suis guidé en cela par des raisons scientifiques.

Nos connaissances actuelles nous permettent de supposer, en effet, que tous les organismes élaborent certains produits, provenant soit de leurs tissus, soit de leurs cavités naturelles; et que ces produits, déchets organiques, leucomaïnes ou composés toxiniques ou microbiens, varient avec chaque organisme. Nous pouvons admettre également que ces produits élaborés par l'organisme de la mère passent dans son lait. Il en est ainsi, en effet, d'une manière sûre pour de nombreux autres produits. mêmes organiques; et, dès lors, il me paraît logique de l'admettre également pour ceux dont il s'agit.

Or, si ces deux hypothèses sont admises, il devient évident que le fœtus, qui s'est développé sous l'influence de ces produits, a été forcément, au moins en partie, immunisé contre eux; et qu'il y résistera facilement. s'il les rencontre, après sa naissance, dans le lait de sa mère. Mais qu'au contraire, il pourra fort bien être impressionné péniblement par d'autres produits d'une composition différente, provenant d'un autre organisme, comme ceux qu'il va rencontrer dans le lait d'une nourrice.

Je sais bien que ce ne sont là que des hypothèses; mais, outre qu'elles ont pour elles une suffisante probabilité scientifique, depuis que mon attention a été éveillée sur ce point, j'ai observé certains faits cliniques qui me paraissent de nature à les confirmer.

J'appelle l'attention principalement sur les cas où un enfant de la ville est confié à une nourrice arrivant de la campagne, c'est-à-dire ayant vécu dans des conditions, surtout d'alimentation, absolument différentes de celles de la mère. J'accorde même que cette nourrice, vu sa constitution, élabore moins de ces produits leucomaïques ou toxiniques que la mère. Mais ces produits ne sont pas les mêmes; ils ont peut-être des actions tout à fait différentes ; et, quoique moins dangereux par eux-mêmes. ils peuvent l'être davantage pour ce nourrisson, qui était immunisé contre les autres et non contre eux. C'est parfois ainsi que j'ai pu expliquer, dans les cas auxquels je viens de faire allusion, des coliques, des malaises entraînant l'insomnie et des cris, dont aucune autre cause ne pouvait rendre compte.

De plus, à côté de ces idées, je l'avoue de nouveau, surtout théoriques, vient se placer une considération d'ordre tout à fait pratique.

Il est rare que le lait de la nourrice ait le même âge que l'enfant. A moins de décès de l'enfant de la nourrice à une date très rapprochée de la naissance, ce qui en somme devient une exception, la nourrice, la loi l'y oblige, ne peut prendre un nourrisson qu'après un certain temps; souvent même, ce lait est de six à huit mois. Or, qui ne voit l'inconvénient de mettre un nourrisson de quelques jours, devant prendre par tétée environ 50 grammes de lait seulement, au sein d'une nourrice habituée à en fournir 100 grammes environ? Est-ce faire une supposition hasardée, que de craindre que cet enfant en prendra trop, et qu'il se suralimentera? Certes, il est possible, il est même probable, que, pendant quelque temps, on voit ce nourrisson prendre un développement qui fera la joie des parents et l'orgueil de la nourrice. Il aura des accroissements quotidiens de 10 et même 15 grammes par kilogramme. Mais, ensuite, les troubles digestifs apparaîtront et la gastro-entérite suivra de près. C'est là incontestablement, une des causes les plus fréquentes de cette affection chez les enfants élevés dans ces conditions.

Dans leur rapport déjà souvent cité, Michel et Perret ont insisté sur les variations de la composition du lait de femme aux différentes périodes de l'allaitement; et je donne d'abord, à cet égard, le tableau de Camerer et Söldner (1) qu'ils ont

AGES DU LAIT	EXTRAIT SEC	AZOTE TOTAL	BEURRE	LACTOSE ANHYDRE	SELS MINÉRAUX	VALEUR TOTALE en calories
8 à 11 jours..... (Moyenne de 10 cas).	124.95	2ᵍ79	32.06	63.50	2.88	626
20 à 40 jours.... (Moyenne de 15 cas).	128.66	2.10	40.31	67.22	2.26	695
60 à 140 jours... (Moyenne de 14 cas).	121.55	1.77	34.12	70.21	1.95	641
170 jours et plus. (Moyenne de 10 cas).	117.94	1.52	32.99	69.90	1.85	622

(1) Zeitschrift für biolog., XVIII, 1898, p. 280.

reproduit en transformant en litres les quantités que ces auteurs avaient évaluées en les rapportant à 1.000 gr. J'y ajoute de plus la valeur de ces laits en calories.

De son côté, Michel a donné les moyennes suivantes résultant de ses propres recherches; et je leur ajoute également leur valeur en calories. Ces quantités sont rapportées au litre.

COMPOSITION ET AUTRES INDICATIONS	LAIT DU 5ᵉ AU 15ᵉ JOUR (14 cas)	LAIT DU 2ᵉ AU 12ᵉ MOIS (58 cas)
Densité..................................	1.032	1.032.5
Eau.....................................	907ᵍ89	908.70
Extrait sec.............................	124.11	125.80
Sels minéraux..........................	2.71	1.90
Beurre.................................	30.20	34 68
Lactose anhydre........................	64.09	69.84
Azote total............................	2.65	1.83
Matières protéiques (caséine et albumine).	17.88	12.35
Matières extractives indéterminées.......	9.23	5.03
Valeur totale en calories...............	637.560	648.83

Il résulte donc d'abord des quantités données par Camerer et Sôldner, et ensuite de celles de Michel, que si la valeur en calories change peu, au cours de l'allaitement, il n'en est pas de même de la relation nutritive. Les matières azotées diminuent dans de notables proportions, tandis que les ternaires augmentent. Il ne doit donc pas être indifférent à un nourrisson nouveau-né, de trouver un lait de six mois, dans lequel, pour la même quantité de lait, existe moins d'azotés et moins de matières salines, que dans un lait jeune, étant donné surtout que c'est justement à son âge que les besoins en ces deux catégories de substances sont le plus élevés.

J'arrive donc à cette conclusion : d'abord que la mère, au point de vue de ses devoirs, en dehors de toute autre considération, doit nourrir son enfant ; et ensuite qu'elle le doit dans l'intérêt de la santé de ce dernier.

Je m'élève surtout contre cette pratique qui tend à se répandre parmi les filles-mères, qui font élever leurs enfants au biberon, tandis quelles mêmes se placent comme nourrices. Il n'en résulte que trop souvent, que l'enfant de la nourrice meurt dans les mains de sa garde, pendant que son nourrisson prospère. Je viens de le voir encore, tout récemment. N'est-ce pas là faire un commerce criminel de son lait ; et n'appartient t-il pas à l'Etat, par une surveillance attentive, de l'éviter et même de le punir ?

Quant à l'impossibilité qu'invoquent certaines mères de nourrir leur enfant, je suis de plus en plus convaincu qu'elle est rare.

J'ai longuement insisté sur ce point que le nourrisson peut sûrement se suffire, pendant les premiers mois, avec un maximum de 120 grammes de lait par kilogramme de son poids.

Or, y a-t-il réellement beaucoup de femmes qui ne puissent fournir, après la première semaine du nourrissage, environ 400 grammes de lait dans les vingt-quatre heures, ce qui suffirait à un nourrisson de 3^{kil}500 ?

Si l'enfant est réglé au moins à sept tétées, c'est donc seulement 60 gr. de lait à trouver dans les deux seins réunis toutes les trois heures. Il faut que réellement la sécrétion lactée soit bien faible, pour ne pas pouvoir arriver à cette quantité.

Du reste, ce ne sont plus là de simples hypothèses ; les recherches de Budin y ont substitué les chiffres les plus démonstratifs.

Le Dr Roger Mesnil qui a relevé, dans le service de ce dernier, les observations de toutes les femmes qui y avaient séjourné après leur accouchement de dix à quinze jours, et qui pour trois années s'élèvent à 3.069, a trouvé que sur 100 femmes, 4,2 seulement, n'ont pas pu allaiter, que 9,4 n'ont eu qu'une quantité de lait insuffisante ; et que, par conséquent, 86,4 (1) peuvent assurer d'une manière complète, l'allaitement au sein.

Je suis convaincu que beaucoup de mères, parmi celles qui voudraient allaiter et qui ne le font pas, ne se doutent pas, qu'une si faible quantité de lait peut suffire au début ; et il est de notre devoir de les en persuader pour quelles commencent et qu'elles continuent leur allaitement avec confiance. Ne savons-nous pas, du reste, surtout depuis que Budin l'a mis si nettement en lumière, que la sécrétion lactée augmente par la

----

(1) Thèse de Mesnil. *Manuel pratique d'allaitement* de Budin, p. 127.

succion ? Dans sa dernière publication, son *Manuel pratique d'allaitement*, il a de nouveau, avec raison, fortement insisté sur ce point. Il cite même des faits de retour de la sécrétion lactée, une semaine, et même cinq semaines après qu'elle était tarie. Je ne puis résister au désir de résumer ce dernier (1).

Une femme accouchée le 3 avril 1900 d'un enfant débile, le met immédiatement en nourrice, pensant le placer ainsi dans de meilleures conditions de survie. Mais trompée par la nourrice, elle reprend le 7 mai. son enfant très affaibli ; et elle le porte à la consultation du professeur Budin, qui reçoit dans son service la mère et l'enfant.

Ce dernier est donné à une nourrice de la maternité, et son état s'améliore aussitôt ; mais, de plus, quoique « à la pression des seins, on ne put absolument rien faire sortir, Budin, essaye de faire revenir cette sécrétion lactée, tarie depuis plus d'un mois ».

Un gros enfant en est chargé. Mais il pratique inutilement de vigoureuses succions, les 7 et 8 mai. Budin ne se décourage pas. L'expérience, on peut le dire, car ce fait clinique tient beaucoup de l'expérimentation, est continuée ; et dès le lendemain, 9 mai, le gros nourrisson voit ses efforts couronnés d'un premier succès ; il obtient 5 grammes de lait. Le 10, il ne dépasse pas cette même quantité ; mais, les 11 et 12 mai, il en trouve successivement 35 et 70 gr. ; et le 13, la mère partage 145 gr. entre son enfant et le nourrisson. Dès lors, sous l'influence des succions de ce nourrisson, qui, à peine au monde, venait ainsi de bien mériter de l'humanité, la sécrétion augmenta rapidement ; et, le 18 mai, 11 jours après la première tentative, elle atteignait 595 grammes. quantité déjà suffisante pour un enfant de 5 à 6 kilogrammes, et plus que suffisante pour le sien, qui ne pesait que 2480 grammes. Aussi, le 15 juin, moins d'un mois après, était-il arrivé à 3^{kil}110, avec un accroissement total de 630 grammes ; et un gain quotidien de plus de 7 grammes par kilogramme. Et c'est ainsi que furent récompensés en même temps, le fort nourrisson, auteur de cette reviviscence, de sa persévérance, Budin de sa tentative scientifique, et la mère de la confiance qu'elle avait eue en lui.

Après des résultats aussi surprenants de la succion poursui-

(1) *Traité pratique d'allaitement*, Doin, Paris, 1905, p. 41.

vie avec persévérance sur le retour de la sécrétion lactée, j'estime que l'on peut compter sur elle, au moins dans beaucoup de cas, pour l'activer ; et que, par conséquent, grâce à elle, il y a peu de mères, quelque faible que soit la quantité de lait qu'elles aient au début, qui doivent désespérer.

Du reste, quels inconvénients peuvent être trouvés à y avoir recours ? Si la succion fait attendre ses heureux résultats, il restera toujours à la mère la ressource de s'aider du lait stérilisé ; et de faire ainsi l'*allaitement mixte* auquel Budin doit de si nombreux et de si constants succès. Elle pourra ainsi continuer son œuvre de mère, en donnant elle même les soins à son enfant, sans en laisser le mérite à une nourrice mercenaire, qui peut-être s'en acquittera moins bien. Et si cette mère et sa famille repoussent le lait stérilisé, comme étant moins avantageux que le sein, pourquoi l'enfant de la nourrice y serait-il condamné? Evidemment, ce dernier est sacrifié ; il est frustré dans ses droits ; et, je l'ai dit, l'Etat doit veiller à ce qu'il n'en soit pas ainsi C'est à lui à le protéger ; et si réellement la mère cède à un extrême besoin, à la misère, c'est encore à l'Etat qu'il appartient d'intervenir, en lui donnant les moyens d'existence, en s'inspirant de cette pensée si judicieuse de Lagneau : « *La mère pauvre doit être la nourrice payée de son enfant* »

Tout ce qui précède nous conduit donc à ces conclusions :

1º Sauf les cas de force majeure, et ceux de certaines maladies, la mère doit nourrir son enfant. Elle doit le faire par devoir, dans l'intérêt de son enfant et dans le sien propre.

2º Le nourrisson, en effet, a droit au lait de la mère.

3º Le corps médical, même en ne s'inspirant que des lois de l'hygiène, doit faire son possible pour faire accepter ce devoir par les mères.

4º Les mères qui ne peuvent pas nourrir sont rares.

5º L'Etat, sans action sur les mères riches qui ne veulent pas nourrir leur enfant, peut au moins exiger de celles qui se proposent d'être nourrices, qu'elles ne se placent comme telles, que lorsque leur enfant peut sans inconvénient se passer de leur lait.

Ces points établis, que l'allaitement au sein soit assuré par la mère ou par une nourrice, voyons quelles sont les règles qui doivent présider à cet allaitement.

Je n'ai pas à m'occuper ici des soins à donner à la mère dans les premiers jours qui suivent l'accouchement. On trouvera cette question traitée avec tout le soin qu'elle comporte dans les traités spéciaux.

Cependant un point important de ces soins concerne l'*alimentation;* et j'ai été heureux de voir Budin entrer dans quelques détails à cet égard dans son Manuel d'allaitement.

Je crois ses conseils excellents; mais je me propose d'y revenir plus longuement en traitant de la ration de la nourrice.

TÉTÉES. — *Nombre, heures, durée.* — Tout ce qui a trait à ces questions a déjà été également traité et fort bien par les nombreux auteurs qui s'occupent de l'hygiène des nourrissons; je me contenterai donc des quelques observations suivantes :

Le réglage des tétées est dominé par la *capacité de l'estomac,* par la *durée de la digestion* chez le nourrisson, et par la *quantité totale de lait* nécessaire pour couvrir les dépenses que lui imposent les diverses conditions que je viens d'apprécier.

Nombre. — D'après Comby, je l'ai déjà dit, la capacité de l'estomac du nourrisson varierait ainsi qu'il suit, d'après son âge :

Naissance.........	40 à 50cc	3me mois................ 140cc
2me semaine.......	70 à 80	5me mois................ 250
3me semaine.......	80 à 90	6me mois................ 300
2me mois..........	100 à 120	

Dès la fin de la première semaine, l'estomac du nourrisson peut donc recevoir de 50 à 60 cent. cubes de lait, et cette capacité arrive à 70 cent. cubes vers le milieu de la deuxième semaine. Or, nous allons le voir, ces capacités sont plus que suffisantes pour assurer l'alimentation de l'enfant; et, de plus, elles vont nous servir de guide.

Quant à la durée de la digestion, pour la plupart des auteurs, elle est au moins de 1 heure 1/2. « Chez le nouveau-né, dit Comby, « la digestion dure au moins 1 heure 1/2 à 2 heures et plus tard « de 2 à 3 heures. Il faut donc que l'estomac ne soit pas tou- « jours encombré et connaisse le repos, il faut atteindre rapi- « dement, à mesure que le bébé avance en âge, un intervalle « de 2 heures, 2 heures 1/2, 3 heures entre ses tétées. »

Cette opinion est également celle de Marfan (1) : « D'une « manière générale, l'intervalle de 2 heures entre les tétées est « un peu trop faible. L'estomac d'un enfant nourri au sein et « bien portant se vide environ 1 heure 1/2 ou 2 heures après la « tétée ; il faut donc attendre au moins ce laps de temps pour « remettre l'enfant à la mamelle ; mais l'expérience apprend « qu'il est bon d'augmenter encore cet intervalle, et M. A. « Czerny en a donné une explication plausible.

« Quand l'estomac a chassé son contenu dans l'intestin, il « continue à secréter du suc gastrique, et cette secrétion à « vide a sans doute pour effet de réaliser dans une certaine « mesure l'antisepsie de la cavité, car alors l'acide chlorhy- « drique devient libre, n'étant plus neutralisé par la caséine et « les phosphates du lait. »

Ainsi d'une part, l'estomac peut mettre deux heures et peut-être davantage pour achever son opération ; d'autre part, dès la deuxième semaine, il peut contenir environ 70 centimètres cubes de lait ; et enfin la quantité totale maximum, nous l'avons vu, est de 120 grammes par kilogramme d'enfant, soit une moyenne de 350 à 450 grammes pour les enfants de cet âge.

Avec ces données, il va nous être facile de régler le nourrissage dont les principes seront les suivants : mettre un intervalle au moins de deux heures et demie entre les repas et, mieux, de trois heures ; ne pas dépasser à chaque tétée 70 centimètres cubes ; et atteindre, au début, dans les 24 heures environ, 120 grammes de lait par kilog. d'enfant, soit 400 gr. environ de lait, pour un nourrisson de 3^{kil} 500.

C'est en m'inspirant de ces idées, que, depuis assez longtemps, je suis arrivé à la pratique suivante.

Après quelques jours de tâtonnements forcés, surtout s'il s'agit d'un premier nourrissage, j'ai adopté sept tétées espacées de trois heures ; et cela jusqu'aux approches du sevrage normal du nourrisson. Quant à la quantité de chaque prise à chaque tétée, elle varie avec le poids.

Au commencement, chacune de ces sept tétées doit être de 60 grammes pour un nourrisson de 3^{kil} 500, de 70 grammes pour un de 4 kilogrammes, etc. Elles augmenteront, du reste, forcément, en suivant le poids de l'enfant. Elles devront autant

____

(1) *Traité de l'Allaitement*, p. 193.

que possible avoir la même valeur. On arrivera assez facilement à leur donner la valeur voulue et à les égaliser, en tenant compte de la durée des tétées et de la quantité de lait pris chaque fois. Après quelques jours de ces observations, le réglage, même à ce point de vue, devient facile; et la nourrice ne se trompe que de fort peu.

Heures. — Ainsi, le nourrissage sera réglé, à 3 heures d'intervalle, à 7 tétées dans les 24 heures. Quant à la quantité de lait à donner, je le répète, elle sera basée sur le poids normal de l'enfant; et elle sera répartie, autant que possible, d'une manière égale entre ces sept tétées.

Pour tenir compte des obligations de la vie et permettre à la mère de nourrir, et en même temps de vaquer à ses autres occupations habituelles, j'ai adopté depuis longtemps les heures suivantes, comme présentant des avantages pratiques : 7 heures et 10 heures du matin, 1 heure, 4 heures, 7 heures et 10 heures du soir; et enfin une septième tétée vers 3 et 4 heures du matin.

Ces heures, il est facile de le voir, laissent disponible, pour la mère, un temps suffisant pour s'occuper de ses affaires dans la maison et au besoin pour sortir. Les tétées de 1 heure, 4 heures et 7 heures correspondent aux heures de ses repas, c'est-à-dire à celles auxquelles elle est forcément chez elle, et pendant lesquelles ses travaux sont suspendus. La tétée de 10 heures du soir précède son coucher; et elle n'est éveillée qu'une fois dans la nuit, lorsqu'elle a déjà pu prendre cinq heures environ de sommeil. Toutes les mères que j'ai observées, s'endormaient ensuite de nouveau facilement en même temps que leur nourrisson, et trouvaient encore deux ou trois heures de bon sommeil avant la tétée de 7 heures.

Grâce à ces heures, suivies régulièrement, j'ai vu des femmes d'apparence chétive, faire face à plusieurs nourrissages successifs et sans fatigue.

Pendant la seconde partie du nourrissage, la tétée de la nuit est supprimée; et l'enfant s'en passe facilement, à la condition d'augmenter les autres d'une quantité proportionnelle, ce que la capacité de l'estomac, nous l'avons vu, permet facilement.

Enfin, tout à fait à la fin de l'allaitement exclusif et comme préparation au sevrage, le premier repas est retardé jusqu'à

8 heures, les enfants dormant, le plus souvent, jusqu'à ce moment; le deuxième est fait à midi, et les deux autres à 4 heures et 7 heures du soir. Ce sont les mêmes heures qui seront conservées après la suppression de l'allaitement.

Durée. — En ce qui concerne la *durée* des tétées, je crois qu'on peut adopter le principe suivant : *la tétée doit durer le moins possible.* Il est mauvais que l'enfant s'amuse au sein, et encore plus mauvais qu'il y revienne plusieurs fois. Il faut, autant que possible, habituer les enfants à téter sans s'arrêter.

De plus, je recommande à la mère de savoir toujours qu'elle est la durée ordinaire de la tétée. Si l'enfant tète régulièrement, cette durée sera un excellent guide pour augmenter ou diminuer la quantité de lait prise par l'enfant selon les indications des pesées. Mais, en outre, la connaissance de cette durée sera des plus utiles pour graduer la quantité de lait, dès qu'apparaîtra le moindre trouble digestif. Il faut que les mères sachent que la diminution de l'allaitement est le meilleur moyen de remédier à ces troubles; et il leur sera bien facile de diminuer la quantité de lait, dans les proportions qu'elles voudront, en diminuant la durée des tétées.

Ainsi, en résumé, les règles de l'allaitement au sein me paraissent devoir être les suivantes :

1° *Donner au nourrisson une quantité de lait établie d'après son poids normal.*

2° *Répartir ce lait, d'une manière égale, en sept tétées pendant les six à huit premiers mois ou même plus tard ; puis ramener ces tétées à six; et enfin à quatre seulement dans la période qui précède immédiatement le sevrage.*

3' *Faire durer les tétées le moins possible.*

· 4° *Connaître leur durée, pour pouvoir augmenter ou diminuer la quantité de lait, en suivant les indications données par la balance et par les organes digestifs et que j'essayerai de préciser.*

ALLAITEMENT ARTIFICIEL.

Des travaux publiés dans ces dernières années, et à des points de vue différents, sont venus éclairer certains côtés importants de cette question, jusqu'à présent, je crois, assez mal jugée; parce quelle avait été envisagée d'une manière trop globale, en lui laissant toute sa complexité, et, par conséquent, sans dégager assez ce qui, dans ses résultats, doit être attribué aux différents facteurs que l'on groupait sous ce nom.

Ce mode d'allaitement a été depuis longtemps, le point de mire des critiques les plus sévères du corps médical; et il a été de sa part l'objet d'une réprobation si générale, que les pouvoirs publics ont dû s'en occuper, et que maintenant encore il est considéré comme faisant courir les plus grands dangers.

Or, dans cette campagne contre l'allaitement artificiel, avons-nous toujours été bien inspirés? Avons-nous toujours été justes envers lui? Très sincèrement, je réponds à ces deux questions par la négative.

Certes, je ne viens pas le défendre, au détriment des droits légitimes de son adversaire, l'allaitement naturel. Je trouve, au contraire, que la campagne que le corps médical a menée contre lui était des mieux justifiées; et la part que j'ai pu y prendre me laisse sans regret. Cette campagne s'imposait.

Toutes les statistiques dans lesquelles l'allaitement au sein était comparé à l'allaitement artificiel, constituaient un réquisitoire accablant contre lui ; et, sans remonter bien loin, nous trouvons des chiffres qui justifiaient l'opinion sévère du corps médical et de l'administration dans le rapport général des enfants assistés de 1898. Sur 48.083 enfants nourris avec ce mode d'élevage, la mort en avait supprimé 8.324, soit une proportion de 17,29 %; tandis que sur 34.614 élevés au sein, les décès ne s'étaient élevés qu'à 3.880, soit seulement 10,59 %. C'est donc déjà une différence des plus sensibles. Mais, parmi ces décès, il s'en trouve un certain nombre, qui sûrement sont indépendants du mode d'allaitement, ou qui n'en relèvent que faiblement, tels sont ceux par malformation, les prématurés, et, quoique avec une différence moindre, les décès dus à la tuberculose, aux fièvres éruptives, etc. L'influence du mode d'élevage, apparaît mieux dans la statistique, quand on ne compare que les décès par diarrhée infantile.

Sur les 48.083 enfants élevés au biberon, 3.937 décès étaient dus à cette affection, soit une mortalité de 8,19 %; et sur les 34.641, élevés au sein, la diarrhée n'avait fait que 1.089 victimes, soit une proportion seulement de 3,15 %. En somme, pour la diarrhée infantile, dans l'étiologie de laquelle le mode d'élevage doit être considéré comme prenant la plus large part, les décès des enfants élevés au sein, ne représentent pas le tiers, 3,15 pour 10,59 °/₀ des décès totaux ; tandis que pour les autres, ils représentent la moitié, 8,19 pour 17,29 °/₀.

A côté de cette statistique, j'en pourrais citer bien d'autres, parlant dans le même sens et parfois avec encore plus d'éloquence. Le doute ne saurait donc être permis; l'allaitement artificiel, pris dans son ensemble, donne environ trois fois plus de décès par diarrhée que l'allaitement naturel.

La campagne menée contre lui par le corps médical, était donc des plus justifiées; et j'estime que les chiffres, recueillis par Mesnil dans le service de Budin, établissant que sur 100 femmes, il y en a 86 qui peuvent nourrir, doivent nous rendre encore plus circonspects dans les cas où il semble s'imposer.

Il faut donc qu'il soit bien entendu que l'allaitement artificiel, ne doit être, comme le dit Budin, qu'un *pis aller*; et qu'on ne doit y recourir, que dans l'impossibilité absolue de pouvoir utiliser l'autre. Mon sentiment, à son égard, on le voit, ne saurait donc laisser aucune place, même à la complaisance.

Mais, tout en restant fidèle à ce principe, et on verra combien j'y tiens, après avoir pris connaissance de quelques travaux récents, cette question s'est cependant présentée à mon esprit et me semble demander qu'on l'examine avec soin : la morbidité et la mortalité si considérables constatées avec l'allaitement artificiel, sont-elles inséparables de ce mode d'élevage, ou bien, au moins une partie de ces dangers ne doit-elle pas être rejetée sur son mauvais mode d'emploi ? C'est cette question que je vais examiner.

Nous savons d'abord quel rôle joue la suralimentation dans la production des affections intestinales. J'ai longuement insisté dans plusieurs travaux, sur l'importance que prend cette influence dans les diarrhées d'été, c'est-à-dire celles qui sont les plus fréquentes et les plus meurtrières ; et j'ai été heureux de voir cette opinion être acceptée par de nombreux confrères et notamment par Budin. Il est bien vrai, que pendant cette période, c'est encore le biberon qui donne le plus de cas de maladies et le plus de décès ; mais est-on bien en droit de faire retomber sur l'allaitement artificiel, l'entière responsabilité de ces troubles digestifs et des décès qui trop souvent les suivent ? Je ne le pense pas, et je demande que cette responsabilité soit partagée d'une manière plus équitable.

Au moins deux facteurs, d'une manière très probable, peuvent déjà intervenir : la composition du lait différente de celle de la femme et aussi la suralimentation.

Or, est-on bien en droit de n'incriminer que le premier ? Je sais bien que la suralimentation est plus fréquente avec l'élevage au biberon qu'avec l'élevage au sein. Mais cette circonstance, qui tout d'abord paraît tout en faveur de ce dernier, peut devenir, au contraire, un puissant argument en faveur du premier. Si, en effet, jusqu'à présent le nourrissage au biberon a produit plus fréquemment la suralimentation parce qu'on donne le lait sans compter, n'est-il pas vrai que lorsqu'on consentira à doser les quantités, il aura sur celui au sein un avantage pratique de premier ordre?

Dans l'élevage au sein, on peut certes arriver à évaluer les quantités de lait qui sont prises dans les 24 heures par des pesées répétées ; mais incontestablement ce sont là des soins assez délicats, et demandant beaucoup de temps, si on les fait d'une manière continue. Bien autrement facile est le dosage avec le biberon. Il est ici de la plus grande simplicité et est en même temps plus exact. Il suffit, d'être fixé sur la quantité de lait à donner, et à la repartir entre le nombre total des tétées. Il faut donc conclure de ce premier chef, que la suralimentation est plus facile à éviter dans l'élevage au biberon que dans l'élevage au sein.

Une autre cause des affections intestinales réside dans les modifications subies par le lait et même dans ses altérations ; et, de nouveau, ces modifications et ces altérations sont propres à l'allaitement artificiel. Mais s'il est vrai qu'elles ne peuvent appartenir qu'à lui, il faut reconnaître également qu'elles n'en sont pas inséparables. On peut encore obtenir un lait non modifié, ayant conservé les qualités d'un lait normal. D'autre part, ses altérations, de mieux en mieux étudiées, peuvent fort bien être évitées. Les précautions à prendre dans l'élevage au biberon sont de mieux en mieux connues ; et, avec leur application de plus en plus complète, ses dangers forcément diminuent.

On peut enfin reprocher au lait des animaux la variabilité de leur composition ; mais le même reproche ne peut-il pas être adressé à celui de la femme ?

Il ne reste donc plus que la différence de composition des divers laits utilisés pour l'allaitement artificiel avec celui de la femme; et j'avoue qu'il s'agit là d'une infériorité, ou moins en partie inévitable. On peut, certes, atténuer les différences les plus marquées au point de vue chimique, diminuer les azotés s'ils sont trop abondants, en faire autant des matières salines par divers coupages; mais évidemment on ne peut corriger ainsi que les différences les plus grossières; et d'autres, probablement, du reste, les plus importantes tenant à la constitution intime du lait, restent jusqu'à présent, il faut le reconnaître, au-dessus de nos moyens.

Toutefois, on le voit, nous devons espérer pouvoir remédier, au moins le plus souvent, à la plupart des causes de l'infériorité de l'allaitement artificiel, et. seules, les différences de composition restent inévitables. Or, ces différences de composition sont-elles suffisantes pour expliquer tous les dangers de l'allaitement artificiel?

Je crois fermement le contraire; et j'estime que les altérations du lait et surtout la suralimentation doivent être incriminées au moins autant que les différences de composition.

Les principaux dangers de l'allaitement artificiel me paraissent pouvoir provenir : 1° *de la différence de composition entre le lait des divers animaux et celui de la femme;* 2° *des altérations de ces laits;* 3° *du manque d'uniformité du lait des animaux;* 4° *de l'exagération des quantités données.*

Passons rapidement en revue chacune de ces causes; et voyons en même temps son importance réelle, et les moyens que nous avons, sinon pour y remédier d'une manière complète, au moins pour les atténuer :

1° *Différence de composition entre le lait des divers animaux et celui de la femme.*

Pour faire ressortir ces différences de composition, je réunis dans le tableau suivant la composition des laits de *femme*, de *vache*, de *chèvre*, d'*anesse* et de *jument*, telle que la donne Comby, en y joignant, d'après cette composition, leur valeur en calories et leurs relations nutritives (1).

<hr>

(1) Voir aussi Michel et Perret : Lait de vache, p. 31 ; lait d'anesse, p. 41 ; et lait de chèvre, p. 42.

Composition et valeur nutritive de 100 gr. de ces laits.

SUBSTANCES	FEMME	VACHE	CHÈVRE	ANESSE	JUMENT
Albuminoïdes	1 9	3.6	4.0	1.7	1.9
Corps gras........	4.5	4.0	4.5	1.6	1.2
Sucre.............	5.5	5.5	5.0	5.8	6.0
Sels	0.20	0.40	0.60	0.50	0.50
Calories..........	72	70	80	46	44
$\dfrac{\text{M. Az.}}{\text{M. n. Az.}}$ ou	1/5	2/3	2/5	1/4	1/4
$\dfrac{\text{Az. cal.}}{\text{Ter. cal.}}$	1/6	1/3	1/3	1/4	1/4

Telle est la composition, au moins moyenne et approximative, de ces divers laits.

Voyons, maintenant, en nous servant de ce tableau, d'abord quelles sont les différences entre le lait de femme et ceux de ces divers animaux ; et nous examinerons ensuite quels sont les procédés dont nous disposons pour rapprocher autant que possible la composition de ces derniers de celle du premier.

Azotés. — Au point de vue de ces aliments, les laits d'anesse et de jument se rapprochent sensiblement de celui de la femme ; et, au contraire, ceux de vache et de chèvre en contiennent une quantité double. Or, c'est là probablement une des causes les plus importantes de la difficulté qu'éprouvent certains nourrissons à les digérer et à les utiliser. L'exagération des azotés dans l'alimentation, en effet, a ici ces deux inconvénients, d'abord de rendre la digestion plus difficile, et, ensuite d'obliger le nourrisson à faire du calorique avec des azotés, ce qui exige un travail de plus de la part de l'organisme, celui de transformer la caséine en glucose. Or, la nature semble avoir voulu épargner ce travail supplémentaire au nourrisson, en exagérant les ternaires dans le lait de femme et en restreignant au contraire les azotés.

Il est donc possible que les organes du nourrisson, non préparés à ce travail supplémentaire, ne l'accomplissent que d'une manière imparfaite, en laissant une partie de cette caséine dans un état intermédiaire de sa désagrégation, et en augmentant ainsi les produits de combustion incomplète dont nous connaissons le danger.

A ces inconvénients s'en ajoute un autre, qui, quoique moindre, me paraît cependant avoir une certaine importance. La quantité d'urée à éliminer par les reins serait doublée; et surtout, ces mêmes organes devraient éliminer les produits azotés incomplètement oxydés, tels que l'acide urique, la xanthine, etc., etc.

Les inconvénients, de cette exagération des matières azotées dans le lait de vache et de chèvre, me paraissent des plus réels, au moins pendant les premiers mois. A cette époque, en effet, les quantités de lait doivent arriver à 120 grammes, je l'ai dit, pour satisfaire aux besoins d'entretien et de croissance; et, d'autre part, les organes digestifs sont encore plus sensibles que dans la suite. L'alimentation exclusive par ces laits, pendant les premiers mois, me paraît donc présenter de sérieux dangers; et si ces dangers sont constatés moins souvent que ne semble le faire prévoir cette composition, c'est que très probablement, ainsi que j'ai pu m'en assurer, le lait livré au nourrisson est moins riche en caséine que ne l'indiquent les analyses dont je me sers.

Mais, quoi qu'il en soit, cette grande différence de ces laits, en ce qui concerne ces azotés, conduit à ces conseils :

1° Qu'au moins pendant les premiers mois, il ne faut pas soumettre un nourrisson à une alimentation exclusive par le lait pur de vache ou de chèvre;

2° Que si l'on est forcé à ne donner que de ces laits, il faut les couper avec de l'eau bouillie et soumettre le mélange aussitôt à la stérilisation et au moins à l'ébullition sous pression;

3° Qu'autant que possible, à cette époque, on ne doit se servir du lait de vache ou de chèvre pur, que pour compléter l'allaitement au sein. Dans ces conditions, en effet, les inconvénients sont forcément diminués au double point de vue de la digestibilité et de l'utilisation. La difficulté de la digestion ne se présente que deux à trois fois par jour, sur les sept digestions que doit faire l'enfant; et la quantité totale de caséine à utiliser est également sensiblement diminuée. Or, les cas dans lesquels les mères ne pourront pas fournir au moins une partie du lait nécessaire à leur nourrisson, nous l'avons vu, sont des plus rares ;

4° Que cette pratique de l'alimentation mixte, même lorsque l'appoint au lait humain est assuré par du lait de vache pur, perd beaucoup de ses dangers après les premiars mois ; et, en effet, c'est surtout dans ces dernières conditions que Budin a trouvé ses constants succès.

Les résultats obtenus à sa consultation conduisent même à cette conclusion, que vu les inconvénients que peuvent présenter les manipulations auxquelles conduit le coupage du lait, il est préférable, au moins dans certaines conditions, de ne pas y avoir recours. De deux maux, il faut choisir le moindre. Or, la grande expérience poursuivie depuis longtemps par Budin indique, du moins, qu'il ne saurait y avoir de fréquents dangers à laisser au lait de vache sa richesse naturelle en caséine, aux deux conditions de le stériliser et d'éviter la suralimentation ;

5° Que dans les cas ou l'on serait condamné à l'allaitement artificiel, et dans lesquels aussi, on n'aurait pas à sa disposition un procédé donnant une garantie suffisante pour la stérilisation du lait, il me semble que l'on pourrait au moins pendant un à deux mois essayer le lait d'anesse, d'une manière mixte avec le lait de vache. On pourrait alterner les prises de ces deux laits, et chacun d'eux corrigerait ainsi les inconvénients de l'autre. Le lait d'anesse diminuerait la caséine et celui de vache augmenterait la quantité de beurre de cette alimentation.

Je conclus donc :

1° Qu'autant que possible, il faut éviter, pendant les premiers mois, l'alimentation exclusive par le lait pur de vache ou de chèvre ; que si l'on y a recours, il faut surveiller les fonctions digestives d'une manière particulière ; et qu'enfin, plus que dans aucune autre circonstance, il faut éviter la suralimentation ;

2' Que le premier ou le deuxième mois passé, on peut utiliser ces laits à l'état pur, comme supplément à l'alimentation au sein, à la condition d'éviter son altération ;

3° Que les dangers de cette alimentation mixte diminuent avec l'âge du nourrisson ; et que vers l'époque du sevrage, l'entrée de ces laits purs dans l'alimentation constitue une période sinon obligatoire au moins des plus utiles ;

4° Enfin, que dans les premiers mois, on pourrait peut-être tirer quelques bénéfices, dans les cas où le lait de femme ferait défaut, de le remplacer, par une alimentation mixte, par le lait de vache et celui d'ânesse.

MATIÈRES GRASSES. — Les trois laits les plus utilisés, ceux de femme, de vache ou de chèvre, ont à cet égard la même composition chimique; et leurs beurres, ce qui est important, ont la même valeur calorifique. Mais, par contre, ceux d'ânesse et de jument, sont tout à fait pauvres en corps gras, ce qui diminue beaucoup leur valeur calorifique.

Ces différents beurres sont-ils aussi facilement digérés par le nourrisson? Il est possible qu'il y ait quelques différences à cet égard ; mais elles doivent être peu marquées, au moins en ce qui concerne le beurre de la vache. Toutefois, j'estime qu'il serait bon de faire quelques recherches à cet égard. Les corpuscules de la matière grasse, sont, en effet, de dimensions différentes dans ces divers laits; et il serait possible que l'étude de cette question nous fournit quelques indications utiles.

LACTOSE. — C'est l'aliment qui varie le moins dans ces divers laits. Ses proportions vont de 5 à 6 grammes pour 100 grammes de lait. A cet égard, on peut donc admettre que tous les laits se valent.

SELS. — Ce sont ces matières qui présentent les plus grandes différences. Le lait de femme n'en contiendrait que $0^{gr}20$ à $0^{gr}30$ pour 100 grammes, et celui de chèvre arriverait à $0^{gr}60$. D'après de nombreux auteurs, le lait de femme serait un peu plus riche; c'est du moins ce que j'ai dû admettre dans mes études antérieures. Toutefois, ces matières resteraient dans le lait de femme sensiblement au-dessous de celles contenues dans les laits de vache et surtout celles d'ânesse ou de chèvre.

C'est là une question qui me paraît avoir son importance. Un nourrisson de 6 kilogr., prenant sensiblement 100 grammes de ce lait par kilogr., recevrait $3^{gr}60$ de matières salines ; et comme la dose des médicaments pour cet âge est fixée au douzième de celle de l'adulte, nous arrivons à une équivalence de 43 grammes de matières salines pour le nourrisson. N'y a-t-il pas à craindre que cette quantité soit au moins laxative ?

Les analyses, souvent répétées, ont montré que les différentes matières salines, sont les mêmes pour les différents laits ; et, à peu de chose près, qu'elles s'y trouvent sensiblement dans les mêmes proportions que pour les totaux que j'ai donnés. Toutes augmentent ou diminuent dans les mêmes proportions. C'est ce qu'on peut voir par les analyses suivantes de Bunge (1) et de Pagès (2) que j'emprunte à Marfan (3).

Bunge : pour 1.000 gr. lait de vache et lait de femme.

	Lait de vache.	Lait de femme.
Potasse (K² O)	1.766	0.762
Soude (Na² O)	1.110	0.257
Chaux (Ca O)	1.593	0.312
Magnésie (Mg O)	0.210	0.065
Oxyde de fer (Fe² O³)	0.003	0.005
Anhydride phosphorique (Ph² O⁵)	1.974	0.468
Chlore (Cl)	1.697	0.445

Pagès, pour 1,000 centimètres cubes de lait.

	FEMME	ANESSE	JUMENT	VACHE	CHÈVRE	CHAMELLE	BREBIS	CHIENNE
Chlore	0.5	0.3	3.0	1.3 — 0.9	1.5 — 2.0	3.0	0.9	1.4
Acide phosphorique	0.3	1.2	0.8	1.4 — 2.5	2.0 — 2.2	1.5	3.7	4.2
Chaux	0.2	1.5	0.6	1.2 — 2.0	1.9 — 2.0	1.7	3.0	4.0
Potasse	0.8	0.3	0.3	2.5 — 2.0	1.9 — 3.0	3.0	1.6	1.4
Soude	0.6	0.9	0.9	0.5 — 0.9	0.5 — 0 5	1.0	0.6	0.7

J'emprunte à Michel et Perret (page 15 de leur rapport), les modifications suivantes sur la composition minérale du lait de femme pour un litre de ce lait.

(1) Cours de chimie biologique et pathologique. Traduction française de Jaquet, Paris, 1891.

(2) PAGÉS. *Physiologie de la matière animale du lait.* Thèse de doctorat ès science naturelles, Paris, 1894.

(3) MARFAN. *Traité de l'allaitement,* p. 12.

NOMS DES SUBSTANCES MINÉRALES	PAGÈS (1)		B' AUBERG (2)
	LAIT DE 12 JOURS	LAIT DE 12 MOIS	LAIT DE FEMME
Potasse	0.80	0.50	0.690
Soude	0.60	0.40	0.49
Chaux	0.25	0.20	0.394
Magnésie..................	0.03	0.02	0.068
Oxyde de fer..............	»	»	0.020
Chlore	0.50	0.40	0.294
Acide sulfurique	»	»	0.143
Acide phosphorique.........	0.34	0.20	0.294
Sels insolubles..............	»	»	0.036

Les mêmes auteurs donnent, pour les proportions des divers sels de ce lait, les indications suivantes : pour 100 grammes de cendres :

SUBSTANCES MINÉRALES	BUNGE	SÖLDNER	BALKAUS et CRONHEIM	CORNELIA de LANGE
K^2O	32.14	30.1	33.74	19.9
Na^2O	11.75	13.7	11.91	29.6
CaO	15.67	13.5	17.36	12.9
MgO..........	2.99	1.7	2.13	2.9
Fe^2O^3..........	0.27	0.17	0.63	0.25
P^2O^5..........	21.12	12.5	14.79	17.9
Cl.............	20.35	21.8	15.47	21.3

Comme on le voit, d'après ces analyses, toutes les matières salines, sauf le fer, sont plus largement représentées dans le lait de vache que dans celui de femme; et aussi plus abondantes dans le lait de chèvre que dans celui de vache

(1) *La matière minérale du lait*. Thèse de la Faculté des sciences de Paris, 1899.

(2) *Zeitschrift f. Biologie*, t. XI, 1900, p. 38.

Quand nous aurons à nous occuper des matières salines, comme toutes augmentent ou diminuent à peu près dans les mêmes proportions, il suffira donc de tenir compte de leur valeur totale.

CALORIES. — C'est là, nous le savons, une des trois questions les plus importantes, concernant l'alimentation, les deux autres étant la quantité des azotés et celle des matières salines. Or, à ce point de vue, les trois laits de femme, de vache et de chèvre, peuvent se remplacer en parties égales.

En effet, quoique avec des compositions assez différentes en substances organiques, celles-ci arrivent à se compenser; et leur valeur calorifique totale est, en somme, sensiblement la même : 72 calories pour la femme, 76 pour la vache et 80 pour la chèvre. Or, ce sont là évidemment des écarts négligeables, et même souvent dépassés d'un jour à l'autre pour chacun de ces laits.

Mais, fait important, les laits d'ânesse et de jument, n'ont qu'une valeur calorifique beaucoup moindre. Les 100 grammes de celui de jument ne donnent en moyenne que 44 calories, et de celui d'ânesse, que 46.

Si donc nous voulions remplacer le lait de vache ou de chèvre, par exemple, par celui d'ânesse, il faudrait en donner une quantité double; et cela d'autant plus, que ce dernier n'est pas seulement inférieur aux deux autres par sa valeur calorifique, mais aussi par sa faiblesse en caséine.

Il faudrait donc donner 200 gr. environ de lait d'ânesse, pour remplacer 100 grammes de lait de vache ou de chèvre.

En ce qui concerne le lait de femme, la différence est à peu près la même que pour ceux de vache et de chèvre au point de vue de la valeur en calories ; mais la quantité de caséine étant, au contraire, sensiblement la même, on ne pourrait arriver à donner une quantité de lait d'ânesse, ayant la même valeur calorifique que 100 grammes de femme, par exemple, qu'à la condition de donner deux fois plus de caséine.

Ce sont là, on le voit, autant de considérations qui prennent une grande importance, quand il s'agit de passer d'un lait à l'autre; et sans l'utilisation desquelles, du reste, il est impossible de faire ces substitutions dans de bonnes conditions.

RELATION NUTRITIVE. — Dans le *lait de femme* la relation

nutritive, telle qu'on l'entend le plus souvent, c'est-à-dire le rapport du poids des azotés, au poids total des ternaires, est presque exactement de 1 à 5, soit $\dfrac{19}{45 + 55}$. Le poids des azotés n'est donc que le cinquième du poids total des ternaires. Mais dans cette manière d'exprimer le rapport des azotés aux ternaires, tous ces derniers sont considérés comme ayant la même valeur calorifique, ce qui constitue une grosse erreur.

Ce rapport tombe à 1/6, si nous évaluons le trois catégories d'aliments en calories. Nous aurons alors, en effet,

$$\frac{95}{405+220} = \frac{1}{6}.$$

Ainsi donc ce premier fait se dégage de ce rapport que les azotés sont en réalité, dans le lait de femme, dans de faibles proportions relativement aux ternaires. Cette proportion est même beaucoup plus faible que celle que nous avons adoptée pour l'adulte, qui, soit en poids soit en calories, est de 1 à 4 :

en poids $\dfrac{1,50}{1 + 0,50+4,50} = \dfrac{1}{4}$; et, en calories $\dfrac{7,50}{32,50} = \dfrac{1}{4}.$

Or, comme nous devons admettre qu'en vertu de la loi d'adaptation, la nature a dû mettre le lait de la mère en rapport avec les besoins de l'enfant, nous devons en conclure, que ce dernier a plus besoin des aliments de calorification que de ceux de constitution ; et c'est, en effet, ce que nous a prouvé l'étude de la ration de l'enfant, surtout comparée à celle de l'adulte. Tandis qu'au point de vue des albuminoïdes, les besoins sont presque les mêmes chez les deux, en ce qui concerne les besoins en calories, ceux de l'enfant sont presque le double.

De plus, la relation nutritive des ternaires fait ressortir un autre fait important.

Pour l'adulte, cette relation en poids est de 1/5, soit : 1 gr. de corps gras, pour 0,50 d'alcool et 4^{gr}50 d'hydrates de carbone ; et en calories de $\dfrac{9}{21^{gr}50}$ soit sensiblement de 1/2. Les hydrates de carbone l'emportent donc de beaucoup sur les corps gras, non seulement en ne considérant que le poids, mais même en donnant à ces aliments leur valeur en calories. Pour le nourrisson, au contraire, nous trouvons seulement $\dfrac{4.5}{5.5}$, si l'on se base sur le poids ; et les proportions sont même largement renversées pour la relation nutritive en calories, soit $\dfrac{405}{220}$.

A la première observation que je viens de faire relativement aux besoins en calories plus grands pour les nourrissons que pour l'adulte, vient s'ajouter la suivante, que le nourrisson, contrairement à l'adulte, demande ses calories plus aux corps gras qu'aux hydrates de carbone ; et, de nouveau, au nom de la loi d'adaptation, nous devons admettre que la nature doit avoir donné au nourrisson des organes disposés d'abord pour digérer cette grande quantité de corps gras, et ensuite pour les utiliser.

Nous savons, en effet, que le foie qui joue sûrement un rôle des plus actifs dans la digestion des corps gras et probablement aussi dans la transformation de ces corps en glucose, en le rapportant au kilogramme, a des proportions sensiblement plus grandes chez le nourrisson que chez l'adulte.

L'étude des relations nutritives du lait de femme fait donc ressortir ces deux faits importants, qui devront toujours être présents à l'esprit, quand on voudra *féminiser* un lait :

1° Que dans le lait de femme, le rapport en calories des azotés aux ternaires n'est que de 1 à 6 ;

2° Que le rapport des calories des corps gras à celles des hydrates de carbone, qui pour la ration de l'adulte est de 1/2, pour celle du nourrisson est de 2/1.

Ces faits établis, et on conçoit leur importance au double point de vue de la digestibilité des divers laits et de leur utilisation plus ou moins facile par l'organisme, voyons quelles sont les relations nutritives des autres laits.

Pour le *lait de vache*, le rapport des azotés aux ternaires en calories (je néglige celui basé sur le poids), nous donne $\dfrac{36}{40+55} = \dfrac{3}{8}$ ou, d'une manière suffisamment exacte, un rapport de 1 à 2.5 au lieu d'un rapport de 1 à 6. C'est donc là une différence considérable, qui forcément doit modifier d'abord les conditions de sa digestion, puisqu'il devra peptoniser une quantité double de substances albuminoïdes, et ensuite au point de vue de l'utilisation de ces albuminoïdes en excès, pour les transformer en glucose.

En ce qui concerne les ternaires entr'eux, au contraire, la proportion reste sensiblement la même, soit $\dfrac{360}{220}$ ou $\dfrac{3}{2}$.

Les mêmes observations se présentent pour le *lait de chèvre*. La relation des ternaires entr'eux est bien la même que pour le lait de femme $\frac{405}{200} = \frac{2}{1}$; mais celle en calories, des albuminoïdes aux ternaires, exagère encore les inconvénients que je viens de signaler pour le lait de vache. La relation est en effet de $\frac{360}{605}$ soit sensiblement de $\frac{3}{5}$.

Les conditions changent, au contraire, pour les laits d'*ânesse* et de *jument*, qui se rapprochent de celui de la femme.

Pour l'ânesse, son lait donne, en calories, des azotés aux ternaires $\frac{85}{376}$, soit sensiblement de 1 à 4. Ce n'est pas encore de 1 à 6, comme pour le lait de femme; mais cependant un rapport qui s'en rapproche. Toutefois, la différence entre 1/6 et 1/4 est encore exagérée par la pauvreté totale de ce lait en calories.

Sa faible valeur à cet égard, en effet, je l'ai déjà dit, oblige à en donner environ un tiers en plus. soit dans les proportions approximatives de 46 à 72. Or, le lait d'anesse contenant $1^{gr}70$ de caséine par 100 grammes, pour donner au nourrisson une ration équivalente en calories à 100 grammes de lait de femme, il faudrait arriver à 150 grammes de lait d'ânesse, ce qui porterait les azotés à $2^{gr}50$ par kilogramme de nourrisson. De telle sorte que, quoique ce lait contienne réellement un peu moins de caséine que celui de la femme, on est forcé pour alimenter le nourrisson avec ce lait, de lui donner plus de caséine qu'il n'en recevrait, s'il était nourri avec celui de femme.

La différence n'est pas considérable, mais elle n'en existe pas moins; et j'ai cru utile de la signaler parce que tout d'abord on pourrait croire le contraire.

Une seconde différence existe dans la relation des ternaires entr'eux. Contrairement à ce qui a lieu pour les trois laits précédents, c'est la lactose qui fournit le plus grand nombre de calories. Nous avons, en effet, $\frac{144}{232}$ soit à peu près $\frac{1}{2}$. De telle sorte que, d'une part, le lait d'ânesse exagère le travail des organes destinés à la digestion des albuminoïdes et des hydrates de carbone, et diminue celui des organes digérant les corps gras.

Ce sont là, je crois encore, des différences qui ne sont pas négligeables.

Enfin, ce que je viens de dire pour le lait d'ânesse, s'appliqué également, et même d'une manière un peu plus marquée à celui de jument, qui se rapproche beaucoup de ce dernier. Pour ce lait, en effet, la relation des azotés aux ternaires est de $\frac{95}{348}$ soit environ de 2 à 7, et celle des ternaires entr'eux de 108 à 240, soit environ de 1 à 2.

Telles sont, parmi celles qu'il nous est permis d'apprécier, les différences existant entre ces divers laits ; et dont la connaissance doit nous guider dans les tentatives que l'on doit faire pour rapprocher leur composition autant que possible de celui de la femme.

Vu les modifications que l'élevage peut déjà obtenir dans la composition du lait, il ne me paraît pas impossible, grâce surtout à l'alimentation, de modifier certains de ces laits dans le sens de celui de la femme. Pour ceux de la vache et de la chèvre, qui n'en diffèrent que par leur nature en caséine, il me semble que l'on pourrait arriver, au moins dans une certaine mesure, à diminuer cette dernière. Ce serait là un grand progrès ; et qui, pour l'allaitement artificiel, serait des plus utiles. On aurait ainsi un lait *féminisé* naturellement ; ce qui nous dispenserait des manipulations que nous devons faire subir au lait de vache ou de chèvre ordinaire, et qui forcément nous expose à les altérer. Je me permets d'appeler l'attention du monde médical et des éleveurs sur ce point; mais. en attendant que ce progrès soit réalisé, voyons comment, jusqu'à présent, on a cherché à réaliser ce que l'on a désigné sous les noms de *maternisation*, d'*humanisation*, ou, peut-être plus justement, de *féminisation*.

Ces procédés peuvent être ramenés aux suivants :

1° Le coupage avec ou sans addition de lactose ;

2° L'addition de lactose ou de matières grasses sans coupage ;

3° La séparation par simple dépôt ;

4° Enfin la centrifugation.

Mais quelque soit le procédé que l'on adopte et quelque soit le lait sur lequel on opère, les principes qui doivent inspirer toutes ces opérations restent les suivants :

1° Donner à 100 grammes du lait obtenu, la même valeur en calories que 100 grammes de lait de femme, soit approximativement 70 calories.

2° Leur donner en caséine au moins une quantité égale sans trop la dépasser.

3° Leur donner également une valeur au moins égale à celle du lait de femme en matières salines et de nouveau sans trop la dépasser.

Coupage. — C'est le procédé le plus simple et le plus anciennement connu. En coupant les laits de vache et de chèvre avec leur poids d'eau bouillie, on obtient un mélange qui a, pour la caséine, sensiblement la même richesse que le lait de femme, 1^{gr}8 et 2 grammes. Mais sa valeur en calories est deux fois moindre ; elle tombe dans les environs de 35 au lieu de 70. Pour donner à ce mélange la même valeur, il faut donc ajouter de 8 à 10 gr. de lactose, à 100 gr. de ce mélange, ce qui porterait le nombre des calories respectivement à 68 et 75. Les corps gras seraient ramenés à 20 grammes environ, mais la lactose serait élevée à 65 et 60 grammes.

Je considère ce procédé d'abord comme un des plus faciles, et ensuite, comme un de ceux qui donnent un mélange se rapprochant le plus possible du lait de femme. Il a contre lui, les manipulations qui exposent à son altération ; mais à la condition de le compléter par la stérilisation, ou du moins par l'ébullition en vase clos, il me paraît pouvoir justifier l'usage qui en est fait le plus souvent.

J'ajoute qu'il donne une grande facilité pour graduer les mélanges en diminuant l'eau ajoutée au lait; et qu'il permet ainsi d'arriver graduellement au lait pur, ce que l'on peut faire sans gros inconvénient, je l'ai dit, au moins vers le quatrième ou le sixième mois.

Je viens d'indiquer l'eau bouillie pour faire ces coupages; et c'est, en effet, à ce liquide auquel je m'en tiens actuellement. Je le préfère aux infusions végétales encore souvent conseillées et surtout utilisées dans ce but.

Coupage et précipitation de la caséine. — Ce procédé employé, dès 1893, par Vigier, consiste à précipiter la caséine d'une certaine quantité de lait, et à mélanger ensuite ce lait appauvri en caséine, et dont la teneur en cette substance est connue, avec une quantité de lait normal, permettant d'approcher assez approximativement la composition du lait de femme.

Ce procédé, appliqué aux laits de vache et de chèvre, permet de les rapprocher de celui de la femme en ce qui concerne la caséine; mais il ne corrige pas l'exagération des matières salines, qui est marquée surtout pour le lait de chèvre. Cependant, il a donné de bons résultats dans les mains d'assez nombreux praticiens.

Mais évidemment, pour être pratiqué dans de bonnes conditions, il demande à l'être par un chimiste, et forcément cette nécessité restreindra toujours son emploi.

Enfin, outre ces coupages, j'ai déjà signalé (1) ceux que l'on peut faire entre les divers laits entr'eux. En mélangeant, par exemple, en parties égales, le lait de vache avec celui d'ânesse, on obtiendrait un mélange contenant 2^{gr}6 de caséine, 28 gr. de beurre, 5^{gr}6 de lactose ; 0^{gr}45 de matières salines et valant 61 calories. Le mélange du lait d'ânesse avec celui de chèvre, donnerait sensiblement les mêmes résultats.

Il serait à désirer que ces mélanges furent soumis à l'épreuve clinique.

Addition de lactose ou de matières grasses sans coupage. — Je signale également, maintenant que la centrifugation nous permet d'obtenir rapidement la matière grasse du lait; et, par conséquent, probablement aussi sans trop d'altérations, la possibilité, par l'addition de la matière grasse du lait de chèvre ou de vache au lait d'ânesse, de rapprocher ce dernier de celui de la femme. Je ne crois pas que cet essai ait encore été fait.

Enfin, on pourrait augmenter la valeur en calories du lait d'ânesse par l'addition de lactose. Il suffirait d'en ajouter 6 grammes à 100 grammes de lait d'ânesse, pour porter leur valeur à 70 calories.

De même qu'après le coupage, l'addition soit de la lactose

____

(1) *Hygiène alimentaire du nourrisson*, p. 139. Doin, Paris, 1903.

soit de la matière grasse, exigerait l'emploi d'un procédé de stérilisation.

Procédés basés sur la pesanteur. — Le plus simple est celui de Dufour, basé seulement sur la séparation partielle du beurre qui se fait en laissant reposer le lait.

En laissant le lait immobile pendant quelques heures, en effet, le beurre, plus léger vient se placer à la partie supérieure; et en vidant le vase par la partie inférieure, on peut supprimer une partie de la caséine et de sels. Il est vrai que l'on enlève en même temps une partie de la lactose; mais on peut ensuite ajouter au lait ainsi traité, la quantité que l'on en a retiré.

Comme on le voit, ce procédé est applicable, comme ceux de coupage, au lait de vache et de chèvre; et, bien appliqué, il doit pouvoir donner de bons résultats. Mais de même que celui de Vigier, il ne peut guère être appliqué que par une personne expérimentée, si l'on veut être sûr d'approcher la féminisation d'assez près. Dans les mains du public, au contraire, il ne peut donner que des résultats sans garantie.

Centrifugation. — Enfin, Gartner a fait une heureuse application de la pesanteur en s'adressant à la centrifugation. Ce procédé ingénieux permet, en effet, d'opérer d'une part sur la matière grasse, qui étant plus légère, reste au centre de l'appareil, et d'autre part sur la caséine, les sels et le sucre qui sont à la périphérie.

Sauf pour quelques échantillons de lait très riches en beurre, ce qui est rare pour les laits vendus, ce n'est qu'exceptionnellement que l'on devra diminuer ce dernier. Celui de femme, en effet, en contient 45 grammes par litre; et, de tous ces laits, avec celui de chèvre, il est le plus riche. Mais pour les laits de vache et de chèvre, trop riches en caséine et en sels, on peut facilement les priver d'une partie de ces substances, tout en leur conservant leur composition en beurre.

Il est vrai que le procédé condamne à enlever en même temps une certaine quantité de lactose et d'eau; mais on peut facilement. l'opération terminée, y remettre ces deux substances dans les proportions voulues.

De même que les procédés précédents, ceux basés sur la pesanteur, exigent, les opérations terminées, l'emploi des moyens propres à antiseptiser leurs résultats.

Telles sont d'abord les indications qui doivent nous guider dans les tentatives de féminisation du lait des divers animaux, et ensuite les procédés les plus souvent employés pour remplir ces indications ; je vais, avant de déterminer la longue étude que je leur ai consacrée, résumer les unes et les autres dans les propositions suivantes :

1º Les laits de ces animaux s'écartent sensiblement de celui de femme ; et, même en se plaçant aux seuls points de vue de leur composition chimique et de leur digestibilité, aucun d'eux ne peut remplacer celui de femme sans modifications.

2º Les laits de vache et de chèvre, qui se rapprochent de celui de la femme par leur valeur totale en calories, en diffèrent d'une manière marquée par leurs diverses relations nutritives.

3º Ceux d'ânesse et de jument, qui, au contraire, s'en rapprochent par leur richesse en caséine, s'en éloignent par leur valeur calorifique totale qui est beaucoup moindre.

4º En outre, tous ces laits, et surtout ceux d'ânesse et de chèvre, sont plus riches que celui de femme en matières salines.

5º Dans les tentatives de féminisation du lait, il faut autant que possible conduire les modifications que nous faisons subir aux divers laits d'animaux, de telle manière, qu'à volume égal avec le lait de femme, ils aient la même valeur en calories, qu'ils contiennent la même quantité d'azotés et aussi la même quantité de sels.

6º Quelque soit le procédé employé, la féminisation du lait jusqu'à présent reste imparfaite ; et c'est pourquoi, autant que possible il faut donner la préférence à l'allaitement au sein, au moins d'une manière partielle.

7º Vu la petite quantité de lait qui est nécessaire au nourrisson dans les premiers mois, on peut espérer que l'obligation d'une alimentation exclusivement artificielle sera rare.

Toutefois, dans les cas ou l'allaitement artificiel exclusif s'imposerait, au moins dans les premiers mois, il me paraît préférable d'avoir recours à la féminisation du lait, en s'adressant au procédé, qui, vu les circonstances, paraîtra préférable.

9º Ce sont également les circonstances qui devront faire donner la préférence à un quelconque de ces laits. On pourra, du reste, en cas d'insuccès avec l'un, s'adresser à un autre, que l'on féminiserait en tenant compte de sa composition.

10º Après les premiers mois, on pourra s'adresser, surtout

s'il s'agit d'une alimentation mixte, au lait de vache naturel

11° Quel que soit le lait employé et le procédé mis en usage pour le féminiser, le résultat, après les opérations de féminisation, devra être antiseptisé par la stérilisation ou au moins par l'ébullition en vase clos.

12° La même précaution devra être prise, quand ces laits seront donnés à l'état naturel.

ALTÉRATIONS DU LAIT. — La seconde cause qui peut rendre l'allaitement artificiel dangereux, est l'altération du lait; et cette altération reconnaît elle-même pour cause toutes celles si nombreuses provenant de l'ignorance et de l'incurie des personnes s'occupant de l'alimentation de l'enfant. Ici trouvent leur place, en partant du moment de la traite, le manque de soins des trayons, la malpropreté des mains qui les expriment, le lavage incomplet des vases qui reçoivent le lait. le mouillage avec de l'eau impure, les impuretés qui peuvent y tomber depuis le moment de la traite, jusqu'au moment ou il est vendu aux parents ; et, de nouveau, chez ces derniers, le défaut de propreté du vase dans lequel il est reçu, du biberon, du tube aspirateur ; toutes causes d'altération qui, bien entendu, s'aggravent et se multiplient, si le lait doit être soumis à un procédé de féminisation.

Ainsi les causes d'altérations sont si nombreuses, elles se succèdent si rapprochées l'une de l'autre, que l'on conçoit combien il est rare que dans les douze heures qui souvent s'écoulent entre le moment de la traite et celui où il est pris par le nourrisson, un lait puisse rester pur. A ces causes, s'ajoutent enfin celles provenant de microbes pathogènes, notamment celui de la tuberculose.

Toutes ces causes, nous obligent donc à antiseptiser le lait avant de le donner au nourrisson. Les dangers de ces altérations possibles et la nécessité d'y remédier, découlent, du reste, de la constatation des microorganismes dans les laits, dès 6 à 12 heures après la traite, et surtout des recherches si bien conduites de Miquel. Je dois ajouter, qu'il y a quelques années (1900 et 1901), j'avais pu constater que des laits pris à différentes laiteries ou achetés à divers laitiers, et placés dans des étuves réglées de 25° à 42°, dans moins de 24 heures devenaient assez riches en microorganismes.

Tous ces faits ne nous laissent donc aucun doute sur ce point que dans les conditions ordinaires, dans lesquelles se font les traites, 6 à 12 heures sont largement suffisantes pour que le lait soit envahi par les microbes ; et comme, d'autre part, au moins dans les villes, le lait n'est jamais consommé plus tôt, cette conclusion s'impose : que le lait doit être privé de ces microorganismes avant d'être utilisé.

C'est là, du reste, je crois, une conclusion qui n'est plus discutée.

Marfan, qui a consacré un excellent chapitre à cette question, divise les divers procédés employés dans ce but en trois groupes, les *chimiques*, les *mécaniques* et les *physiques* ; et, après avoir écarté les deux premiers, il étudie le dernier, comprenant le *froid* et la *chaleur*.

Le *froid* ne pourrait qu'arrêter la reproductivité, au moins, de nombreux microorganismes ; et ceux-ci revenus à d'autres températures reprendaient cette propriété. Ce n'est donc là qu'un moyen temporaire, et ne pouvant donner des résultats avantageux qu'à la condition d'être employé très près de la traite. Mais heureusement il n'en est pas ainsi de la *chaleur*. Celle-ci, par certains procédés, peut, en effet, nous donner à cet égard toute garantie.

Les principes qui doivent présider à leur choix, d'après Marfan, sont les suivants :

« 1° Les ferments lactiques ordinaires et les microbes pa-
« thogènes rencontrés dans le lait, même le bacille de la tu-
« berculose, sont sûrement détruits dans ce liquide (le lait)
« par une température de 80° pendant dix minutes ou de 68°
« pendant trente minutes. »

« 2° Les ferments de la caséine sont beaucoup plus résis-
« tants à la chaleur ; le *bacillus subtilis*, le *tyrothrix tenuis*,
« le *bacillus mesentericus vulgatus* produisent des spores qui
« ne sont détruites qu'à des températures très élevées. Si les
« bacilles adultes succombent aux environs de 100°, leurs
« spores peuvent supporter une température de 115° pendant
« une minute....

« D'après Miquel, tous les germes sont detruits au bout
« d'une heure à 105°, au bout d'une demi-heure à 107°, 108°,
« et au bout d'un quart-d'heure à 110°. »

En résumé, en s'inspirant de ces résultats un peu largement, comme le comporte la pratique, on peut considérer comme certain qu'une température de 100°, maintenue pendant une dizaine de minutes, prive le lait de tous les microbes pathogènes spécifiques que nous connaissons :

3° Mais que pour le priver de tous les microorganismes à l'état adulte ou de spores qu'il peut contenir, il faut le porter au moins pendant quinze minutes à 110°.

Ce sont ces deux principes qui doivent guider dans le choix des procédés à employer et qui expliqueront leurs résultats.

De plus, à ces deux principes, il faut ajouter le suivant : que, selon toute probabilité, si la température de 110° détruit tous les germes, cette même température est insuffisante pour détruire au moins une partie des toxines secrétées par ces germes avant leur destruction ; et enfin, qu'elle laisse ces germes dans le lait sans que nous puissions savoir si, en les tuant, elle a rendu inoffensifs leurs composés chimiques.

Ce dernier principe, on va le voir, acquiert dans la pratique une extrême importance.

Ces principes posés, examinons les procédés employés pour débarrasser le lait des divers organismes, en prenant la division de Marfan, qui les répartit tous en quatre groupes : deux INDUSTRIELS : la *stérilisation* et la *pasteurisation*, et deux DOMESTIQUES : l'*ébullition* et le *chauffage au bain-marie*.

La *stérilisation* consiste le plus souvent à soumettre le lait à une température de 110°, en évitant l'ébullition, grâce à l'élévation de la pression. D'après ce qui précède, c'est le procédé le plus sûr ; mais il exige un appareil assez cher et dont le maniement est assez difficile pour qu'il ne puisse pas être mis à la disposition de toutes les familles.

Le lait soumis à cette opération prend le goût du lait bouilli, et même un peu plus prononcé ; mais, d'après la majorité de ceux qui l'ont employé, son pouvoir nutritif et sa digestibilité ne sont pas modifiés.

Ce sont ces avantages, qui, d'une manière générale, lui ont valu la préférence. Mais les quelques difficultés que présente sa préparation font que, jusqu'à présent, on ne peut se le procurer que dans les centres encore assez importants.

Quand on le pourra, c'est donc à ce lait qu'il faudra donner la préférence. Toutefois, on ne doit pas le faire sans surveillance. Outre, en effet, les imperfections pouvant provenir des oublis, des négligences dans sa préparation, il faut se rappeler que cette température de 110° est insuffisante pour détruire les produits toxiniques provenant des microbes avant leur destruction. Si le lait a été altéré avant l'action de cette température, le lait sera bien stérilisé, mais il n'en restera pas moins toxique. Ceci nous conduit donc à diminuer autant que possible le temps qui s'écoule entre cette opération et la traite.

Dans le procédé de la *pasteurisation*, le lait n'est porté qu'aux températures de 75° à 80°, températures suffisantes pour tuer les ferments lactiques et les microbes pathogènes, mais insuffisante pour détruire les ferments de la caséine, au moins à l'état de spores.

A cet inconvénient, qui prend beaucoup d'importance quand ce lait n'est pas utilisé immédiatement, il faut ajouter celui d'exiger un appareil dont le maniement n'est pas moins difficile que ceux qui servent à la stérilisation ; et enfin celui du goût qui est sensiblement le même qu'après la stérilisation.

L'ébullition est le plus simple de tous les procédés. Le lait bouillant à 101°, on peut compter que dans quelques minutes les ferments lactiques et les microbes pathogènes seront tués. Mais, de même que la pasteurisation, elle laisse vivre les ferments caséiques. Elle pourra donc rendre des services, à la condition de faire bouillir le lait fraîchement trait et de l'utiliser peu après l'ébullition.

En remplissant ces deux conditions, l'ébullition pourra donner des résultats encore satisfaisants. Il faut ajouter, en plus, que, de tous, c'est le plus simple et le plus à la portée des familles pauvres et habitant la campagne.

Le chauffage au bain-marie à 100° est celui qui semble se répandre le plus.

Quoique par ce procédé le lait ne dépasse guère les températures de 95-96° (Marfan), températures, qui, nous le savons, sont insuffisantes pour atteindre les ferments caséiques, nous sommes, grâce à elles, mis à l'abri des ferments lactiques et pathogènes. En outre, ce procédé a l'avantage de n'exiger qu'un appareil peu coûteux et d'un maniement facile. Enfin, il permet d'éviter tout transvasement, le flacon dans lequel le lait a subi l'influence de la chaleur servant de biberon. Ce sont évidemment ces avantages pratiques, et en même temps, il est possible, son apparence de procédé scientifique, qui tendent de plus en plus à lui faire donner la préférence. Quant au pouvoir nutritif et à la digestibilité, ce procédé ne les modifie que peu, et enfin le goût n'est pas plus modifié que par l'ébulition.

Ainsi, en écartant le procédé de la pasteurisation, qui est d'une exécution assez difficile et qui ne donne pas plus de garantie que les autres, notre choix peut se porter sur la *stérilisation complète*, sur le *chauffage au bain-marie* et sur *l'ébullition*.

De ces trois procédés, c'est sûrement le premier qui donne le plus de garantie; et j'espère que bientôt, c'est par ce procédé que sera traité tout le lait servant au nourrissage. Beaucoup de pharmaciens commencent à se servir du stérilisateur; et, dans leurs mains, ce procédé peut donner toute garantie. Je suis convaincu, en outre, que grâce à l'usage que l'on en fera, on verra disparaître les quelques inconvénients pratiques qui lui nuisent encore.

Le procédé du bain-marie à 100°, inférieur au precédent, doit être préféré à la simple ébullition.

Il doit être employé dans le cas où l'on ne peut profiter de la stérilisation complète. Ce second procédé est véritablement un procédé de famille. Les parents arrivent facilement à bien l'utiliser. De plus, comme il est dans leurs mains, ils peuvent à leur gré faire varier la quantité de lait qu'ils mettent dans chaque flacon, en suivant ainsi les indications qui leur sont données par le poids de l'enfant et la nature des selles.

Enfin, le procédé de l'ébullition, par les nombreuses imperfections qui lui sont inhérentes, reste le dernier. Si, en effet, ce procédé, par la température de 101°, prive bien le lait des germes lactiques et des microbes pathogènes, il nécessite le transvasement, et l'ébullition se fait à découvert. De plus, il est rare que les parents s'astreignent à faire bouillir le lait à chaque tétée. Celui-ci est soumis à l'ébullition une fois et au maximum deux fois par jour; et dans l'intervalle les microorganismes peuvent à leur gré arriver dans le lait et s'y multiplier.

La simple ébullition est donc un pis-aller, et elle me paraît devoir être abandonnée, quand on le peut.

En somme, nous restons donc avec les deux seuls procédés

de la stérilisation sous pression et le chauffage au bain-marie à 100°. Ce dernier, je l'ai dit, quoique poussant la stérilisation moins loin, peut encore suffire. Mais l'efficacité complète des deux, nous ne pouvons pas l'oublier, est soumise à cette condition capitale, condition sur laquelle j'insiste après Marfan, que le lait soit soumis à une de ces opérations à une époque assez rapprochée de la traite, pour que le lait n'ait pas eu le temps de s'altérer.

La stérilisation complète, elle-même, en effet, ne détruit ni les toxines déjà produites dans le lait, ni les cadavres des microorganiques. C'est là une cause fréquente des dangers dûs aux divers laits stérilisés. J'ai pu m'en convaincre plusieurs fois, depuis quelque temps ; et cela pour les deux procédés auxquels je viens de donner la préférence.

Plusieurs pharmaciens pratiquant la stérilisation complète y ont renoncé à cause des insuccès qu'ils devaient reconnaître, malgré l'attention la plus scrupuleuse qu'ils mettaient à pratiquer le procédé ; et, d'autre part, j'ai vu le procédé du bain-marie à 100° être également mis de côté, après avoir constaté que certains flacons s'étaient altérés, quoique le procédé eût été suivi avec le plus grand soin.

Pour tous ces cas, la cause la plus probable de ces insuccès reste la même : *la distance entre le moment de la traite et celui de la mise en œuvre du procédé.*

Le lait vendu le matin est toujours trait la veille au soir et le plus souvent entre quatre et cinq heures. Ce lait passe la nuit dans des vases dans lesquels souvent restaient quelques dépôts de celui de la veille. Ces vases, en effet, sont plus souvent seulement vidés et rincés que soigneusement lavés. Dans la matinée, ce lait, pendant le transport, est soumis, par le cahot des voitures ou du chemin de fer, à un véritable barattage ; et, vendu de cinq à sept heures du matin, une partie n'est prise par le nourrisson que dans l'après-midi, et parfois même dans le courant de la nuit suivante.

Voilà l'habitude contre laquelle le corps médical doit s'élever ; voilà, il me semble, la réforme la plus urgente à faire.

Il faut, en sachant mettre l'intérêt en cause, arriver à avoir du lait fraîchement trait, toutes les fois qu'il s'agit de nourrisson. Or, on n'aura de garantie à cet égard, que lorsque le lait sera trait au moins deux fois par jour devant l'acheteur.

On peut y arriver en établissant des vacheries dans les villes, à la condition de les soumettre à la surveillance quotidienne, s'il le faut, d'un vétérinaire chargé de ce soin par la municipalité. Les vaches ne pourraient passer qu'un certain temps dans ces vacheries urbaines, et elles devraient ensuite être renvoyées à la campagne. Il me paraît bien facile d'organiser ce service ; et il me semble que les municipalités l'auraient vite réalisé, si elles étaient convaincues de son utilité.

Ne pourrait-on aussi, au moins dans certaines villes, conduire les vaches laitières et les traire au fur et à mesure des demandes, comme la chose a lieu pour le lait de chèvre ou celui d'anesse ?

Je laisse aux administrations municipales et aux conseils d'hygiène le soin de choisir les moyens les plus propres à atteindre ce but ; mais évidemment c'est là une mesure qui s'impose. Sans elle, tous les procédés de stérilisation perdent leur garantie.

Je dois ajouter, pour faire ressortir toute l'importance de cette mesure, que l'utilité d'avoir du lait exempt de toute altération ne concerne pas seulement le nourrisson, mais la population entière. Le lait entre de plus en plus dans notre alimentation. Nous n'en consommons pas moins de 78 millions d'hectolitres par an, soit plus de 200 litres par personnes ; et, si une partie est utilisée sous forme de beurre ou de fromage, il n'est pas moins vrai qu'une partie importante est prise en nature. Vu cet usage si répandu, il paraîtrait tout naturel que l'Etat et les municipalités prissent des mesures pour que le consommateur le reçoive dans de bonnes conditions de conservation.

Ce qui précède nous conduit donc aux conclusions suivantes :

1° La première condition à remplir pour avoir du lait donnant des garanties de bonne conservation, c'est d'obtenir qu'il soit livré au consommateur au moment même de la traite ou peu après.

2° Le lait doit être soumis le plus tôt possible à un moyen de conservation, pour éviter le développement des microorganisme et de leurs toxines avant l'emploi de ces moyens.

3° A cette condition, l'ébullition peut suffire, si le lait doit être utilisé immédiatement et en totalité.

4° Si le lait doit être consommé dans les douze heures au plus tard, si la traite, a lieu deux fois par jour, le procédé du chauffage au bain-marie à 100° peut suffire.

5° Mais cependant, toutes les fois qu'on peut l'utiliser, le procédé de la stérilisation doit être préféré, comme donnant le plus de garantie.

Utilité d'uniformiser le lait des animaux. Question de la richesse minimum.

C'est là un grand progrès à réaliser. Le nourrisson serait sûrement le plus intéressé à sa réalisation, mais l'adulte n'y serait pas non plus indifférent. Savoir très approximativement la quantité d'aliments organiques et minéraux que prend un sujet, quand nous lui donnons 100 grammes de lait, serait, au point de vue alimentaire, un avantage des plus appréciables. Jusqu'à présent, au contraire, les indications à cet égard sont des plus vagues. Il suffit, pour s'en convaincre, de comparer les diverses analyses; et encore toutes celles qui sont publiées sont des moyennes effaçant ainsi les écarts dont le nourrisson subit, au contraire, forcément les conséquences.

Il me paraît de la plus grande utilité que l'attention des hygiénistes et des éleveurs se porte sur ce point de la production du lait. La question, au moins dans une certaine mesure, ne me paraît pas insoluble. Je suis convaincu que par une alimentation bien conduite, on pourrait arriver à donner aux laits des animaux une composition presque uniforme. On pourrait, du moins, y arriver pour le même animal. Il y aurait, je le répète, un grand bénéfice à le faire, au moins pour le lait destiné au nourrisson et à l'adulte malade.

J'ajoute qu'il se pourrait que les études faites sur les animaux et les procédés qui en résulteraient, ne fussent pas sans utilité, en ce qui concerne l'alimentation de la femme qui nourrit, alimentation sur laquelle, jusqu'à présent, nous n'avons que des données bien confuses.

Mais, en attendant que cet heureux progrès soit réalisé, je pense qu'on pourrait déjà s'en rapprocher en mettant en pratique le vœu émis par le Congrès de Bruxelles, de fixer un *minimum* au-dessous duquel le lait destiné à être pris en nature ne pourrait être livré à la consommation.

Ce minimum a été difficilement accepté. Ses adversaires craignaient que fixer un minimum, fut se condamner d'abord à un lait constamment *mouillé*, chaque producteur devant, dès lors, sûrement ramener leur production à ce minimum; et, ensuite, que ce fut un lait pollué, ce mouillage pouvant être fait avec une eau quelconque. Enfin, disaient-ils, pour atteindre ce minimum, ne pourrait-on pas se livrer sur ce lait à d'autres manipulations tout aussi dangereuses?

C'est en s'appuyant sur ces arguments, que les adversaires du minimum demandaient à ce que l'on voulut bien se contenter d'exiger un *lait naturel*, et en précisant encore davantage, *tel qu'il sort du pis de la vache*.

Or, de ces trois arguments, c'est le deuxième seul qui me paraît sérieux.

Je ne vois pas un grand inconvénient, en effet, à ce qu'une certaine quantité d'eau soit ajoutée à un lait dépassant le minimum, si cette eau est antiseptisée. N'est-ce pas, en effet, ce que nous conseillons presque tous, au moins pendant les premiers mois? Mais, de plus, qui pourrait nous garantir que le lait livré n'a pas été mouillé? Qui donc, pour un mouillage fait dans des proportions modestes et laissant encore au lait une composition moyenne, oserait affirmer que ce mouillage a été fait ou qu'il ne l'a pas été? Je ne connais aucun procédé qui décèle un mouillage fait dans ces conditions. Il faut donc accepter sa possibilité comme ne pouvant être évitée. Rien, à cet égard, ne sera changé à ce qui, probablement, se fait déjà.

En ce qui concerne les modifications à faire subir au lait, en vue de le faire arriver au minimum, telles que addition de petit lait, de beurre, etc., concentration par la chaleur, la ventilation, etc., on peut les prévoir; mais je crois qu'elles seront bien rares, étant donné que ce lait ne serait exclu que de la vente comme *lait titré*, et qu'il pourrait entr'autres être utilisé pour toutes les industries laitières, lait concentré, beurre, fromage, etc. Le prix de revient de ces modifications ne compenserait sûrement pas la différence de prix des deux catégories de lait.

Quant au deuxième argument, la pollution du lait au moins fréquente, j'avoue qu'elle m'a arrété un instant.

Mais tenant compte d'abord que la seule condition que le *lait fût naturel*, ne donnerait aucune garantie contre cette pollution, ensuite qu'elle livrerait le nourrisson et le malade à toutes les variations qu'aurait pu, dès lors, présenter un lait à la condition qu'il *fût naturel*, et que, par conséquent, par des procédés bien connus des éleveurs, on pourrait livrer impunément à la consommation des laits de très faibles valeurs nutritives ; enfin, que ce principe doit être admis, que tout lait destiné au nourrisson ou au malade, doit être stérilisé, ce qui obvie au moins en grande partie à la possibilité d'un addition d'eau laissant à désirer, je m'engageai en faveur du minimum, et je le défendis de mon mieux. Du reste, la veille déjà, Budin avait défendu une idée qui tendait vers le même but. Il demandait que l'on admit plusieurs qualités de lait d'après leur richesse. Ce qu'il voulait obtenir ainsi, c'était connaître la composition du lait qu'il donnait. Sa pensée est tout entière dans cette phrase que je relève dans son exposé :

« Il est absolument indispensable que nous, médecins,
« connaissions la qualité du lait qui nous est fourni, pour bien
« diriger l'alimentation de nos nourrissons et le régime de
« nos malades. Cela nous est aussi indispensable que de con-
« naître la valeur des autres aliments et la composition des
« médicaments que nous prescrivons ».

La proposition de Budin fut défendue, après lui, par M. Raquet de Bruxelles et M. Ferdinand Jean de Paris, mais combattue par M. André de Bruxelles, Thibault de Lille et Delaye de Liège; si bien que la séance fut levée avant qu'aucune décision ne fut prise. Mais la discusion reprit le lendemain, et porta surtout sur la question du *minimum*. Je crus, je l'ai dit, devoir prendre la parole en sa faveur; et, sans connaître l'intervention de Budin la veille, ce fut en faisant valoir les mêmes arguments.

« On tend à admettre, disais-je (1), qu'il faut au nourrisson,
« en moyenne, 100 grammes de lait par kilogramme de son
« poids, mais au moins faut-il savoir qu'en donnant ces 100
« grammes de lait, on donne la quantité d'azotés et de ternaires
« correspondant au minimum. »

Bien entendu, ajoutais-je pour répondre à l'objection qui

_____

(1) *Congrès international d'hygiène et de démographie de Bruxelles*, 1903, t. III, première division, section II, pp. 27 à 66, séance du 3 et 4 septembre.

était faite relativement à la composition différente du lait suivant les pays, « il ne peut s'agir ici de fixer un *minimum uni-*
« *versel.* Notre rôle doit se borner à demander à ce que les
« différents Etats fixent pour chacun d'eux un ou plusieurs
« minima, en tenant compte de la richesse moyenne du lait
« dans les différentes parties de leur territoire.

« Si ce minimum n'est pas fixé, et si l'on ne demande pour
« autoriser la vente du lait que cette condition qu'il soit natu-
« rel et tel qu'il sort du pis de l'animal, il est à craindre que
« les éleveurs, qui connaissent fort bien l'action qu'a une ali-
« mentation aqueuse sur l'augmentation de la sécrétion lactée,
« n'arrivent à produire la quantité au détriment de la qualité :
« le *lait sera mouillé avant d'être trait.* »

Et en terminant : « Je conclus donc en faveur de la fixation
« d'un minimum, et en rappelant que je crois indispensable de
« le fixer en même temps pour les albuminoïdes, les corps
« gras, les hydrates de carbone et les sels. »

Mon opinion, je dois le dire, résumait celle de plusieurs ora-
teurs ; aussi, après une nouvelle intervention de M. Chassevant
(Paris), qui la combattit, et de Lalo, de Bruxelles, qui s'y ral-
lia, M. Delaye de Liège, qui la veille avait combattu la division des laits en plusieurs qualités proposée par Budin, mais
qui était partisan du minimum, déposa un vœu en sa faveur.
Toutefois, ce ne fut encore que le lendemain que la discussion
se termina par l'adoption des vœux suivants :

« 1° Il y a lieu, dans l'intérêt de l'hygiène, de soumettre
« partout à l'inspection sanitaire, les vacheries qui produisent
« du lait pour la consommation publique.

« 2° *Il y a lieu de fixer, par région, des minima de teneur en*
« *principes utiles, au-dessous desquels le lait ne peut être livré*
« *à la consommation.*

« 3° Le Congrès d'hygiène émet le vœu que les méthodes
« analytiques des divers éléments du lait soient unifiées et étu-
« diées par le prochain Congrès de chimie appliquée ».

Depuis, la question en est restée là. Mais il y a lieu d'espérer
que grâce à la loi qui vient d'être votée sur les falsifications
des matières alimentaires, la composition moyenne du lait
fera l'objet d'une étude spéciale et que le minimum sera
adopté. Comme je l'ai dit en commençant, ce sera là, au moins
pour le nourrisson, un inestimable progrès.

4° *Exagération des quantités de lait données.* — Depuis quelques années, je me suis attaché, dans divers travaux, à distinguer la *suralimentation* et la *surnutrition.*

La première, je l'ai dit, est fonction du pouvoir digestif, et la seconde des besoins de l'organisme. Le mot suralimentation devient donc ainsi synonyme de surcharge et de surmenage des organes digestifs.

Suralimentation. — Or, la suralimentation, ainsi comprise, constitue sûrement la cause qui, avec l'allaitement artificiel, trouble le plus souvent les fonctions digestives de l'enfant et lui fait courir les plus graves dangers.

On ne saurait nier, certes, que la différence de composition des laits d'animaux avec celui de la femme, ne puisse entraîner des troubles digestifs ; et qu'il en est de même des laits altérés. Mais je ne crois pas que ces causes soient celles qui l'emportent le plus souvent. Aucune d'elles n'a pour moi l'importance du surmenage des organes digestifs dû à l'ingestion d'une trop grande quantité de lait. Cette suralimentation, il est vrai, n'est pas le propre exclusif de l'allaitement artificiel. Elle peut se produire aussi avec l'allaitement au sein, et même assez souvent. Mais, d'une part, dans ces dernières conditions, elle est moins fréquente et aussi elle atteint rarement les mêmes proportions. L'enquête la plus rapide peut nous fixer à cet égard. Il suffit pour cela d'interroger un certain nombre de mères élevant leur enfant au biberon ; et l'on apprendra que des enfants de 4 à 5 kilogrammes reçoivent, en plein été, 7 à 8 biberons par jour, contenant chacun de 100 à 125 grammes de lait pur ; et que d'autres, de 6 à 7 kilogrammes, prennent plus d'un litre de lait. J'ai même entendu la mère d'un nourrisson de 7 à 8 kilogrammes se flatter de faire prendre à son enfant presque deux litres de lait.

L'allaitement au sein, sûrement, ne permettrait que rarement de dépasser un litre, assez souvent même il ne permettrait pas d'y arriver. Or, le lait de vache, ayant sensiblement la même valeur en calories que le lait de femme et une valeur double en azotés, il en résulte forcément que l'allaitement au sein diminue dans une large mesure les dangers de la suralimentation, au moins à partir du poids de 7 à 8 kilogrammes. Il a pour limite la quantité de lait que peut fournir la mère, tandis que l'allaitement artificiel n'en a aucune.

L'examen des faits cliniques m'avait, du reste, bien avant que j'ai pu les expliquer par les données scientifiques, conduit à cette conclusion, que, dans la grande majorité des cas, les troubles digestifs du nourrisson ne reconnaissent d'autre cause que la suralimentation. Mes études, dans les pays chauds, m'avaient déjà fait admettre la même explication pour les troubles digestifs de l'adulte ; et, c'est en partant de cette idée que j'avais été conduit à traiter, chez ces derniers, ces troubles digestifs et même la diarrhée et la dysenterie des pays chauds, d'une manière exclusive par le régime lacté donné d'abord en quantité insuffisante et sans l'intervention d'aucun médicament (1879). Cette conviction, on le conçoit, devait me conduire facilement à appliquer dans nos climats les mêmes idées à la diarrhée du nourrisson. Or, les faits cliniques furent encore des plus probants.

Ces enfants, en effet, conservaient le même lait ; et, cependant, d'abord à la condition de n'en donner qu'une quantité au-dessous de leur ration, leur diarrhée cessait ; et, ensuite, à la condition de bien le doser, ils le digéraient et leur poids reprenait sa marche régulière. Le doute ne pouvait donc exister sur la véritable cause de ces troubles digestifs, puisque seule la quantité de lait ingéré avait été modifiée.

Aussi, depuis plus de vingt ans maintenant, je ne soigne pas autrement la diarrhée des enfants. Je ne fais que le dosage de leur allaitement. L'enfant est-il nourri au sein ? Je diminue la durée des tétées. Celles-ci étant réglées à trois heures d'intervalle, comme je l'ai dit, je ramène leur durée à 8, 5 et même 3 minutes. L'enfant est-il au biberon ? Les prises ayant lieu également toutes les trois heures, je fais descendre les quantités, suivant les cas, à 50 grammes et même à 25 grammes de lait par kilogramme, au lieu de 100 grammes en moyenne. S'agit-il, dans ce cas, d'un enfant de 5 kilogrammes, qui devrait recevoir, vu la saison, 500 grammes de lait, soit 70 grammes pour chacune de ses sept tétées, je descends les quantités à 35 grammes, à 25, à 15 grammes même selon la gravité des troubles digestifs. Ce n'est que bien exceptionnellement que je me résous à descendre à la diète hydrique, surtout quand il s'agit de nourrissons dans les premiers mois ou au-dessous de 5 kilogrammes. Les dépenses, à cet âge, sont si considérables, la dénutrition est si rapide, qu'autant que possible, j'évite de les condamner à vivre d'une manière exclusive sur leurs réserves.

Bien entendu, en même temps que je diminue le lait, je remplace la quantité qui est supprimée par de l'eau bouillie, pour fournir à l'enfant la quantité d'eau qui lui est nécessaire. On sait que j'ai longuement insisté sur ce point en traitant de ses besoins.

Outre ces faits cliniques, qui sont pour moi d'une constatation de tous les jours, j'ai pu fournir de l'influence de la suralimentation sur les troubles digestifs des faits expérimentaux les plus démonstratifs.

J'ai pu, en effet, je l'ai déjà dit, sur des animaux, cobayes et hérissons, dont l'alimentation était exactement réglée pour les maintenir à leur poids initial, produire ces troubles digestifs et les faire disparaître à volonté.

Les hérissons étaient alimentés avec de la viande de cheval ; les cobayes l'étaient avec du son, des carottes et des queues de carotte. Or, sans changer les aliments, il a suffi d'augmenter leurs quantités d'un quart à un tiers environ, pour voir la diarrhée apparaître ; et, ensuite, tout en conservant les mêmes aliments, il m'a suffi de ramener leur quantité d'un quart ou d'un tiers au-dessous de leur ration d'entretien pour voir la diarrhée cesser.

Enfin j'ai pu, pour chacun de ces animaux, reprendre ces expériences plusieurs fois, en alternant sans intervalle les périodes de suralimentation et d'alimentation insuffisante, et toujours avec les mêmes résultats.

Ces faits expérimentaux venant confirmer et expliquer les faits cliniques, ne peuvent donc ne laisser aucun doute sur ce point, que la suralimentation à elle seule, et sans qu'il soit nécessaire de faire intervenir aucune altération du lait, peut produire les troubles digestifs, qui, si souvent, chez les enfants, arrivent à l'entérite et à la gastro-entérite.

Mais, de plus, ces faits expérimentaux sont venus me donner une explication, et probablement pour moi la plus importante, de la plus grande fréquence de ces affections, chez le nourrisson, pendant la saison la plus chaude de l'année.

Des études antérieures m'avaient déjà démontré l'influence considérable qu'exerce la température ambiante, quelle que soit sa cause, saisons, climats, altitudes, sur les dépenses de l'organisme; et mes recherches, confirmées peu après leurs publications, en ce qui concerne les saisons, par Ch. Richet, J. Noë et Larguier des Bancels, m'avaient conduit à cette conclusion que nos dépenses, entre celles de l'été et de l'hiver, varient d'un tiers. Ces mêmes faits, du reste, ont été tout récemment confirmés de nouveau par Lefèvre.

Or, il me semble qu'il suffit de rapprocher cette conclusion de celle qui résume les faits relatifs à l'influence de la suralimentation sur les troubles digestifs pour arriver à l'explication des diarrhées d'été.

Le nourrisson qui continue à prendre pendant l'été la même quantité de lait, qui, pendant la saison précédente, correspondait à sa ration, arrive forcément à la suralimentation. C'est ce que j'ai désigné sous le nom de *suralimentation relative*.

J'en ai donc conclu, et les faits ont confirmé cette conclusion, que la cause de beaucoup la plus active de la diarrhée de la saison chaude, qui décime notre population des nourrissons et aussi les nourrissons du monde entier, est la suralimentation.

La suralimentation relative n'arriverait peut-être pas toujours à elle seule à produire les formes graves de ces affections ; mais, comme la plupart des enfants nourris au biberon sont déjà plus ou moins suralimentés, l'influence des chaleurs d'abord arrive plus facilement chez eux à triompher de la résistance de leur tube digestif, et aussi à le faire plus dangereusement.

J'estime donc que la suralimentation doit être considérée comme un des dangers les plus fréquents de l'allaitement artificiel. Certes, je ne veux pas nier le rôle que peuvent jouer les diverses altérations du lait, comme le pense Lesage (1) dans la production des diarrhées d'été. Il est évident que le lait s'altère plus facilement pendant les chaleurs de l'été que pendant l'hiver. Mais, tout en accordant une réelle importance à ces altérations, je crois que c'est encore la suralimentation qui est prépondérante dans l'étiologie de ces affections ; et je viens d'en donner la preuve, en citant les faits dans lesquels, le lait restant le même, il a suffi d'en diminuer les quantités pour voir disparaître les troubles digestifs que son exagération avait

______

(1) Article Gastro-antérite, in *Traité des maladies de l'enfance*, t. II, pp. 557 et s.

provoqués. Or, ce sont là des faits que chaque praticien peut vérifier tous les jours.

Du reste, je suis heureux de le constater, ces idées qui passèrent d'abord inaperçues, sont devenues peu à peu celles de la plus grande majorité du corps médical. Après n'avoir occupé qu'une place secondaire dans l'étiologie de l'entérite et de la gastro-antérite, comme avec Marfan et Lesage, la suralimentation a vu son rôle grandir ; et maintenant, je l'espère, grâce à la grande autorité de Budin, elle prendra la place importante qui lui revient, sans qu'elle en arrive toutefois à faire oublier les autres, telles que les altérations du lait, mais en se plaçant à leur tête, comme fréquence et gravité.

C'est, en effet, cette importance que Budin accorde à la suralimentation dans ses derniers travaux et notamment dans son manuel pratique d'allaitement. Déjà convaincu depuis longtemps du rôle de la suralimentation sur la production de la diarrhée infantile, ainsi qu'il ressort de ses travaux et de sa pratique, Budin, dans ce dernier traité, a donné à cette cause une influence tout à fait prépondérante.

Les troubles fonctionnels et les affections qui peuvent résulter du surmenage des organes digestifs par la seule exagération de lait ingéré, celui-ci fut-il irréprochable, sont nombreux comme formes et des plus variés comme gravité. Ce surmenage peut donner depuis de simples troubles dyspeptiques rendant seulement les digestions lentes, pénibles et parfois assez douloureuses pour rendre l'enfant inquiet ou provoquer ses cris, jusqu'aux formes les plus graves du choléra enfantile et de l'athrepsie.

Je n'ai pas à décrire ici ces troubles et ces affections. On les trouvera fort bien étudiés dans de nombreux travaux, traités spéciaux et recueils périodiques ; mais surtout dans les plus récents, on verra toujours la suralimentation figurer dans leur étiologie. Mais je vais signaler les principaux.

Je puis citer surtout :

1° Des simples troubles dyspetiques rendant la digestion plus lente et pénible, et qu'il faut chercher pour les reconnaître. Ces troubles fonctionnels un peu plus accentués se traduisent par le malaise et l'inquiétude de l'enfant, et parfois aussi par des ballonements. Un peu plus accentués, ils provoquent les cris de l'enfant, et rendent fétides les gaz intestinaux ainsi que les matières fécales, avant même que la consistance de ces dernières soit modifiée.

2° Ces troubles dyspeptiques s'accompagnent souvent de *régurgitation*, indiquant toujours une surcharge de l'estomac, qui ne peut que troubler son état fonctionnel, et ensuite altérer ses plans musculaire et glandulaire.

Tout enfant qui régurgite, en effet, est un enfant qui a trop pris, vu l'état actuel de son estomac ; et la prudence la plus élémentaire exige que l'on diminue les quantités de lait prises antérieurement. La régurgitation est bien un effort salutaire de l'organisme ; mais, comme celui-ci ne fait cet effort qu'à la dernière limite, il vaut mieux d'abord ne pas approcher cette limite et surtout ne pas la dépasser. De plus, il est probable que le lait, avant de provoquer les contractions de l'estomac a subi des modifications autres que celles d'une digestion normale ; et que, par conséquent, le lait qui reste dans l'estomac est altéré.

3° Sous l'influence de cette même surcharge de l'estomac, surtout si déjà cet organe était surmené, on peut voir survenir de véritables indigestions stomacales et intestinales rappelant tout-à-fait celles observées chez l'adulte. Elles en ont la brusquerie et le caractère passager. Elles corrigent, du reste, au moins pour quelques jours, les inconvénients de la suralimentation, en condamnant l'enfant à la diète ou du moins à une alimentation insuffisante.

4° On peut observer aussi l'embarras gastrique, dû à l'infection intestinale, le plus souvent apyrétique, mais pouvant également provoquer des accès de fièvre s'accompagnant parfois de phénomènes convulsifs.

5° Avec le temps, quand le surmenage des organes digestifs est modéré mais prolongé, de même que chez l'adulte, le plan musculaire de l'estomac et de l'intestin perdent de leur tonicité ; et l'on voit apparaître la dilatation de l'estomac et de l'intestin.

6° Ces divers troubles, sauf les indigestions et les embarras gastriques, peuvent se produire et persister assez longtemps sans grandes modifications de la flore digestive et des organes lymphoïdes, mais soit par leur simple continuité, soit par une exagération de suralimentation, le milieu intestinal étant changé, d'une part les microbes intestinaux peuvent devenir pathogènes, et d'autre part, la phagocytose intestinale peut perdre de son énergie ; dès lors apparaissent, avec plus ou moins d'acuité et de gravité l'entérite et la gastro-entérite.

7° Enfin, la continuité de ces affections entraînant la dénutrition, et l'infection intestinale exerçant son action sur les divers tissus, on voit apparaître l'athrepsie et ses funestes conséquences.

Surnutrition. — Ce sont là les troubles relevant de la suralimentation, telle que je l'ai comprise ; mais ces troubles ne sont pas les seuls qui puissent résulter, chez le nourrisson, de l'exagération de l'alimentation. Souvent, et avant même que les troubles dus à la suralimentation aient apparu, se manifestent les preuves de la surnutrition.

Les organes digestifs de l'enfant, en effet, par une sage prévoyance de la nature, peuvent élaborer une quantité d'aliments qui dépasse ses besoins. Il a fallu qu'il en fut ainsi pour éloigner la crainte de les voir, devant quelques surcroîts de dépenses, devenir insuffisants. Il est donc possible, qu'avant même que le surmenage des organes digestifs ne se produise, ces organes puissent digérer et absorber une quantité d'aliments supérieure non seulement à ses besoins, mais aussi à ses dépenses, celles-ci étant cependant portées à leur maximum : c'est la *surnutrition*. Celle-ci se manifeste d'abord par un embonpoint exagéré, qui est si commun chez le nourrisson, qu'on est arrivé à le considérer comme normal. L'obésité, elle-même, est devenue chez l'enfant, comme le meilleur signe de la santé. Or, n'en déplaise aux mères et aux nourrices, l'exagération du tissu adipeux chez le nourrisson, comme chez l'adulte, dénote une nutrition se faisant dans de mauvaises conditions d'équilibre des dépenses et des recettes ; et ces mauvaises conditions, auxquelles l'obésité ne remédie que momentanément et en partie, ne manquent pas de se traduire à ce jeune âge par les mêmes inconvénients que plus tard. Avec l'obésité coïncide souvent l'exagération de l'acide urique et des autres produits azotés de combustion incomplète.

De plus, sous la même influence, apparaissent souvent les maladies de la peau et surtout les *croûtes de lait*. Je ne compte plus les cas dans lesquels j'ai vu cette affection. et parfois arrivée à un degré des plus exagérés. disparaître sans autre traitement que le seul dosage de l'alimentation.

Il en est de même, au moins pour certains cas, des *convulsions*. Certes, ces dernières reconnaissent bien d'autres causes ; mais sûrement, il en est qui ne relèvent que de la surnutrition, ou de la suralimentation ainsi que je l'ai déjà indiqué. J'ai vu des enfants sujets à ces accidents, guérir et leur guérison être définitive sans autre médication que le réglage de leur alimentation.

Enfin, ne savons-nous pas que les manifestations arthritiques, autres que l'obésité et l'exagération de l'acide urique ne sont pas absolument rares avant la fin de la deuxième année ? Ne peut-on pas trouver chez les enfants de cet âge, la gravelle, la lithiase rénale et même le diabète, toutes affections, que, malgré la prédisposition, nous devons considérer au moins comme en partie acquises ?

De tous ces faits, je conclus donc :

1° Que l'allaitement artificiel expose davantage le nourrisson à l'exagération de l'alimentation que l'allaitement au sein ;

2° Que cette exagération de l'alimentation peut conduire à des troubles digestifs et même à des affections assez graves ;

3° Mais aussi que ces dangers peuvent être sûrement évités par le dosage de l'alimentation.

SEVRAGE.

Sevrer un enfant, c'est le faire passer de son alimentation purement lactée à une alimentation se rapprochant de celle de l'adulte ; et dans laquelle le lait, surtout à l'état pur, n'occupe plus qu'une place secondaire.

Le *sevrage*, dans le sens le plus large de ce mot, comprend donc toute la période de la vie de l'enfant dans laquelle se fait cette modification importante de son alimentation. Après le sevrage, l'enfant n'est plus un nourrisson. Son alimentation, ainsi que j'aurai à le dire, n'est pas encore celle de l'adulte, mais s'en rapproche en ce que ses aliments de choix font partie de ceux que prend ce dernier.

Ce passage, de l'allaitement au nouveau régime de l'enfant, peut se faire d'une manière *brusque* ou du moins rapide, ou bien d'une manière lente et *progressive*. Sauf des cas d'extrême urgence, c'est cette dernière qui doit être préférée.

Ainsi compris, on doit reconnaître au sevrage, deux

périodes dans le cas d'allaitement artificiel et trois périodes dans le cas d'allaitement au sein.

Avec l'*allaitement artificiel*, la première période consiste à remplacer une certaine quantité de lait par des aliments ordinaires, et plus spécialement des farines ou des fécules ; et la seconde période est constituée par la prédominance des aliments ordinaires, le lait pur, n'étant, du reste, plus pris au biberon, et ne représentant jamais qu'une faible partie de l'alimentation.

A ces deux périodes, s'en ajoute une troisième avec l'*allaitement au sein*.

L'alimentation du nourrisson subit une première modification par le remplacement de quelques tétées, une sur deux le plus souvent, par un lait d'animal donné en quantité équivalente. La pratique a montré que dans ces conditions, il vaut mieux donner ce lait au verre ou à la cuillère qu'avec le biberon. L'usage de ce dernier, en effet, d'abord peut faire abandonner le sein par l'enfant ; et ensuite, parfois l'habitude du biberon étant prise, il est difficile de lui faire accepter les aliments à la cuillère.

La deuxième période est constituée par le remplacement d'abord des prises de lait qui suppléaient aux tétées et ensuite de ces tétées elles-mêmes, par des aliments ordinaires, mais le plus souvent lactés. Il est prudent de conserver les tétées au début de cette période. Il faudrait, en effet, y revenir, et on le pourrait facilement dans le cas de troubles digestifs, si les tétées ont été conservées au moins un certain nombre de fois chaque jour. Si ces accidents s'étaient produits, il faudrait revenir d'abord à l'allaitement au sein exclusif, repasser ensuite à l'allaitement mixte ; et, celui-ci étant supporté, ne revenir aux aliments ordinaires qu'un jour sur deux.

La période du sevrage doit être avant tout une période de tâtonnements. L'obstination dans une règle fixée d'avance donnerait les pires résultats.

Ce n'est que lorsque l'intestin a conservé son état normal pendant un temps suffisant avec cette alimentation mixte, comprenant l'allaitement au sein, le lait d'animaux et les aliments ordinaires, que les tétées sont supprimées et remplacées, une à une, par des prises de lait pur et d'égale valeur. On entre ainsi dans la troisième période, pendant laquelle l'allaitement au sein est remplacé par l'allaitement artificiel et celui-ci par les aliments ordinaires.

Au sens étymologique du mot, cette modification mettrait fin au sevrage. L'enfant, en effet, dès ce moment est séparé de sa mère (separare).

Mais j'estime qu'il y aurait quelques inconvénients à restreindre ainsi sa signification. D'une part, en effet, on ne saurait encore considérer la modification de l'alimentation comme complète; et, d'autre part, le mot sevrage perdrait toute signication, quand l'enfant est élevé à l'allaitément artificiel, la séparation avec la mère ou la nourrice ayant été faite dès le début de cet allaitement.

Je considère donc la période qui nous reste à franchir, comme faisant également partie du sevrage.

Cette période est celle qui se prête le plus facilement aux modifications progressives, et on peut la prolonger pendant longtemps. L'enfant pouvant, dès lors, se suffire avec du lait d'animal, de vache ou de chèvre, surtout s'il est pris autrement qu'au biberon, on peut, tout en laissant la prépondérance à ce lait, essayer un certain nombre d'aliments, et progressivement se servir de ces derniers pour remplacer ces prises de lait. Si donc le commencement du sevrage est bien précis, puisqu'il correspond, dans le cas d'allaitement au sein, à la première intervention du lait d'animal, la fin de cette période est, au contraire, des plus vagues. puisque, même dans ce que nous devons considérer comme le régime ordinaire de l'enfant sevré, entre une certaine quantité de ce lait.

Telles sont les différentes étapes par lesquelles doit forcément passer l'enfant. Or, il est évident que de pareilles modifications ne s'opèrent pas sans qu'il soit exposé à quelques troubles digestifs ; et c'est ce qui justifie les craintes que cette période inspire aux parents, ainsi que les précautions dont l'entourent les médecins. Toutefois, il m'a paru que les dangers inhérents à cette période seront bien diminués, si on veut s'inspirer des règles suivantes :

1º *Dans toutes les modifications que l'on fait subir à l'alimentation, il ne faut ajouter un aliment qu'à la condition d'en supprimer un autre ayant la même valeur en calories.* — Si, par exemple, pour un enfant nourri au sein, on ajoute

200 grammes de lait de vache, donnant 150 calories, il faudra diminuer le lait de femme d'une quantité ayant la même valeur calorifique; et, dans ce cas, on le sait, c'est également 200 grammes de lait. Si, pour le même enfant nourri au sein, on veut passer de la deuxième période à la troisième; et que l'on donne 25 grammes de pain, ce pain donnant 60 calories, il faudra supprimer 80 grammes de lait.

2° *Les azotés devront rester dans les mêmes proportions, en rapportant leur quantité au kilogramme d'enfant.* — Ces aliments ne sauraient guère tomber, dans les premiers mois, au-dessous de 2 grammes par kilogramme; mais surtout dès la fin de la première année, ils ne doivent pas dépasser cette quantité.

La croissance par kilogramme, en effet, pendant les quatre derniers mois, je l'ai dit, n'est plus que de $1^{gr}25$ au lieu de 5 grammes; et pendant la deuxième année, elle n'est plus que de $0^{gr}60$. Dans la substitution d'un aliment à un autre, nous devrons donc nous inspirer de sa richesse en azotés. S'il est, en effet, indispensable de donner ces derniers aliments en quantité suffisante, il peut être dangereux d'en donner trop.

3° *Il en sera de même des matières salines.* — Celles-ci ne devront pas être inférieures, ce qui sera rarement à craindre. Je rappelle, en effet, que la plupart des aliments ordinaires contiennent au moins autant de matières salines que les laits de femme et de vache; et que ce dernier en contient plus que celui de femme. Ces matières ne devront pas non plus être trop supérieures.

4° *Autant que possible, il faudra, au moins au début, conserver les mêmes relations nutritives.* — Pour l'enfant nourri au sein, la relation nutritive de son lait pour ce qui concerne les azotés et les ternaires, en calories, est de 1 à 6. Il faudra donc, en choisissant les aliments, conserver les mêmes proportions.

Il sera important aussi, au moins au début, de conserver la même relation nutritive entre les deux ternaires. Pour le lait de femme, cette relation est, en poids, $\dfrac{G - 45}{L - 55}$ soit 45 gr. de corps gras pour 55 grammes de lactose. Représentée en calories, cette relation nutritive devient $\dfrac{G - 405}{L - 220}$.

Comme on le voit, dans le lait de femme, sur 625 calories provenant des ternaires, presque les deux tiers reviennent aux corps gras. Quand on remplacera le lait par un autre aliment, il faudra donc que ces derniers soient assez largement représentés.

Mais, plus tard, je l'ai déjà dit, il faudra modifier graduellement cette relation nutritive; car dans la ration de l'adulte, elle devient $\dfrac{G - 1}{Hc - 4}$ comme poids, et comme calories $\dfrac{G - 9}{Hc - 20}$

5° *Nous devons tendre également à habituer le tube digestif au contact des aliments non digestibles, et à fortifier ainsi le plan musculaire de l'intestin, si l'on ne veut, plus tard, se trouver en présence d'une paresse de ce plan entraînant la constipation.*

Dans le lait, en effet, tout peut être digéré ; et si, après l'avoir abandonné, tout était également absorbé, le tube digestif ne tarderait pas à voir son plan musculaire s'atrophier. Or, il est de toute importance que celui-ci se fortifie ; et, pour y arriver, il faut le soumettre à un exercice régulier, en le forçant à se débarrasser des substances qu'il ne peut transformer.

Nous savons, du reste, que les deux plans, musculaire et glandulaire, sont solidaires l'un de l'autre ; et que fortifier le musculaire, c'est en même temps rendre le glandulaire plus actif.

Ainsi, si, au début du sevrage, il y a lieu de choisir des aliments donnant peu de résidus, il faut ensuite tendre vers une alimentation en donnant davantage. C'est là un des points les plus importants de l'hygiène alimentaire de l'enfant.

6° *Bien entendu, dans cette substitution des aliments, il faut tenir compte de la température ambiante, que celle-ci dépende des climats, des saisons ou des altitudes.*

C'est, du reste, là une question sur laquelle je reviendrai.

7° *Enfin, il ne faudra donner que des aliments antiseptisés par l'ébullition ou la cuisson, c'est-à-dire fraîchement bouillis ou cuits.*

8° *Au moins jusqu'à la fin de la deuxième année, je conseille de ne donner à l'enfant aucune liqueur fermentée.*

En résumé, trois conditions dominent cette question du

sevrage : *la valeur en calories, la quantité des azotés* et *la digestibilité.*

Ce sont ces conditions que l'on devra chercher à remplir en substituant les divers aliments soit au lait de femme, soit aux autres laits. Ce que j'ai dit à propos de la féminisation, et ce que je dirai dans quelques instants sur l'équivalence des divers aliments donnés le plus souvent à l'époque du sevrage, permettra, je l'espère. de satisfaire ces conditions assez facilement, au moins d'une manière approximative ; et je suis convaincu qu'ainsi seront beaucoup diminués les dangers que jusqu'à présent on a considérés comme inséparables de cette période.

Époque du sevrage. — L'époque du sevrage ne peut pas être déterminée d'après une indication unique.

Elle peut, en effet, dépendre de plusieurs indications, qui, du reste, peuvent se grouper de différentes manières, pour parler dans le même sens ou en sens contraire. Parmi ces indications, celles dont on aura le plus à tenir compte, sont *l'âge* du nourrisson, son *état général, l'état de ses fonctions digestives,* la *dentition* et le *moment de l'année.*

Relativement à l'*âge*, on peut admettre, comme règle ferme, que tout enfant nourri au sein ne doit recevoir que du lait de femme au moins jusqu'à la fin du sixième mois. Il n'y a que des cas de force majeure qui puissent permettre de transgresser cette loi.

Si, avant cette époque, le lait de la nourrice, mère ou mercenaire, pour une raison quelconque, vient à être insuffisant, il faut autant que possible en chercher une autre.

Ce cas, du reste, ne sera pas fréquent ; car il est assez rare qu'une femme ne puisse pas fournir 600 ou 700 grammes de lait, quantité, qui, nous le savons, est suffisante pour un enfant de 6 à 7 kilogrammes.

Si le lait vient à être insuffisant à partir du commencement du septième mois, on pourra, pour ne pas changer de nourrice pour quelques mois, ajouter à l'allaitement au sein une certaine quantité de lait d'animaux, qui devra être d'abord privé de germes et ensuite féminisé le mieux possible par les procédés indiqués.

Bien entendu, la quantité ajoutée sera fixée par celle prise au sein. Elle devra compléter la ration de 100 grammes par kilogramme de nourrisson, en faisant, de plus, subir à cette ration les modifications imposées par l'âge et par la température ambiante. Je rappelle que les deux points importants sont : la valeur en calories et la quantité des azotés.

Mais sauf ces cas, en ne tenant compte que de l'âge, je pense que l'on peut commencer l'usage de l'un de ces laits à la fin du neuvième mois ; et cela même quand celui de la nourrice pourrait suffire. C'est là, je crois, une transition utile.

Pour les enfants nourris artificiellement, comme pour les précédents, l'alimentation doit être également purement lactée jusqu'à la même époque. Par contre, je ne crois pas nécessaire de dépasser le douzième mois comme régime lacté pur, quel qu'ait été le mode d'allaitement suivi jusque-là.

Ainsi, en résumé, en ce qui concerne l'âge, en dehors de toute autre indication, on peut admettre :

1° Que l'allaitement au sein doit être exclusif au moins pendant six mois ;

2° Qu'il peut être aidé par d'autres laits à partir du septième ;

3° Que l'allaitement artificiel doit être maintenu sans modification et avec les mêmes précautions qu'au début, jusqu'à la la fin du neuvième mois ;

4° Qu'à partir du dixième mois, quel qu'ait été le mode d'allaitement, on peut cesser le régime lacté exclusif ;

5° Enfin, qu'à moins d'indications contraires, ce régime lacté exclusif ne doit pas dépasser le douzième mois.

Quant au sevrage complet, c'est-à-dire celui qui correspond à une alimentation ordinaire, celle dans laquelle le lait, et seulement celui d'animaux, ne jouera plus qu'un rôle accessoire, il appartient largement à la deuxième année.

J'estime qu'il peut avoir lieu à 15 ou 18 mois ; mais je ne crois pas qu'il y ait des inconvénients à le prolonger jusque dans le cours des six mois suivants.

Ces règles sont celles que l'on doit suivre pour les nourrissons *normaux*, ceux dont l'évolution s'est faite dans de bonnes conditions. Mais ces diverses époques devront être reculées pour ceux qui sont en retard, soit nativement soit par suite d'une maladie ; et, si des causes encore assez fréquentes peuvent faire reculer ces diverses époques, je n'en vois guère de nature à les faire devancer, même pour les nourrissons paraissant plus avancés que leur âge. Je considèrerais comme imprudent de le faire. Pour ceux dont la croissance a été retardée, il ne faut pas hésiter à maintenir l'allaitement exclusif au sein pendant neuf et douze mois, et à dépasser cette durée pour l'alimentation seulement lactée.

Il en sera toujours ainsi, quand les *fonctions digestives* de l'enfant laisseront à désirer. Pour passer de l'allaitement au sein à l'allaitement mixte, il faut que l'estomac fonctionne d'une manière irréprochable ; et il en est surtout ainsi pour quitter l'alimentation lactée exclusive.

Les troubles qui accompagnent souvent la *dentition* doivent également faire retarder ces diverses époques ; et cela non seulement pour les troubles digestifs, qui sont compris dans les observations précédentes, mais aussi pour tous les autres.

On doit donc admettre, comme une règle générale, que l'on ne doit modifier l'alimentation d'un nourrisson que lorsqu'il est en parfait état de santé.

Enfin, il faut tenir compte de l'influence de la *température ambiante ;* et surtout ne jamais marcher vers le sevrage, quand, par suite de l'élévation de la température, on doit diminuer l'alimentation de l'enfant. Cette règle vise non-seulement les chaleurs de l'été, mais aussi les cas encore assez fréquents dans lesquels les nourrissons quittent les altitudes élevées. Pour ces derniers, ces déplacements équivalent au passage dans une saison plus chaude ; et, pour modifier leur alimentation, il faut attendre qu'ils se soient habitués à cette nouvelle température. Dans tous les cas, si les circonstances forçaient à modifier l'alimentation dans le sens du sevrage, dans de semblables conditions, il faudrait calculer la ration de l'enfant en en tenant compte.

Telles sont les principales causes qui peuvent faire retarder le commencement ou la marche du sevrage. Mais en terminant, je reviens sur ces deux règles : la première, qu'aucune modification ne doit être apportée à l'alimentation tant que l'état de l'enfant laisse à désirer ; et ensuite qu'au début de chaque modification, il faut, en calculant la ration, rester, au moins pendant quelques jours, plutôt au-dessous du chiffre normal que de le dépasser.

DURÉE DU SEVRAGE. — On ne peut fixer cette durée que d'une manière approximative. La période du sevrage, en effet, je l'ai dit, est essentiellement une période de tâtonnements. Il faut être prêt à revenir à l'alimentation précédente, toutes les fois que la modification semble mal acceptée. Il faut savoir aller lentement, si l'on veut aller sûrement.

Dans les cas d'allaitement au sein, et ceux dans lesquels on le combine, comme période transition, avec l'allaitement artificiel, quinze jours à un mois suffisent largement, si cette modification est bien supportée.

Quant à la durée de l'alimentation lactée mixte, période qui précède la suppression du sein pour les uns et la suppression complète du lait donné en général pur pour les autres, je ne crois pas quelle puisse comprendre moins d'un à deux mois.

Le passage de l'allaitement exclusivement lacté à l'alimentation ordinaire ne demande donc guère moins de trois mois. C'est en ménageant ainsi la transition, qu'on lui fera perdre ses dangers.

Peut-être trouvera-t-on que j'exagère les précautions. On pourra me citer beaucoup d'enfants dont le sevrage a été mené plus rapidement et sans accident. J'en conviens, mais combien d'autres ont souffert des sevrages trop rapides ; et aussi combien d'autres ont vu ces périodes se prolonger beaucoup plus longtemps pour avoir voulu les écourter !

VALEUR NUTRITIVE DES ALIMENTS SERVANT AU SEVRAGE.

Pour l'enfant élevé au sein, je considère l'alimentation lactée mixte comme une période des plus utiles, je voudrais dire indispensable. C'est en donnant à l'enfant un lait différent de celui qu'il prend tous les jours, mais qui cependant constitue un aliment très rapproché, que l'on s'assurera le mieux de l'état de ses organes digestifs. Quelques soins que l'on y mette, en effet, ce lait ne pourra pas avoir la même composition que celui pris au sein. Quoique peu marquée, c'est déjà une modification ; et ce n'est que lorsqu'elle aura été bien supportée que l'on passera aux autres aliments. Ceux-ci, du reste, seront les mêmes quel qu'ait été le mode d'allaitement.

Ce sont surtout les farines de céréales, auxquelles l'usage a donné la préférence; et l'on va voir que très heureusement cet usage est tout a fait justifié par les données scientifiques.

On peut s'assurer, en effet, par le tableau que j'ai tracé dans ce but, que les *farines de froment, d'orge* et d'*avoine* répondent facilement aux règles que j'ai formulées, en m'occupant de la substitution des aliments l'un à l'autre.

Pour procéder à ces substitutions et les juger, j'ai calculé la quantité de ces aliments nécessaire pour remplacer 100 grammes de lait de femme ou de vache, ces deux laits donnant sensiblement le même nombre de calories. On trouvera ces quantités dans le tableau suivant (page 564).

Or, comme on peut le voir par ce tableau, pour le *froment* et pour l'*orge*, il faut très sensiblement 20 grammes de leur farine pour donner de 70 à 75 calories; et, de plus, ces 20 grammes contiennent très sensiblement 2 grammes de substances azotées.

Ainsi donc, 20 grammes de ces deux farines équivalent 100 grammes de lait à ces deux points de vue les plus importants : les azotés et la valeur en calories. Elles ne diffèrent du lait que par la proportion des deux ternaires. Elles sont sensiblement plus pauvres en corps gras, et plus riches en hydrates de carbone.

Pour les farines d'*avoine* et de *maïs*, il en faut également 20 grammes environ pour obtenir 75 calories: mais elles sont un peu plus riches en corps gras, et surtout en azotés. Les 20 grammes contiennent presque 3 grammes de ces derniers.

La semoule de froment se rapproche beaucoup de sa farine. Il en faut également 20 grammes pour donner 75 calories, et les 20 grammes contiennent 2^{gr}60 d'azotés.

Enfin nous pouvons rapprocher de ces diverses farines, le *pain de froment, les pâtes alimentaires et le riz en grains.* Pour le pain, il en faut de 25 à 30 grammes pour donner 75 calories, et cette quantité contient environ 2 grammes d'azotés. Comme on le voit, le pain satisfait assez exactement aux deux conditions que j'ai indiquées.

Quant au riz, il en faut également 20 grammes pour fournir 75 calories, mais ces 20 grammes ne contiennent guère que 1^{gr}30 d'azotés.

La composition de certaines *farines* du commerce, dites *lactées*, se rapproche sensiblement de celle des précédentes, telles sont celles de Nestlé et de Cham, dont Munck et Ewald donnent l'analyse. Il suffit également de 18 à 20 grammes pour obtenir les 75 calories données par 100 grammes de lait ; et

NOMS DES ALIMENTS	PROPORTIONS POUR 100 GRAMMES					QUANTITÉ équivalente pour 100 gr. de lait
	AZOTÉS	GRAISSES	HYDRATES de CARBONE	SELS	VALEUR en CALORIES	
Lait de femme	1.90	4.50	5.50	0.20	72	100
id. de vache	3.60	4. »	5.50	0.40	76	100
id. de chèvre..........	4. »	4.50	5. »	0.60	80	90
id. d'ânesse	1.70	1.60	5.80	0.50	45	160
id. de jument..........	1.90	1.20	6. »	0.40	45	160
Farine de froment	10.20	0.90	74.80	»	358	20
id. d'orge..........	10.90	1.50	71.70	»	355	21
id. d'avoine........	14.70	5.90	64.70	»	387	19
id. de maïs..........	14. »	3.80	70.50	»	386	20
Semoule de froment	13. »	0.90	74. »	»	369	20
Pain de froment	8.80	1.10	55. »	1.10	273	27
Macaroni	9. »	0.30	79. »	»	360	21
Farine lactée de Nestlé ...	9.90	4.50	77. »	1.80	398	19
Farine de Cham..........	10.30	5. »	77. »	1.70	404	18
Sagou	0.50	»	86.50	»	348	21
Cacao..................	14. »	48. »	18. »	5. »	590	13
Chocolat	4.50	15.30	63.80	2. »	415	18
Pommes de terre	1.50	0.20	20. »	0.10	50	150
Riz...................	6.40	0.43	78.10	0.68	380	19
Châtaignes	8.51	0.87	35.60	1.50	190	40
Lentilles	26.50	2.50	58. »	1.60	390	19
Haricots blancs	22.50	2. »	54. »	2.40	350	21
Carottes............. ..	1. »	0.20	9.30	0.90	44	170
Navets	1.40	0.20	9. »	0.74	38	200
Beurre.............	0.70	85. »	0 70	1.50	770	10
Œufs (50 gr.)...........	7.32	6.42	0.30	0.60	95	125
2 œufs = 100 gr........	14.64	12.84	0.60	1.20	190	250
Bouillon ordinaire	0.40	0.60	»	0 30	7	1000
Jus de viande...........	6. »	0.50	»	1.20	35	214
Fromage de Gruyère	35.50	25. »	»	3.85	400	18
id. de Parmesan....	44.10	15.90	»	5.70	360	21
Ris de veau	22. »	0.40	»	»	115	65
Cervelle................	11.60	10.30	»	1.10	140	53

ces 20 grammes contiennent sensiblement 2 grammes d'azotés.

Il suffit aussi de 20 grammes environ de *sagou* pour donner 75 calories ; mais cette farine ne contient presque pas d'azotés : les 20 grammes n'en donnent guère que 0ᵍʳ10.

Enfin, pour toutes ces *farines*, je dois faire cette remarque générale, que la quantité que l'on peut incorporer dans 100 grammes de lait ne dépasse guère 10 grammes si la bouillie doit être prise à la cuiller, et 5 grammes si elle doit l'être au biberon. Ces dernières quantités correspondent donc seulement à 50 grammes et à 25 grammes de lait.

Mais, de plus, à ces bouillies, on ajoute souvent du *sucre* ou même du *beurre*. Or, il faut savoir que chaque gramme de sucre augmente leur valeur calorique de 4 calories, et chaque gramme de beurre de 9. Ces bouillies, enfin, peuvent également être faites avec du bouillon dont j'ai donné la valeur nutritive.

Après ces divers aliments, qui sont ceux dont la composition se rapproche le plus de celle du lait; et qui, par conséquent, doivent être les premiers essayés, viennent les farines de légumineuses, ou simplement leur purée (lentilles et haricots blancs), la pomme de terre et la châtaigne.

Enfin, on doit y joindre les légumes frais dont on peut facilement faire des purées, et parmi lesquels j'en ai choisi deux; la carotte et le navet.

Pour les deux *légumineuses*, il suffit de 20 grammes pour obtenir les 75 calories; mais les deux sont très riches en azotés. Les 20 grammes de *haricots blancs* contiennent 4^{gr}40 d'azotés, et les 20 grammes de *lentilles*, 5^{gr}30, c'est-à-dire plus du double du lait de femme. C'est là, pour ces aliments, un gros inconvénient ; et c'est probablement ce qui rend leur digestion difficile.

Le même inconvénient se retrouve, quoique à un moindre degré, dans la *châtaigne*. Celle-ci, en effet, contient 8^{gr}50 d'azotés pour 100 grammes ; et comme il en faut 40 grammes pour obtenir 75 calories, ces 40 grammes contiennent 3^{gr}40 d'azotés.

La quantité de *pomme de terre* équivalente à 100 grammes de lait s'en rapproche assez comme richesse en azotés : 2^{gr}25. Mais pour obtenir les 75 calories, il faut arriver à 150 grammes de pommes de terre, ce qui peut constituer une difficulté pour certains enfants. Le poids de la pomme de terre, pour la même valeur nutritive, est supérieur d'un tiers à celui du lait. Mais, comme pour la plupart des farineux le volume est cinq fois moindre, la pomme de terre peut être mélangée à ces derniers avec avantage.

Enfin, l'inconvénient présenté par la pomme de terre ne fait que s'accentuer pour la *carotte* et surtout pour le *navet*. Avec la première, il faudrait arriver à 170 grammes pour trouver les 75 calories, et à 200 grammes avec le second. Quant aux azotés, il serait de 1^{gr}70 pour les carottes, et de 2^{gr}80 pour les navets.

Pour terminer ce qui a trait aux aliments végétaux, j'ai donné la composition du *cacao* et du *chocolat* du commerce. Pour le premier, il suffit de 13 grammes pour obtenir 75 calories ; et ces 13 grammes contiennent 1^{gr}82 d'azotés. Ces 13 grammes de cacao correspondent donc assez bien à 100 grammes de lait de femme au double point de vue des calories et des azotés.

Quant au *chocolat* du commerce, il faut arriver à 18 grammes pour obtenir 75 calories ; mais ces 18 grammes ne contiennent que 0^{gr}80 d'azotés, moins de la moitié du lait. Ces derniers sont manifestement insuffisants. Mais ajouté au lait de vache, à la dose de 18 grammes pour 100 grammes de lait, il double la valeur calorifique, et ramène la valeur azotée du mélange sensiblement à celle du lait de femme, soit 2^{gr}20.

Enfin j'arrive à quelques autres aliments, et ceux-ci tirés du règne animal.

Le *beurre* qui sert à la préparation des bouillies et des panades, et pour lequel 10 grammes suffisent pour donner les 75 calories, ne contient que fort peu d'azotés.

L'*œuf*, que l'on considère comme l'analogue du lait, en diffère cependant beaucoup. Un œuf de poule pèse en moyenne 50 grammes, sans la coquille. Or, cet œuf donne 95 calories, et il équivaut donc à 125 grammes de lait. La quantité d'œuf donnant 75 calories contient donc environ 3^{gr}50 d'azotés, presque le double du lait de femme.

Cette exagération des azotés est encore bien plus marquée pour les divers *fromages*. J'ai donné la composition de celui de *gruyère* et de celui de *parmesan*. Pour les deux, 20 grammes environ suffisent pour donner 75 calories ; mais, dans ces 20 grammes, le premier contient 7 grammes d'azotés, et plus de 8 grammes pour le second.

Le bouillon ordinaire, quand il ne contient pas de gélatine, est presque sans valeur nutritive. Les 100 grammes ne contiennent que 0^{gr}40 de matière azotée et ne donnent que 7 calories. Il en faudrait donc environ un litre pour fournir les 75 calories.

Quant au jus de viande, auquel le public accorde si générale-ment une grande valeur nutritive, il ne fournit que 35 calo-ries par 100 grammes. Il faudrait donc en donner plus de 200 grammes pour trouver les 75 calories correspondant à 100 grammes de lait. On peut donc dire que, d'une manière générale, le jus de viande fournit deux fois moins de calori-que que le lait. Quant à sa valeur en azotés, elle est sensiblement supérieure : les 100 grammes en contiennent 6 grammes. Si donc, on voulait obtenir les 75 calories avec le jus, on don-nerait de 13 gr. à 14 gr. de substances azotées.

En somme, le jus de viande est relativement riche en azotés, mais ne constitue qu'un mauvais aliment au point de vue de la calorification.

Je dois ajouter que la viande ne rendant en moyenne que 25 °/₀ de liquide, pour obtenir 100 grammes de jus de viande, il faudrait 400 grammes de viande, qui pourraient fournir environ 70 grammes de substances azotées et près de 800 calories. Le jus ne donne donc pas le dixième des azotés et des calories de la viande dont on l'a extrait. Si, à ces consi-dérations, j'ajoute que, vu sa richesse en azotés, il est, pour l'enfant, de digestion difficile, et qu'en outre, il ne peut être antiseptisé, on verra que, sauf une indication spéciale, il doit être écarté de l'alimentation de l'enfant sain.

Enfin, ne serait-ce que pour en signaler le danger, aux ali-ments précédents, j'ai ajouté le *ris de veau* et la *cervelle* que l'on donne encore assez souvent aux enfants, au moins pendant la deuxième année. Pour le premier, il faut en donner 65 gram-mes pour avoir 75 calories, et pour la seconde plus de 50 grammes. Or, ces quantités ne contiennent pas moins de 14 grammes d'azotés pour le premier et près de 6 grammes pour la seconde.

ALIMENTATION APRÈS LE SEVRAGE.

L'enfant est complètement sevré ; non seulement il a abandonné le sein, mais même le lait des animaux pris pur n'entre plus que pour une faible partie dans son alimentation. Je suppose, par exemple, que cet enfant a 18 mois. Or, devons-nous désormais le laisser simplement vivre à la table de ses parents; et prendre part à l'ordinaire, qui, étant celui des parents, deviendra probablement le sien ? Je ne le pense pas. Les organes digestifs de l'enfant arrivé à la seconde moitié de la deuxième année, ont sûrement acquis beaucoup de résistance. On voit de ces enfants être alimentés sans règle, soit comme quantités, soit comme qualités ; et cependant conserver une bonne santé habituelle. Mais aussi les mêmes affections que nous avons vu sévir sur l'enfant pendant l'allaitement ne sont pas rares pendant cette nouvelle période de son existence.

Je parle ici, non seulement des troubles de la suralimentation, mais aussi de ceux relevant de la surnutrition.

L'alimentation de cette période doit donc être soumise à des règles spéciales, et les plus importantes me paraissent être les suivantes :

1° L'alimentation, comme valeur en calories, en azotés et en matières salines, doit être réglée d'après le poids normal de l'enfant.

2° Les quantités des divers aliments ont été fixées précédemment ; et je crois inutile d'y revenir.

3° Je rappelle seulement, que pendant les 6 derniers mois de la deuxième année, l'accroissement par kilogramme et par jour, n'est guère que de 0^{gr}50, y compris l'eau qui représente les 70 °/₀ de cette augmentation.

4° Vu l'état peu avancé de la dentition, et aussi le peu de soin que les enfants de cet âge mettent à la mastication, il est nécessaire de donner des aliments divisés, ou qui se divisent facilement. Les bouillies faites avec les farines complètes des principales céréales, blé, orge, riz, avoine, maïs, et aussi celles des légumineuses, lentilles, haricots, pois verts, pois chiches, fèves, auxquelles j'ajoute celle de châtaigne, répondent bien à cette indication. Il en est de même des purées faites avec les légumes frais, carottes, pommes de terre, navets, épinards, qu'il faudra alterner avec les bouillies précédentes. Ainsi préparées, ces purées auront l'avantage de contenir une certaine quantité de trachées végétales résistant à la digestion et provoqueront la contraction du plan musculaire de l'intestin. On peut donner aussi les différentes pâtes d'italie, en choisissant, de préférence, celles qui sont le plus divisées, mignonnette, vermicelle fin, etc.

5° Les légumes secs en nature, lentilles, haricots, petits

pois, ces derniers même frais, ne seront donnés à l'enfant de cet âge qu'écrasés. C'est, du reste, un soin que l'on ne prendra qu'en les lui servant et dans son assiette. Je crois même utile de les donner ainsi assez souvent, de préférence à les donner en purée, en les débarrassant de leur enveloppe de cellulose. J'estime qu'il faut laisser cette cellulose dans l'alimentation, toujours dans la même pensée d'exercer le plan musculaire de l'intestin et de prévenir la constipation, due le plus souvent à l'atrophie de ce plan, et qui est devenue une maladie de notre siècle.

Donnés avec cette précaution, les légumes secs constituent un excellent aliment à cet âge. Au contraire, les laisser prendre par l'enfant sans les écraser, c'est s'exposer, faute de mastication, à les voir traverser intacts le tube digestif, inconvénient que chacun de nous a pu constater bien souvent.

6° Le pain devra être pris avec tous les aliments. L'obligation imposée à l'enfant d'unir le pain à chacune des bouchées de ces derniers, le force à mâcher, à ensaliver ce mélange, ce qui est déjà un premier avantage ; mais, de plus, ce mélange par lui-même facilite la digestion.

7° Autant que possible, il faut éviter les légumes crus, les salades, par exemple, qui exigent une mastication soigneuse dont l'enfant est incapable.

8° Il faut éviter aussi de donner crus les légumes et fruits cultivés au ras du sol, exposant aux ascarides lombricoïdes, dont les inconvénients, quoique exagérés comme fréquence et comme gravité, ne sont pas moins constatés dans certains cas d'une manière indiscutable.

9° Jusqu'à présent il ne s'est agi, on l'a vu, que d'aliments végétaux, c'est qu'en effet je crois que ce sont ceux qui doivent constituer la partie la plus importante de l'alimentation dans cette période. Quant aux aliments d'origine animale, on pourra donner : le lait avec sa grande variété de préparation, le beurre, les fromages frais, les œufs, souvent en omelette avec des végétaux bien hachés, ce qui a l'avantage de diviser l'œuf et de varier son goût. On peut également l'unir au lait, crème, flans, etc.

10° Quant aux différentes viandes, j'estime qu'à cet âge, il ne peut y avoir que des inconvénients à donner celles de boucherie ; et, à plus forte raison, les diverses préparations de charcuterie. Toutefois, pour habituer le tube digestif de l'enfant, on pourra lui donner quelques fois par semaine, un peu de viande de basse-cour, poulet, canard, pintade, oie, etc., mais 25 à 50 grammes suffisent; et, outre que cette viande doit être coupée en petits morceaux, il faut veiller à ce que chacun de ceux-ci, pris séparément, soit bien mâché.

On pourra aussi donner les mêmes quantités de poissons, mais le plus souvent bouillis et divisés ou écrasés, ce qui en même temps permet de le priver des arètes.

Ces aliments d'origine animale, lait, œufs, viande de basse-cour et poisson, doivent largement suffire à cet âge; et, donnés, autant que possible, bouillis ou du moins bien cuits et divisés, ils fourniront une alimentation saine et de facile digestion.

Je proscris donc, non seulement comme nuisibles, mais comme dangereuses, les viandes de bœuf et de mouton, données encore trop souvent à l'enfant de cet âge, et surtout données saignantes.

Je signale aussi l'inutilité à cet âge du jus de viande, que trop de familles, par ignorance, s'obstinent à donner aux enfants, dans l'intention de *les fortifier*. Le jus de viande, qui a des indications formelles dans certaines affections, n'a que fort peu de valeur nutritive. Ainsi que l'indique le tableau précédent, sa valeur comme calorique est seulement la moité de celle du lait.

11° Ce sera sans inconvénient, je pense, que l'on se dispensera de donner une boisson fermentée à l'enfant de cet âge, vin, bière, cidre, etc.; et donner du lait comme boisson, le conduirait presque sûrement à la suralimentation. Il faut donc se contenter soit de lui donner de l'eau de bonne qualité, soit une décoction végétale préparée au commencement de chaque repas, orge, réglisse, riz, tilleul, etc. Dans tous les cas, si l'on usait des boissons fermentées, il faudrait les couper au moins des 4/5 d'eau de bonne qualité, ou, dans le doute, bouillie.

12° Les épices devront être soigneusement évités. Je vise ici surtout le poivre et la moutarde, dont les enfants, par esprit d'imitation, se montrent très friands. Seul le sel de cuisine, pour les raisons que j'ai données, doit être toléré.

13° On se préoccupe souvent, pour exciter l'appétit des enfants, de varier leur alimentation. Je ne vois aucun avantage à le faire. Les organes digestifs d'un enfant qui pendant un an n'ont digéré que du lait, trouveront toujours l'alimentation du sevré assez variée. Je pense même qu'ils accompliront plus facilement leur fonction en variant peu les aliments ; et si ce n'était l'utilité qu'il y a à exercer ces organes, l'uniformité de l'alimentation vaudrait mieux que la variété. Si donc nous avons à habituer le tube digestif à digérer des aliments assez nombreux, il ne faut guère donner que ce but aux choix que nous faisons de ces aliments.

14° J'insiste sur la nécessité de ne pas forcer les enfants à manger. C'est là une grosse erreur de la part des parents ; fort peu lui échappent. Si l'on connaissait mieux les besoins de l'enfant, on les tourmenterait moins et cela au grand profit de leur santé. Certes, il ne faudrait pas s'en tenir au dire d'un enfant, qui, par caprice, et les enfants en ont souvent, déclarerait ne pas avoir faim. Mais mieux vaudrait encore peut-être lui infliger la punition de son caprice en le laissant le satisfaire, que de le forcer à manger si réellement il n'a pas faim. S'il ne s'agit que d'un caprice, à la condition de lui faire attendre le repas suivant sans rien lui donner, il s'en trouvera corrigé sans que sa santé en ait beaucoup souffert.

15° Ceci me conduit à parler du nombre de repas. L'enfant de cet âge doit en faire quatre, mais ne rien prendre dans leur intervalle. Ce dernier point est capital. Il ne se lève guère avant 8 heures, et doit déjeuner levé. Il peut dans ces conditions attendre le repas de midi. Le goûter, à cet âge, est de rigueur et doit avoir lieu vers les quatre heures, et le dîner du soir, avec la famille, à 7 heures environ. A la condition de ne rien donner à l'enfant dans les intervalles et de lui doser l'alimentation, l'enfant verra toujours le moment du repas arriver avec plaisir ; et il pensera rarement à déclarer qu'il n'a pas faim.

L'enfant doit prendre ses repas sans précipitation, mais assez rapidement ; et il doit être levé de table aussitôt. Les parents peuvent goûter quelque plaisir à voir leurs enfants à table pendant tout le temps qu'ils y restent ; mais c'est au détriment de la digestion de l'enfant. Son repas fini, il doit être livré à ses jeux.

16° Une dernière recommandation concerne les sucreries. Le sucre est utile à l'enfant. J'ai déjà fait remarquer que l'exagération de ces dépenses portent surtout sur le calorique. Ce sont donc surtout les ternaires qui doivent être augmentés, et parmi eux le sucre. Mais celui-ci doit être donné mélangé aux aliments ou aux boissons, non en nature, non mélangé à des essences, et surtout jamais dans l'intervalle des repas.

Les pâtisseries, contenant du beurre, des œufs, du lait et de la farine, peuvent lui être données avec avantage. Bien cuites, elles constituent un bon aliment. Elles peuvent être données comme goûter ou comme dessert ; mais de nouveau jamais entre les repas.

Telles sont les principales indications, outre celles que j'ai formulées en traitant du sevrage, qui devront être suivies pour l'alimentation de l'enfant qui vient d'être sevré.

Je m'excuse d'être entré ainsi dans de si menus détails. Mais je puis affirmer que chacune de ces indications m'a été inspirée par des faits de ma pratique qui m'en ont fait comprendre l'utilité. L'hygiène alimentaire de l'enfant à cet âge est si peu connue par les familles, leur pratique actuelle est inspirée par de telles erreurs, qu'il m'a paru indispensable de m'élever contre ces dernières. La santé de l'adulte a pour base celle de l'enfant ; c'est donc par ce dernier que doit commencer l'œuvre de l'hygiène ; et j'espère qu'au moins quelques familles et le corps médical me sauront gré de l'avoir fait.

PREUVES D'UNE BONNE ALIMENTATION ET D'UNE BONNE NUTRITION PENDANT LES DEUX ANS APRÈS LA NAISSANCE.

Je viens de préciser, autant que possible, en m'appuyant sur des idées scientifiques, quelle est la quantité de chacun des aliments organiques et minéraux nécessaires à l'enfant de cet âge ; et, ensuite, en me plaçant sur le terrain de la pratique, je suis entré dans des détails, même minutieux, pour indiquer comment ces aliments devaient se répartir dans la journée, soit pendant l'allaitement, soit après le sevrage. Je crois avoir fixé ainsi les conditions dans lesquelles doit se faire l'alimentation ; et, par conséquent, celles aussi qui doivent assurer une bonne nutrition.

Mais, cependant, il est évident que telles circonstances peuvent se présenter, où les règles que j'ai posées aient été mal comprises, ou bien quelles aient été négligées ou ignorées. Or, comment dans ces cas savoir si les fonctions dont je m'occupe s'exécutent bien ? J'ai déjà indiqué les troubles fonctionnels et les affections qui peuvent être la conséquence de l'inobservance de ces règles ; mais il est évident qu'il y aurait de sérieux avantages à connaître les troubles de ces deux fonctions dès leur début, et avant qu'ils aient atteint assez de gravité, pour s'imposer à notre attention. Aussi, de même que je l'ai fait pour l'adulte, je vais indiquer ici quelques-uns de signes qui peuvent nous fixer à cet égard.

Ce sont les suivants : 1° *la régurgitation ; les caractères des selles ; les cris et les pleurs de l'enfant ; son inquiétude ; le rapport du poids à la taille ; l'accroissement quotidien par kilogramme, et enfin la sécrétion urinaire.*

Comme on le voit, plusieurs de ces sources d'indications sont communes avec l'adulte ; mais leur application au nourrisson n'en demandent pas moins des observations qui lui sont propres.

Régurgitation. — Je me suis déjà expliqué à cet égard. La régurgitation, qui, pour les parents et peut-être aussi pour une partie du corps médical, était considérée comme un fait normal ou au moins sans importance, indique toujours, au contraire, que la tolérance de l'estomac est dépassée. J'ai insisté sur ce point, nous le savons. La capacité gastrique chez le nourrisson est telle, qu'en la prenant pour base de l'alimentation, celle-ci dépasserait sûrement les besoins de l'enfant. Tout nourrisson qui régurgite, sûrement a trop pris ; il pourrait même avoir trop pris sans régurgiter ; et ne serait-ce qu'à un point de vue mécanique, cette distension outre mesure de l'estomac, ne peut qu'être nuisible. Mais, de plus, il est peu probable que la régurgitation ne soit produite que par la contraction de l'estomac, ne réagissant que contre sa trop grande distension. C'est difficilement que je ne verrais dans le rejet d'une partie du lait ingéré, qu'un acte purement mécanique. Je considère comme plus probable, que la contraction de l'estomac est provoquée par une altération du lait ingéré, ce lait ne subissant pas les modifications normales de la digestion. Or, s'il en est ainsi, il faut bien admettre d'abord que le lait qui reste doit être moins susceptible d'être facilement digéré ; et ensuite que la répétition de ces altérations du lait, ne serait-ce même que par la distension mécanique, doit finir par nuire à l'état fonctionnel et même à l'état anatomique de l'estomac.

Je conclus donc que la régurgitation indique toujours un mauvais fonctionnement de l'estomac ; et que, par conséquent, on doit l'éviter.

Caractères des selles. — Consistance. — On est encore convaincu que les selles de l'enfant doivent avoir peu de consistance, et, en somme, être diarrhéiques. Or, c'est là, pour moi, une erreur que j'ai signalée depuis longtemps, et j'y suis revenu plusieurs fois. Les selles du nourrisson doivent être moulées au moment de la défécation. Elles doivent avoir assez de consistance pour ne pas se répandre dans les langes, et cependant n'être pas assez résistantes pour conserver leur forme moulée. On obtiendra cette consistance toutes les fois que l'alimentation de l'enfant sera bien réglée.

Nombre. — Avant comme après le sevrage, l'enfant doit avoir, au maximum, deux selles par jour. Un plus grand nombre de selles coïncide rarement avec la consistance qu'elles doivent avoir. Elles sont généralement plus molles, et c'est là un état qui doit éveiller notre attention ; sûrement les organes digestifs sont troublés dans leur fonction et il faut en chercher la cause.

Couleur. — Les selles d'allaitement doivent être jaunes. Celles qui sont blanches ou grisâtres, même en conservant la consistance voulue, indiquent qu'une partie du lait n'est pas digérée ; et s'il n'est pas utilisé, il ne peut être que nuisible. Il faut, de nouveau, en chercher la cause. On la trouvera le plus souvent dans l'ingestion d'une quantité de lait trop abondante, mais il peut s'agir aussi d'une altération des liquides digestifs. Après le sevrage, la couleur des selles perd de sa constance. Elle varie forcément avec les aliments. Cependant, elles sont habituellement moins colorées que chez l'adulte.

Odeur. — Les selles de l'enfant doivent être sans mauvaise odeur. Dès qu'elles deviennent fétides, il faut surveiller l'alimentation. La mauvaise odeur peut devancer de quelques jours le défaut de consistance. Ce signe devra donc être surveillé avec soin.

Résumant ce qui a trait aux selles, je dirai donc qu'elles doivent être moulées, jaunes, sans odeur, et que leur nombre ne doit pas dépasser deux par jour.

Cris et pleurs de l'enfant. — En dehors de la période de dentition, l'enfant ne doit ni crier ni pleurer. S'il crie ou s'il pleure, on peut affirmer que, neuf fois sur dix, il s'agit de troubles de la digestion ; et, le plus souvent, que ces troubles sont dus à la suralimentation. J'ai vu, à cet égard, les faits les plus probants. Certains pères de famille, à l'annonce d'une grossesse, étaient épouvantés à l'idée de voir, pendant des mois, leurs nuits troublées par les cris et les pleurs de leur futur nourrisson. Ils avaient, pour eux, l'expérience des nourrissons précédents. Or, à leur grand étonnement, à la condition de bien régler l'alimentation de leur nourrisson, ils ont pu dormir, comme si leur enfant n'existait pas. La surprise de quelques parents à même été telle, qu'elle est allée jusqu'à l'inquiétude. Ils craignaient que cet enfant qui ne pleurait pas, fut malade ; qu'il fut même trop faible pour crier, tant les nourrissages antérieurs les avaient convaincus que ces ennuis et ces fatigues sont inséparables de l'allaitement. Or, je le répète, il n'en est rien heureusement. Je puis affirmer qu'un allaitement bien conduit assure en même temps que la gaîté de l'enfant, le sommeil des parents.

Inquiétude de l'enfant. — Tous les signes précédents donnent des indications sur les fonctions digestives, ceux qui suivent visent la nutrition.

Je sépare l'inquiétude des cris et des pleurs, quoique la première puisse être due aux troubles digestifs ; mais elle l'est aussi aux vices de la nutrition.

Insuffisants pour arriver jusqu'à de la douleur, les défauts de la nutrition ne provoquent ni cris ni pleurs. Mais ce sera un état de malaise, d'inquiétude enlevant toute gaîté à l'enfant. Le nourrisson, dès qu'il a quelques mois, doit être gai, éveillé, attentif à ce qui se passe autour de lui ; et, souvent, sans y être excité, récompenser par un sourire, le soin que l'on met à l'amuser. A plus forte raison, doit-il en être ainsi pendant la deuxième année et surtout après le sevrage.

Dès le milieu de la première année, l'enfant ne doit pas trop dormir ; s'il dort trop, c'est qu'il est fatigué par la digestion. Le nourrisson maussade, indifférent, est souvent un enfant dont les apports dépassent les dépenses. Il marche vers l'obésité.

Rapport du poids à la taille. — La preuve nous en sera donnée par la recherche du rapport du poids de l'enfant à sa taille. Ce rapport n'a pas encore été établi d'une manière suffisamment exacte ; mais, cependant, pour ma pratique personnelle, depuis un certain nombre d'années, je me sers, pour la première année, des indications suivantes que j'ai déduites des chiffres donnés par Comby dans sa physiologie de l'enfant (1).

AGES	TAILLES	POIDS	RAPPORT DU POIDS A LA TAILLE	
	mètres		par centimètres de taille	
Naissance	0.50 ⎫	3.100	62 gr. ⎫	
Fin du 1er mois.....	0.54 ⎬ 0.54	3.700	68 gr. ⎬ 70	70
Fin du 2e mois.....	0.57 ⎭	4.500	79 gr. ⎭	
Fin du 3e mois.....	0.60 ⎫	5.250	87 gr. ⎫	
Fin du 4e mois... .	0.62 ⎬ 0.615	6 000	96 gr. ⎬ 91	90
Fin du 5e mois.....	0.63 ⎫	6.500	103 gr. ⎫	
Fin du 6e mois.....	0.64 ⎬ 0.635	7.000	109 gr. ⎬ 106	105
Fin du 7e mois.. ..	0.65 ⎫	7.500	115 gr ⎫	
Fin du 8e mois.....	0.66 ⎬ 0.655	7.900	121 gr. ⎬ 118	120
Fin du 9e mois....	0.67 ⎫	8.300	124 gr. ⎫	
Fin du 10° mois....	0.68 ⎬ 0.675	8.600	127 gr. ⎬ 125	125
Fin du 11e mois...	0.69 ⎫	8.960	130 gr. ⎫	
Fin du 12e mois....	0.70 ⎬ 0.695	9.200	131 gr. ⎬ 130	130

Quant à la seconde année, en partant des chiffres de Quetelet, et en calculant les périodes intermédiaires, je suis arrivé aux résultats suivants (page 577), auxquels la pratique me permet d'accorder également une approximation suffisante.

De même que pour l'adulte, c'est donc la taille, qui, chez le nourrisson, me sert pour fixer le poids normal. C'est qu'en effet c'est la taille qui est le moins sujette aux variations, et qu'on peut prendre, par conséquent, avec le moins d'incertitude pour fixer les proportions des autres parties de l'organisme pendant son développement.

Grâce à ces tableaux, en connaissant la taille d'un enfant, on pourra savoir quel doit être son poids normal. L'âge de

(1) *Traité des maladies de l'enfance.* Tome I, p. 10 et 14.

l'enfant ne fournit donc qu'une indication secondaire. En le connaissant et en le rapprochant de la taille moyenne de cet âge, nous saurons si l'enfant est grand ou petit pour son âge ; mais c'est la seule utilité qu'ait la première colonne.

AGE PAR 2 MOIS	TAILLE	POIDS	RAPPORT DU POIDS A LA TAILLE PAR CENTIMÈTRES
De 13 à 14 mois.	0ᵐ713	9ᵏ780	137 gr. par centimètre de taille.
De 15 à 16 mois.	0.728	10.110	138 gr. id.
De 17 à 18 mois.	0.744	10.440	140 gr. id.
De 19 à 20 mois.	0.759	10.770	142 gr. id
De 21 à 22 mois.	0.774	11.100	144 gr. id.
De 23 à 24 mois.	0.790	11.430	145 gr. id.

La taille, au contraire, nous servira pour connaître le poids que doit avoir un enfant. Il suffira de multiplier le nombre de centimètres de cette taille par le coefficient correspondant; et le produit sera le poids normal exprimé en grammes.

Si l'enfant en question a, par exemple, une taille de 0ᵐ65 ; il faudra multiplier cette taille par 120, ce qui donnera 7ᵏ800 ; et on conclura, de même que je l'ai fait pour l'adulte (1) et ainsi que l'a adopté Mathieu (2), qu'il a atteint le premier degré de l'obésité, si son poids dépasse le normal d'un dixième, soit 8ᵏ570; et qu'il est obèse au 2ᵉ degré, si son poids réel dépasse le normal des 3/10 de ce dernier, soit 10ᵏ140.

Si l'enfant a une taille de 0ᵐ74, il faudra la multiplier par 140 ; ce qui nous donnera 10.360 grammes. Il serait considéré comme ayant atteint le premier degré d'obésité, s'il était arrivé à 12ᵏ500 ; et comme ayant atteint le 3ᵉ degré, si son poids était de 15ᵏ540.

Dans ces deux cas, quelque bien que se fassent les digestions, il faudrait diminuer l'alimentation. D'une manière sûre, et à un terme plus ou moins long, cet excès des apports sur les dépenses ne peut que nuire à l'enfant. Les pesées ne serviront

(1) MAUREL, *Rapport sur l'obésité*. Congrès de médecine 1900.
(2) MATHIEU, *Hygiène de l'obèse*, p. 41.

donc pas seulement à constater l'accroissement, mais aussi à maintenir le poids de l'enfant dans les proportions normales relativement à sa taille.

On ne saurait trop le dire aux parents, les enfants ne doivent pas dépasser un certain degré d'embonpoint ; et l'exagération du tissu adipeux est, pour eux, aussi gros d'inconvénients que pour les adultes. Tout nourrisson, tout enfant dont le poids réel dépasse le normal de plus d'un dixième de ce dernier, doit être considéré comme trop alimenté.

Accroissement du poids normal. — Ce qui doit nous intéresser, dans l'accroissement de l'enfant, ce n'est pas l'augmentation totale de son poids en nous basant sur son âge comme quelques auteurs le font encore, mais bien l'accroissement d'un de ses kilogrammes ramenés au poids normal. L'âge intervient dans cette appréciation, mais d'une manière secondaire ; dans tous les cas, il ne constitue pas l'élément le plus important.

On ne peut pas dire, par exemple, qu'un enfant doit augmenter de 25 grammes par jour dans le premier mois et de 15 grammes dans le second. On ne peut pas exiger que la croissance quotidienne d'un enfant de 3 kilogrammes, égale celle d'un enfant du même âge, mais de 4^k500. L'accroissement doit donc d'abord être fixé par kilogramme d'enfant. Mais, de plus, on arriverait à une erreur dangereuse, si l'on voulait qu'un enfant déjà obèse augmentât, par kilogramme, de la même quantité qu'un enfant normal. Le poids, qui doit nous servir pour apprécier l'accroissement désirable, est donc de nouveau le poids normal, calculé d'après le tableau, comme je viens de l'indiquer. Or, en comparant l'accroissement d'enfants normaux à leur poids normal, je suis arrivé aux quantités suivantes.

Pour la première année, cet accroissement a été calculé pour chaque mois, et pour la seconde seulement par deux mois.

En nous basant sur cet accroissement quotidien par kilogramme, un nourrisson dont le poids normal sera 3^k500, devra augmenter chaque jour de $5^{gr}62$ pendant le premier mois, soit de 14 grammes par jour environ, et un autre de 4^k500, de 25 grammes.

Dans des travaux précédents, pour simplifier et pour permettre de retenir ces chiffres, j'avais groupé les accroissements mensuels par quatre mois, et j'avais arrondi leurs moyennes. J'étais arrivé ainsi à ces chiffres faciles à retenir, que pendant les quatre premiers mois, le kilogramme du nourrisson devait augmenter en moyenne de 5 grammes par jour; dans

ANNÉES ET MOIS	Augmentation par kilog. et par jour	ANNÉES ET MOIS	Augmentation par kilog. et par jour
PREMIÈRE ANNÉE		De la fin du 9e à la fin du 10e	1ᵏ22
De la naissance à la fin du 1er mois.	5ᵏ62	id. 10e id. 11e	1.14
De la fin du 1er à la fin du 2e.	5.83	id. 11e id. 12e	0.65
id. 2e id. 3e.	4.97	DEUXIÈME ANNÉE	
id. 3e id. 4e.	4.58	De la fin du 12e à la fin du 14e	0.55
id. 4e id. 5e.	3.49	id. 14e id. 16e	0.55
id. 5e id. 6e.	2.42	id 16e id. 18e	0.53
id. 6e id. 7e.	1.90	id. 18e id. 20e	0.50
id. 7e id. 8e.	1.58	id. 20e id. 22e	0.49
id. 8e id. 9e.	1.32	id 22e id. 24e	0.48

les 4 mois suivants, de 2ᵍʳ50, soit de la moitié; et dans les 4 derniers de la première année, de nouveau de la moitié des 4 précédents, soit de 1ᵍʳ25. Enfin, pour maintenir la même proportion, j'avais admis une moyenne de $\dfrac{1.25}{2} = 0{,}65$ environ pour toute la deuxième année.

Ces chiffres, on le voit, ne sont qu'approximatifs; mais je les crois, pour la pratique, suffisamment exacts ; et, en outre, ils rachètent leur manque d'exactitude par la facilité qu'ils donnent pour les retenir.

Le poids normal d'un enfant nous étant indiqué par la taille, l'accroissement qu'il doit présenter nous sera donné, en multipliant ce poids normal par le coefficient correspondant à son âge; et ce résultat sera comparé avec la différence entre les deux dernières pesées.

Si je prends un enfant ayant une taille de 0,65, et dont le poids normal est de 7ᵏ800; en supposant que cet enfant ait six mois, son accroissement quotidien devra être de 7ᵏ800 × 1.90, soit de 14.82, pratiquement de 15 grammes. Une augmentation inférieure indiquerait un accroissement insuffisant, et si les organes digestifs le permettaient, nous devrions augmenter le lait. Au contraire, une augmentation sensiblement supérieure, devrait nous le faire diminuer; et cela, même si les fonctions digestives ne laissaient rien à désirer. Un accroissement exagéré conduirait, en effet, cet enfant, sûrement ou à l'obésité ou aux troubles digestifs.

Sécrétion urinaire. — La sécrétion urinaire ne peut guère être étudiée d'une manière pratique qu'à la fin de la deuxième année. Mais, à cette époque, elle pourra donner des résultats intéressants.

Cependant, je rappelle ici les chiffres que j'ai déjà donnés en étudiant la nutrition normale de l'enfant.

Si nous supposons un enfant de 6 à 8 mois, recevant 100 gr. de lait de femme par kilogramme de son poids, en admettant que les $1^{gr}9$ de caséine de ce lait soient ramenés à l'état d'urée, chacun de ces kilogrammes en fournirait environ, $0^{gr}62$; et si nous lui supposons un poids de 7 kilogrammes, ce serait donc environ $4^{gr}34$ d'urée que nous devrions trouver.

Si le même enfant est nourri avec du lait de vache, en admettant que l'absorption soit aussi complète, les 100 grammes de ce lait donneraient environ, $1^{gr}20$ d'urée; et l'enfant de 7 kilogrammes en éliminerait donc $8^{gr}40$.

Mais, je dois le faire remarquer, ces quantités sont calculées sans tenir compte ni du déchet intestinal, ni des albuminoïdes éliminés en nature ou immobilisés. Après ces déductions ces quantités devraient être sensiblement diminuées.

En ce qui concerne la quantité d'eau s'éliminant par cette voie, avec ces deux laits, elle serait, je l'ai dit, au moins de 20 grammes par kilogramme, soit de 140 grammes pour ce dernier enfant.

Enfin en ce qui concerne les matières salines, le lait de femme donnerait par kilogramme : $0^{gr}04$, de chlorure de sodium ; $0^{gr}05$, de potasse ; $0^{gr}017$, de chaux ; $0^{gr}0032$, de magnésie ; $0^{gr}0025$, d'acide phosphorique et $0^{gr}011$, d'acide sulfurique, soit pour les 7 kilogrammes : 0 28, de chlorure de sodium ; $0^{gr}35$, de potasse ; $0^{gr}119$, de chaux ; $0^{gr}0224$, de magnésie ; $0^{gr}0175$, d'acide phosphorique ; et $0^{gr}077$, d'acide sulfurique.

Enfin, avec le lait de vache, ces matières, si elles sont absorbées dans les mêmes proportions que précédemment, deviendraient par kilogramme : chlorure de sodium, $0^{gr}05$;

potasse, 0gr140 ; chaux, 0gr08 ; magnésie, 0gr005 ; acide phosphorique, 0gr01 ; acide sulfurique, 0gr023 ; et pour les 7 kilogrammes : chlorure de sodium, 0gr35 ; potasse, 0gr98 ; chaux,
0gr56 ; magnésie, 0gr035 ; acide phosphorique, 0gr07 ; et acide
sulfurique, 0gr161. Mais, je l'ai déjà dit, il est probable, que,
vu cette plus grande quantité de matières salines, le déchet
intestinal serait augmenté.

C'est sur ces quantités ingérées que s'exercera la sécrétion
urinaire ; et tout nous fait supposer, que, déduction faite de la
partie immobilisée, le rapport entre les différentes matières
ingérées et les urinaires sera à peu près le même que celui
que j'ai donné pour l'adulte.

Ce qui précède concerne la période lactée. Quant au contenu
de la sécrétion urinaire à partir du sevrage complet, il sera
soumis aux mêmes lois que pour l'adulte, aussi bien au point
de vue de l'urée qu'à celui des matières salines, puisqu'en
somme l'alimentation de l'enfant, à cette période, est sensiblement la même que celle de l'âge adulte.

ALIMENTATION DEPUIS LA TROISIÈME ANNÉE
JUSQU'A L'AGE D'ADULTE

*L'adulte des deux sexes sera ce que l'aura fait l'hygiène
de son enfance et de son adolescence.*

Je suis convaincu, en effet, qu'il n'y a pas de conditions
organiques natives, quelque bonnes qu'on les suppose, qui ne
puissent être profondément·altérées par une mauvaise hygiène,
exerçant sa funeste influence, au moins pendant une partie de
cette longue période ; et, par contre, je suis également convaincu que des conditions organiques, héréditairement mauvaises, peuvent être heureusement modifiées par une hygiène
bien conduite, suivie régulièrement pendant ces mêmes
années. Or, pour cette période, même plus que pour les autres,
de toutes les branches de l'hygiène, c'est celle de l'alimentation, dont dépend forcément la nutrition, nous l'avons vu, qui
est la plus importante.

Une alimentation bien conduite, assurant à l'organisme une
nutrition régulière, couvrant ses besoins sans les dépasser,
ne demandant aux divers organes que le travail nécessaire, et
habituant ces derniers à la régularité de leurs fonctions, est
sûrement la condition qui préparera le mieux l'adulte des
deux sexes à la vie intensive, qu'il doit mener pendant cette
période, la plus active de son existence. Outre que cette
alimentation, ainsi régulièrement suivie pendant ces longues
années, sera devenue, pour lui, une habitude salutaire à
laquelle il obéira presque inconsciemment, elle lui aura donné
une santé assez robuste, assez stable, qu'on me permette
l'image, pour résister aux chocs et aux secousses résultant des
fatigues et aussi des quelques écarts auxquels les obligations
et les préoccupations de cette période de la vie l'exposeront
forcément.

C'est là une pensée qui, je pense, devrait rester présente à l'esprit de tous ceux qui, à un titre quelconque, sont chargés de préparer l'adulte à l'accomplissement intégral des devoirs que lui impose son sexe, sa situation, sa profession et l'intérêt de la société. C'est surtout par l'hygiène alimentaire de l'enfance et de l'adolescence, aidée de l'hygiène respiratoire, que l'on obtiendra d'abord sûrement des adultes sains, robustes et actifs ; et, quoique d'une manière moins exclusive et moins directe, en même temps des adultes bien équilibrés, travailleurs, intelligents et honnêtes.

Une alimentation sans fatigue et une nutrition laissant à l'esprit toute sa lucidité, rendent d'abord le travail moins pénible et en même temps plus profitable, aussi bien pour les études intellectuelles que pour l'apprentissage. Elles feront donc, s'il s'agit de la femme, des tempéraments moins impressionnables, et s'il s'agit de l'homme, des professions libérales instruites et de bons ouvriers ; et, grâce à leurs tendances naturelles à l'activité dont ils ont pris l'habitude, à la sobriété qui l'entretient, et à leur valeur professionnelle, tous trouvant facilement à se faire une situation, ne penseront pas à demander à d'autres moyens moins honnêtes, selon leurs goûts : la fortune, les succès de carrière ou la renommée. Ce sont là, évidemment, des conséquences d'une bonne santé connues depuis longtemps ; et si je m'arrête à les faire ressortir, ce n'est pas que je croie qu'on les ignore, mais parce qu'il me semble que, tout en les connaissant, on n'a pas assez fait pour assurer les conditions dont elles dépendent.

Tandis, en effet, que l'alimentation de l'adulte est, depuis longtemps, l'objet de travaux nombreux et importants, tandis que celle du nourrisson, au moins depuis quelques années, a fortement préoccupé le monde médical et même les pouvoirs publics, celle de l'enfant et de l'adolescent n'ont suscité relativement que bien peu de travaux.

Mais, de plus, ceux qui s'en sont occupés, au moins jusqu'à une époque assez rapprochée de nous, semblent avoir été dominés par le surcroit de dépenses que la croissance impose à l'enfant ; et, dès lors, d'une part, ils ont laissé toute latitude pour l'alimenter, semblant admettre que l'excès ne pourrait jamais être atteint ; et, d'autre part, sous l'influence des idées médicales régnantes, qui limitaient presque la valeur nutritive des aliments à ceux de nature albuminoïde, ils ont tendu à augmenter surtout ces derniers dans sa ration.

L'enfant et l'adolescent, devraient recevoir beaucoup d'albuminoïdes, c'est-à-dire, à leurs yeux, beaucoup de viande, parce qu'ils grandissent. Or, je crois qu'il y a, dans ces appréciations, au moins de l'exagération, et, en ce qui concerne le rôle prépondérant des albuminoïdes, sûrement une erreur.

Le mouvement scientifique, d'une part, et, d'autre part, mes observations ainsi que mes expériences personnelles, m'ont conduit, en effet, à ces conclusions, d'abord que l'excès de l'alimentation peut facilement se produire à cet âge ; ensuite qu'à cet âge, cet excès de l'alimentation est tout aussi dangereux qu'à tout autre ; et enfin que les **augmentations de l'alimentation** exigées par cet âge, contrairement à l'opinion précédente, doivent porter plus sur les ternaires que sur les albuminoïdes. C'est là, je pense, ce qui va ressortir de cette étude ; mais, avant, jetons un coup d'œil rapide sur les travaux antérieurs.

D'après Forster et Camerer (1), la ration par kilogramme d'enfant, de 2 à 6 ans, serait celle du tableau suivant auquel j'ai ajouté la valeur en calories.

SEXE ET AGE	POIDS	ALBUMINE	GRAISSE	HYDRATES de CARBONE	CALORIES TOTALES
Fille, 3 ans	12.600	3ᵍ40	3ᵍ10	7ᵍ70	75
Garçon, 4 ans.....	17.400	3.50	2.50	11 »	84
Garçon, 6 ans.....	18.000	3.50	2.50	11 »	84

Ainsi donc, pour ces deux auteurs, les albuminoïdes devront être, pour les deux sexes, à cet âge, le double au moins de ceux de l'adulte ; et il en serait de même des corps gras, ainsi que de la valeur totale de la ration en calories.

Du reste, Uffelmann confirme ces chiffres pour les albuminoïdes, en admettant que de la troisième à la sixième année,

(1) Munck et Ewald. *Traité de diététique*, traduction française, p. 233.

ces substances doivent arriver à 3^{gr}60 par kilogramme d'enfant.

Pour les enfants de 7 à 15 ans, je trouve également les chiffres suivants que Munck et Ewald empruntent à Camerer, Voit et à Uffelmann. J'ajoute à ces données, comme précédemment, la valeur totale en calories ; et, en outre, pour mieux fixer les idées, je donne les mêmes résultats, en les ramenant au kilogramme d'enfant.

SEXE ET AGE	POIDS	ALBUMINE	GRAISSE	HYDRATES de CARBONE	CALORIES	AUTEURS
Valeurs totales						
Fille { 9 ans........	22.70	61.30	47. »	207.7	1678.3	Camerer.
11 ans.......	23.40	67.50	45.70	208.6	1813.»	Camerer.
Orphelins, 6 à 15 ans.	?	79. »	37.. »	250.»		Ch. Voit.
Garçons { 8 à 9 ans	?	60. »	44. »	150.»	1290.»	Uffelmann.
12 à 13 ans	?	72. »	47. »	245.»	1763.»	Uffelmann.
14 à 15 ans	?	79. »	48. »	270.»	1907.»	Uffelmann.
Valeur par kilogramme						
Fille, 9 ans.........	» »	2.70	2.07	9.15	74	Camerer.
— —	» »	2.88	1.95	11.48	77	Camerer.
Garçons { 8 à 9 ans	21.70 [1]	2.76	2.03	6.91	59	Uffelmann.
12 à 13 ans	32.10 [1]	2.26	1.46	7.63	55	Uffelmann.
14 à 15 ans	41.20 [1]	1.91	1.19	6.55	46	Uffelmann.

Comme on peut le voir, surtout par le second tableau qui donne les dépenses pour un kilogramme, celles des albuminoïdes sont encore très élevées, puisque, sauf pour l'âge de 14 à 15 ans, elles dépassent 2 grammes par kilogramme ; mais la valeur totale en calories de la ration, proportionnellement,

(1) Poids moyens pris dans Quetelet.

l'est moins. Cette valeur ne s'éloigne pas beaucoup de celle à laquelle nous arriverons plus tard. La différence réside surtout dans la plus grande importance donnée aux albuminoïdes.

Sophie Hasse (1) serait même arrivée à des chiffres encore plus élevés. Pour deux enfants de 8 et 9 ans, ayant un poids moyen, d'après Quetelet, de 21ᵏⁱˡ700, la ration serait de 82 grammes d'albumine, 86 grammes de graisse et 219 grammes d'hydrates de carbone, soit un total de 2060 calories. Ramenés au kilogramme de ces enfants, ces chiffres deviennent 3ᵍʳ78 d'albuminoïdes, 3ᵍʳ96 de corps gras, 10 grammes d'hydrates de carbone et 95 calories! C'est trois fois plus d'albumine et de corps gras, et plus de deux fois plus de calories que pour l'adulte.

Enfin, de 15 à 20 ans, limite inférieure, que Munk et Ewald (2) donnent à l'âge de l'adulte; je trouve les renseignements suivants : de 15 à 18 ans, d'après ces auteurs, la ration devrait être les 4/5 de celle de l'adulte; ce qui, je le constate avec plaisir, nous éloigne beaucoup des précédentes.

Mais pour Panura, de 18 à 20 ans, la ration devrait être au moins celle de l'adulte et, pour Uffelmann (3), pour le même âge, elle devrait même être un peu supérieure.

On le voit donc, tous ces auteurs cités par Munk et Ewald, élèvent considérablement la ration de cette période en azotés, en corps gras et en calories. Du reste, tout en atténuant ces opinions, en ce qui concerne les calories, Munk et Ewald acceptent celles relatives aux albuminoïdes.

« En moyenne, disent ces auteurs, en parlant des enfants de « 2 à 6 ans, il faut donc, par kilogramme, pour les enfants âgés « de 2 à 6 ans : 3ᵍʳ70 d'albumine, 3 grammes de graisse, 10 gram- « mes d'hydrates de carbone (Rapport nutritif = 1,46) (4) ». Ce qui donne 75 calories.

Pour les enfants de 7 à 15 ans, ils estiment les dépenses ainsi qu'il suit : « Les enfants de 7 ans (5) recevront, en fait de prin- « cipes nutritifs, une quantité suffisante pour leur développe- « ment, s'ils prennent 55 grammes d'albumine, 40 grammes de

(1) Munk et Ewald, p. 324.
(2) *Traité de diététique*, p. 325.
(3) Cité par Munk et Ewald, p. 325.
(4) *Traité de diététique*, p. 233.
(5) *Traité de diététique*, p. 234.

« graisse et 140 grammes d'hydrates de carbone ; les enfants
« de 10 ans se nourrissent amplement avec 65 grammes d'al-
« bumine, 40 grammes de graisse et 210 d'hydrates de car-
« bone. Ce n'est qu'à partir de la 12me année que la ration
« entière de 75 grammes d'albumine, 45 grammes de graisse
« et 250 grammes d'hydrate de carbone s'impose. »

Enfin, de 15 à 20 ans, je l'ai déjà dit, ces auteurs estiment
que la ration doit être les 4/5 de celle de l'adulte.

En supposant que les enfants de 7 à 10 et de 12 à 15 ans aient
respectivement les poids moyens de 19 kilogrammes, 24^{kil}5 et
35 kilogrammes (Quetelet), ces rations nous donneraient, par
kilogramme, les chiffres suivants, que je réunis dans ce tableau.

AGES	POIDS	ALBUMINE	GRAISSE	HYDRATES de CARBONE	CALORIES
Valeurs totales					
7 ans............	19. »	55	40	140	1.195
10 ans.	24.5	65	40	210	1.525
12 à 15 ans.......	35. »	75	40	250	1.780
Valeurs pour un kilogramme					
7 ans............	1	2.89	2.10	7.37	63
10 ans	1	2.65	1.63	8.75	62
12 à 15 ans......	1	2 14	1.29	7.14	51

Comme on le voit, si le nombre des calories reste peu élevé,
les azotés dépassent toujours largement 2 grammes par kilogramme.

A côté de ces appréciations, je puis citer les suivantes :

Pour Smith, par kilogramme vivant, un enfant de 10 ans
(soit de 24^{kil}500) devrait recevoir 2^{gr}60 d'albumine et 6^{gr}84 de
carbone ; et un enfant de 16 ans (50 kilogrammes) 2^{gr}47 d'albumine et 4,27 de carbone ; tandis que la ration minima de l'adulte
serait seulement de 1^{gr}30 d'albumine et 3^{gr}60 de carbone.

Les enfants de 10 et de 16 devraient donc recevoir une quantité d'albumine double environ de celle de l'adulte.

Hildescheim apprécie les besoins de l'enfant de 6 à 10 ans, dont le poids moyen est de 20 kilogrammes, à 69 grammes d'azotés, 21 grammes de corps gras et 210 grammes d'hydrates de carbone, ce qui donne, par kilogramme : 3ᵍʳ45 d'azotés, 1 gramme de corps gras et environ 10 grammes de carbone, soit en tout 66 calories.

Quelques auteurs se sont attachés surtout à fixer les quantités de viande nécessaires à ces divers âges; et tandis que les uns ont marqué leur préférence pour cet aliment, d'autres ont, au contraire, mis en garde contre son exagération.

G. Sée, après avoir donné la ration en viande, d'un des principaux lycées de Paris, soit 200 à 234 grammes pour les grands élèves; 200 grammes pour ceux de rhétorique et de seconde; et, 164 grammes pour les élèves moyens, ce qui me paraît déjà suffisant, au moins pour ces derniers, demandait que ces quantités fussent augmentées. G. Sée écrivait évidemment sous l'influence des travaux que j'ai cités, qui l'avaient conduit à considérer les albuminoïdes et surtout ceux de la viande de boucherie, comme la source d'énergie la plus importante.

Les quantités citées par G. Sée étaient, du reste, devenues réglementaires pour tous les lycées, au moment où il écrivait, et résultaient déjà d'une première augmentation. La première fixation de la viande (13 septembre 1853), en effet, s'était arrêtée, pour la viande *désossée et parée*, à 140 grammes pour les grands, 120 pour les moyens et à 100 grammes pour les petits (1).

Mais une première modification, survenue 10 ans après (10 mai 1864), créa une quatrième catégorie d'élèves, les *extra-grands*, comprenant ceux de rhétorique, de philosophie et de mathématiques: et leur alloua 160 grammes de viande au lieu de 140 grammes.

En 1888, le Ministre de l'Instruction Publique, de nouveau sollicité par les administrateurs et le corps médical, demanda l'avis de la Faculté de médecine de Paris sur l'alimentation

---

(1) Trabarel. *Hygiène au lycée de Toulouse.* Thèse de Toulouse, 1901, p. 88.

des élèves des écoles normales d'instituteurs, élèves qui, à cet égard, étaient assimilés aux extra-grands des lycées.

La Faculté nomma une commission; et cette dernière, composée de Brouardel, président, de Bouchard, Proust, Gautier, Ch. Richet et Strauss, arriva entr'autres conclusions à la suivante : « que la quantité de viande de boucherie, *cuite, désossée* et *parée*, doit être de 150 à 200 grammes ». Cette quantité paraissait suffisante à la commission, mais elle demandait qu'elle ne subit aucune réduction.

Le ministre prit une moyenne; et la quantité de 170 grammes fut rendue réglementaire pour ces élèves.

Enfin, en 1890 (10 mai), la commission chargée d'examiner le régime alimentaire des établissements secondaires, émit le vœu que les quantités de viande fussent fixées ainsi qu'il suit : Grands (de 16 ans et au-dessus), 200 grammes de viande *cuite, parée* et *désossée* ; moyens (de 11 à 16 ans), 160 grammes ; et pour les petits (7 à 11 ans), 120 grammes.

Mais, en même temps, la commission de réforme de l'enseignement secondaire et la Section Permanente, prenaient une autre voie; et, tout en laissant une large part aux albuminoïdes, elles demandaient, d'abord que les deux cinquièmes seulement de ces substances fussent fournis par la viande, et que la quantité totale fût avec les autres aliments, évalués en amidon, dans le rapport 1 à 5.

« L'alimentation des adolescents, disait Bouchard, au nom
« de cette commission, doit comprendre des substances diver-
« ses qui introduisent dans le corps les principes essentiels
« quaternaires et ternaires, suivant une proportion détermi-
« née. Pour une partie de substance azotée ou protéique, il
« faut cinq parties de substance hydrocarbonée, amidon, sucre
« ou graisse, ces deux derniers comptés comme représentés
« par leur équivalent en carbone d'amidon.

« Si les substances azotées sont relativement trop abondan-
« tes, si le rapport devient 1 à 4, on observe des troubles di-
« gestifs, la fétidité de l'haleine, les éruptions cutanées, les
« sédiments urinaires ; si la graisse ou l'amidon prédominent
« au delà de la proportion normale; si le rapport devient
« 1 à 6, on observe l'affaiblissement, l'anémie, les états scor-
« butiques. Si la proportion des deux ordres de substances,
« varie beaucoup suivant les aliments, on devra s'efforcer de

« rétablir la proportion normale en associant les aliments plus
« riches en matières azotées aux aliments plus riches en graisse
« et amidon, le sucre pouvant pour une part se substituer à
« ces derniers ».

C'était là, à n'en pas douter, un véritable mouvement de
réaction contre les tendances précédentes à exagérer les proportions de viande. Bouchard demandait d'abord qu'elle ne pût
fournir que les deux cinquièmes des abuminoïdes ; et ensuite il relevait l'importance des ternaires en accordant, en
poids, une proportion cinq fois plus grande. Pour lui, le rapport de 1 à 4 était déjà un danger. Nous sommes loin de l'importance donnée d'une manière exclusive aux albuminoïdes et
surtout à ceux d'origine carnée.

Ce fut également en s'inspirant de ces idées, que, quelques
années plus tard, Le Gendre, élève de Bouchard, écrivait son
rapport pour le Congrès de pédiatrie de Marseille (1898) (1) ;
et c'est aussi aux mêmes idées qu'il est resté fidèle dans celui
sur le régime alimentaire des adolescents, présenté au Congrès
d'hygiène alimentaire de Paris en 1906. Je vais y revenir dans
quelques instants.

En nous rapprochant de nous, Laumonier, qui a fait un bon
manuel de l'alimentation, sans donner son opinion personnelle,
cite les chiffres de Camerer que j'ai déjà donnés ; et ceux de
G. Sée, qui me paraissent être ceux de Hildescheim : les enfants de 6 à 10 ans devraient recevoir : 69 grammes d'albumines, 21 grammes de corps gras et 210 grammes d'hydrates
de carbone.

En terminant, il cite une ration usitée dans certains établissements libres pour les jeunes gens se préparant aux grandes écoles ; à savoir : matières azotées, 120 grammes ; graisses,
40 grammes, et hydrates de carbone, 470 grammes. Quoiqu'il
s'agisse évidemment ici de jeunes gens de 18 à 20 ans, ces
quantités, surtout pour les albuminoïdes, me paraissent un
peu élevées. Elles fournissent un total de 2.840 calories,
c'est-à-dire sensiblement supérieur à celui de l'adulte.

Dans son savant traité de l'alimentation, tout récent, 1905,
A. Gautier semble d'abord suivre la même voie que Bouchard

____

(1) Le Gendre, Congrès de gynocologie, obstétrique et pédiatrie ; Congrès
de Marseille, octobre 1898.

et Le Gendre. Pour les enfants de 2 à 15 ans, après avoir donné les quantités fixées par Voit, Camerer et Uffelmann, il les considère comme trop élevées. Mais, par contre, il les exagère plutôt quand il s'agit de l'adolescence et de la puberté.

« L'adolescent, dit **A**. Gautier, doit avoir la libre disposition « du pain, des œufs, de la viande et des aliments de toute sorte « s'il les digère bien... » ; et quelques lignes plus loin. « L'éta- « blissement (1) de la puberté est généralement celui des be- « soins exceptionnels de la nutrition. De 16 à 18 ans, un garçon « mange autant qu'un adulte, quelquefois plus (Panura, Uffel- « mann). Il a besoin d'un grand excès de viande. Le jeune « homme doit donc pouvoir pleinement satisfaire son appétit ».

Enfin, je viens de le rappeler, Le Gendre a dû reprendre cette question dans son rapport sur le régime alimentaire des adolescents pour le Congrès international d'hygiène alimentaire de 1906 (2). Huit années s'étaient écoulées depuis son premier rapport, mais les opinions sont restées les mêmes ; sa pratique n'avait fait que les confirmer. Parmi les indications les plus importantes, je puis signaler la suivante :

« Je pense, dit Le Gendre, que la viande doit être donnée « avec parcimonie jusqu'à 10 ou 12 ans. A partir de ce mo- « ment, au contraire, il faut en élever assez rapidement les « quantités. Les moyennes auxquelles je suis disposé à me « rallier, sont de viande *cuite*, *parée* et *désossée*, par jour : « de 7 à 11 ans, 100 à 120 grammes ; de 11 à 16 ans, 120 à « 160 grammes ; et au-dessus de 15 ans, 200 grammes et plus. »

De nombreuses autres indications mériteraient d'être signalées dans ce rapport inspiré par le meilleur sens pratique ; et j'aurai l'occasion de le faire en maints endroits avant la fin de cette étude ; mais je tiens surtout à m'arrêter quelques instants sur la note rédigée par M. Aman, directeur de l'orphelinat de Cempuis, et que Le Gendre a eu l'heureuse inspiration de joindre à son rapport.

M. Aman, pour l'alimentation de cet asile, comprenant plus de 250 élèves, a suivi, depuis 1899, les indications données par M. Le Gendre ; et les résultats ont été excellents, ainsi qu'il

(1) *Alimentation et régime*, 1904, p. 467.
(2) *Revue de la Société scientifique d'hygiène alimentaire*, n° 3, 1906, p. 456.

est prouvé par la diminution du nombre de maladies, surtout de celles relevant des organes digestifs.

Les quantités de viande avaient été fixées ainsi qu'il suit : 85 grammes par jour pour les enfants de 6 à 10 ans ; 90 grammes pour ceux de 10 à 13 ans ; et 95 grammes pour ceux de 13 à 16 ans ; soit une moyenne de 90 grammes. Mais M. Aman fait immédiatement remarquer que la pratique lui a indiqué de meilleures proportions, la moyenne restant toutefois la même.

« En réalité, écrit-il, après bien des observations, les modi-« fications apportées, non dans l'attribution totale, mais dans « la distribution entre les plats des différents réfectoires, mon-« trèrent qu'il suffirait des quantités suivantes attribuées aux « pupilles : de 6 à 10 ans, de 60 à 70 grammes de viande ; de « 10 à 13 ans, 80 grammes à 90 grammes ; et de 13 à 19 ans, « de 95 à 115 grammes ». La moyenne n'en reste pas moins fixée à 90 grammes.

Ainsi qu'on peut le voir dans mon rapport au même Congrès (1), ces quantités sont très sensiblement celles auxquelles je suis moi-même arrivé depuis plus de 10 ans.

Il est intéressant de savoir aussi quelle est la proportion que les albuminoïdes demandés à la viande, tenaient sur la totalité de ces substances.

M. Aman, nous apprend que l'azote s'est maintenue dans la proportion de 16 à 18 grammes par jour. Or, en prenant la moyenne de 90 grammes de viande, celle-ci n'en fournirait guère que 3 grammes. Sur les autres 13 ou 15 grammes, 7 à 8 grammes étaient demandés au pain (500 à 600 grammes) ; et les autres 6 à 8 grammes, soit à d'autres substances animales, œuf et lait, soit aux légumes frais ou secs. En portant la totalité des azotés d'origine animale à 5 gr. d'azote environ, on voit que plus des deux tiers étaient demandés aux végétaux.

Les résultats obtenus par M. Aman, sous la direction de M. Le Gendre, ont une valeur que l'on ne saurait contester. Cette expérience a porté sur un nombre de sujets largement suffisant pour établir une bonne moyenne ; la durée de l'expérience a été aussi très suffisante, puisqu'au moment du Congrès,

____

(1) Voir pp. 80 et suivantes.

elle se continuait déjà depuis 8 ans ; et enfin les résultats se sont traduits de la manière la moins discutable, non-seulement par le maintien de la santé de ces 250 pupilles, mais aussi par la diminution de leur morbidité. Sous l'influence de ce régime, en effet, le nombre des embarras gastriques et des diarrhées, était tombé de 250 à 50 environ, soit une diminution des quatre cinquièmes. On ne peut rien trouver de plus démonstratif.

Ainsi les divers auteurs qui se sont occupés de l'alimentation de l'enfant et de l'adolescent, peuvent être divisés en deux groupes. Les uns, et ce sont les plus anciens, ont évalué très haut les besoins de cet âge ; et dans l'établissement de leur ration, ils se sont surtout préoccupés des albuminoïdes, en donnant la préférence à ceux d'origine carnée. Les autres, plus récents, d'abord ont ramené les albuminoïdes à des proportions moins élevées ; de plus, ils n'en ont demandé qu'une part aux aliments d'origine animale ; et enfin, ils ont insisté sur la prédominance que doivent prendre les ternaires dans la ration de cet âge.

Nous allons voir que c'est à ces dernières conclusions que m'ont conduit mes recherches personnelles.

J'ai appliqué à cette période de la vie, les mêmes hypothèses et les mêmes calculs que pour les deux années qui suivent la naissance ; et qui, on l'a vu, m'ont donné des résultats qui ont été confirmés par la clinique. Or, je puis le dire dès maintenant, j'ai trouvé pour l'enfant et l'adolescent, la même exactitude approximative.

Les besoins de cette période de la vie comprennent, comme pour les deux premières années, ceux d'*entretien* et ceux *de croissance* ; or, cherchons à apprécier successivement chacun de ces besoins, en tenant compte autant que possible de toutes les conditions propres à cette période de vie et capables de les modifier.

BESOINS RELATIFS A L'ENTRETIEN.

AZOTÉS. — On sait que pour l'adulte des deux sexes, les besoins en azotés arrivent, par kilogramme de son poids normal, dans les conditions que j'ai fixées pour la ration d'entretien, à 1ᵍʳ50. Mais, appréciant d'une part que même sans travail manuel professionnel, la pétulance de l'enfant et le besoin d'efforts violents de l'adolescent doivent augmenter les dépenses subies par le protoplasma musculaire, j'ai cru devoir élever la ration des azotés. D'autre part, appréciant également, d'abord que déjà la ration de 1ᵍʳ50, admise pour l'adulte, représente un maximum ; ensuite que cette quantité correspond à une condition de la vie qui comporte encore des mouvements assez actifs ; et qu'enfin le surcroît de dépenses, concerne non les dépenses totales dues à l'exagération des mouvements de cet âge, mais seulement le surcroît de dépenses que ces mouvements imposent au protoplasma musculaire, c'est-à-dire qu'on me permette la comparaison, à l'usure de la machine, j'ai assimilé ces dépenses à celles d'un travail manuel léger. Comme pour ce dernier, j'ai donc élevé d'un dixième la ration d'entretien, soit de 0ᵍʳ15 ; ce qui porte, de ce chef, la ration de l'enfant et de l'adolescent à 1ᵍʳ65.

Cette augmentation paraîtra probablement bien minime à ceux qui arrivent au moins à 2ᵍʳ50 et même à 3ᵍʳ60 ; et cependant la pratique m'a appris depuis, quelle est suffisante. L'étude attentive de la question, en effet, à elle seule, doit faire considérer ces derniers chiffres comme trop élevés. Tout en accordant que l'enfant et l'adolescent des deux sexes dépensent davantage, comme mouvements, que l'adulte, il faut tenir compte que le surcroît de dépenses dû à cette exagération des mouvements, portent presque exclusivement sur les dépenses en glucose, l'aliment du muscle ; et qu'ainsi que je l'ai dit, l'augmentation des albuminoïdes ne doit couvrir que l'exagération des dépenses par usure faites par le protoplasma musculaire.

Or, il n'est aucun travail manuel, entraînant de la part du protoplasma musculaire, une usure arrivant à des chiffres si élevés. Le travail musculaire, nous le savons, dépense surtout de la glucose et relativement très peu d'albuminoïdes. Il n'arrive à dépenser beaucoup de ces derniers que lorsque, par une alimentation mal comprise, on les fournit à l'organisme, en remplacement des hydrates de carbone. Mais alors, nous le savons, l'organisme doit transformer ces albuminoïdes en glucose, ce qui n'a lieu que par un surcroît de travail fonctionnel inutile et avec une grosse perte au point de vue de l'utilisation par les muscles.

Pour toutes ces raisons, je considère donc cette quantité de $1^{gr}65$ de substances albuminoïdes, comme suffisante, au moins dans la grande majorité des cas, pour faire face aux besoins d'entretien de cet âge, en ce qui concerne ces substances.

A cette quantité, s'ajoutera, bien entendu, celle qui correspond à la croissance.

CALORIES. — Les dépenses en calories, nous le savons maintenant, l'étude de ces dépenses chez le nourrisson nous en a fourni la preuve, sont sensiblement proportionnelles à la surface cutanée. En nous basant largement sur les aliments ingérés et sans tenir compte du déchet intestinal, nous avons admis une dépense approximative de 13 calories par 24 heures par décimètre carré de surface cutanée ; et nous savons que cette évaluation faite sur l'adulte et appliquée au nourrisson, a été confirmée par la pratique.

. Or, il est évident que pour les deux sexes, la radiation cutanée est sensiblement la même chez l'enfant et l'adolescent, que chez l'adulte et le nourrisson. Acceptons donc cette même évaluation, et appliquons-là à l'enfant et à l'adolescent, en prenant, comme base de nos calculs, la surface cutanée, qui, pendant cette période de la vie, correspond à un de leur kilogramme de leur *poids normal*.

Pour les deux sexes, le poids normal sera établi, comme pour le nourrisson, en nous basant sur la *taille*, d'après les résultats de Quetelet ; et la surface cutanée, le sera, de même que pour l'adulte et le nourrisson, en nous servant de la formule qui assimile la surface cutanée à la surface totale d'un cylindre, dont la hauteur serait la double de son périmètre.

Les résultats de ces calculs sont contenus dans le tableau suivant.

Dépenses en calories pour l'entretien de 3 à 25 ans d'après la taille.

TAILLES	POIDS d'après Quetelet	AGES approximatifs révolus	NOMBRE de grammes par centimètres de taille	SURFACE CUTANÉE du kilog.	NOMBRE de CALORIES par kilog.	Augmentation de CALORIES du cinquième	AUTRES CALORIES d'entretien	TOTAL des CALORIES par kilog.
I	II	III	IV	V	VI	VII	VIII	IX
mètres	kilog.	ans	grammes	décimètres	calories	calories	calories	
0.75	10	2	133	3.40	44	53 »	13	66 »
0.85	12	3	141	3.30	43	51.5	13	64.5
1 »	15	5	150	3 10	40	48 »	13	61 »
1.10	28	7	163	2.80	37	44 »	13	57 »
1.20	20	8	166	2.70	35	42 »	13	55 »
1.25	25	10	200	2.55	33	39.5	13	54.5
1.40	30	12	214	2.40	31	37 »	13	50 »
1.50	40	14	266	2.15	28	33.5	13	46.5
1.60	50	16	312	2 »	26	28.5	13	41.5
1.63	55	18	337	1.95	26	28.5	13	41.5
1.65	60	20	364	1.88	24	26.5	13	39.5
1.68	65	25	387	1.83	21	26.5	13	39.5

Dans ce tableau, en partant de la taille de 0ᵐ75, correspondant à celle de l'enfant des deux sexes ayant deux ans révolus, nous avons admis, successivement, col. I, celle de 0ᵐ85, 1 mètre, 1ᵐ10, 1ᵐ25, 1ᵐ40, 1ᵐ50, 1ᵐ60, 1ᵐ63, 1ᵐ65, 1ᵐ68 ; et, à côté de ces différentes tailles, j'ai placé, col. II, les poids approximatifs, qui, chez le garçon leur correspondent d'après les tables de Quetelet. Dans la colonne III, j'ai placé les âges auxquels correspondent, pour les garçons, ces tailles et ces poids. Mais l'âge, je le fais remarquer, n'a que peu d'importance pour ces calculs. Cette colonne nous permettra seulement d'apprécier si le garçon dont il s'agit a une taille moyenne, supérieure ou inférieure à celle de son âge. Elle nous servira plus tard pour évaluer la croissance, mais elle ne peut nous donner aucune indication pour les besoins dus à l'entretien. La base exclusive pour calculer ces derniers, doit être la taille servant elle-même à calculer le poids normal.

La colonne IV, contient les rapports des tailles à ces poids approximatifs ; et ce sont ces rapports, qui nous permettront, la taille étant connue, de calculer le poids normal, véritable base de ces besoins. On établira facilement ce rapport pour les tailles pour lesquelles je ne l'ai pas donné. S'il s'agit d'une taille de $1^m 45$, le coefficient qui nous donnera le poids normal, sera $\dfrac{214 + 266}{2} = 237$; et en multipliant cette moyenne par 145, nous trouverons 34 kilogrammes.

La colonne V, contient les rapports entre la surface cutanée et le poids. Elle nous donne le nombre de décimètres carrés correspondant à un kilogramme du poids normal, et s'applique aux deux sexes. Or, tandis que chez le nourrisson, ce rapport était de 4 dans les premiers mois, nous ne le trouvons que de 3,40 dans la 3e année; et il diminue rapidement, si bien que dès le poids de 50 kilogrammes, soit vers 16 ans pour les garçons et de 18 ans pour les filles, il arrive à 2, où il se maintient ensuite avec une faible diminution jusqu'à l'âge adulte. Mais j'estime qu'en pratique, à partir de ce moment, on peut le considérer comme constamment égal à 2.

C'est ce rapport, qui, étant donné que la surface cutanée perd 13 calories par décimètre carré, a permis de calculer les calories données dans la colonne VI. Les dépenses en calories dues à la radiation cutanée, tout en étant moins grandes que chez le nourrisson, n'en restent pas moins assez élevées jusqu'au poids de 15 kilogrammes, soit à peu près 5 ans pour les deux sexes. Elles sont encore, pour ce poids, de 40 calories par kilogramme. Elles descendent dans les environs de 30 avec le poids de 30 kilogrammes, soit dans les environs de 12 ans ; et, je le répète, elles sont sensiblement les mêmes que chez l'adulte, avec 50 kilogrammes, soit vers 16 ans pour les garçons et 18 ans pour les filles.

Dans cette colonne VI, j'ai donné le nombre de calories dépensées par le kilogramme sous l'influence de la radiation cutanée, en assimilant celle de l'enfant à celle de l'adulte. Ces pertes, en effet, devraient être forcément les mêmes si les conditions d'existence le restaient également. Mais, même en restant, pour l'enfant, dans les conditions moyennes d'entretien, il suffit du plus simple examen pour reconnaître que l'enfant et l'adolescent, à l'état normal, au moins jusqu'à l'âge de 15 ans, doivent dépenser plus que l'adulte. D'une part, leur besoin de mouvements, leur pétulance leur font dépenser plus de calories; et, d'autre part, ces mouvements activent leur radiation cutanée. Ces mouvements les conduisent même souvent jusqu'à la sueur. Ce sont là des causes d'exagération de ces dépenses dont il faut forcément tenir compte. Leur évaluation est difficile ; et cela d'autant plus, qu'elles doivent varier d'un enfant à l'autre. Elles varient surtout avec l'âge. L'adolescent de 16 à 25 ans n'a plus la turbulence de ceux plus jeunes. Ce sont donc là des difficultés qui nous condamnent à nous contenter d'une large approximation.

Or, en m'inspirant de certaines observations personnelles sur les dépenses des enfants pendant leurs jeux, et aussi de mes expériences sur l'influence de la ventilation sur l'exagération des dépenses de l'organisme, j'en suis arrivé, pour établir un calcul approximatif, à évaluer ce surcroît de dépenses à un *cinquième* jusqu'à 15 ans, et à un *dixième* jusqu'à 25. Les quantités contenues dans la colonne VI, ainsi augmentées, sont devenues celles de la colonne VII.

A ces besoins doivent aussi s'ajouter les 13 calories que chaque kilogramme d'adulte dépense autrement que par la radiation cutanée (colonne VIII). Enfin, dans la colonne IX, nous trouvons les besoins totaux en calories pour un kilogramme, besoins qui varient avec le poids normal, calculé lui-même d'après la taille.

Pour son seul entretien, le kilogramme d'enfant devra donc trouver dans son alimentation 66 calories, s'il a un poids normal de 10 kilogrammes ; 55 calories si ce poids est de 20 kilogrammes ; 50 calories s'il est de 30 ; et seulement de 41, s'il est arrivé à 50 kilog., soit vers 16 ans.

Ainsi, en résumé, en ce qui concerne l'*entretien*, l'enfant et l'adolescent devraient trouver dans leur alimentation. pour un de leur kilogramme, environ 1ᵍʳ65 d'azotés et un nombre de calories allant, selon leur poids normal, de 66 à 39.

Voyons maintenant quelles sont les quantités d'aliments qu'il faut ajouter à ces derniers, pour couvrir les besoins dus à la croissance.

BESOINS RELATIFS A LA CROISSANCE.

Ainsi que nous l'avons fait pour les deux premières années, cherchons à apprécier qu'elle est l'augmentation quotidienne d'un kilogramme vivant, pendant cette période de notre développement. Reprenons pour cela les mêmes tailles que précédemment ; et donnons leur, autant que possible, en nous servant des moyennes de Quetelet, les poids correspondants. Nous arriverons facilement ainsi à évaluer quel est l'accroissement par an et par jour ; et nous verrons ensuite ce que devient cet accroissement pour un seul kilogramme.

Je vais faire ces calculs séparément pour chacun des deux sexes. On verra, du reste, combien les résultats se rapprochent les uns des autres.

Accroissement des garçons.

TAILLES	AGES APPROXIMA-TIFS	POIDS MOYENS (Quetelet)	GAIN PAR AN	GAIN PAR JOUR	GAIN PAR KILOG. et par jour	GAIN en ALBUMINOÏDES 20 %
I	II	III	IV	V	VI	VII
0m75	2 ans.	10k	» »			
				5.45	0.49	0.10
0.85	3 —	12	2k »			
				4.11	0.30	0.06
1 »	5 —	15	1.500			
				4.11	0.25	0 05
1.10	7 —	18	1.500			
				5.45	0.29	0.06
1.20	8 —	20	2 »			
				6.87	0.30	0.06
1.25	10 —	25	2.500			
				6.87	0.25	0.05
1.40	12 —	30	2.500			
				13.70	0.50	0.10
1.50	14 —	40	5 »			
				13.70	0.30	0.06
1.60	16 —	50	5 »			
				6.87	0.13	0.03
1.63	18 —	55	2.500			
				6.87	0.12	0.025
1.65	20 —	60	2 500			
				2.74	0 04	0.01
1.68	25 —	65	1 »			

Trois des colonnes de ce tableau nous sont déjà connues. Ce sont celles de la *taille*, de l'*âge* et du *poids*. La *quatrième* nous donne le gain dans l'espace d'une année, et la croissance ainsi envisagée nous montre son maximum de 13 à 17 ans.

Pendant ces quatre années, le poids augmente de 5 kilogrammes par an. Il ne s'accroît plus ensuite que de 2kil500,

La *colonne V*, donnant le gain par jour, est peu importante ; elle reflète forcément le même mouvement que la précédente, donnant le gain par an. Mais la *colonne VI* présente, pour la question qui nous occupe, un intérêt tout particulier. Elle nous donne, en effet, le *gain par jour et par kilogramme*. Or, c'est là véritablement ce qu'il nous importe de connaître. Pour savoir de combien la croissance doit faire augmenter la ration d'entretien pour un kilogramme, il est, en effet, indispensable de savoir de combien s'augmente ce kilogramme.

L'examen de cette colonne nous fixe sur plusieurs points. Il nous fait voir que, de 3 à 16 ans, la croissance se fait avec une remarquable régularité. Ce n'est que de 12 à 14 ans que l'accroissement atteint 0ᵍʳ50 par kilogramme et par jour. Pendant les autres 11 années, jusqu'à 16 ans révolus, la croissance oscille entre 0,25 et 0,30. Elle diminue de moitié de 16 à 20 ans ; et tombe à 0ᵍʳ04, c'est-à-dire devient négligeable de 20 à 25 ans.

Voilà pour les garçons, voyons maintenant comment se fait l'accroissement chez la fille (page 601).

Comme on le voit par ce tableau, établi comme celui des garçons d'après les chiffres de Quetelet, la croissance, ramenée au kilogramme de poids, est tout aussi régulière chez la fille que chez le garçon ; et les modifications qu'elle subit, sous l'influence de l'âge, sont également sensiblement les mêmes.

De même que pour le garçon, c'est pendant le cours de la 3ᵉ année que la croissance par kilogramme est la plus rapide. Pendant cette période, nous avons vu qu'elle était de 0ᵍʳ49 par jour chez le garçon, et nous la trouvons de 0ᵍʳ45 pour la fille. Elle diminue ensuite, chez cette dernière, de la 3ᵉ à 10 années, avec 0ᵍʳ27, 0ᵍʳ26 et 0ᵍʳ22. Elle se relève un peu ensuite de la 10ᵉ à la 14ᵉ année, avec 0ᵍʳ29, 0ᵍʳ33 et 0ᵍʳ26 ; et revient à 0ᵍʳ22 de la 14ᵉ à la 18ᵉ année. Enfin, à partir de la 19ᵉ année, la croissance n'est plus que de 0ᵍʳ026 à 0ᵍʳ02 par kilogramme, pendant les 6 années suivantes jusqu'à 25 ans.

Si nous comparons la croissance dans les deux sexes, nous verrons :

1° Que, dans les deux, la croissance se fait avec une régularité parfaite ;

2° Que, pour ces deux sexes, elle est sensiblement la même, avec, toutefois, une légère diminution pour les filles.

Cette différence, du reste, est forcée; puisque leur poids, à la naissance, n'étant guère inférieur que $0^{kil}500$, il arrive à l'être d'environ 10 kilogrammes à 25 ans ;

3° Les modifications de la croissance dues à l'âge sont également les mêmes ; c'est l'époque de la puberté qui offre la

Accroissement des filles.

TAILLES MOYENNES	AGES	POIDS MOYENS	GAIN PAR AN	GAIN PAR JOUR	GAIN PAR JOUR et par kilog.	GAIN en ALBUMINOÏDES
I	II	III	IV	V	VI	VII
0^m78	2 ans.	10^k »				
			1^k800	4^g93	0^g45	0^g09
0.85	3 —	11.800				
			1.300	3.56	0.27	0.05
0.97	5 —	14.400				
			1 500	4.11	0.26	0.05
1.10	7 —	17.500				
			1.500	4.11	0.22	0.04
1.14	8 —	19 »				
			2.250	6.16	0 29	0.06
1.25	10 —	23.500				
			3.250	8.90	0.33	0.06
1.35	12 —	30 »				
			3.500	8.90	0.26	0.05
1.45	14 —	37 »				
			3.250	8.90	0.22	0.04
1.53	16 —	43.500				
			3.750	10.27	0 22	0.04
1.56	18 —	51 »				
			0.500	1.36	0.026	0.005
1.58	20 —	52 »				
			0.400	1.10	0.02	0.004
1.58	25 —	54 »				

croissance maximum. Ce maximum, fait digne de remarque, serait même supérieur chez le garçon, pour lequel il atteint $0^{gr}50$ au lieu de $0^{gr}33$ par kilogramme.

En outre, ce maximum serait un peu plus précoce chez la fille où nous le trouvons de 10 à 12 ans, devançant ainsi l'époque de la menstruation, et pouvant être considéré comme la préparant. Chez le garçon, le maximum n'arrive qu'entre 12 et 14 ans ; et, je l'ai déjà dit, contrairement à ce que l'on aurait pu croire, il est plus saillant que chez la fille. Il y a là, me semble-t-il, une indication importante au point de vue non seulement de l'alimentation, mais de tout ce qui concerne l'hygiène et la direction morale de cet âge. Chez la fille, cette poussée, subie par l'organisme, trouve un appaisement dans l'hémorragie menstruelle; et sa pétulance qui, jusques là, se rapprochait de celle du garçon, se calme. Pour le garçon, au contraire, après l'entrée en scène des organes génitaux, il ne trouve aucune influence qui refrène son organisme doublement surexcité et par l'exagération de la croissance et par l'action spéciale des sécrétions génitales résorbées. De là vient probablement, au moins en partie, les difficultés que présente sa direction à cet âge; et de là découle l'obligation sur laquelle je reviendrai, de surveiller beaucoup son hygiène en ce moment et surtout son alimentation;

4° Enfin, et c'est là le point le plus important, nous voyons que ces croissances chez les deux sexes se font dans des conditions si rapprochées l'une de l'autre, que nous pouvons les confondre dans la même étude. Ce qui va suivre, sauf indication spéciale, s'applique donc également aux garçons et aux filles.

Ces résultats, si remarquables par leur régularité et aussi par leur uniformité, vont nous permettre d'apprécier facilement l'augmentation que nous aurons à faire subir à la ration d'entretien, pour qu'elle puisse en même temps faire face à la croissance.

Albuminoïdes. — Les tissus de nouvelle formation ont forcément la même composition que l'ensemble de l'organisme. Or nous savons que, même ceux qui sont les plus riches en substances albuminoïdes, ne dépassent pas le 20 p. 100; et, par conséquent, sauf pour la troisième année et celles de 10 à 14 ans, les quantités d'albuminoïdes qui devront être ajoutées à la ration d'entretien, ne dépasseront pas 0^{gr}06 (col. VII des deux tableaux). Cette augmentation pourra même n'être que de 0^{gr}04 à partir de 16 ans. Son maximum est de 0^{gr}10, et seulement pour la 3e année.

Ce serait donc, selon les poids et les âges, 0^{gr}10, 0^{gr}06 et 0^{gr}04 de substances azotées, qu'il faudrait ajouter à ceux de la ration d'entretien, soit à 1^{gr}65, pour avoir la ration totale en azotés pour ces divers poids et ces divers âges.

C'est là, on le voit, une augmentation bien minime; et qui s'éloigne fort de celle qui semblait résulter de l'appréciation des nombreux auteurs que j'ai cités.

La quantité d'albuminoïdes nécessaires à un kilogramme

d'enfant et d'adolescent pour couvrir ses dépenses d'entretien et de croissance, ne dépasseront donc pas 1^{gr}75, pendant les périodes les plus actives de leur développement. Il ne s'agit donc pas de 2^{gr}50, et surtout de 3 grammes et de 3^{gr}60 par kilog. ; mais seulement, d'après ces calculs, sûrement de moins de 2 grammes.

Telles sont les quantités auxquelles mes hypothèses et mes calculs m'avaient conduit dès 1894, époque à laquelle j'ai commencé à m'occuper de la ration de ces âges.

Or, depuis, je suis heureux de pouvoir le dire, l'observation est venue pleinement les confirmer. J'ai pu suivre, à partir de cette époque, des enfants ayant reçu les azotés en quantités qui sûrement ne dépassaient pas celles prévues par mes calculs, et dont la croissance s'est faite avec une parfaite régularité, et dont la santé n'a jamais rien laissé à désirer.

Il est donc fort probable que souvent l'on pourrait s'en tenir exactement à ces chiffres et limiter les azotés à 1^{gr}75 pour la 3e, et entre la 10e et la 14e année ; et à 1^{gr}70 pendant toutes les autres jusqu'à 20 ans. Toutefois pour me donner toute garantie à cet égard, ainsi que je l'ai fait dans certains cas spéciaux, soit qu'il se fut agi d'enfants particulièrement remuants soit pour ceux qui traversent des périodes de croissance exceptionnelle, comme on en observe parfois, j'ai élevé les azotés jusqu'à 2 grammes, mais jamais je n'ai dépassé ces quantités. La pratique la plus attentive, ne m'en a jamais montré la nécessité. C'est, du reste, ce que l'on peut aussi déduire de la large expérience faite à Cempuis.

Cette pratique justifiant ainsi la théorie, et aussi lui apportant ses tempéraments, m'a donc conduit à ces conclusions fermes :

1° *Que souvent les quantités d'albuminoïdes trouvées théoriquement sont suffisantes ;*

2° *Mais qu'il faut savoir, dans certains cas exceptionnels, augmenter ces quantités, pour un certain temps, sans toutefois les faire dépasser deux grammes.*

Cela étant, comment expliquer les quantités si élevées indiquées par la plupart des auteurs ? On ne peut douter que ces quantités n'aient été prises et peut-être ne le soient encore par des enfants ; mais évidemment c'est que la plus grande partie de ces albuminoïdes n'a servi ou ne sert qu'à faire du calorique. Ces substances sont ainsi détournées de leur véritable but, qui n'est que de réparer les albuminoïdes usés, et en plus, dans notre cas, d'assurer la croissance.

Ces chiffres, du reste, il me semble, résistent difficilement à l'examen. Comment, le nourrisson, au fort de sa croissance, pourrait suffire à toutes ses dépenses avec 1 90 d'azotés par kilogramme, lorsque cependant il augmente de 5 grammes par kilogramme; et, dans la suite, il faudrait 3 grammes d'azotés et d'avantage pour faire face à une croissance qui ne dépasse pas 0ᵍʳ50 par kilogramme, soit dix fois moindre !

Évidemment, ces quantités ne représentent pas *les quantités minima nécessaires à l'organisme*, condition d'après laquelle je cherche à fixer la ration. Les faits qui ont conduit à ces chiffres, montrent seulement que certains enfants ont pu ingérer ces quantités d'azotés, et non que ces quantités leur fussent indispensables ou même utiles. Je ne crois pas, que même ceux qui les ont données, leur accordent une autre signification.

Mais, me dira-t-on, si ces quantités peuvent être prises, quel inconvénient peut-il y avoir à les donner ?

Je me suis déjà longuement étendu sur cette question, à propos de l'adulte et à propos du nourrisson; je crois donc inutile de m'y arrêter longtemps.

Qu'il me suffise de dire que l'exagération des azotés dans l'alimentation a les mêmes inconvénients pour l'enfant et l'adolescent, que pour le nourrisson et l'adulte, au double point de vue de la suralimentation et de la surnutrition.

En ce qui concerne la *première*, l'ingestion de cette grande quantité d'azotés, expose forcément aux infections intestinales, s'ils ne sont pas digérés; et, il est fort probable qu'ils ne le sont pas. D'une part, en effet, mes recherches sur la suralimentation azotée chez les tuberculeux, m'ont prouvé que ce n'est que rarement, que même ceux qui ont des organes digestifs résistants, arrivent à digérer 3 grammes d'azotés par kilogramme, et ce n'est jamais que pour une courte durée. Ces 3 grammes d'azotés absorbés, en effet, quel que soit leur mode d'utilisation, qu'ils servent à faire du calorique ou des corps gras, à moins qu'ils ne soit immobilisés à l'état d'albuminoïdes, ce qui n'en représente jamais qu'une faible partie chez l'adulte, donneraient 0ᵍʳ80 d'urée; soit, pour un adulte de 60 kilogrammes, 48 grammes d'urée. Il y a donc lieu de supposer que cette forte quantité d'azotés n'est pas plus digérée par l'enfant et l'adolescent que par l'adulte.

D'autre part, ainsi que je viens de le dire, si cette quantité était absorbée, elle devrait donner ces 0^{gr}80 d'urée par kilogramme à cet âge comme à tout autre ; et je ne crois pas que jamais cette quantité d'urée ait été observée chez l'enfant.

Enfin, et ceci est une preuve directe, les analyses de l'urine à ces divers âges m'ont souvent montré que le kilogramme d'enfants et d'adolescents dont j'avais dosé l'alimentation, et dont la croissance se faisait régulièrement, ne dépense guère plus de 0,30 à 0,35 d'urée. Or, en supposant que la nutrition s'effectue chez eux dans les mêmes conditions que chez l'adulte, ces quantités nous indiquent que celles nécessaires à l'entretien, en y ajoutant les 0^{gr}50 à 0^{gr}60 éliminés en nature ou non absorbés, ne dépassent pas de 1^{gr}50 à 1^{gr}65. La différence avec les quantités absorbées représente celles qui sont immobilisées en nature ; et nous avons vu que celles-ci ne peuvent pas dépasser une moyenne quotidienne de 0^{gr}10 par kilogramme. Si donc 1^{gr}75 suffisent pour faire face au total des dépenses d'albuminoïdes, comprenant les quantités éliminées et les immobilisées, et si l'urée ne dépasse pas 0^{gr}35, c'est que la quantité d'azotés donnée en plus n'est pas absorbée.

Tout nous prouve donc, que lorsqu'on dépasse 2 grammes d'azotés, la quantité en excès n'est sûrement pas absorbée ; et cette autre conclusion en découle tout aussi logiquement, qu'en restant dans les voies digestives ces matières non digérées constituent une cause permanente d'infection.

En ce qui concerne la *surnutrition azotée*, qui se produira forcément si les albuminoïdes absorbés dépassent les besoins des aliments de cette nature, ou bien, les ternaires étant insuffisants, l'organisme sera condamné à faire du calorique avec les azotés, ce qui constitue pour lui un surcroît de travail ; ou bien, les ternaires étant suffisants, l'excès des azotés transformés en corps gras, conduira l'enfant à l'obésité ainsi qu'à tous les inconvénients que j'ai déjà décrits et dus à la présence dans l'organisme de produits de combustion incomplète.

Enfin, l'exagération des azotés, surtout ceux d'origine animale, me paraissent avoir sur le caractère une influence qui est encore plus importante chez l'enfant et l'adolescent, que chez l'adulte. Je reviendrai, du reste, sur cette question, qui est capitale pour la direction morale et physique de cet âge.

Pour toutes ces raisons, je conclus donc en ce qui concerne les albuminoïdes :

1° Que tout en s'assurant de donner à ces âges une quantité d'azotés suffisante pour couvrir la double dépense de l'entretien et de la croissance, il importe également de ne pas dépasser cette quantité ;

2° Que pendant la période la plus active de la croissance, de 10 à 14 ans, les quantités nécessaires s'élèvent à 1ᵍʳ75 ;

3° Qu'en dehors de cette période, 1ᵍʳ70 pourrait suffire ; mais que toutefois, pour se donner plus de garantie, on peut accepter la quantité de 1ᵍʳ75 jusque après 16 ans ;

4° Qu'ainsi que je l'ai montré en traitant de la femme adulte, la menstruation n'exige aucune augmentation appréciable des azotés ;

5° Qu'enfin, tout en tenant compte de ces données dans la grande majorité des cas, tels autres cas exceptionnels peuvent se montrer, qui exigent qu'on dépasse ces quantités. Mais que cependant je ne crois pas qu'il soit jamais nécessaire d'aller au delà de 2 grammes.

Comme on le verra, c'est en acceptant pour les deux sexes, les chiffres de 1 75 jusqu'à 16 ans et de 1ᵍʳ70 jusqu'à 20 ans, que j'ai calculé les régimes-types, qui me servent pour la pratique depuis longtemps.

Ces quantités d'azotés nécessaires pour couvrir les dépenses d'entretien et de croissance d'un kilogramme à ces divers âges, une fois fixées, je passe à la fixation des quantités de corps gras immobilisés par la croissance.

La croissance, nous le savons, comporte, outre l'augmentation d'albuminoïdes, celle des *corps gras*, des *matières salines* et de l'*eau*.

Les CORPS GRAS, d'une manière moyenne, ne dépassent pas chez l'adulte, dans les limites de la normalité, le 10 p. 100.

En supposant que chez l'enfant, cette proportion puisse atteindre le 20 p. 100, nous l'apprécions sûrement à son maximum. Nous arrivons donc seulement à une augmentation de ce chef, de 0ᵍʳ10 pendant les périodes de forte croissance, et de 0,05 pendant les autres.

Matières salines. — Enfin, nous devons supposer que l'augmentation des *matières salines* se fera dans les mêmes proportions que pendant les deux années précédentes. Or, l'enfant dont la croissance était cependant de 5 grammes par kilogramme, ayant pu couvrir tous ses besoins d'entretien et de croissance avec environ $0^{gr}20$ ou $0^{gr}25$ de matières salines par kilogramme, quantité contenue dans 100 grammes de lait de femme, il est à supposer que la même quantité pourra suffire à son entretien dans une période pendant laquelle l'accroissement est au moins dix fois moindre ; et nous verrons que cette quantité se trouve largement dans la ration d'entretien. Quant à la quantité proportionnelle aux $0^{gr}25$ et $0^{gr}50$ d'accroissement, étant donné que les tissus immobilisés ne contiennent, comme matières salines que le 5 p. 100 ; celles correspondant à l'accroissement de cette période ne dépasseraient donc pas 0,025 et 0,013 par kilogramme, quantités, on le voit, tout à fait négligeables.

Eau. — Le reste de l'accroissement, soit environ 60 à 70 p. 100, nous le savons, est constitué par l'*eau*, qui entre pour cette proportion dans la composition générale de notre organisme.

Nous arrivons donc à cette conclusion que les *besoins de la croissance* seront satisfaits par l'addition à la ration d'entretien, telle que je viens de la calculer :

1° Par une quantité d'azotés qui souvent ne devra pas dépasser $0^{gr}10$; et que ce n'est que pendant des périodes exceptionnelles qu'il sera nécessaire de le faire. Cette quantité, évaluée en calories, sera donc de $0^{cal}500$.

2° Par une quantité de ternaires pouvant fournir $0^{gr}10$ de corps gras, ce qui en calories donne en chiffres ronds 1 calorie ; soit en tout, avec les azotés, $1^{cal}500$.

3° De $0^{gr}025$ à $0^{gr}013$ de matières salines.

Totalité des besoins d'entretien et de croissance. — Pour fixer les idées, et résumer tout ce qui précède sur les besoins d'entretien et de croissance, je réunis ces besoins, sauf pour les matières salines, dans les tableaux suivants, dont le premier contient ce qui a trait aux albuminoïdes ; et le second, à la valeur totale de la ration en calories.

ALBUMINOÏDES. — Les trois premières colonnes de ce tableau nous donnent : la *taille* qui reste l'élément le plus important, la véritable base de ces calculs; les *poids normaux*, calculés d'après la taille, comme je l'ai indiqué, et permettant d'évaluer la surface cutanée; et enfin *l'âge* approximatif correspondant à ces tailles et à ces poids.

La *colonne IV*, comprend le poids des azotés, en supposant que le kilogramme de l'enfant et de l'adolescent n'ait que les dépenses de l'adulte, soit 1ᵍʳ50.

La *colonne V* contient les surcroîts d'azotés nécessités par l'usure des protoplasmas musculaires, évalués à un dixième jusqu'à l'âge de 20 ans, et à un vingtième de 20 à 25 ans.

La *colonne VI*, contient les quantités d'azotés calculés très largement, immobilisés à ces divers âges, soit 0ᵍʳ10 par kilogramme jusqu'à 14 ans; 0,05, de 15 à 20 ans; et seulement 0,005, de 20 à 25 ans.

La *colonne VII*, réunit ces différentes quantités d'azotés, servant à l'entretien et à la croissance. Ce total arrive à 1ᵍʳ75 jusqu'à 14 ans; à 1ᵍʳ70, de 14 à 20 ans; et à 1ᵍʳ58, de 20 à 25 ans.

Besoins en albuminoïdes pour 1 kilogramme et pour le poids total.

TAILLES	POIDS normaux	AGES moyens	AZOTÉS d'entretien égaux à ceux de l'adulte	Augmentation due à l'exagération de l'usure	AZOTÉS immobilisés par la croissance	TOTAL des azotés Entretien et croissance p. 1 kilog.	QUANTITÉ des azotés pour le total de l'organisme
I	II	III	IV	V	VI	VII	VIII
»	1ᵏ	»	1 50	0 15	0.10	1.75	»
0.75	10	2 ans.	15 »	1.50	1 »	1.75	17.50
0.85	12	3 —	18 »	1.80	1.20	1.75	21 »
1 »	15	5 —	22.50	2.25	1.50	1.75	26.25
1.10	18	7 —	27 »	2.70	1.80	1.75	31.50
1.20	20	8 —	30 »	3 »	2 ,	1.75	35 »
1.25	25	10 —	37.50	3.75	2.50	1.75	41.75
1 40	30	12 —	45 »	4.50	3 »	1.75	52.50
1.50	40	14 —	60 »	6 »	4 »	1.75	70 »
1.60	50	16 —	75 »	7.50	2.50	1.70	85 »
1.63	55	18 —	82.50	8.25	2.75	1.70	83.50
1.65	60	20 —	90 »	9 »	3 »	1.70	102 »
1.68	65	25 —	97.50	4.87	0.32	1.58	102.70
1.68	65	30 —	90 »	»	»	1 50	90 »

La quantité de 1ᵍʳ75, est de peu inférieure à celle du nourrisson. Pendant la première année, on peut estimer que chez lui, la quantité nécessaire est en moyenne de 1ᵍʳ90 ; mais déjà elle diminue dans la seconde année, à cause de son augmentation moins considérable ; et, cette augmentation diminuant encore dans les années suivantes, nous sommes arrivés à ce chiffre de 1ᵍʳ75 qui, je l'ai dit, jusqu'à l'âge de 14 ans révolus, sauf quelques exceptions momentanées, doit pouvoir faire face dans la majorité des cas normaux à toutes les dépenses.

Enfin dans la *dernière colonne VIII*, j'ai fait le total des azotés à ces divers âges, et surtout pour ces tailles et ces poids.

De plus, j'ai ajouté à ce tableau relatif aux dépenses en azotés pendant la croissance, les dépenses pour *l'adulte de 30 ans*, dont la croissance est achevée, pour montrer comment la ration, partie de 1ᵍʳ75 en moyenne, arrive successivement, au fur et à mesure que la croissance est moins active à 1,70, 1,58 et enfin à 1ᵍʳ50 qui reste celle de toute la période d'adulte.

CALORIES. — Toutes les indications relatives à ces évaluations sont contenues dans le second tableau (page 610).

Dans ce tableau, les trois premières indications nous sont déjà connues. Ce sont celles donnant : la *taille*, le *poids normal* et *l'âge*.

La *4ᵉ colonne* donne le nombre de calories perdues par la surface cutanée par un kilogramme de poids, en tenant compte du volume du sujet. Ces pertes varient de 44 pour l'enfant de 10 kilogrammes, à 26 à partir de 50 kilogrammes. Ces dépenses sont sensiblement les mêmes que pour l'adulte à partir de 16 ans.

La *colonne V*, donne l'exagération de la perte en calories sous l'influence des *mouvements*. Ces derniers, on le sait, exagèrent la radiation, comme le fait la ventilation. J'ai montré, en effet, quelle influence importante cette dernière exerce sur les dépenses de l'organisme. Cette dépense a été évaluée au dixième de la radiation jusqu'à l'âge de 20 ans et au vingtième de 20 à 25 ans.

La *colonne VI*, contient les calories qui correspondent à *l'augmentation du travail musculaire* occasionné par l'exagération des mouvements à cet âge. Cette augmentation a été

39

Tableau résumant la totalité des besoins en calories pour l'entretien et la croissance.

TAILLES	POIDS normal kilog.	AGES moyens	CALORIES perdues par la radiation cutanée	Exagération de la radiation par les mouvements	Exagération du travail musculaire	DÉPENSES autres que la radiation	Augmentation due aux corps gras immobilisés	VALEUR en calories des azotés de croissance	VALEUR totale de la ration en calories par kilog.	VALEUR totale pour le poids total	VALEUR des azotés en calories par kilog.	VALEUR donnée par les ternaires par kilog.	RAPPORT des calories azotées aux calories ternaires
I	II	III	IV	V	VI	VII	VIII	IX	X	XI	XII	XIII	XIV
0.75	10k	2 ans.	44	4.50	4.50	13	1 »	0.50	67.500	675 »	8.75	58.75	1/7
0.85	12	3 —	43	4.30	4.30	13	1 »	0.50	66 »	792 »	8.75	57.25	1/6
1 »	15	5 —	40	4 »	4 »	13	1 »	0.50	62.500	937 »	8.75	53.75	1/6
1.10	18	7 —	37	3.70	3.70	13	1 »	0.50	58.500	1053 »	8.75	49.75	1/6
1.20	20	8 —	35	3.50	3.50	13	1 »	0.50	56.500	1130 »	8.75	47.75	1/5
1.25	25	10 —	33	3.30	3.30	13	1 »	0 50	54 »	1350 »	8.75	45.20	1/5
1.40	30	12 —	31	3.10	3.10	13	1 »	0.50	51.500	1545 »	8.75	42 75	1/5
1.50	40	14 —	28	2.80	2.80	13	1 »	0.50	48 »	1720 »	8.75	39.75	1/5
1.60	50	16 —	26	1.30	1.30	13	0.50	0.25	42.350	2117 »	8.50	33.60	1/4
1.63	55	18 —	25	1.25	1.25	13	0.50	0.25	41 250	2269 »	8.50	32.75	1/4
1.65	60	20 —	24	1 20	1.20	13	0.50	0.25	40.150	2409 »	8.50	31.65	1/4
1.68	65	25 —	24	1.20	1.20	13	» »	» »	38.200	2483 »	7.90	30.30	1/4
1.68	65	30 —	24	» »	» »	13	» »	» »	37 »	2405 »	7 50	29.50	1/4

également évaluée à un dixième de la radiation jusqu'à 20 ans et à un vingtième de 20 à 25.

Colonne VII. — On sait que nous avons admis que sur 38 calories, correspondant à la totalité de la ration de l'adulte, 25 seraient perdues par la radiation cutanée et que les autres 13 représentent l'ensemble du reste des dépenses Or, si les dépenses de la radiation varient pendant l'âge adulte et la période de croissance, nous avons admis, au contraire, que le reste des dépenses est sensiblement le même. C'est donc 13 calories qu'il faut ajouter aux précédentes.

Les colonnes VIII et IX, représentent les évaluations en calories des aliments, azotés et gras, immobilisés par la croissance et qui s'ajoutent aux dépenses précédentes. Le total de ces évaluations, nous le savons, ne dépasse pas 1^{cal}500.

Enfin le total de la valeur de la ration en calories se trouve dans la *colonne X.* Chez le nourrisson, pendant la première année, cette ration était de 75 calories; elle est un peu moindre pendant la deuxième année; et nous la trouvons de 67^{cal}500 pendant la troisième. Puis, elle diminue d'années en années. Elle n'est plus que de 42^{cal}350 à 16 ans, de 38.200 à 25, pour arriver enfin, à cet âge, à celle de l'adulte, 37.

Sur les quatre dernières colonnes, *la XII et la XIII* donnent la répartition de la totalité des calories entre les azotés et les ternaires. Les quantités d'azotés nous sont déjà connues par le tableau précédent ; quant aux ternaires, leurs totaux nous serviront pour évaluer les quantités de corps gras et d'hydrates de carbone que nous devrons donner pour les obtenir. Les rapports entre les azotés et les ternaires nous sont donnés par la *colonne XIV;* et, je crois devoir faire remarquer la différence considérable que présentent ces rapports depuis la troisième année jusqu'à la vingt-cinquième. Chez le nourrisson, recevant 100 grammes de lait pour sa ration, ce rapport était exactement 1 à 6,7, et, pendant la troisième année, il est encore 1 à 6,6. Jusqu'à 7 ans, ce rapport reste sensiblement le même ; puis il passe à un cinquième, de 8 à 14 ans; et il arrive à un quart dès la quinzième année, pour y rester même pendant tout l'âge adulte.

Les variations de ces rapports, ce tableau le fait bien ressortir, sont dues, d'une manière à peu près complète, à celles des ternaires qui passent de 58,75 à 31,30, tandis que les azotés ne vont que de 8,75 à 7,90. C'est qu'en effet, les grandes différences de la ration de cette période avec celles de l'adulte portent, non sur les azotés, comme on aurait pu le croire tout d'abord, et comme ont semblé le croire les auteurs précédents, mais surtout, j'ai déjà insisté sur ce point, sur les dépenses en calorique. C'est là, je crois, un des points les plus importants qui soit mis en relief par cette étude.

L'augmentation de la ration, pendant la croissance, doit donc porter beaucoup plus sur les ternaires que sur les albuminoïdes. C'est là un point capital pour l'établissement de la ration de cet âge ; et j'aurai, du reste, à y revenir plusieurs fois.

Enfin, dans la *colonne XI*, j'ai donné le total de la ration en calories en me basant sur le poids normal *col. II* et la *col. X*.

Les études d'ensemble que je viens de faire sur les besoins en *azotés* et en *calories*, nous conduisent donc à ces conclusions :

A. *En ce qui concerne les azotés :*

1° Que pendant la période que nous étudions, tous les besoins en albuminoïdes, dans la grande majorité des cas, peuvent être couverts avec 1ᵍʳ75 de ces substances par kilogramme d'enfant ; et que, même pendant l'adolescence, cette quantité pourra probablement être diminuée jusqu'à 1ᵍʳ60, entre 20 et 25 ans ;

2° Que néanmoins, pendant les périodes de croissance exceptionnelle, comme il s'en produit quelque fois, il faut être prêt à dépasser ces quantités, si leur insuffisance nous est prouvée par les moyens propres à surveiller la croissance que je donnerai bientôt ;

3° Que ces quantités devront être également dépassées pendant les convalescences. L'enfant, dans ces conditions, aura, en effet, à faire face aux besoins que lui impose cette dernière, outre ceux de la croissance. Mais, qu'on le remarque, nous ne sommes plus, dans ces cas, dans le domaine normal, mais dans celui de la pathologie ;

4° Que les quantités indiquées ci-dessus, comme correspondant aux besoins normaux, sont celles que je considère comme nécessaires d'ingérer. Elles comprennent, par conséquent, outre celles qui sont réellement dépensées par l'organisme, celles du déchet intestinal. De plus, parmi celles qui sont absorbées, une partie, nous le savons, est éliminée encore à l'état d'albuminoïdes, dans les mucus et par les desquamations;

5° Le reste des quantités absorbées, qu'il serve à remplacer les albuminoïdes usés, ce qui est son rôle principal, ou bien qu'il serve à faire directement du calorique, ou bien encore qu'il soit immobilisé à l'état de corps gras, laissera toujours, après son utilisation et son oxydation, $0^{gr}33$ d'urée par gramme de substances albuminoïdes ;

6° Grâce à cette proportion, nous pourrons donc savoir quelle est la quantité d'azotés qui a reçu ces différences destinations. La croissance constitue bien, il est vrai, une cause d'erreur, puisque elle immobilise en nature une certaine quantité d'albumine qui figure dans celle absorbée, et qui cependant, ne donne pas d'urée; mais, d'une part, nous pouvons apprécier cette quantité par l'augmentation de poids; et, d'autre part, sauf des cas exceptionnels, cette quantité ne dépasse pas $0^{gr}02$ d'azote, soit environ $0^{gr}04$ d'urée par kilogramme.

B. *En ce qui concerne les calories.* — Nous arrivons à ces conclusions :

1° Que la totalité des aliments organiques nécessaires pour assurer l'entretien et la croissance doit donner un nombre de calories, qui de 67, pendant la troisième année, tombe graduellement jusqu'à 40 à 20 ans, pour arriver à 37 à l'âge adulte ;

2° Que, dans ce nombre, sont comprises les calories fournies par les azotés, ne variant que de fort peu, puisque de 8,750, au début, elles ne descendent qu'à 8,500 ;

3° Que la différence doit être fournie par les ternaires; et qu'autant que possible dans la constitution de la ration, il faut arriver à des proportions ;

4° Que, de même que pour les azotés, le total des ternaires correspond aux quantités qui doivent être ingérées ;

5° Que, par conséquent, ces quantités comprennent celles qui sont perdues par le déchet intestinal ;

6° Enfin que, cette déduction faite, la différence est suffisante pour couvrir tous les besoins en calories, aussi bien celles qui sont dépensées comme calorique que celles qui sont transformées en travail mécanique.

Proportions des corps gras et des hydrates de carbone dans la ration pendant la croissance. — Les études antérieures **nous** ont fixé sur ces deux points : la quantités d'azotés nécessaires à ces divers âges, et aussi la valeur en calories des **ternaires**. Mais ces derniers, nous le savons, comprennent deux **catégories** de principes immédiats, les *corps gras* et les *hydrates de carbone*. Cette question se pose donc, dans quelles proportions devons-nous réunir ces deux catégories d'aliments dans les rations ?

Chez le nourrisson élevé au sein, les corps gras fournissent sensiblement les deux tiers des calories demandées auxternaires ; soit $\dfrac{405}{220}$. La relation nutritive est donc à peu près $\dfrac{\text{Gr. 2}}{\text{Hc. 1}}$. La proportion, du reste, change peu avec l'allaitement artificiel avec du lait de vache ; elle devient $\dfrac{360}{220}$. Chez l'adulte, au contraire, nous l'avons vu, les proportions sont renversées, **nous** avons $\dfrac{9}{18}$ soit $\dfrac{\text{Gr. 1}}{\text{Hc. 2}}$. Il me paraît donc prudent de ne passer de l'une à l'autre de ces deux proportions que par une série de transitions. Il est évident, en effet, que les organes digestifs de l'enfant de 3 ans, qui viennent pendant les années précédentes d'opérer surtout sur des corps gras, doivent conserver leur aptitude à digérer ces corps et moins à transformer les hydrates de carbone. Tout en cherchant à arriver à la proportion des adultes, quand le moment sera venu, il faut donc tenir compte de ces aptitudes. Du reste, cette transition aussi bien que la modification de la proportion nous sont indiquées par les modifications que subissent eux-mêmes les organes digestifs. Nous savons, en effet, que la proportion du foie, qui sûrement intervient dans la digestion des corps gras, va en diminuant du nourrisson chez l'adulte ; il est donc logique de diminuer le travail que cet organe doit accomplir. C'est en tenant compte de ces indications, que, dans les régimes-types qui ont fixé ma pratique, j'ai réparti les divers ternaires ainsi qu'il suit :

Comme on peut le voir par le tableau (page 615), le kilogramme d'enfant, qui. pendant la première année recevait de 4 grammes à 4ᵍʳ50 de corps gras, dès la troisième année, d'après ce tableau, n'en reçoit plus que 3ᵍʳ50. Cette quantité descend à 3 grammes à la cinquième année, à 2ᵍʳ50 à la sep-, tième, et à 2 grammes jusqu'à la dixième. Puis, de 12 à 20 ans, elle reste à 1^{gr}50; et à partir de 25 ans, elle arrive à 1 gramme, où elle reste pendant toute la période de vie adulte.

POIDS	AGE	CORPS GRAS	HYDRATES de CARBONE	ALCOOL	CALORIES			TOTAL	PROPORTIONS
					des corps gras	Hydrates de carbone	de l'alcool		
10	2 ans	3^{g}50	6^{g}50	»	31	26	»	57	$\frac{31}{26}$
12	3 —	3.50	6.50	»	31	26	»	57	$\frac{31}{26}$
15	5 —	3 »	6.50	»	27	26	»	53	$\frac{27}{26}$
18	7 —	2.50	7.50	0.10	22	30	0.70	53	$\frac{22}{31}$
20	8 —	2 »	7.50	0.10	18	30	0.70	48	$\frac{18}{30}$
25	10 —	2 »	6.50	0.10	18	26	0.70	45	$\frac{18}{27}$
30	12 —	1 50	7 »	0.15	13	28	1 »	42	$\frac{13}{29}$
40	14 —	1.50	6.50	0.15	13	26	1 »	40	$\frac{13}{27}$
50	16 —	1.50	5.50	0.15	13	22	1 »	36	$\frac{13}{23}$
55	18 —	1.50	5.50	0.20	13	22	1.40	36	$\frac{13}{23}$
60	20 —	1.50	5 »	0.30	13	20	2.10	35	$\frac{13}{22}$
65	25 —	1 »	4.50	0.50	9	18	3.50	31	$\frac{9}{22}$
65	30 —	1 »	4.50	0.50	9	18	3.50	31	$\frac{9}{22}$

Cette plus grande quantité de ce riche agent calorifique pendant les premières années est expliquée par la dépense beaucoup plus grande de la radiation cutanée. Mais elle perd sa raison d'être, à partir du moment où le rapport de la surface cutanée au poids se rapproche de celui de l'adulte.

Or, grâce à cette diminution graduelle des corps gras, leurs proportions avec les hydrates de carbone se sont trouvées naturellement ramenées à celles de l'adulte, sans modifier ces derniers aliments. J'ai dû même les diminuer légèrement à partir de 16 ans. Tandis, en effet, que de 3 à 14 ans, ces aliments sont restés compris entre $6^{gr}50$ et $7^{gr}50$, ils ont dû être ramenés au-dessous de 6 grammes dès ce moment, pour n'arriver qu'à $4^{gr}50$ chez l'adulte à partir de 25 ans.

Enfin, j'ai cru devoir faire une place aux boissons de table à partir de 7 ans. Ce n'est pas que je considère ces dernières comme indispensables ; mais d'abord j'ai tenu compte des habitudes ; et ensuite, je ne pense pas que dans ces proportions elles puissent être nuisibles Ces boissons représentées par leur alcool, figurent, du reste, pour des quantités bien minimes. Elles ne sont que $0^{gr}10$ par kilogramme du poids de l'enfant de 7 à 10 ans ; soit, vu leur poids, par 22 à 30 grammes de vin à 8 °/₀ pour la journée. De 12 à 16 ans, j'ai porté cette quantité d'alcool à $0^{gr}15$ par kilogramme ; soit de 55 à 95 grammes de ce même vin ; de 18 à 20 ans à $0^{gr}20$; et à $0^{gr}30$ de 20 à 25 ans ; soit respectivement environ 225 à 250 grammes de ce même vin, et sensiblement 1/4 de litre.

Ce sont là les quantités des ternaires auxquelles j'ai dû m'arrêter pour tenir compte des aptitudes des organes digestifs ; et passer graduellement des proportions imposées par l'allaitement pendant les premières années à celles que les habitudes ont fait admettre pour l'adulte, tout en arrivant toujours pour chacun de ces âges aux nombres de calories que doit fournir l'ensemble des ces aliments.

Ai-je besoin de dire que tous ces chiffres sont purement approximatifs, et ensuite qu'ils n'ont d'autre prétention que de nous servir de guide ? Evidemment aucun d'eux n'est ni exact, ni impératif. On pourra fort bien d'un jour à l'autre, augmenter soit les corps gras, soit les hydrates de carbone, à la condition de diminuer chacun d'eux dans les proportions de leur valeur calorifique.

Il en est même ainsi, on ne saurait admettre le contraire, pour la valeur totale en calories des ternaires. Les quantités que je donne sont celles autour desquelles il faut osciller, en diminuant les écarts autant que possible ; mais forcément elles peuvent supporter momentanément des modifications en plus ou en moins. On va le voir, du reste, dans la partie que je vais consacrer à l'application de ces données à la pratique.

Les conclusions importantes à retenir, sur ce dernier point, sont les suivantes :

1° Qu'au point de vue des ternaires, il y a des différences considérables entre l'alimentation naturelle de l'enfant et celle que l'adulte de nos climats a adoptée ;

2° Que chez le nourrisson, ce sont les corps gras qui l'emportent sur les hydrates de carbone; et qu'au contraire, les proportions sont renversées dans l'alimentation la plus ordinaire de l'adulte ;

3° Qu'il faut tenir compte de ces proportions, quand nous avons à fixer l'alimentation surtout dans les premières années qui suivent le sevrage ;

4° Enfin, que l'on ne doit passer de l'une de ces proportions à l'autre que d'une manière graduelle.

APPLICATIONS DES DONNÉES PRÉCÉDENTES A LA PRATIQUE.

Nous savons donc dès maintenant :

1° Quelle est la quantité d'albuminoïdes nécessaires pour un kilogramme d'enfant et d'adolescent à leurs divers âges ;

2° Quelle est la quantité de calories que doit fournir l'ensemble des ternaires à ce même kilogramme de leur poids ;

3° Enfin dans quelles proportions il faut combiner les corps gras et les hydrates de carbone, pour tenir compte des aptitudes des organes digestifs, et modifier graduellement ces derniers pour les préparer aux habitudes de l'adulte.

Or, toutes ces données nous étant connues, voyons comment doivent être composés les régimes de ces divers âges pour satisfaire à toutes ces indications.

Pour faciliter l'application de ces données à la pratique, j'ai depuis longtemps dressé un certain nombre de *régimes-types*, inspirés par les mêmes idées que celui que j'ai donné pour l'adulte. Ces régimes-types, comme on va le voir, sauf. pour les premiers, s'appliquent tous à plusieurs années. Etablis pour une de ces années, ils permettent, par des diminutions et plus souvent par des augmentations, de les appliquer à plusieurs autres. Ceux que j'ai fixés sont ceux de la 3ᵉ année, de la 4ᵉ année, de la 5ᵉ et 6ᵉ années, de la 7ᵉ à la 13ᵉ année, de la 14ᵉ, 15ᵉ, 16ᵉ et 17ᵉ années, et enfin de la 18ᵉ, 19ᵉ et 20ᵉ année. Le régime-type de l'adulte s'applique à la 21ᵉ, 22ᵉ, 23ᵉ et 24ᵉ années.

Détermination du régime-type à utiliser. — Je viens de grouper ces régimes types par années ; mais, on le sait, l'âge ne peut fournir sur les dépenses de l'organisme qu'une indication approximative, qu'un premier point de repère. La véritable indication nous est donnée par la taille, qui, à l'aide des coefficients indiquant. les rapports entre les tailles normales et les poids normaux, sert à calculer le *poids normal*, du sujet dont il s'agit ; et c'est d'après ce poids normal, que la ration doit être calculée.

On choisira donc, comme base de cette ration, le régime-type qui correspond au poids normal que l'on a trouvé. Si le

sujet a une taille de 1.25, qui correspond à un poids normal
de 25 kilogrammes, il n'y aura qu'à suivre exactement le régime
type que j'ai fixé pour ce poids, et que je vais donner bientôt.
La taille est-elle de 1.45 ? Il y aura lieu de calculer le poids
normal, qui nous sera donné par la formule

$$145 \times \frac{214 + 266}{2} = 240 \times 145 = 34^{kil}800$$

soit sensiblement 35 kilogrammes. Il faudra donc calquer le
régime sur le type dans lequel ce poids est compris, soit le
régime-type n° 4. Quant aux quantités des divers aliments,
nous les trouverons dans les tableaux précédents. Les azotés
seront $35 \times 1^{gr}75$; les corps gras, $35 \times 1,50$; les hydrates de
carbone, $35 \times 6,75$; et les alcools, $35 \times 1 = 35$, soit 61 grammes d'azotés, $52^{gr}50$ de corps gras, 231 grammes d'hydrates
de carbone et 35 grammes d'alcool.

RÉGIME-TYPE N° 1. — *De 10 à 12 kilogrammes normaux.* —
Les premières années de cette période doivent être consacrées
à un second sevrage. L'enfant est sevré, il est vrai, c'est à-
dire qu'il n'est plus soumis à un régime constitué presque
exclusivement par du lait pris pur ; mais, cependant, on ne
saurait encore lui faire suivre le régime ordinaire et le faire
participer à la table commune. Son âge et l'état de ses organes
digestifs exigent encore une nourriture spéciale.

Celle-ci, pendant la troisième année, doit comprendre du
lait servant autant que possible à préparer des bouillies de
farines et de fécules diverses mélangées au lait ou à du bouillon,
du pain, du beurre, du sucre et des œufs. Le moment n'est
pas encore venu de lui donner soit des légumes frais, et encore
moins de la viande. Si des légumes, frais ou secs, lui sont
donnés, ce ne sera qu'à titre d'exception et à la condition de
les écraser. Les azotés nécessaires lui sont fournis par le lait,
le pain et les œufs. Les corps gras, très abondants à cette
période, outre ceux du lait et des œufs, lui seront donnés en
nature avec le beurre ; enfin les hydrates de carbone seront
donnés également surtout en nature, sous forme de sucre.

Pour un enfant ayant $0^{m}75$ de taille et ayant un poids de
10 kilogrammes, on pourra s'en tenir au régime type suivant.

Régime-type n° 1 pendant la troisième année.

Taille de 0,75 à 0,85; poids de 10 à 12 kilog.

REPAS	ALIMENTS		quantités	AZOTES	GRAISSES	HYDRATES de CARBONE	CALORIES
	NATURE			gr.	gr.	gr.	
Premier déjeuner	Lait		100	3.50	4	5	
	Beurre..................		5	»	5	»	
	Sucre...................		5	»	»	5	
	Biscuit		10	1 »	»	5	
	Totaux......			4.50	9	15	163.500
Second déjeuner	Soupe { Grasse, Fécule. Maigre, Beurre		»	»	5	5	
	Œuf		n° 1	6 »	6	•	
	Pain		24	2 · »	»	12	
	Totaux......			8 »	11	17	207.000
Goûter ...	Lait...................		50	1.50	2	2	
	Sucre..................		5	»	»	5	
	Beurre		4	»	4	»	
	Biscuit................		10	1 »	»	5	
	Totaux......			2.50	6	12	114.50
Dîner. ...	Lait...................		100	3.50	4	5	
	Sucre..................		5	»	»	5	
	Beurre.................		3	»	3	»	
	Pain		25	2 »	»	12	
	Totaux......			5.50	7	22	178.50
	Total général.			20.50	33	66	663.500

Ce régime comprend 4 repas. Le premier, autant que possible, doit être pris vers 8 heures du matin ; le second, à midi ; le troisième, à 4 heures ; et le dernier, vers 7 heures du soir.

Pour cet enfant de 10 kilogrammes, ce régime comprend : 250 grammes de lait, 50 grammes de pain, 33 grammes de beurre, 15 grammes de sucre et un œuf.

L'ensemble de ces aliments donne 20^{gr}50 d'albuminoïdes, 33 grammes de corps gras et 66 grammes d'hydrates de carbone.

Je fais remarquer cette grande quantité de beurre. C'est qu'en effet, le beurre est le corps gras naturel du nourrison ; et qu'il doit, pendant plusieurs années encore, rester celui de l'enfant.

Ce régime qui convient pour l'enfant de 10 kilogrammes, sera augmenté au fur et à mesure que l'on s'avance vers la quatrième année. Les aliments resteront les mêmes, mais les quantités seront plus élevées.

RÉGIME-TYPE N° 2. — *De 12 à 15 kilogrammes normaux.* — Le régime-type suivant, n° 2, s'applique aux enfants de 12 à 15 kilogrammes, c'est-à-dire, le plus souvent, aux enfants pendant la quatrième année.

Sa composition reste la même que celle du régime précédent ; seules les quantités sont augmentées Celles qui figurent dans le régime, correspondent à l'enfant de 12 kilogrammes ; c'est-à-dire, le plus souvent, au commencement de la quatrième année ; et quelques augmentations permettront d'assurer tous les besoins de cet enfant, jusqu'à ce qu'elle soit parcourue.

Régime-type n° 2 pendant la quatrième année de 4 à 5 ans.

Taille 0ᵐ85 à 1 mètre ; poids de 12 à 15 kilog.

TAILLE DE 0ᵐ85 ; POIDS DE 12 KILOG.

REPAS	ALIMENTS — NATURE		quantités	AZOTES	CORPS GRAS	HYDRATES de CARBONE	CALORIES
			gr.	gr.	gr.	gr.	
Premier déjeuner	Lait		100	3.50	4	5	
	Sucre		5	»	»	5	
	Beurre		5	»	5	»	
	Biscuit		10	1 »	»	5	
	Totaux			4.50	9	15	163.500
Second déjeuner	Soupe	Farine, fécule	10	1 »	»	5	
		Beurre	6	»	6	»	
	Pain		25	2 »	»	12	
	Œuf		n° 1	6 »	6	»	
	Totaux			9 »	12	17	221.000
Goûter	Lait		50	1.50	2	2	
	Sucre		5	»	»	5	
	Beurre		5	»	5	»	
	Biscuit		10	1 »	»	5	
	Totaux			2.50	7	12	123.500
Diner	Soupe	Farine	10	1 »	6	5	
		Fécule	10	»	»	10	
	Sucre		10		»	10	
	Œufs		n° 1	6 »	6	»	
	Pain		25	2 »	»	12	
	Totaux			9 »	12	27	207.000
	Total général			25 »	40	71	715 000

RÉGIME-TYPE N° 3. — *De 15 à 20 kilogrammes normaux.*
— Ce régime-type a été calculé pour les enfants de 15 kilogrammes ; et avec quelques augmentations, il peut être facilement appliqué jusqu'à ceux de 20 kilogrammes. D'une manière générale, ces poids correspondent à la cinquième, à la sixième et à la septième année.

Comme on peut le voir, la nature des aliments n'a pas changé. Il est toujours constitué par du lait, du pain, des œufs et des bouillies ; mais les quantités sont un peu élevées. De plus, le lait n'apparaît plus que dans les petits repas, le premier déjeuner et le goûter. Il est remplacé par des soupes à midi et au dîner.

En outre, surtout pendant la septième année, on pourra de temps en temps donner un légume frais cuit à un des principaux repas ; et, d'une manière plus rare, soit un peu de volaille, soit du poisson pour remplacer l'œuf.

Régime-type nº 3 pendant la cinquième, la sixième et la septième années de 5 à 7 ans.

Taille de 1 mètre à 1ᵐ10 ; poids normaux de 15 à 18 kilog.

TAILLE DE 1 MÈTRE ; POIDS NORMAL 15 KILOS.

REPAS	ALIMENTS NATURE	quan-tités	AZOTES	CORPS GRAS	HYDRATES de CARBONE	CALORIES
		gr.	gr.	gr.	gr.	
Premier déjeuner	Lait	50	1.50	4	2.5	
	Sucre	5	»	»	5 »	
	Beurre	5	»	5	»	
	Pain	25	2 »	»	12 »	
	Totaux		3.50	9	19.50	157.500
Second déjeuner	Soupe { Fécule	10	2 »	»	5	
	Soupe { Farine					
	Beurre	5	»	5	»	
	Pain	50	4 »	»	25	
	Œuf	nº 1	6 »	6	»	
	Totaux		12 »	11	30	288
Goûter	Lait	100	3.50	4	5	
	Sucre	5	»	»	5	
	Beurre	5	»	5	»	
	Biscuit	25	1 »	»	5	
	Totaux		4.50	9	15	145.500
Dîner	Soupe farine	10	2 »	»	5	
	Beurre	5	»	5	»	
	Pain	50	4 »	»	25	
	Œufs	nº 1	6 »	6	»	
	Totaux		12 »	11	30	279
	Total général		32 »	40	94.50	870.000

Ce type de régime qui peut s'appliquer jusqu'au poids normal de 20 kilogrammes, soit à peu près, jusqu'à la fin de la septième année, termine la période pendant laquelle l'alimentation de l'enfant doit lui être particulière. Là s'arrête ce second sevrage. A partir du commencement de la huitième année, l'enfant, avec quelques monifications, peut prendre ses repas à la table commune. Jusque là, autant que la situation de la famille le permet, l'enfant doit prendre ses repas en dehors des parents. Il ne faut pas qu'il soit tenté par leurs aliments, et aussi que les parents ne soient pas tentés de les partager avec lui.

Pendant les cinq années, dont je viens de m'occuper, je considère comme important :

1° De s'en tenir, comme principaux aliments : au lait, au pain, aux œufs, aux bouillies faites le plus souvent avec du beurre ;

2° De ne donner que des aliments bouillis ;

3° D'exclure de l'alimentation toute viande de boucherie. Les seules viandes que l'on peut tolérer, encore en petite quantité et à titre exceptionnel, sont celles de basse-cour, poulet, dindes, etc., et celles de poissons peu gras ;

4° D'exclure également toute boisson fermentée ;

5ᵉ Pendant la sixième et septième année, de permettre de temps en temps des légumes frais boullis, et quelques fruits, autant que possible également cuits, à l'état de marmelade ou de compote ;

6° De surveiller les enfants pendant les repas ; de les habituer à les prendre sans perdre du temps, et à bien mâcher leurs aliments.

C'est en suivant ces indications que l'on préparera l'enfant aux modifications que va recevoir son alimentation après avoir achevé sa septième année.

RÉGIME-TYPE N° 4. — *De 20 à 40 kilogrammes normaux.* — La septième année achevée, l'enfant va pouvoir vivre presque de la vie ordinaire, il pourra, grâce à des modifications faciles à apporter au régime de ses parents, prendre place à leur table.

Les quatre repas sont toujours de rigueur, et c'est encore le lait qui composera le plus souvent le premier déjeuner et le goûter ; mais les deux autres repas vont permettre une variété qui va les rapprocher de ceux de l'adulte.

Les viandes de basse cour, le poisson, qui entraient jusque-là exceptionnellement dans l'alimentation, figureront chaque jour à un des deux principaux repas. Les œufs représenteront le plat tiré d'un régime animal pour l'autre repas. Les légumes

Régime-type n° 4 pendant les 8ᵉ, 9ᵉ, 10ᵉ, 11ᵉ, 12ᵉ et 13ᵉ années de 7 à 14 ans.

Taille de 1ᵐ10 à 1ᵐ50 ; poids normaux 20 à 40 kilog.

10 ANS ; TAILLE 1ᵐ25 ; POIDS NORMAL 25 KILOG.

REPAS	NATURE	quantités	AZOTES	CORPS GRAS	HYDRATES de CARBONE	ALCOOL	CALORIES
		gr.	gr.	gr.	gr.	gr.	
Premier déjeuner	Lait	150	3.50	4	5	»	
	Sucre	5	»	»	5	»	
	Beurre	5	»	5	»	»	
	Pain	50	4 »	»	25	»	
	Total		7.50	9	35	»	258.500
Second déjeuner	Pain	100	8 »	»	50	»	
	Œufs	n° 1	6 »	6	»	»	
	Légumes frais asonnés	100	2 »	10	5	»	
	Alcool	1	»	»	»	1	
	Total		16 »	16	55	1	461
Goûter	Pain	50	4 »	»	25	»	
	Lait	100	3.50	4	5	»	
	Beurre	5	»	5	»	»	
	Total		7.50	9	30	»	238.500
Dîner	Soupe { Farines	10	2 »	10	5	»	
	Soupe { Légumes	50					
	Pain	100	8 »	»	25	»	
	Volailles / Poissons / Viande	50	8 »	5	»	»	
	Fruits frais	50	»	»	5	»	
	Alcool	1	»	»	»	1	
	Total		18 »	15	35	1	372
	Total général		49 »	49	145	2	1.330

40

frais, au début de cette période, figureront au moins dans un des deux principaux repas; et plus tard dans les deux. De plus, c'est à partir de ce régime que j'ai admis les boissons fermentées.

Le régime-type, tel que je le donne ici. correspond au poids normal de 25 kilogrammes, soit à peu près l'âge de 10 ans.

Il y aura donc lieu de le diminuer un peu pour les poids compris entre 20 et 25 kilogrammes, soit pendant les 8ᵉ et 9ᵉ années; et de l'augmenter jusqu'à 40 kilogrammes soit pour les 11ᵉ, 12ᵉ et 13ᵉ années. Mais la nature des aliments devra rester le plus souvent la même. Néanmoins, dès la 10ᵉ année. il sera bon de remplacer de temps en temps la viande de basse-cour par la viande de boucherie.

Ces viandes pourront se remplacer à poids égal, leur valeur en azote étant sensiblement la même. C'est par la viande de mouton que l'on commencera cette substitution. Il est important, en effet, que vers l'âge de 12 ans, les organes digestifs. vu nos habitudes, soient habitués à digérer ces aliments. Ce n'est pas que je les considère comme préférables aux autres aliments azotés, ou aux autres viandes données jusque-là; mais c'est que beaucoup d'enfants quittent leurs familles à cette époque pour entrer dans les pensions, lycées ou collèges, et que ces viandes forment une partie importante de l'alimentation de ces établissements. Or, il est bon que leurs organes diges-tifs y aient été préparés, pour leur épargner les dangers d'un brusque changement dans leurs fonctions.

J'estime qu'il serait à désirer que les viandes de boucherie, bœuf, mouton et porc, ne fussent données que plus tard, après 14 ans, et encore en petites quantités; et j'en donnerai les mo-tifs. Mais trop de raisons s'opposeraient à cette modification pour qu'on puisse espérer la voir réaliser de longtemps. La première de ces raisons est l'importance qu'une partie du monde médical attribue encore aux azotés dans l'alimentation. Il lui semble, j'ai déjà insisté sur ce point, que la croissance exige une quantité considérable d'albuminoïdes; et que ce sont eux qui doivent être le plus augmentés pendant cette période de la vie. De plus, trop souvent encore, la valeur des aliments n'est appréciée que d'après leur teneur en azote; et cette idée est forcément appliquée à l'alimentation. Cette opinion est encore plus puissante dans le public; et je suis convaincu que les plaintes des parents ne tarderaient pas à se produire, si les albuminoïdes, et surtout ceux provenant des viandes, entraient moins largement dans l'alimentation de ces établissements.

Pour toutes ces raisons, je crains que le régime des lycées et collèges, ne reste encore pendant longtemps un régime trop animalisé et surtout trop carné ; et c'est pour atténuer les inconvénients de ce régime défectueux que je conseille d'y préparer l'enfant.

Régime-type n° 5. — *De 40 à 55 kilogrammes.* — A partir de la quatorzième année, l'enfant suit presque le régime ordinaire de l'adulte. Chacun de ces deux principaux repas comprend un plat demandé au règne animal et un autre au règne végétal. Les différences sont surtout dans les quantités. Par kilogramme, nous le savons, ces quantités sont supérieures. Les corps gras sont encore sensiblement augmentés.

Le type de ce régime a été calculé pour la quatorzième année ; mais avec quelques modifications, il est facilement appliqué aux trois années suivantes : la 15e, 16e et la 17e. Pendant ces quatre années, qui conduisent l'enfant à l'adolescence, l'alimentation doit se rapprocher de plus en plus de celle de l'adulte. Si les viandes de boucherie n'ont pas encore été introduites dans le régime, elles doivent l'être à cette époque ; et pour les mêmes raisons que je viens de faire valoir.

Régime-type nº 5 pendant les 14ᵉ, 15ᵉ, 16ᵉ et 17ᵉ années de 14 à 18 ans.

Taille de 1ᵐ50 à 1ᵐ63; poids normaux de 40 à 55 kilog.

14 ANS; TAILLE 1ᵐ50; POIDS NORMAL 40 KILOG.

REPAS	ALIMENTS NATURE	quantités	AZOTES	CORPS GRAS	HYDRATES de CARBONE	ALCOOL	CALORIES
		gr.	gr.	gr.	gr.	gr.	
Premier déjeuner	Lait	150	5.50	6	7	»	
	Sucre	10	»	»	10	»	
	Café	»	»	»	2	»	
	Pain	50	4 »	»	25	»	
	Total		9.50	6	44	»	277.500
Second déjeuner	Pain	150	12 »	»	75	»	
	Œufs	nº 1					
	Viande	60	10 »	10	»	»	
	Poisson	60					
	Légumes verts	100	2 »	10	10	»	
	Fruits	50	1 »	»	10	»	
	Alcool	3	»	»	»	3	
	Total		25 »	20	90	3	686
Goûter	Pain	50	4	»	25	»	
	Beurre	15	»	10	»	»	
	Fruits	50	»	»	5	»	
	Total		4 »	10	30	»	230
Dîner	Soupe { Farine	10	5 »	10	10	»	
	Soupe { Légumes	50					
	Pain	150	12 »	»	75	»	
	Volailles						
	Poissons	70	12 »	5	»	»	
	Viandes						
	Légumes frais asᵒⁿⁿᵉˢ	100	2 »	10	10	»	
	Fruits	100	1 »	»	10	»	
	Alcool	3	»	»	»	3	
	Total		32 »	35	105	3	805
	Total général		70 50	61	269	6	1998.5

RÉGIME-TYPE N° 6 — *De 55 à 65 kilogrammes normaux.* —
Ce dernier régime se confond presque avec celui de l'adulte.
Il a été calculé pour un poids de 55 kilogrammes, mais il s'ap-

Régime-type n° 6 pendant les 18ᵉ, 19ᵉ, 20ᵉ, 21ᵉ, 22ᵉ, 23ᵉ,
24ᵉ et 25ᵉ années, de 18 à 25 ans révolus.

Taille, de 1ᵐ63 à 1ᵐ68; poids normaux de 55 à 65 kilog.

18 ANS. TAILLE, 1ᵐ63; POIDS NORMAL, 55 KILOS.

REPAS	ALIMENTS (NATURE)	quantités	AZOTES	CORPS GRAS	HYDRATES de CARBONE	ALCOOL	CALORIES
		gr.	gr.	gr.	gr.		
Premier déjeuner	Lait	150	5	6	7		
	Café	»	»	»	2		
	Sucre	10	»	»	10		
	Beurre	10	»	10	»		
	Pain	100	8	»	50		
	Totaux		13	16	69		485
Second déjeuner	Pain	125	10	»	62		
	Œufs	n° 2					
	Viandes } Préparés	100	16	10	»		
	Poissons	80					
	Légumes frais assaisᵒⁿⁿᵉˢ.	100	2	10	10		
	Fruits frais	100	2	»	10		
	Alcool	5	»	»	»	5	
	Totaux		30	20	82	5	693
Goûter	Pain	100	8	»	50		
	Beurre	10	»	10	»		
	Fruits	50	1	»	5		
	Totaux		9	10	55		355
Dîner	Soupe { Fécule, Farine, Légumes.		3	10	5		
	Pain	125	10	»	62		
	Viandes… Volailles… } Préparés. Poissons…	100	18	10	»		
	Légumes frais assaisᵒⁿⁿᵉˢ.	100	2	8	10		
	Fruits frais	100	2	»	10		
	Fromages	25	6	8	»		
	Alcool	5	»	»	»	5	
	Totaux		35	36	87	5	882
	Total général		93	82	293	10	2.415

plique d'autant plus facilement jusqu'au poids de 65 kilogrammes, que les quantités varient peu.

Pendant cette dernière période de la croissance, tous les aliments doivent entrer tour à tour dans le régime. Dernière préparation à la vie de l'adulte, pendant laquelle il faut savoir accepter tous les aliments, il serait à désirer que, méthodiquement, tous fussent donnés à digérer aux organes digestifs. Ce serait là comme une gymnastique de ces organes; et qui, à mon sens, ne serait pas moins utile que celle que l'on fait subir aux muscles et aux articulations.

Je me suis attaché depuis de longues années à faire ressortir l'importance, la nécessité même dans quelques cas, de la gymnastique appliquée à la *fonction respiratoire ;* et j'ai la satisfaction de voir que cette idée a si bien pénétré dans le corps médical et même dans l'administration, que cette fonction est désormais de leur part l'objet d'une surveillance toute spéciale. Or, en suivant les mêmes idées, j'ai essayé de faire, dans les limites de mes moyens, pour la fonction digestive, ce que j'ai fait pour la fonction respiratoire. Je fais varier les aliments animalisés ; je varie les corps gras ; je fais entrer dans l'alimentation, tour à tour, en suivant les saisons, les différents légumes et les divers fruits avec leurs divers modes de préparation. Que de prétendues idiosynchrasies ne dépendent que de l'habitude! Combien d'autres n'existent que dans l'imagination de ceux qui les accusent, et cela, du reste, de bonne foi. Or, c'est pendant cette période de l'adolescence que cette *gymnastique digestive* doit être faite. C'est, je le répète, au point de vue auquel j'écris, la dernière préparation et une des plus importantes, à la vie de l'adulte.

RATION MINÉRALE

Oxygène. — Les besoins d'oxygène, chez l'enfant et l'adolescent, rapportés au kilogramme, sont intermédiaires entre ceux du nourrisson et ceux de l'adulte. Ces besoins sont, en effet, forcément en rapport avec la quantité de substances organiques à utiliser.

Par kilogramme de son poids, l'adulte doit recevoir, pour couvrir ses dépenses, 1ᵍʳ50 de substances azotées, 1 gramme de corps gras, 0ᵍʳ50 d'alcool et 4ᵍʳ50 d'hydrates de carbone ;

tandis que, nous venons de le voir, un kilogramme d'enfant de 10 kilogrammes exige, pour couvrir ses dépenses : 1^{gr}75 d'azotés, 3^{gr}50 de corps gras et 6^{gr}50 d'hydrates de carbone.

La différence ressort encore mieux, si l'on compare le nombre de calories nécessaires à un kilogramme vivant à ces divers âges. Chez le nourrisson, son kilogramme a besoin de 75 calories; ce chiffre tombe à 67 chez l'enfant de 10 kilogrammes; à 56, pour celui de 20 ; et il va graduellement en diminuant jusqu'à l'adulte dont tous les besoins sont assurés avec 38. Or, forcément les besoins en oxygène sont en rapport avec ceux en calories.

Il est facile, du reste, en nous rapportant aux chiffres que j'ai donnés, de calculer exactement les quantités d'oxygène nécessaires pour minéraliser chacune des rations que j'ai fixées pour ces divers âges ; et aussi de savoir les quantités d'eau et d'acide carbonique qui en résultent.

Je rappelle, en effet, que chaque gramme d'azotés, pour être minéralisé jusqu'à l'urée, exige 1^{gr}53 d'oxygène extérieur ; que le gramme de corps gras, en prenant la tripalmitine comme moyenne, en exige 2^{gr}88 ; et le gramme de glucose, 1^{gr}07. Cela étant, la ration de l'enfant de 10 kilog, s'élevant à 1 75 d'azotés, 3^{gr}50 de corps gras et 6^{gr}50 d'hydrates de carbone, exigera, comme oxygène extérieur : 2^{gr}677 pour les azotés, 10^{gr}08 pour les corps gras, et 6^{gr}955 pour les hydrates de carbone; soit un total de 19^{gr}712 d'oxygène pulmonaire par kilogramme, et 197^{gr}12 pour le poids total de l'enfant.

Pour l'enfant de 25 kilogrammes, soit environ de 10 ans, sa ration étant de 1^{gr}75 d'azotés, 2 grammes de corps gras, et 6^{gr}70 d'hydrates de carbone en y comprenant l'alcool, ces quantités exigeront, comme oxygène extérieur, respectivement : 2^{gr}677, 5^{gr}76 et 7^{gr}169, soit un total de 15^{gr}606 par kilogramme; et de 390 grammes pour le poids total de 25 kilogrammes.

Enfin pour l'enfant de 40 kilogrammes, soit de 14 ans environ, sa ration étant de 1^{gr}75 d'azotés, 1 50 de corps gras et de 6^{gr}80 d'hydrates de carbone en y comprenant l'alcool, exigera, comme oxygène extérieur, respectivement : 2^{gr}677, 4^{gr}320 et 7^{gr}276, soit un total de 14^{gr}273 par kilogramme; et 570^{gr}80 pour les 40 kilogrammes.

Je rappelle, en outre, que la ration de l'adulte étant de 1^{gr}50 d'azotés, 1 gramme de corps gras, 4^{gr}50 d'hydrates de carbone et 0ᵍʳ50 d'alcool, exige, comme oxygène extérieur, en tout 11ᵍʳ030 par kilogramme, soit 716ᵍʳ95 pour un poids total de 65 kilogrammes.

Ainsi donc, tandis que le kilogramme d'adulte n'exige que 11 grammes d'oxygène extérieur, celui de l'enfant de 40 kilogrammes a besoin, pour minéraliser la totalité des aliments organiques qui lui sont nécessaires, déjà de 14 grammes ; celui de 25 kilogrammes, de 15 grammes ; et celui de 10 kilogrammes, près de 20 grammes.

POIDS	AGES APPROXIMATIFS	ALIMENTS ORGANIQUES ET OXYGÈNE EXTÉRIEUR			TOTAL DE L'OXYGÈNE	
		Azotés	Corps gras	Hydrates de carbone	pour 1 kilog.	pour le poids total
10ᵏ	2 à 3 ans..	1ᵍ750 / 2 677	3ᵍ500 / 10.080	6ᵍ500 / 6.955	19.712	197ᵍ12
25	10 ans	1.750 / 2.677	2 » / 5.760	6.700 / 7.169	15.606	390 »
40	14 ans....	1.750 / 2.677	1.500 / 4.320	6.800 / 7.276	14.273	570.80

On pourrait donc facilement calculer ainsi l'oxygène à demander à l'absorption pulmonaire pour minéraliser chacune des rations de ces âges ; mais ces calculs, qui pourraient être intéressants au point de vue scientifique, perdraient de leur utilité pour la pratique. Ce qui nous importe surtout à ce point de vue, en effet, c'est de savoir, si l'enfant et l'adolescent peuvent obtenir de l'absorption pulmonaire des quantités d'oxygène si supérieures à celles qu'en reçoit l'adulte. Or, à ce point de vue, les considérations suivantes, comme celles données pour le nourrisson, vont pleinement nous rassurer.

Nous savons que le surcroît de dépenses en calories faites par l'enfant est dû surtout à la plus grande proportion de surface cutanée qui correspond à un kilogramme de son poids. Tandis que chez l'adulte, en effet, le kilogramme n'a pas tout à fait deux décimètres carrés de surface cutanée, l'enfant de 10 kilogrammes (3 ans) en a plus de 3,40, et celui de 25 kilogrammes (10 ans) encore 2,55. Mais, nous savons aussi, et j'ai déjà insisté sur ce point, qu'il en est de même de la surface pulmonaire. Celle-ci, appréciée par la section thoracique sterno-xyphoïdienne, varie également avec le poids total du sujet; et elle est d'autant plus grande que ce poids total est plus petit; de sorte que la quantité de surface pulmonaire qui correspond à un kilogramme de poids, est plus grande chez le nourrisson qu'à 3 et 4 ans; et plus grande aussi à ce dernier âge que chez l'adolescent et chez l'adulte. Les rapports, d'une part, entre le poids total et la surface cutanée, et, d'autre part, entre ce même poids et la section thoracique, marchent donc dans le même sens; et c'est là déjà un premier point important.

Mais, de plus. ce qui l'est encore davantage, pour la question que nous étudions. c'est que non seulement ces rapports marchent dans le même sens, mais qu'ils restent constamment proportionnels. J'avais établi cette proportionnalité, je le rappelle, d'abord pour l'adulte, l'adolescent de 18 à 20 ans, et ensuite pour le nourrisson. Mes observations m'avaient fait admettre qu'à chaque décimètre carré de surface cutanée correspondent 4 centimètres carrés de section thoracique sterno xyphoïdienne. Or, depuis, M. Ducourneau de Carritz, a repris cette étude pour la période qui s'étend de 6 à 16 ans. Ce distingué confrère a divisé ses observations en cinq groupes : celles de 6 à 8 ans. de 8 à 10, de 10 à 12, de 12 à 14 et de 14 à 16 ; et chacun de ces groupes comprend 10 sujets (Thèse de Toulouse, 1905).

Je réunis dans le tableau suivant :

1° Les moyennes de ces séries pour la surface cutanée ;
2° les moyennes de chaque série pour la section thoracique ;
et 3° le rapport de cette section à la surface cutanée.

TERMES DU RAPPORT	1re SÉRIE 6 à 8 ans	2e SÉRIE 8 à 10 ans	3e SÉRIE 10 à 12 ans	4e SÉRIE 12 à 14 ans	5e SÉRIE 14 à 16 ans
Surface cutanée......	53.94	63.94	69　»	79.62	89.82
Surface thoracique ..	211　»	253.35	261.45	298.70	358.55
Rapport	3.91	3.93	3.92	3.95	4 09

Comme on le voit, les résultats ont été tout à fait confirmatifs des miens. Les moyennes de ces rapports oscillent entre 3,91 et 4,09 ; on ne peut demander plus d'exactitude à un rapport biologique.

Mais, de plus, pour bien faire ressortir que ces moyennes ne sont pas des résultantes de composantes à grands écarts, je reproduis le tableau dans lequel il a consigné les moyennes de toutes ses observations.

1ʳᵉ SÉRIE	2ᵉ SÉRIE	3ᵉ SÉRIE	4ᵉ SÉRIE	5ᵉ SÉRIE
3.90	4.03	3.98	4.07	4.14
3.90	3.90	3.90	3.90	3.80
4.06	3.90	3.80	3.90	3.90
3.80	4.12	3.90	3.90	4 »
3.90	3.90	3.80	3.90	4.16
4.15	3.99	3.97	4.80	4.12
3.90	3.90	3.90	4 »	4.14
3.80	3.90	4.07	3.92	3.90
3.95	3.92	3·40	3.80	3.90
3.78	3.85	3.90	3.80	3.90
3.91	3 93	3.92	3.95	4.09

Comme on le voit, ce rapport est constant, et ne présente jamais que de faibles écarts.

De ces faits, pleinement confirmatifs des miens, se dégage donc cette loi, que : *depuis la naissance jusqu'à l'âge adulte, le sujet normal a toujours quatre centimètres carrés de section thoracique sterno-xiphoïdienne pour un décimètre carré de surface cutanée.*

La constance de ce rapport devait donc déjà faire supposer que la surface respiratoire qui lui correspondait d'abord était suffisante ; mais que, de plus, au moins approximativement, elle était nécessaire. Or, je le rappelle, les faits cliniques sont venus confirmer la dernière partie de cette hypothèse d'une manière complète ; et, par conséquent, augmenter encore l'importance de la loi que je viens de formuler. La clinique m'a prouvé, en effet :

1° Que lorsque la section thoracique est insuffisante pour donner quatre centimètres carrés à chacun des décimètres carrés de la surface cutanée, l'hématose se fait mal ; et qu'il en résulte une série de troubles que j'ai décrits depuis longtemps;

2° Que ces troubles tiennent si bien à l'insuffisance de la section thoracique, ou, en d'autres termes, de la surface pulmonaire, qu'ils disparaissent dès que l'on a pu corriger cette insuffisance par des exercices respiratoires ;

3° Enfin que cette quantité de surface pulmonaire est si bien nécessaire que, pendant la période adulte, l'organisme tend naturellement à la reprendre lorsqu'une cause pathologique l'a diminuée. C'est, en effet, ce que j'ai montré pour la pleurésie avec rétraction costale et pour les déviations de la colonne vertébrale.

Ainsi donc la nature prévoyante, pendant qu'elle imposait à l'enfant et à l'adolescent une dépense plus considérable de matières organiques, leur a accordé une surface pulmonaire, également plus grande, et permettant l'absorption d'une quantité d'oxygène suffisante pour les minéraliser.

De tout ce qui précède, nous devons donc conclure que, sans que nous puissions doser la quantité d'oxygène nécessaire à l'enfant et à l'adolescent, nous pouvons au moins savoir, d'une manière indirecte, si leurs organes respiratoires leur permettent d'absorber une quantité d'oxygène suffisante. Il nous suffira de vérifier si, à chaque décimètre carré de surface cutanée, correspondent 4 centimètres carrés de section thoracique, mesurée au niveau de l'articulation sterno-xyphoïdienne.

Eau. — La quantité d'eau nécessaire à un kilogramme de notre organisme va en diminuant de la naissance au moins à l'âge adulte, et peut être jusqu'à l'autre extrémité de la vie. La diminution, de la naissance à l'âge adulte, reconnaît surtout pour cause la proportion plus grande de surface cutanée, par kilogramme de poids, chez le nourrisson que chez l'adulte. Nous retrouvons donc, pour l'eau, la même influence que pour l'oxygène ; toutefois, avec une proportion moins exacte, parce que l'élimination de l'eau par la peau n'est pas la seule qui soit augmentée ; il en est également ainsi de la sécrétion urinaire.

En ce qui regarde la surface cutanée, la quantité qui correspond à un kilogramme étant deux fois plus grande chez le nourrisson que chez l'adulte, et, toutes conditions égales d'ailleurs, l'élimination de l'eau par la peau étant la même pour un décimètre carré de nourrisson que pour un décimètre carré d'adulte, il devient évident que, chez le premier, cette élimination doit être double. L'élimination de l'eau étant donc plus abondante chez l'enfant que chez l'adulte, il est forcé que les besoins en eau du premier soit plus élevés que chez le second.

Chez le nourrisson de 3 kilogrammes, nous l'avons vu, le besoin d'eau est 50 à 60 grammes par kilogramme ; et pour celui de 7 kilogrammes, de 40 à 50 grammes. Mais chez eux, ces quantités non seulement sont atteintes, mais même dépassées par la nature de leur alimentation. Avec 100 grammes de lait par kilogramme de leur poids, en effet, ces nourrissons reçoivent 85 grammes d'eau. Aussi l'élimination cutanée, malgré son augmentation, restant encore insuffisante, nous voyons la sécrétion urinaire être aussi sensiblement au-dessus de celle de l'adulte. C'est peut-être, du reste, sous l'influence de l'exagération de cette sécrétion que nous voyons le volume du rein être augmenté, si on le rapporte au kilogramme du sujet. Mais quoi qu'il en soit de cette explication, les faits suivants ne sont pas moins établis : que pendant les deux premières années, l'élimination de l'eau par la peau est augmentée ; qu'il en est également ainsi de l'élimination rénale ; que le volume du rein, proportionnellement au kilogramme, est augmenté ; et enfin, que, vu l'exagération des pertes en eau, la quantité nécessaire à l'organisme doit être plus élevée.

Or, la plus importante de ces causes, la moins douteuse, étant celle relevant de l'exagération de l'élimination par la peau, allant en diminuant du nourrisson à l'adulte, il est forcé qu'il en soit de même de la quantité qui est nécessaire aux différents âges.

Partie de 60 à 50 grammes chez l'enfant de 3 kilogrammes, cette quantité doit arriver à 35 grammes environ chez l'adulte. Or, cela étant, voyons si les divers régimes-types que je viens de donner satisfont à cette condition.

L'évaluation de la quantité d'eau contenue dans celui qui correspond à l'enfant de 10 kilogrammes arrive à 350 grammes, soit 35 grammes par kilogramme. Mais, de plus, nous devons y ajouter 10 grammes environ provenant de l'oxydation de l'hydrogène des aliments, ce qui nous donne 45 grammes ; et, enfin, en supposant que l'eau prise, comme boisson, soit de 200 grammes, nous arrivons à un total de 65 grammes par kilogramme, quantité qui sûrement assure les besoins.

En procédant ainsi pour les cinq autres régimes-types, je suis arrivé aux résultats que je réunis dans le tableau suivant :

NUMÉROS D'ORDRE des régimes-type	POIDS MOYENS	EAU CONTENUE dans les aliments	EAU D'OXYDATION de l'hydrogène	EAU DE BOISSON	TOTAL GÉNÉRAL	TOTAL PAR KILOG. d'enfant
1.......	10^k	350	100	200	650	65
2.......	12	400	84	250	754	63
3.......	15	450	75	300	825	55
4.......	25	550	125	400	1.075	43
5.......	40	800	200	600	1.600	40
6......	55	1.000	220	800	2.020	37
Adulte..	65	1.000	260	1.100	2.360	36

Ces résultats peuvent donc se résumer dans les conclusions suivantes :

1° Ces régimes-types successifs assurent à l'organisme une quantité d'eau qui va en diminuant depuis la troisième année jusqu'à l'âge adulte.

2° Dès le poids de 40 kilogrammes et surtout de 55 kilogrammes, soit de 16 et de 18 ans, les quantités d'eau fournies par les régimes qui leur correspondent, se confondent avec celles contenues dans le régime-type de l'adulte.

3° Ces quantités, d'après tout ce qui précède, doivent être suffisantes pour couvrir tous les besoins de l'organisme et peut-être les dépasser.

4° Parmi les quantités figurant dans ce tableau, une seule est facultative ; c'est l'eau de boisson prise pendant les repas soit pure, soit avec une boisson de table. Or, les résultats auxquels je suis arrivé, semblant réellement correspondre aux besoins de l'organisme, il en résulte que ces quantités se trouvent ainsi justifiées. Si nous les ramenons au kilogramme, en effet, nous trouverons respectivement : 20 grammes jusqu'au poids de 15 kilogrammes, et sensiblement 15 grammes par kilogramme, depuis le poids de 25 kilogrammes jusqu'à l'adulte ; et cette conclusion en découle forcément, que ce sont ces quantités que nous devrons ajouter à ces divers régimes, pour assurer la suffisance de l'eau à ces organismes.

MATIÈRES SALINES. — Nous avons vu que pendant l'allaitement au sein, l'enfant pouvait faire face aux frais de son entretien et de sa croissance, et cela pendant que cette dernière est dans sa période la plus active, avec environ $0^{gr}20$ à $0^{gr}25$ de matières salines, quantités contenues dans 100 grammes de lait. Pendant l'allaitement au lait de vache, cette quantité, il est vrai, s'élève à environ $0^{gr}40$. Mais, nous ne devons pas moins conclure que $0^{gr}25$ sont suffisants, puisque ce sont les quantités contenues dans le lait de femme; et que celui-ci constitue l'alimentation naturelle, et en somme la plus fréquente de l'enfant.

De plus, cette autre conclusion en découle également, et c'est celle qui nous intéresse le plus ici, que puisque $0^{gr}25$ de matières salines suffisent à l'enfant pendant qu'il augmente de $2^{gr}50$ par kilogramme, cette même quantité doit être également suffisante pendant qu'il n'augmente guère que de $0^{gr}60$ et même $0^{gr}35$ par kilogramme. Or, cela étant, voyons si les divers régimes de la période que nous étudions, peuvent assurer à l'enfant et à l'adolescent les matières salines qui lui sont nécessaires.

L'accroissement pendant cette période ne dépassant pas, nous l'avons vu, $0^{gr}50$ par kilogramme, et n'étant le plus souvent que de $0^{gr}30$, les quantités de ces matières contenues dans les substances organiques quotidiennement immobilisées par la croissance, ne doivent pas dépasser $0^{gr}025$ et $0^{gr}015$. Ce sont donc ces quantités qui devront être ajoutées à celles nécessaires à l'entretien, soit environ $0^{gr}20$, en dehors du sel ajouté en nature, ainsi qu'il ressort de nos recherches sur ce point à propos de l'adulte. C'est donc approximativement 0,225 que doit trouver dans ses aliments l'enfant de cet âge. Or, l'examen attentif, au point de vue de leur teneur en matières minérales, des divers régimes que j'ai fixés, va prouver que tous peuvent sûrement fournir ces quantités.

Pendant les cinq premières années, de 3 à 7 ans inclus, surtout pendant les deux premières, le lait de vache entre pour une part encore importante dans ces régimes; et, pour obtenir les 60 calories correspondant aux dépenses d'un kilogramme d'enfant de ces âges, il faut donner 80 grammes de ce lait, soit environ $0^{gr}32$ de matières salines. Les farines des céréales, froment, avoine, orge, seigle, sauf le riz et le maïs, contiennent toutes plus de $1^{gr}50$ pour 100 de ces matières. Les farines de légumineuses sont encore plus riches. Celles de haricots, de pois, de fèves, en contiennent plus de 2 %. Celle de lentilles, moins riche, arrive cependant à 1^{gr}60. Le pain en renferme 1 gramme pour 100.

En ne tenant compte que des matières salines faisant partie de leur composition, on voit que ces divers aliments en donnent déjà plus de 0^{gr}20 pour les quantités nécessaires pour fournir les 60 calories correspondant à la ration d'un kilogramme de ces enfants. Le pain, par exemple, donne 240 calories environ pour 100 grammes ; et ces 100 grammes contiennent 1 gramme de matières salines. Pour obtenir 60 calories, il faudra donc donner 25 grammes de pain, soit aussi 0^{gr}25 de matières salines.

En acceptant, comme moyenne, que les principales légumineuses donnent 360 calories pour 100 grammes, pour obtenir nos 60 calories, il faudrait donc en donner 17 grammes ; et, comme leur teneur en matières salines est en moyenne de 2^{gr}50, ces 17 grammes contiendraient 0^{gr}42 de matières salines.

. Un œuf donne en moyenne 90 calories, et il contient 0^{gr}50 au moins de matières salines. Pour les 60 calories, il faut donc les 2/3 d'un œuf, qui contiennent plus de 0^{gr}30 de ces matières.

Ainsi donc, en examinant la composition minérale de ces divers aliments, qui sont ceux qui entrent pour la plus grande part dans l'alimentation de l'enfant de la 3ᵉ à la 7ᵉ année, (régimes-types, nᵒˢ 1, 2 et 3), nous voyons que déjà les quantités qu'il en faut pour assurer les 60 calories, correspondant à la ration d'un de leur kilogramme, contiennent toujours plus de 0^{gr}225, quantité suffisante pour couvrir en même temps les besoins de leur entretien et ceux de leur croissance.

Mais, de plus, dès le début de cette période, dès les premières bouillies, ces matières salines sont augmentées du chlorure de sodium, qui, ne serait-ce que par habitude, est ajouté à tous les aliments au moment de leur cuisson. Or, l'observation des faits, tend à faire admettre que la quantité de ce sel, ajoutée aux aliments de l'enfant, quoique moins élevée que pour l'adulte, est encore environ de 0^{gr}10 par kilogramme.

Il ressort donc de ce qui précède, qu'au moins au point de vue de la quantité totale des matières salines, l'alimentation, telle qu'elle est prévue dans ces trois régimes-types, jusqu'à la fin de la septième année, assure aux enfants une quantité de ces matières largement suffisante pour faire face en même temps à leur entretien et à leur croissance.

On peut donc être rassuré sur ce premier point.

Mais, en outre, l'étude que je viens de faire pour la totalité des matières salines, appliquée à chacune d'elles, nous montrerait tout aussi facilement que ce n'est pas seulement l'ensemble de ces matières qui est suffisant, mais aussi que l'on arrive à la même conclusion pour chacune d'elles. Cette étude nous prouve, en effet, que ces divers régimes assurent largement à l'enfant les 0,07 de potasse, 0,034 de chaux, 0,0065 de magnésie, 0,009 de fer, 0,05 d'acide phosphorique et 0,06 d'acide sulfurique, qui ont suffi au nourrisson; et qui, par conséquent, doivent également le faire à cette période de croissance beaucoup moins active.

Comme indications générales, je puis ajouter à ce qui précède, que les légumes secs sont plus riches en chaux, en potasse et en fer, que les céréales ; et qu'au contraire, ces dernières sont plus riches en acide phosphorique et en magnésie. Le soufre à l'état minéral, existe à peu près en égale quantité dans ces deux sortes de végétaux ; mais la plus grande partie arrive à l'organisme à l'état de soufre organique avec les albuminoïdes. Les légumineuses étant plus riches en ces dernières substances, en fourniront donc davantage.

Quant au fer, ce sont les céréales qui en contiennent le plus. Sauf pour la lentille qui en contient même plus que les céréales, les autres légumineuses en renferment environ deux fois moins.

Nous pouvons donc conclure :

1° Que les régimes-types correspondant à ces âges, assurent les besoins d'entretien et de croissance de l'enfant aussi bien au point de vue des matières minérales que des substances organiques ;

2° Qu il est par conséquent inutile, sinon dangereux, sauf des indications précises relevant de la pathologie, d'ajouter à cette ration des substances minérales, tels que la chaux ou des phosphates.

A partir du commencement de la 8e année, j'ai admis que l'enfant, participant de plus en plus à la vie commune, aurait sensiblement la même alimentation que l'adulte.

Désormais, en effet, il recevra des légumes en nature, frais ou secs, de la viande, et même une boisson fermentée. Or, de nouveau, l'étude attentive des divers régimes-types que j'ai proposés de 10 à 20 ans, prouve que tous contiennent plus de matières salines que les quantités qui sont indispensables.

Les viandes de boucherie contiennent en moyenne $1^{gr}20$ de matières salines parmi lesquelles la potasse et l'acide phosphorique prédominent. Le poisson de mer arrive à $1^{gr}50$ pour 100 grammes ; et quoique ce soit le chlorure de sodium qui l'emporte, l'acide phosphorique y est encore représenté assez largement. Pour 100 grammes, quantité qui figure souvent dans les régimes-types de la fin de la croissance, les tubercules et les légumes frais contiennent au moins $0^{gr}50$ et vont jusqu'à $1^{gr}50$ de matières salines. La pomme de terre arrive à 1 gramme ; enfin les fruits ne descendent pas au-dessous de $0^{gr}50$.

En tenant compte de ces quantités et en variant la composition de ces régimes, j'ai acquis la conviction que d'une manière moyenne, on trouve dans ces régimes $0^{gr}25$ de matières salines pour un kilogramme de ces sujets, soit déjà une quantité qui dépasse celle qui est nécessaire.

Mais, de plus, à ces matières salines contenues dans les aliments, il faut ajouter le sel qui sert à leur préparation, que nous avons estimé à $0^{gr}10$ seulement pour les enfants de moins de 8 ans ; mais qui augmente ensuite, atteignant environ $0^{gr}25$ pour l'adulte.

Ainsi donc, de nouveau, l'examen de ces régimes nous prouve qu'ils sont suffisants au point de vue des matières salines, comme ils le sont à celui des substances organiques ; et que, surtout après l'addition du chlorure de sodium, ils donneront toute garantie à cet égard.

Enfin, j'ajoute que cette suffisance est prouvée par cet examen, non seulement en n'envisageant que la totalité des matières salines, mais aussi pour chacune de celles qui nous sont nécessaires. Par une heureuse compensation, s'établissant entre celles qui sont plus richement réprésentées dans les viandes, et celles qui, au contraire, le sont dans les légumes et les fruits, après quelques jours, on trouve une composition moyenne, dans laquelle toutes acquièrent au moins les proportions qui correspondent à nos besoins.

Je conclus donc que de même que pour les premières années de cette période, à la condition de réunir dans les régimes les aliments d'origine animale et ceux d'origine végétale dans les proportions que j'ai indiquées, on trouvera pendant les années qui la complètent toutes les matières salines en quantités suffisantes; et que, dès lors, en dehors du chlorure de sodium, il est inutile d'en ajouter aux aliments.

Tels sont les divers régimes-types que j'ai adoptés depuis assez longtemps; et que, grâce à l'habitude, je suis maintenant, même sans avoir à les consulter. Or, après les avoir établis, comme je l'ai dit, en m'inspirant d'idées purement théoriques, j'ai eu la satisfaction de les voir confirmés par la pratique et souvent par la clinique.

Les conditions dans lesquelles j'ai pu vérifier leur exactitude sont, en effet, de deux ordres.

Dans certains cas, et ce sont les plus fréquents, après avoir eu à intervenir pour des troubles digestifs divers, chez des enfants ou des adolescents, j'ai établi le régime-type qui correspondait à leur poids; et toujours j'ai vu cette application me donner les meilleurs résultats. Non seulement j'ai vu ainsi les troubles digestifs disparaître, mais aussi la croissance se faire de la manière la plus régulière. Grâce à ces régimes, les retours antérieurement fréquents des troubles digestifs, embarras gastrique, diarrhée, fièvre, ont été évités; et, en outre, le sommeil réparateur est revenu; les cauchemars fréquents chez ces enfants ont disparu; et même leur application aux études s'est accrue. J'en suis resté convaincu, que la condition la plus importante, pour assurer aux enfants et aux adolescents le calme qui leur est nécessaire, aussi bien pour leur développement physique que pour leurs études ou leur apprentissage, est une alimentation bien dosée d'après leurs besoins.

Les seconds cas sont moins nombreux; mais, il me semble, tout aussi probants. Il s'agit d'enfants dont j'ai pu fixer l'hygiène alimentaire avant qu'ils ne fussent atteints par des troubles digestifs; et qui, soumis successivement à ces divers régimes, se sont développés dans les meilleures conditions. Quelques-uns de ces enfants ont maintenant plus de 20 ans; et j'ai la satisfaction de les voir, conservant les bonnes habitudes qu'ils ont prises, s'en tenir à ces règles, et cela au grand bénéfice de leur santé et de leurs travaux professionnels.

D'autres, sont moins avancés en âge; mais déjà, j'ai pu constater chez eux les bons effets de ce régime bien méthodisé. Leur croissance se fait avec une régularité parfaite; et j'ai tout lieu d'espérer, que, comme pour leurs aînés, l'avenir ne fera que confirmer les heureux résultats de leur passé.

Indications permettant de s'assurer de l'état de l'alimentation et de la nutrition

Accroissement de la taille. — Dans de bonnes conditions d'alimentation et de nutrition, l'accroissement de la taille, au moins d'une manière générale, se fait régulièrement. L'augmentation, bien entendu, n'est pas la même d'une année à l'autre ; elle va, au contraire, en diminuant ; mais elle se fait en suivant les proportions que j'ai indiquées.

De plus, pour donner, à l'accroissement constaté, sa juste valeur, il est indispensable de tenir compte de la taille à laquelle doit arriver le sujet à l'âge adulte. Le guide le moins infidèle, dans cette appréciation, est la taille du père et de la famille du père, en tenant compte surtout des ascendants mâles. C'est, en effet, le père et les ascendants masculins qui influencent le plus les enfants. Or, la taille, on le sait, est un des caractères ethniques et familiaux les moins variables. Un grand père et un père petits ont grande chance d'avoir des petits enfants et des enfants petits. La mère et les ascendants féminins ont bien leur influence, mais beaucoup moins grande. D'une manière générale, c'est le parent le plus rapproché qui influence le plus le produit; c'est donc l'influence du père, qui, toutes conditions égales d'ailleurs, doit être la plus marquée. Toutefois, il est bon, pour avoir un point de repère plus sûr, de tenir compte de la taille du grand-père, et des frères du père, et en somme, de la famille masculine. Il se pourrait, en effet, surtout pour les petites tailles, que le père fut une exception dans la famille, sa croissance ayant été diminuée, soit par des influences acquises de la part du père, soit par des conditions qui lui sont personnelles. C'est dans ces cas, que l'on peut voir l'influence du père sembler perdre son importance et celle des grands-parents l'emporter. C'est, en somme, une manifestation de l'influence ancestrale.

En s'inspirant de ces idées, on pourra donc, à un ou deux ans d'intervalle, et en faisant la proportion entre les tailles d'adultes, tailles moyennes et taille des parents, voir si la croissance de l'enfant et de l'adolescent se fait dans les conditions que l'on devait prévoir.

Accroissement du poids. — L'accroissement de la taille ne porte guère que sur quelques centimètres et les évaluations rapprochées sont assez difficiles. Celles du poids le sont beaucoup moins. Il suffit, pour s'en rendre compte, de voir le nombre de grammes relativement élevé, qui correspond à un centimètre d'accroissement de la taille, surtout pendant l'adolescence. Pour un centimètre de taille, le poids, nous l'avons vu, augmente déjà de 200 grammes, à 10 ans, et de 337 grammes, à 18 ans.

Il est donc beaucoup plus facile de se rendre compte de la marche de la croissance par le poids que par la taille. Mais, de nouveau, dans cette appréciation, il faudra tenir compte du poids *normal* du père, et pour les mêmes raisons que précédemment, également des ascendants masculins. De plus, outre les indications que l'on peut tirer de la comparaison des pesées successives, et évaluées d'après le poids normal de la famille, l'augmentation de poids fournira une autre indication importante en la rapportant au kilogramme de poids. C'est là un moyen des plus sûrs pour savoir dans quelles conditions se fait la croissance. Nous avons vu, en effet, que le kilogramme normal de l'enfant, augmente de 0ᵍʳ30 par jour, et, à partir de la dix-huitième année, seulement de 0ᵍʳ15. Seules la troisième, la douzième et la treizième années ont des augmentations de 0ᵍʳ50.

Ces augmentations sont, bien entendu, celles de l'enfant et de l'adolescent devant acquérir de 63 à 65 kilogrammes à 25 ans, avec une taille de 1,65 ; mais il sera facile de faire la proportion pour les sujets devant acquérir à ce même âge des tailles, et par conséquent des poids normaux, soit au-dessus, soit au-dessous.

Dosage de l'urée. — Nous savons que pour l'adulte qui conserve son poids initial, tout l'azote alimentaire, sauf environ 0ᵍʳ08 à 0ᵍʳ10, doit se retrouver dans l'urine et presque en totalité à l'état d'urée. Les autres 0ᵍʳ08 à 0ᵍʳ10 d'azote représentent les azotés non absorbés, ou qui s'éliminent en nature. Mais, pendant la croissance, à cette dernière quantité d'azote, il faut ajouter celle qui est immobilisée ; et cette dernière étant de 0 08 pour ces 0^{gr}50 d'albuminoïdes, pour l'accroissement maximum de 0,50, c'est l'azote de ces albuminoïdes qui devra se trouver en moins à l'état d'urée. Sur 1^{gr}75 d'azotés, il faudra donc retrancher 0^{gr}60 à 0^{gr}70, contenant les 0^{gr}08 à 0^{gr}10 d'azote visés ci-dessus, plus les 0^{gr}08 immobilisés. C'est donc l'azote de 1 gr. environ d'azotés, soit à peu près 0^{gr}166, qui devra être trouvé dans l'urine à l'état d'urée, soit 0^{gr}33 par kilogramme du poids normal.

Ce n'est que bien rarement que cette quantité sera dépassée. Si elle l'était, cette plus grande quantité d'urée indiquerait presque sûrement l'insuffisance des ternaires et l'exagération des azotés dans la ration ; et il faudrait y remédier. Si, par contre, la quantité restait sensiblement au-dessous, il faudrait en conclure, ou bien que la croissance dépasse les proportions normales, ou bien que les azotés ne sont pas absorbés. Les pesées faites dans de bonnes conditions, à 15 jours d'intervalle, nous fixeront sur la croissance ; et la nature des selles ainsi que leur odeur ne tarderont pas à nous fixer sur l'exagération du déchet intestinal.

Dans ces deux cas, surtout dans ce dernier, les azotés devront être diminués

Enfin, si l'urée arrivait au chiffre indiqué, la croissance restant en retard et les selles conservant leurs bons caractères, il faudrait augmenter les azotés. C'est pour ces quelques cas, que j'ai prévus, que leur quantité pourrait être portée jusqu'à 2 grammes.

Quantité d'urine. — Nous avons vu que les quantités d'eau nécessaire à ces divers âges est environ de 60 grammes par kilogramme dans la troisième année, pour diminuer ensuite graduellement jusqu'à 40 à 35 grammes chez l'adulte. Une partie de cette quantité, la plus grande, est prise à l'insu du sujet ; c'est celle qui fait partie constitutive des aliments, ou qui sert à leur préparation. Mais une autre partie, encore importante, est soumise à sa volonté ; c'est l'eau prise comme boisson. Or, il y a des inconvénients que j'ai déjà fait resssortir en traitant de cette question pour l'adulte, à ce que l'organisme reçoive ou trop d'eau ou pas assez ; et ces inconvénients sont encore plus marqués chez l'enfant. Si, de plus, nous ajoutons l'insouciance de cet âge, on verra combien il est important de surveiller la quantité de liquide ingéré.

On trouvera des indications utiles à cet égard dans les *quantités* d'urine et aussi dans leur *densité*.

On peut admettre, comme moyenne approximative, que la moitié de l'eau ingérée, sous une forme quelconque, s'élimine par les reins; d'où cette conclusion, qu'un enfant qui élimine par cette voie 30 grammes d'eau par kilogramme, en a pris 60. La quantité d'urine nous fixera donc approximativement sur la quantité ingérée, et nous dira si nous devons augmenter ou diminuer cette dernière.

Une autre indication nous sera fournie pour la *densité* Celle-ci doit rester un peu au-dessous de celle de l'adulte.

Je viens de le dire, en effet, la quantité d'eau ainsi éliminée est supérieure chez l'enfant; et cependant les quantités de matières salines sont plutôt diminuées, surtout à cause de la moindre quantité de chlorure de sodium ingérée en nature. Dans tous les cas, une densité dépassant 1,025, d'une manière continue, devrait éveiller notre attention, et nous devrions en chercher la cause pour la faire disparaître.

Caractères des selles. — Les selles chez l'enfant doivent être régulières, et au moins quotidiennes. C'est là un point qu'il faut surveiller; et plus spécialement chez la jeune fille. Autant que possible, il faut habituer les enfants à s'exonérer tous les matins avant de procéder à leur toilette. Dans beaucoup de cas, en effet, c'est le matin où les enfants des deux sexes sont le plus facilement soumis à la surveillance de la famille. Dans la journée, outre que beaucoup d'enfants ne reviennent chez eux qu'à la hâte pour prendre leur repas, les parents, de leur côté, sont souvent absorbés par leurs propres occupations.

Sommeil. — L'enfant et l'adolescent, de par leur âge, dorment longtemps et profondément; et ils doivent aussi le faire sans agitation. Tout sommeil agité est d'abord peu réparateur; et, de plus, presque toujours, il indique une digestion se faisant mal. La cause première de cette digestion laborieuse peut varier; et c'est cette cause que l'on invoque pour expliquer l'agitation. C'est ce qui a lieu, après une journée d'émotions, de fatigues ou de jeux exagérés. Mais dans ces cas, c'est que ces différentes causes ont nui à la régularité de la digestion. Je l'ai constaté bien souvent pour moi-même.

Après des jours de fatigues, employés à des excursions, faites parfois sous le soleil des tropiques, si je me laissais aller à satisfaire mon appétit, aiguisé, du reste, par l'exercice, le sommeil venait difficilement, s'accompagnait de cauchemars, et n'était pas réparateur. Si, au contraire. je savais résister à l'appétit et me contenter d'un repas léger, je dormais vite, profondément ; et je sortais du sommeil l'esprit et le corps reposés.

Il faut donc poser en principe, que, le plus souvent, tout enfant qui a des cauchemars, est un enfant qui digère mal ; et la cause doit en être recherchée.

Disposition au travail. — Enfin, j'appelle l'attention sur ce point, que tout travail digestif lent et laborieux, toute absorption de substances nutritives dépassant les besoins, nous rend paresseux, nonchalants, et rend le travail peu profitable. Il en est ainsi même du travail manuel, et à plus forte raison du travail intellectuel.

Lorsque ces dispositions sont constatées chez les enfants, il faut rechercher si elles ne reconnaîtraient pas pour causes les troubles de l'alimentation et de la nutrition ; et il arrivera, plus souvent qu'on ne croit, qu'en dosant mieux l'alimentation, on changera les dispositions d'esprit des enfants.

OBSERVATIONS GÉNÉRALES.

Je demande à réunir dans ce dernier chapitre un certain nombre de considérations résultant d'observations dont j'ai pu parler déjà, mais que jusqu'à présent, je n'ai pu exposer avec l'importance qu'elles me paraissent avoir.

Régularité de la croissance. — En suivant la croissance des animaux, je suis arrivé à cette conclusion que très probablement la nôtre devrait se faire presque toujours régulièrement, et en obéissant à des lois dont quelques-unes ressortent déjà de l'étude qui précède. J'ai suivi, en effet, depuis une dizaine d'années, le developpement d'une quarantaine d'animaux, cobayes, lapins et hérissons. Ces animaux, nés de parents dont l'alimentation était bien dosée ont été pesés tous les jours, ainsi que leur alimentation. La valeur en azotés et en calories des aliments qui étaient pris, a été également calculée tous les jours ; beaucoup de ces animaux ont été suivis jusqu'à l'âge adulte ; or, sur ce nombre, je n'ai pas trouvé une seule croissance irrégulière. Chez nous, au contraire, les croissances irrégulières sont fréquentes. Les unes sont précoces, quelques autres tardives, et enfin d'autres se font par à coup. Or, je suis porté à croire qu'un certain nombre de ces irrégularités dans la croissance, sont dues, d'une manière plus ou moins directe, aux vices de l'alimentation. La probabilité touche presque à la certitude, pour celles qui ont lieu par à coup. J'ai pu, en effet, les produire à volonté, en faisant passer l'alimentation au-dessous ou fortement au-dessus de celle qui avant assurait une croissance normale et régulière. Il se pourrait donc qu'une alimentation bien dosée diminuât sensiblement le nombre des croissances irrégulières, qui, le plus souvent, ne sont pas sans jeter un certain trouble dans l'organisme même au point de vue moral et intellectuel.

La tendance à la croissance est telle, que j'ai vu, dans mes expériences, le poids augmenter, au moins pendant quelques jours, même avec des troubles digestifs. Ce n'est que lorsque ces derniers se prolongent ou qu'ils sont graves, que le poids diminue. Je l'ai constaté également souvent chez le nourrisson. Il peut continuer à augmenter de poids, même avec des selles diarrhéiques ; et c'est là un argument que l'on m'a souvent objecté, quand je conseillais de diminuer la quantité de lait. L'événement, il est vrai, ne tardait pas à me donner raison. Après quelques jours, le mal s'étant aggravé, l'enfant dépérissait rapidement. Mais ces faits ne tendent pas moins à prouver combien difficilement la croissance est entravée ; et, probablement aussi, la tendance qu'elle doit avoir à se faire régulièrement.

Nécessité de surveiller la croissance. — Ces faits étant admis, nous devons au moins conclure que toute irrégularité dans la croissance peut dépendre d'un trouble fonctionnel quelconque, qui modifie le rapport entre les apports et les besoins. L'étude de la matière vivante m'a si fortement habitué à sa régularité, que je me refuse à croire qu'elle agisse, en ce qui regarde la croissance, autrement qu'en toute autre chose. De là naît la nécessité de la surveiller. Or, cette surveillance nous prouvera que ces irrégularités peuvent résider dans deux fonctions. Les plus fréquentes sont incontestablement celles qui relèvent des fonctions digestives et des fonctions de nutrition, et tout ce que j'ai dit permettra de les faire reconnaître. Mais d'autres, et elles ne sont pas rares, relèvent de la fonction respiratoire, et je me suis également assez longuement expliqué à leur sujet.

Mais, pour toutes ces raisons, il me paraît indispensable de surveiller la croissance. C'est là, je crois, un devoir impérieux qui s'impose à tous ceux qui ont charge de la jeunesse.

Régime carné ou végétarien. — Je n'ai pas à revenir sur les quantités d'azotés. Par kilogramme, je l'ai dit, à aucun moment, un enfant ou un adolescent n'en doit recevoir plus de 2 grammes ; c'est là un maximum, la ration normale devant rester à 1^{gr}75. Rien donc ne saurait justifier les quantités atteignant 3 grammes ; et, encore moins, une alimentation azotée donnée sans compter, n'ayant d'autres limites que l'appétit, guide trompeur s'il en fût, ou le pouvoir digestif, encore plus trompeur. Cette question me paraît jugée. Il ne s'agit ici que de discuter, si ces 1^{gr}75 ou 2 grammes de substances azotées doivent être demandés au règne animal ou au règne végétal.

Toutes mes observations, confirmant celles de Bouchard et de Le Gendre, me conduisent à diminuer l'alimentation carnée le plus possible pendant cette période de la vie. Cette règle doit être suivie avec soin, surtout au moment et à partir de la puberté. La viande, je puis l'affirmer, est l'excitant le plus puissant des organes génitaux. Je ne crois pas que cette propriété tienne à sa substance azotée, puisque les azotés végétaux n'ont pas la même influence. Il doit donc s'agir d'un principe indépendant des azotés, mais que l'on prend avec eux.

Mais sans que je puisse en préciser la cause, le résultat n'est pas moins certain. Or, je ne crois pas qu'il soit nécessaire d'insister, pour faire ressortir les dangers d'une substance qui surexcite ces organes à un moment où l'hygiène, d'accord en cela avec la morale, doit tendre à les laisser en repos. Il semble que la viande exagère toutes les secrétions, et plus encore celles des organes génitaux que toutes les autres. Sous son influence, on voit apparaître les rêves érotiques, les pollutions nocturnes, et chez l'enfant les habitudes qui peuvent en être la conséquence.

Le régime végétal, au contraire, calme les sens, ou, du moins, les laisse dans le repos. Ce n'est évidemment pas sans raison, que la plupart des ordres religieux cloîtrés ont fait du végétal la base de leur alimentation. Ils y ont été conduits par une observation attentive, facilitée, en outre, par les aveux de la confession. Le célibat et ses conséquences ne peut être demandé qu'à cette condition. Je ne crois pas qu'un mangeur de viande jeune puisse rester chaste, dans toute l'acception du mot, même étant cloîtré, et encore moins s'il vit dans le monde. Ne serait-ce donc qu'au point de vue des fonctions génitales, le régime carné doit être aussi faiblement représenté que possible dans le régime de l'enfance et de la première partie de l'adolescence ; et, si je l'ai fait figurer dans mes régimes-types, j'en ai donné les raisons ; et encore, on pourra le voir, c'est toujours en petite quantité.

Outre cette raison d'être réservé dans l'utilisation des viandes dans le régime de ces âges, raison qui a une grande importance, puisqu'elle touche en même temps l'hygiène et la morale, je dois signaler l'influence que l'alimentation carnée peut exercer sur le caractère.

L'exagération de la viande dans la ration, même lorsqu'elle ne fait que remplacer les autres aliments au point de vue de la production du calorique, rend les enfants volontaires, colères et impulsifs. Ils perdent toute mesure et toute retenue ; et leur direction devient des plus difficiles. J'ai plusieurs faits des plus probants à cet égard. Les mêmes enfants sont devenus beaucoup plus dociles après quelques mois d'un régime presque végétarien ; et cela dans des conditions telles, qu'il est difficile de ne pas attribuer au changement de régime la modification qui s'est produite dans leur caractère.

Surveillance de la mastication ; silence pendant les repas. — Il s'agit ici surtout des enfants à partir de 8 ans et pendant les quelques années qui suivent. Jusque-là, en effet, sauf le pain, les aliments sont pris à l'état de bouillie et n'exigent pas grande mastication. Mais à partir du moment où les viandes, les légumes et les fruits entrent dans le régime, il est capital de surveiller la mastication. Cette surveillance est utile, d'abord parce que la mastication facilite la digestion de ces aliments auxquels les organes digestifs n'étaient pas habitués, et aussi parce qu'elle donnera aux enfants de bonnes habitudes.

Certains adultes doivent leurs troubles digestifs à cette seule cause : ils avalent les aliments sans les mâcher ; et c'est là un défaut qui remonte à leur première éducation.

Je sais, par expérience, que c'est là un soin qu'il n'est pas toujours facile d'obtenir des enfants, surtout si on les laisse causer et s'amuser à table. Impatients de répondre ou occupés à raconter, ils avalent sans attention, pressés d'achever ce qu'ils ont dans leur assiette pour être tout entiers à la discussion. Aussi, je considère comme nécessaire d'imposer presque le silence aux enfants. On ne peut arriver à les faire mâcher, et en somme à s'occuper de ce qu'ils ont à faire à table, qu'à cette condition.

Le repas doit être fait rapidement ; et, dès qu'il est terminé dans de bonnes conditions, il faut permettre aux enfants de s'amuser ; et, autant que possible, à des jeux exigeant du mouvement. L'animation, une fois le repas pris, leur sera aussi utile qu'elle leur aurait été nuisible pendant qu'il le prenait.

DE LA TROISIÈME ANNÉE A L'AGE ADULTE.

Je rappelle d'abord que dans toute cette étude, j'ai eu en vue l'enfant et l'adolescent normaux et vivant pendant les saisons intermédiaires des climats tempérés.

Les quantités fixées devront donc subir les modifications en plus ou en moins que je ferai connaître, quand j'étudierai l'influence de la température ambiante sur les besoins de l'organisme. Or, nous le verrons, l'enfant subit cette influence encore beaucoup plus que l'adulte. Ses besoins sont donc fonction de la température du milieu dans lequel il vit.

Ces réserves faites, je puis résumer toute cette étude dans les propositions suivantes :

1° Les besoins de l'organisme, pendant toute la période de croissance, peuvent être évalués d'une manière suffisamment approximative pour servir de guide pour l'alimentation.

2° Pendant cette période, les besoins de l'organisme sont ceux de l'entretien augmentés de ceux de la croissance.

3° La croissance ramenée à celle d'un kilogramme du poids normal, se fait, en général, avec une grande régularité, ce qui rend facile l'évaluation du surcroît d'aliments qu'elle impose.

4° Ce surcroît d'aliments, surtout à partir de la troisième année, est beaucoup moins élevé qu'on serait tenté de le croire, et que probablement l'ont cru beaucoup de ceux qui s'en sont occupés.

5° La principale cause qui fait augmenter la ration de l'enfant, ce n'est donc pas la croissance, mais la perte plus considérable de calorique, surtout par la radiation cutanée.

6° Contrairement à ce que l'on a cru, ce ne sont donc pas les albuminoïdes qui doivent être augmentés dans la ration de l'enfant, mais les ternaires. C'est là une conclusion d'une importance capitale dans le dosage de l'alimentation de cet âge.

7° Il est probable, en effet, que 1ᵍʳ75 d'albuminoïdes doivent être toujours suffisants ; dans tous les cas, il ne faut jamais dépasser 2 grammes par kilogramme ; tandis que la totalité de la ration évaluée en calories arrive à près de 70 calories, soit le double de celle de l'adulte, pour la première année, et qu'elle reste encore très élevée pendant assez longtemps.

8° **La ration plus élevée** de l'enfant en substances organiques devant fournir le calorique, exige forcément une quantité plus considérable d'oxygène. Mais nous avons vu que la nature a prévu ces besoins en établissant un rapport constant entre la surface cutanée qui dépense la plus grande partie des calories et la surface pulmonaire qui absorbe l'oxygène qui doit les produire.

9° **Les dépenses en eau** sont plus élevées chez l'enfant ; mais nous avons vu aussi que ces besoins sont facilement couverts.

10° **Les matières salines,** qui sont nécessaires à l'enfant et à l'adolescent, leur sont assurées d'une manière suffisante par celles qui sont contenues naturellement dans les divers régimes que j'ai fixés, auxquelles s'ajoute le chlorure de sodium employé dans la préparation des aliments.

11° Pour les raisons que j'ai données et sur lesquelles je suis revenu plusieurs fois dans le cours de cette étude, les azotés ne doivent pas dépasser les quantités nécessaires ; et une partie importante doit être démandée au régime végétal.

12° L'alimentation de l'enfant et de l'adolescent exerce son action non seulement sur leur développement physique et sur leur santé, mais aussi sur leurs qualités morales, affectives et intellectuelles.

13° Enfin, les considérations dans lesquelles je suis entré, et les indications que j'en ai tirées, me semblent devoir ne laisser aucun doute sur ces deux points :

1° La possibilité de bien diriger l'hygiène alimentaire de la croissance.

Et 2° l'influence considérable que cette hygiène peut avoir au point de vue physique et moral.

Ainsi se trouve donc justifié ce que je disais en commençant cette étude : *l'adulte sera ce que l'aura fait l'hygiène de l'enfance et de l'adolescence.*

———

RATION MOYENNE D'ENTRETIEN APRÈS L'AGE ADULTE.

Dans la première partie de ce volume, je me suis occupé de l'âge adulte dont j'ai pris les besoins comme base de mon étude ; dans la seconde partie, en partant de ces besoins, j'ai essayé d'évaluer ceux de la période de croissance ; il ne me reste donc plus maintenant, pour parcourir tout le cadre que je me suis tracé, qu'à déterminer nos besoins à partir de l'âge adulte.

La fin de ce dernier pourrait trouver une limite physiologique dans la ménopause, quand il s'agit de la femme ; mais il n'en existe pas pour l'homme. Cette limite, au moins pour lui, ne peut donc être fixée que d'une manière arbitraire. Mais je crois qu'au moins, pour le sujet qui nous occupe, on peut admettre d'une manière moyenne, que, pour l'homme, on peut le considérer comme en pleine activité jusqu'à 50 ans. Quant à la femme, je le répète, il me semble qu'il y a tout avantage à donner comme limite à sa période d'adulte, la ménopause ; de telle manière que pour elle cette période finirait avec sa vie génitale.

La période dont il me reste à m'occuper, s'étend donc depuis 50 ans environ jusqu'aux âges les plus avancés. Mais, évidemment, pendant la longue durée de cette période, qui, à elle seule, peut presque égaler celle des deux autres, les besoins ne restent pas les mêmes. Ils diminuent graduellement et aussi insensiblement ; si bien que, de nouveau, il est difficile d'établir des divisions. Toutefois, comme les besoins aux deux extrêmes de cette période, présentent des différences considérables, pour faciliter mon exposé, je vais la diviser en deux parties : la première allant jusqu'aux environs de 70 ans, et la seconde au delà.

PREMIÈRE PÉRIODE QUI SUIT L'AGE ADULTE.

La fin de la période adulte, telle que j'ai compris cette période, est toujours marquée par une diminution des dépenses, qui est la conséquence forcée de la diminution de l'activité physique. Aussi, dès l'entrée dans cette nouvelle période, l'alimentation doit-elle être diminuée.

Cette diminution est le principe dominant. Mais dans quelles proportions doit-elle se faire, et sur quels aliments doit-elle porter? C'est ce que je vais examiner.

RATION ORGANIQUE. — *Albuminoïdes.* — L'activité physique étant diminuée, les dépenses des divers protoplasmas, et notamment de celui de la fibre musculaire, sont forcément moindres; et de là découle la nécessité de restreindre dans une certaine mesure les albuminoïdes. Il faut, tout au moins, rester au-dessous de 1 gr. 50; qui, nous le savons, ont déjà été considérés comme un maximum pour la période adulte. Cette diminution sera en rapport avec celle de l'activité physique, sans que toutefois, au moins au début de cette période et dans les conditions de la ration d'entretien, elle doive faire descendre ces aliments au-dessous de 1 gr. 25.

Ternaires. — La tendance au repos, les déplacements moins fréquents, et, par conséquent, le repos plus prolongé dans les appartements, assez souvent même au lit, diminuent forcément la radiation cutanée; et, par conséquent, doivent faire diminuer les ternaires destinés à couvrir les dépenses de cette dernière.

La proportion variera avec les conditions propres à chaque sujet, mais sûrement la valeur totale ne devra plus atteindre 38 calories, chiffre maximum de la période adulte; et elle pourra, sans crainte d'être insuffisante, osciller entre 30 et 35. Ces calories, outre celles qui sont fournies par les azotés usés, devront être demandées surtout aux *hydrates de carbone* de facile digestion. On sait, en effet, que les personnes âgées digèrent difficilement les *corps gras*. Il faut donc, dès cette période, éviter les sauces, les liaisons, ainsi que les corps gras pris en nature. Je pense aussi qu'il sera bon, mais pour d'autres raisons, de diminuer les boissons fermentées.

RATION MINÉRALE. — L'*eau* doit rester sensiblement la même que pour l'adulte pour faciliter l'élimination des matières salines. Celles ci sont forcément diminuées, puisque les aliments sont ingérés en moindre quantité. Mais il faut tenir compte que les reins, avec l'âge, peuvent avoir perdu une partie de leur perméabilité; et que leur fonction sera facilitée, si l'on diminue le titre des liquides qu'ils doivent éliminer.

Pour cette période, le sujet qui aura eu une section thoracique suffisante pendant la période adulte, absorbera presque sûrement une quantité suffisante d'*oxygène*, puisque les quantités d'aliments à comburer sont moindres; et que l'activité est encore assez grande pour que les mouvements respiratoires conservent leur ampleur.

Enfin. en ce qui concerne les *matières salines*, j'estime qu'il y a lieu, outre la diminution qui résulte de la moindre quantité d'aliments ingérés, de se montrer également plus réservé sur l'addition du *chlorure de sodium ;* j'en ai déjà donné les raisons.

Ces différentes observations concernent les deux sexes; mais, pour cette période, surtout la femme.

Pour elle il faut tenir compte, en effet, que chaque mois son organisme s'enrichit du sang qu'il ne perd plus. Je suis convaincu que les troubles fréquents, et parfois graves, de la ménopause pourront souvent être évités et toujours atténués en diminuant l'alimentation. Cette précaution doit être prise dès les premières irrégularités des menstrues, et ne pas craindre de le faire d'une manière marquée. Dans cette diminution, il vaut mieux pécher par excès que par insuffisance. Il est préférable de voir, sous l'influence de ce nouveau régime, la femme perdre de son poids que de la voir en gagner. On pourra toujours facilement revenir dans la suite à un régime suffisant, quand la période de la ménopause sera franchie.

Pour l'homme, cette période correspond à celle de la retraite. C'est là, un changement qui équivaut presque à la ménopause. Ce n'est que le plus petit nombre qui sait se créer des occupations exigeant des dépenses physiques équivalant à celles de la profession. Le militaire, le fonctionnaire, le négociant qui a cédé son commerce, goûtent avec plaisir le repos après lequel la plupart aspirent depuis quelques années. Ils se lèvent plus tard, sortent moins, prennent un pas de promenade au lieu d'avoir un pas pressé par les affaires, ne sortent que s'il fait beau ; et de là forcément une diminution marquée des dépenses. Or, pour tous, tout en diminuant les aliments, comme je l'ai indiqué, il y a lieu de leur conserver au moins une partie de leur activité, pour établir une transition entre leur ancienne existence et la nouvelle. Ces deux moyens se compléteront ; et, grâce à eux, le sujet pourra avancer en âge sans trop vieillir.

Enfin, un certain nombre d'hommes et de femmes, arrivés à cette période, je l'ai dit, tout en voyant leur activité physique diminuer, conservent toute leur activité cérébrale, qui, pour les professions libérales et les arts, arrivent même à cet âge à leur point culminant. Or, je tiens à insister sur ce point, il faudrait se garder de proportionner l'alimentation au travail intellectuel : celle-là est l'ennemie de celui-ci. Pendant la période adulte, grâce à l'activité physique, le travail intellectuel peut encore aller de front avec une alimentation qui parfois dépasse les besoins ; mais la période adulte achevée, il n'en est plus ainsi ; le travail intellectuel exige la sobriété. Il ne pourra se maintenir et être fructueux qu'à cette condition.

SECONDE PÉRIODE.

Cette seconde période, qui commence approximativement à 70 ans, a vu l'influence de la première s'accentuer de plus en plus. Celle-ci confinait à la période adulte ; et parfois elle avait pu en être considérée comme la continuation sans modifications. Mais, peu à peu, dans les vingt années qui ont suivi, l'activité est toujours allée diminuant ; et, si, pour quelques organismes privilégiés, l'activité cérébrale s'est maintenue, l'activité physique est toujours diminuée et dans de grandes proportions. Il est bien rare que le septuagénaire, non seulement par son extrait de naissance, mais aussi par l'état de ses divers organes, ne soit pas un vieillard.

Ses fonctions génésiques sont à peu près, sinon tout à fait, éteintes ; et c'est un bien pour lui qu'elles le soient. Il faut qu'il y consente ; il serait dangereux pour lui de vouloir, à cet égard, résister à l'influence de l'âge. Les divers sens ont perdu de leur acuité. La vue et l'ouïe ont fléchi ; il en est souvent de même de l'odorat et du toucher ; celui du goût est celui qui résiste le plus ; mais, cependant, il s'émousse à son tour.

Ce que nous venons de constater pour les sens, existe également pour les diverses autres fonctions. Presque toujours les organes digestifs fonctionnent moins bien, moins régulièrement; cette diminution porte en même temps sur le plan musculaire du tube digestif et sur son système glandulaire. De là, des digestions plus lentes, plus difficiles, et aussi la constipation si fréquente chez les personnes âgées. La poitrine s'affaisse, diminuant ainsi la section thoracique; et surtout l'ampleur des mouvements respiratoires est également amoindrie. Le cœur presque toujours est atteint de quelques troubles ; il trouve devant lui un système circulatoire moins souple, ce qui augmente son travail, alors qu'il est devenu moins vigoureux. Les vaisseaux moins perméables rendent les échanges moins faciles.

Tout le système locomoteur est également atteint. Les muscles ont perdu de leur force, les ligaments de leur souplesse ; de sorte que la tendance au repos s'accentuant de plus en plus, le vieillard ne quitte guère la position horizontale que pour s'asseoir.

Les reins, subissant, comme les autres organes, l'influence de la sclérose, sont devenus moins perméables; et, enfin, la peau ayant aussi une irrigation moins active, ses fonctions sont moins bien assurées. Seule, parfois, par une heureuse prérogative, l'intelligence, surtout la professionnelle, survit, à peine diminuée, au milieu de cette déchéance de tous les appareils et de toutes les autres fonctions.

Et, qu'on le remarque, il s'agit, dans ce qui précède, du vieillard normal, de celui qui ayant ménagé ses divers organes, a su les protéger contre toute autre cause que la sénilité.

Or, nous allons le voir, dans sa sage prévoyance, la nature a mis, chez ce vieillard, les besoins en rapport avec ses moyens ; et notre soin doit être de nous inspirer de ses leçons.

Arrivé à cette période de la vie et dans les conditions que je viens d'indiquer, les dépenses sont forcément diminuées. Dès qu'il est septuagénaire, et à plus forte raison s'il est octogénaire, le vieillard sort peu et seulement quand il fait beau. En hiver, et par mauvais temps, il reste chez lui souvent au lit ou chaudement vêtu au coin du feu. Les dépenses sont donc ainsi considérablement diminuées ; et, forcément, il en est de même de ses besoins. Aussi, à la condition de mesurer son alimentation sur ses besoins, ses divers organes, quoique tous

amoindris, resteront suffisants. Ses organes digestifs arriveront à digérer la petite quantité d'aliments qui lui est encore
nécessaire; ses poumons absorberont une quantité d'oxygène
qui pourra comburer ses aliments; son cœur suffira à faire cir-
culer une quantité de sang qui peut être moindre, vu la moindre activité des échanges; et ses reins arriveront à éliminer
les déchets organiques et minéraux résultant de cette vie
amoindrie. Mais pour que cet équilibre, entre les besoins et le
pouvoir fonctionnel des divers appareils, se maintienne, il est
indispensable que l'alimentation soit inspirée par ces conditions
toutes spéciales de l'organisme des vieillards. Le moindre surcroît d'aliments provoquera des indigestions stomacales ou
intestinales, ou de l'infection de l'intestin ; et si les organes
digestits peuvent digérer ces aliments en excès, c'est le cœur
dont la fatigue sera augmentée, ou bien encore les vaisseaux
qui, devenus peu résistants, céderont à la pression du sang.

Or, cela étant, voyons quelles sont les indications générales
qui doivent présider à l'alimentation de cet âge.

RATION ORGANIQUE. — *Albuminoïdes*. — Ces aliments doivent être fortement diminués. La plupart des octogénaires que
j'ai vus et que je vois encore conserver leur santé, ne dépensent sûrement pas un gramme de substances albuminoïdes par
kilogramme. C'est leur maximum. J'estime qu'il vaut mieux
s'en tenir à 0^{gr}75; c'est une quantité largement suffisante. A
l'extrême limite de la vie; elle peut même être descendue plus
bas.

Ternaires. — La plupart de ces vieillards ne dépensent pas
25 calories par kilogramme. En calculant l'alimentation de
quelques-uns d'entre eux, je suis arrivé seulement à 20 calories. Je parle d'octogénaires vivant presque constamment dans
leurs appartements.

Ces calories, outre celles des albuminoïdes, doivent être demandées, comme pour la période précédente, de préférence aux
hydrates de carbone, plutôt qu'aux *corps gras* et à l'*alcool*.

RATION MINÉRALE. — L'*eau*, pour les mêmes raisons que
précédemment, doit rester presque aux mêmes quantités que
chez l'adulte.

Quant à l'*oxygène*, la vie confinée du vieillard, son séjour prolongé au lit, souvent son immobilité presque complète, conditions auxquelles il faut ajouter la rigidité des articulations du thorax, tendent à diminuer son absorption. Il est donc nécessaire, toutes les fois que le temps le permet, de faire sortir les vieillards ou du moins de les exposer dans l'appartement devant une fenêtre ouverte et d'une exposition bien choisie. Arrivé à certain moment de la vieillesse, tout moyen de favoriser la respiration sera utile.

Enfin, le *chlorure de sodium* doit être fortement diminué, pour n'obliger les reins qu'à éliminer le peu d'urée résultant des albuminoïdes, et les faibles quantités de *matières salines* contenues dans les aliments.

A cette période de la vie, la différence du sexe disparaît ; et ce que je viens de dire s'applique par conséquent tout aussi bien à la femme qu'à l'homme.

Ce sont là les indications théoriques qui doivent nous guider dans le dosage de l'alimentation du vieillard ; voyons maintenant, comme nous l'avons fait pour les autres périodes de la vie, comment on peut les faire passer dans la pratique.

APPLICATIONS PRATIQUES DES DONNÉES PRÉCÉDENTES

PREMIÈRE PÉRIODE. — La première période ne comportera souvent que des diminutions dans la quantité des divers aliments dont use l'adulte ; et, par conséquent, nous pourrons utiliser le régime-type que j'ai dressé pour ce dernier, en le modifiant suivant les indications que j'ai données. C'est en se basant sur ce régime-type que l'on diminuera les azotés, et les corps gras, de manière à descendre au nombre voulu de calories.

J'ai expliqué comment on peut fixer une alimentation en partant de ce type, pour les divers poids ; il sera tout aussi facile d'arriver aux modifications voulues, en faisant varier les quantités des divers aliments par kilogramme.

Les grandes lignes de ce régime-type resteront donc les mêmes, au moins pour une bonne partie de cette période. Cependant, vers sa fin et sur les confins de la suivante, si l'on trouvait des organes digestifs très affaiblis, on pourrait faire goûter le vieillard en prenant le goûter surtout sur le repas du soir.

Si, en effet, pendant la période adulte, certaines obligations professionnelles m'ont fait rendre le repas du soir plus important que celui de midi, il ne doit pas en être ainsi, surtout à la fin de cette période. Le repas du soir doit être allégé pour rendre sa digestion moins difficile.

Il est important de conserver dans l'alimentation des aliments fournissant de la cellulose et des trachées végétales, pour maintenir les fonctions du plan musculaire de l'intestin et éviter la constipation. Toutefois, vu la difficulté de la mastication provenant des atteintes de l'âge sur la dentition, il est prudent de donner les légumes en purée, mais sans les débarrasser de leurs substances indigestibles. Les farines de légumes secs, non blutées, seront heureusement utilisées dans ce but. L'écorce cellulosique de ces légumes sera plus sûrement divisée, s'ils sont mis en farine que si on se contente de les écraser après les avoir fait cuire étant entiers.

Seconde période. — Pour cette période, l'alimentation doit différer de celle de l'adulte non seulement par la quantité, mais aussi par la qualité.

Le repas du matin peut rester le même pour la qualité, mais être diminué comme quantité. Il sera composé par du lait ou du café au lait, mais bien rarement par du chocolat et encore plus rarement par du cacao. Je considère ce dernier comme trop riche en azotés et en corps gras.

Le repas de midi, devenu le repas principal, sera composé, selon l'activité et l'état de la dentition, par du poisson, des œufs ou de la viande en hâchis et par un légume, le tout en petites quantités. Les fruits cuits, en compote ou en marmelade, formeront le meilleur dessert.

Pour alléger le repas du soir, on pourra donner un peu de lait au goûter. Quant au repas du soir, le mieux sera de le constituer avec une soupe, maigre ou grasse, un œuf ou un légume et un fruit cuit comme dessert.

Le pain, pour toute la journée, pourra ne pas dépasser 150 grammes à 200 grammes, et le vin 100 grammes à chacun des deux principaux repas.

Les crudités, sauf pour quelques fruits faciles à écraser

comme la fraise, la figue, la prune, doivent être prohibées. Il en est de même des fromages. Les uns sont trop riches en substances azotées et les autres en corps gras.

Enfin, tout à fait dans les périodes les plus avancées de la vieillesse, l'alimentation doit être présentée sous une forme liquide : soupes, panades, purées légères, marmelades, etc., en ayant soin de laisser, comme je l'ai dit précemment, la cellulose et les trachées végétales avec les aliments dont elles proviennent. Dans ces conditions, les azotés doivent être demandés surtout au lait et au pain, et les ternaires aux hydrates de carbone et surtout au sucre ajouté en nature aux différents aliments. Pour cet âge avancé, le sucre doit toujours figurer sur sa table, comme le sel figure sur celle de l'adulte.

FIN DU DEUXIÈME VOLUME.

TABLE DES MATIÈRES

Rations pendant la croissance.

Rations après l'âge adulte.

Toulouse. — Imprimerie Lagarde et Sebille, 2, rue Romiguières.